容易漏、误诊骨折影像学及图谱

主编 袁明远　**特邀主编** 肖建如　**主审** 贾连顺 程晓光

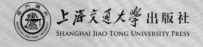

上海交通大学出版社
SHANGHAI JIAO TONG UNIVERSITY PRESS

内容提要

　　本书是集中总结和介绍轻微的容易漏、误诊骨折的病例影像诊断的专著，由临床一线放射科和骨科医生共同完成，海军医科大学著名骨科专家贾连顺教授主审和作序。全书为读者呈现了400余例较典型的轻微骨折和少见类型的部位骨折病例，包括颅骨和脊柱少见部位的骨折。内容涉及成人和儿童全身各部位骨折。影像检查方式主要包括DR、CT和MR检查图像。本书总论部分用文字综述和图注相结合的方式对各部位骨折漏、误诊的原因进行了剖析；各论部分分别对不同部位骨折的病例图像进行了标注和解释。

　　本书不仅对基层医疗单位的放射科、骨科、神经外科、胸外科、创伤外科及急救科的医生有参考价值，还对上述专业的研究生、规培住院医师有重要参考价值，对减少临床一线骨折引起的医疗纠纷也有重要意义。

图书在版编目（CIP）数据

　　容易漏、误诊骨折影像学及图谱/袁明远主编. 一上海：上海交通大学出版社，2020

　　ISBN 978-7-313-23577-0

　　Ⅰ.①容… Ⅱ.①袁… Ⅲ.①骨折-影像诊断-图谱 Ⅳ.①R683.04-64

　　中国版本图书馆CIP数据核字（2020）第162303号

容易漏、误诊骨折影像学及图谱
RONGYI LOU、WUZHEN GUZHE YINGXIANGXUE JI TUPU

主　　编：袁明远

出版发行：上海交通大学出版社 　　　　地　　址：上海市番禺路951号

邮政编码：200030 　　　　　　　　　　电　　话：021-6471208

印　　制：苏州市越洋印刷有限公司 　　经　　销：全国新华书店

开　　本：889mm×1194mm 　1/16 　　印　　张：42.25

字　　数：872千字

版　　次：2020年10月第1版 　　　　　　印　　次：2020年10月第1次印刷

书　　号：ISBN 978- 7-313-23577-0

定　　价：358.00元

编委会名单

主　编　袁明远
副主编　王秀会　李荣先　于明琨　周小小

编委会

上海健康医学院附属周浦医院

　　放射科：

　　　　袁明远　医学博士，教授，主任医师

　　　　张慧群　主治医师

　　　　李荣先　主治医师

　　　　范晓军　主治医师

　　　　林　涛　主治医师

　　　　王　伟　主治医师

　　　　王培培　科研助理

　　　　房昆仑　主治医师

　　骨　科：

　　　　王秀会　教授，主任医师

　　　　周小小　医学博士，主任医师

　　　　崔　崟　副主任医师

　　　　蔡　攀　主治医师

　　　　陈　诚　主治医师

　　　　王明辉　医学博士，副主任医师

　　　　付备刚　医学博士，副主任医师

　　　　马　明　主治医师

上海健康医学院医学影像学院

鞠志国　医学博士，讲师

金　凤　医学博士，讲师

复旦大学附属肿瘤医院放射科

胡晓欣　医学博士，主治医师

上海交通大学附属儿童医院放射科

柯淑君　主治医师

中国人民解放军海军军医大学第二附属医院
（上海长征医院）放射科

邹薇薇　主治医师

中国人民解放军海军军医大学第二附属医院
（上海长征医院）神经外科

于明琨　医学博士，教授，主任医师

广东省佛山市第一人民医院医学影像科

洪居陆　主任医院

冯红梅　副主任医师

上海中医药大学附属曙光医院放射科

程瑞新　副主任医师

同济大学附属东方医院影像科

刘　靖　医学博士，副主任医师

序　一

当我看到《容易漏、误诊骨折影像学及图谱》这一文稿时，我仿佛又回到了从事创伤骨科的20世纪60年代初期，那时我刚刚从事骨科临床工作，但已意识到骨关节创伤是骨科医生最基础、最重要的专业领域。每一位临床骨科医生，无论日后从事骨科的什么专业，都必须经过骨关节创伤专业的艰苦训练，掌握相当的理论与临床技术，不断积累临床经验，应对后来所从事的专业才能够得心应手。50多年前的成功与失败，经验与教训，我仍旧历历在目。

对于脊柱及四肢长管骨骨折、关节内骨折的早期、精准的判断是治疗技术选择的基本要素。对于不同部位复杂多变的骨折的认识，是每一位骨科医生必备的基础知识。早年，由于影像学仅仅是X线平片，骨科医生仅能看到一个立体的骨骼拍摄成的薄薄的图片。因此，医生们必须充分掌握人类正常骨骼与关节的解剖结构特征，包括细微的骨性结构，尤其是长管骨的骨骼凸起、结节、沟、回、棘、髁、嵴等。特别是面对尚未有移位或者骨折线不是很清楚的轻微骨折，精准判断还是有一定困难的，这就需要临床医生必须具备对骨骼系统结构的空间想象能力。即使这样，常常还有骨折被临床医生所忽略或遗漏，甚至出现错误的诊断。对于低年资或刚刚进入骨科专业领域的医生，甚至中年或未成熟的骨科医生来说，这是一次面对就医者的考试，往往由于对骨关节解剖学的认知能力不足，还是会造成某些忽视或者错误判断。

当今，由于科学技术的发展，医学影像学有了巨大的发展，DR、CT、MR乃至三维重建影像为临床医生提供了更加完美的骨与关节的高分辨率结构图像。CT、MR从整体结构变成二维或三维的矢状、冠状和横切层，把一个完整解剖结构切成若干个层面，这种解剖结构的分解图像，对细小结构变化显示得非常清楚。但是，如果对病理变化认知不足，仍然难以避免对于某些骨折的遗漏甚至误判，给临床治疗的选择带来了许多困难乃至错误。

袁明远医生多年来收集了2 000多张漏、误诊的影像学图片，其中包含了数百个病例，进行了系统的梳理归纳及分类，并对每一种类型容易疏漏的影像学图片，提出了防止误判、遗漏的很多宝贵的方法和建议，并对不同图像诊断不清楚的原因进行了解读。

这是一本集实用性、科学性于一体的专著，它为读者提供了丰富的想象空间，使读者能够增加对于骨关损伤乃至细微关节囊内骨折的认知。

我欣喜地看到，一位长期从事影像诊断学的临床医生，能够花极大的精力，将庞大而零散的图片进行筛选、收集、整理、回顾、总结并上升到理论，并把相关成果贡献给临床医生，这一工作给青年医生带来了莫大的益处。

袁明远医生是我的博士研究生，毕业后从事医学影像诊断学临床工作30多年，尤其是在骨与关节的影像学诊断方面具有丰富的临床经验。他能够花费大量业余时间，科学、客观、细致地收集整理资料，并总结出这样一本图集，有益于骨科临床医生防止骨折漏、误诊，做出临床精准诊断，为减少误判、漏判骨折提供了帮助。我相信这本书的出版会对我们临床医生具有一定的指导意义。本书对基层医院的影像诊断科、骨科、神经外科、急救科的医生有一定参考价值，希望读者能够喜欢。

贾连顺

海军医科大学长征医院骨科一级教授

博士生导师

原中华医学会骨科分会副主任委员

上海

2019 年 12 月 20 日

序 二

　　骨折的漏、误诊是临床上比较常见和棘手的问题，由于客观和主观的各种因素，要想在每份影像片上都及时做出正确诊断是比较难的。由于患者数量巨大，对于骨折的影像学诊断，特别是平片的诊断，我们放射科医生不可能做到每例患者均亲自查体，只是尽可能地做到报告不出错、少出错或不出大错，但不能保证每份绝对正确，因此我们的诊断报告中会经常写上"请结合临床表现，进一步做CT或MRI检查"等字样，这是放射诊断的相对性所在，也可以说是一种无奈。

　　集中论述容易误、漏诊骨折的专著很少，袁明远主任有心做到了这一点很不容易。他在综述国内外大量文献的基础上，进一步结合自己工作中收集到的病例，有论述也有图例展示，还有自己的心得体会，并且是全身各部位骨组织的骨折，内容丰富，耗费了巨大的心血。本书内容涉及的学科广泛，包括放射、骨科、创伤、神经和胸外科等，我认为对初入门的医学生、研究生和住院医师是很好的参考资料。

　　很高兴在此作序和推荐，希望本书的出版取得成功。

北京积水潭医院放射科 教授 主任

中华医学会放射学分会　骨关节组　副组长

2020年3月12日

前　言

　　骨折是常见病、多发病，明显的外伤史和典型的影像学表现比较容易形成正确的诊断。但在一线工作中，特别是在初学者和急诊工作中，不时会遇到轻微的、不典型的、病史不明的、与正常骨变异常很像的骨折，这类骨折非常容易造成骨折的漏诊或误诊。骨折漏、误诊是造成放射科和骨科医疗纠纷较常见的原因，更会为科室管理工作带来诸多困难。查阅国内外相关著作和文献库后，发现涉及这方面的文献和书籍较少，为填补这一领域的空白，作者在咨询很多同行和专家意见并取得他们的支持和鼓励后编写了本书。

　　要把骨折诊断弄清楚并不是件很简单的事，需要扎实的专业基础和临床技能，放射科医生要密切结合临床，有条件的要亲自体检患者。骨科医生对影像的基本征象和投照技术的要领要很清楚。本书通过总结笔者实际工作中碰到的漏、误诊影像病例，包括CT、MRI、平片的图例，从中精选约388例病例中的3 000多幅轻微创伤骨折图片，病例均与临床表现或手术结果相符。本书着重对平片影像学表现进行分析和解读，目的是为了提高放射科和骨科基层初级医师的平片诊断基本功，减少漏、误诊率。本书的主要病例均来自主编单位，也收集了上海部分三甲综合医院的病例，在上海长征医院骨科著名专家贾连顺教授的指导下完成，通过大量阅读已出版的专著和文献，本书还融入了诸多骨科、创伤科、神经外科、胸外科及儿外科专家的诊断经验。

　　各年龄段、全身各部位的骨组织均可发生骨折。因此，骨折病例的诊断并不只是骨科和放射科涉及的，胸外、脑外、创伤、儿外等多学科均会碰到。通过阅读病例影像图例及其解释，将有助于找到常见骨折漏、误诊的成因，掌握常见骨折影像学表现和骨正常的解剖变异，再结合认真负责的查体态度，将极大限度地减少骨折漏、误诊。本书病例除常见的成人四肢及关节骨折外，将少见的儿童头、颈和脊柱骨折病例也收集了进来。书中着重就轻微或可疑的骨折平片和CT的漏、误诊进行了论述，MRI主要用于诊断关节表面软骨和软骨下骨小梁骨折，MRI对肌肉和软组织损伤诊断价值和病例分析不在本书的论述范围。

本书编写的目的之一是提醒读者：骨折的主要诊断方法还是X线、DR或CR平片，应提高平片对各部位骨折的诊断正确率，而不是滥用CT检查。临床上，骨科医生动不动就开全上肢CT或全下肢CT检查单的做法是无法接受的。CT检查无疑对骨折有更好的诊断正确率，但由于辐射问题不应被提倡而应慎重地选择，CT检查本身对一些部位骨折的诊断也是有限度的。X线平片在无外伤老年骨质疏松性骨折的预防和普查方面无疑作用更大、危害性更小。提高X线平片对各部位骨折的准确率是骨折影像诊断的研究方向之一。

本书的编写在广度和深度上有待进一步优化和改进。错漏之处在所难免。我们将诚恳接受各位学科同行的批评指正。

主编：袁明远

2019年12月14日

目　录

第一章

总　论

第一节　骨折漏、误诊情况概述

　　骨折的定义是外伤后骨骼的骨皮质完全或部分中断、压缩、隆起、缺损或弯曲变形。如果骨皮质完全中断，则称为完全骨折。如果仅骨皮质部分中断，则称为不完全骨折。不完全骨折更易发生在比正常骨骼更"软"的部位。例如，在儿童或者患有骨质软化疾病患者的相关部位，又如骨软化病或畸形性骨炎病（Paget）。儿童中多见的不完全骨折是青枝骨折，仅累及部分骨皮质，而非全部骨皮质，以及隆起骨折(带扣骨折)，即骨皮质的褶皱。

　　影像科设备不断地更新，对影像诊断技术提出了更高的要求，然而在影像诊断工作中，由于各种原因，造成漏、误诊，甚至导致医疗纠纷，也时有发生。漏诊与误诊，看上去漏诊的危机值严重程度似乎较误诊轻一些，实则不然，就其产生的原因和可能给患者造成的危害和引发医患纠纷的程度来讲，两者基本是相同的。如何通过防范减少漏、误诊至关重要。关于漏、误诊常见的原因与应对方法。漏、误诊部位以跖趾骨、掌指骨、肋骨、锁骨、股骨颈为多见。这些部位或为四肢末端，或位置深在，体检时易遗漏。在骨折类型上，以不完全骨折如裂隙骨折、嵌插骨折等多见，这种骨折临床体征不明显。在接诊医生年资上，1~3年和7~9年为多见，4~6年次之，10年以上最少。车祸伤、坠落伤等重大伤情最易出现漏、误诊。夜间接诊容易发生漏、误诊。很多原因将导致骨折的漏、误诊，造成医疗纠纷。

一、设备因素

　　例如，消化道积气时超声检查受限；脊椎、颅底、颌面等结构复杂异形骨的无移位骨折平片诊断；正位胸片对低于膈肌平面的或位于心后部脊柱旁沟区的肺癌观察受限或无法看到。但上述情况电子计算机断层成像（computed tomography，CT）则可以清晰显示。笔者曾遇到 1 例周围型肺癌，胸部正、侧位均不能发现病变。幸亏查问患者有肺癌家族史，没有轻易放过，立即与临床沟通做了 CT 检查，发现了病变，并经手术证实。所以，影像设备的综合、合理利用是避免此类隐患的保证。此类伪影有硬件伪影（设备污染、故障等）、软件，伪影（成像技术限度、使用不当等）、胶片伪影等数十种成因，表现更是各不相同。例如，磁共振成像（magnetic resonance imaging，MRI）化学位移伪影、图像处理阈值设置不当、计算计 X 线成像（computed radiography，CR）的 IP 板（image plate）老化的残留伪影、污染等产生的伪影认识不到位，可误为病变，或因其干扰导致病变不能显示而漏诊等。有作者报告数字化 X 线成像（digital radiography，DR）探测器与球管、滤线器中线不匹配，导致两侧肺野密度不同。为解决这一问题，除了及时保养维护，保证设备良好运行外，认识数字化 X 线成像设备产生的伪影十分重要。例如，长时间未作校正，CT 值误差可能较大，会误导对病变密度的判断。初学者被容积效应误导等。有研究证明，屏-片式阅片，室内环境照度和观片灯照度等因素，会影响对病变细微结构的观察与判断；监视器阅片，观察受其分辨率和亮度影响。

二、管理因素

登记室将患者信息录入错误，投照者责任心不强，未履行"三查七对"，可导致受检者、胶片或报告张冠李戴，人员检查错误、胶片左右或前后标识错误等各种错误发生。扫描上常规的头先入扫描变为足先入，或把胸片后前位拍成了前后位。拍片技师未按要求去除受检者的饰物、膏药导致报告医师误判等。临床医生的申请单错误未核实。放射科室管理者不重视急诊放射学业务的培训和管理，认为骨折简单或干脆将骨折的诊断丢给骨科医生等，都是不可取的。

三、技术因素

（1）技术员拍片未包括两端关节，遗漏骨端骨折。

（2）对骨折的CT轴位图像没有进一步做二维（2D）或三维（3D）重建，没有行薄层重建等，都是技术员或放射科医生粗心大意的结果。

（3）X线摄片位置或检查方法不当。一般情况下，对怀疑骨折的患者需要常规摄正、侧两个位置，必要时还应加摄斜位、轴位或切线位片，这是因为某些骨折只有在某个拍摄位置上才能显示。如肩关节后脱位在正位片上X线表现类似正常；肋骨骨折正位片上常显示正常，斜位片上则多能显示骨折线；腕舟状骨骨折在斜位片上显示更清楚，而正位片多不清晰。

（4）检查时间不当亦可漏诊骨折，如临床怀疑腕舟状骨骨折而摄片未见明显骨折线，必须2周后复查，因为2周后骨折端骨质吸收，骨折线增宽，此时常能清晰地显示骨折线。

（5）另外，对于椎体陈旧性压缩骨折，靠X线平片难以鉴别，而CT、MRI检查能够分辨出新鲜骨折和陈旧骨折。

X线片是评估骨折情况的重要依据，也是确定治疗方案的根本保证，直接影响骨伤判断，关系整体治疗效果及预后，所以良好的X线片是骨折治疗的指挥棒。CT检查能避免大多数复杂骨组织重叠部位的误漏骨折，但CT的辐射剂量明显高于X线，不应滥用CT，对儿童患者尤应慎重。四肢骨及表浅部位的骨折不必要做CT。轻度损伤累及关节表面软骨、软骨下隐匿松质骨骨折、疲劳骨折时可进一步MRI检查评价。关节内韧带、肌腱及半月板等软组织损伤需用MRI进一步评价。

四、诊断水平因素

一些低年资医生以为骨折简单，诊断上以主观先入为主，观察不系统，只看到显眼的骨折，忽略了不明显的少见部位的骨折，如只注意股骨干的明显骨折而忽略了股骨颈的微小骨折。怀疑髋臼后柱骨折时没有进一步及时行CT检查。在读片时只注意一个位置，而不是几个位置结合着比较观察。不注意结合临床体检。现实工作中，临床医生对病史提供不详细也是原因之一，放射科对每例患者均进行详细的体检或问诊也是不现实的，特别是在急诊患者多的单位或值晚班时。医生基础知识、技术水平及经验所限，可导致漏诊或误判，如把正常结构或变异误判为异常骨折，最常见的如把骨的营养血管沟、距骨三角骨、足副舟骨误诊为骨折。这部分将在以后的章节详述。还有就是对病变的影像表现不认识，视而不见常导致漏、误诊，如把髌骨套状骨折误判为单纯脱位。

第二节 容易漏、误诊骨折的影像学及图谱

骨折影像学特征包括直接征象及间接征象。直接征象有骨皮质断裂、骨小梁不连续、透亮线或密度增高线、骨形态异常、骨皮质翘起等。间接征象有软组织肿胀、关节积液、液-脂平面或液-脂-气平面、脂肪纹的移位、骨外膜与骨内膜反应。容易漏、误诊的骨折常见的有少见部位不明显的骨折、隐匿性骨折、疲劳骨折、撞击综合征、正常骨变异误诊为骨折等。常用的诊断程序是当X线平片无法明确肯定只是怀疑骨折时，可进一步做CT检查，CT无法确诊时可做MRI检查；但反过来，MRI不能确诊时要结合CT或平片。漏、误诊的骨折很大一部分原因是医生主观疏忽大意。避免或尽量减少漏、误诊要做到了解病史、丰富临床知识、对影像诊断的精益求精、保证充足的诊断报告时间等。无明确急性外伤史的疲劳骨折和一些少见部位、骨关节重叠部位的小的撕脱骨折是容易漏、误诊的骨折。疲劳骨折等隐匿性骨折将在本章小结中详细论述。现将临床上比较容易漏诊部位的外伤骨折图例介绍如下。

一、头颈部易误、漏诊的骨折

颅盖、颅底骨及颅面骨解剖不规则，骨质结构中缝、隙、沟比较多而且部位隐蔽。常见的容易漏、误诊的骨折包括鼻骨、眶壁、中颅窝底颅骨、颞骨及损伤轻微的颅骨外板骨折（见图1-1）和颅缝轻度分离（见图1-2），在首次CT平扫时如果不做骨窗观窗容易漏诊（见图1-3）。老年或小儿颅骨骨折因为颅内脑外的空隙大，对轻度损伤的颅骨骨折不出现创伤性脑水肿或蛛网膜下腔血肿等脑内损伤改变（见图1-4），颅颈交界处的枕骨髁撞击性撕脱骨折也是容易漏诊的骨折。

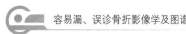

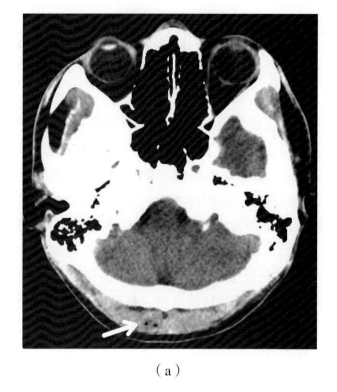

（a）

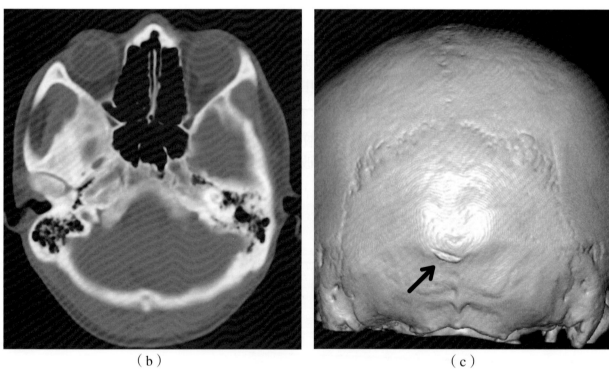

（b） （c）

图 1-1 男，21 岁，枕部刀砍伤，颅骨外板骨折

（a）CT 平扫示枕部软组织肿胀并积气积液（白箭头）；（b）骨窗轴位未见明确异常；（c）CT 3D 重建 VR 图示枕骨粗隆外板条状骨折线影（黑箭头）

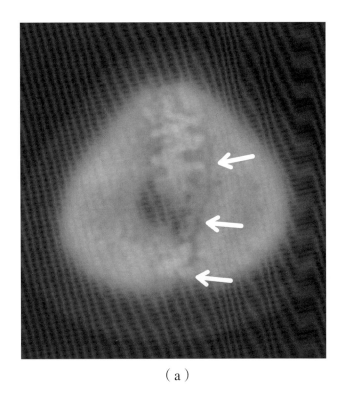

（a）

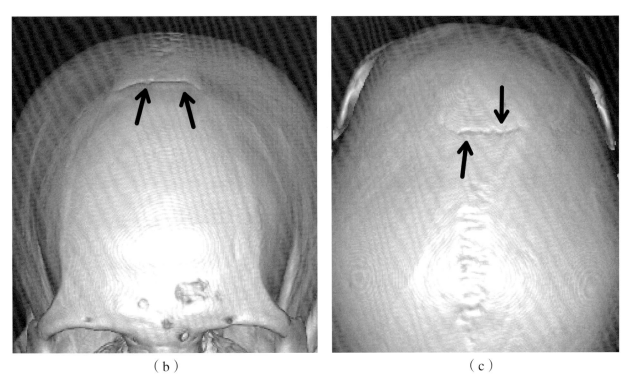

（b） （c）

图 1-2 男，头撞墙 12 小时头晕疼痛，颅缝轻度分离

（a）CT横断位扫描图示顶骨纵行骨折线（白箭头）；（b）CT3D前面观示冠状缝分离加深（黑箭头）；（c）CT3D后面观示冠状缝分离加深（黑箭头）

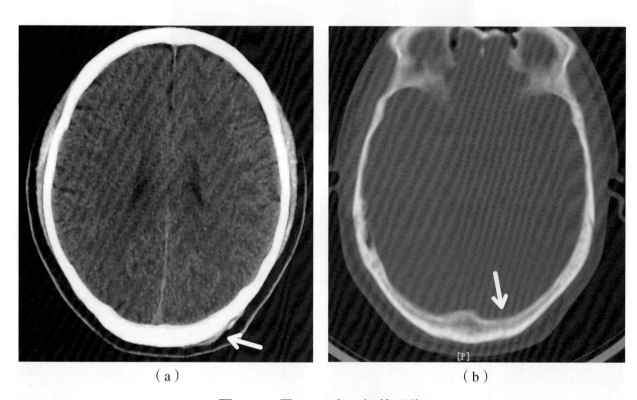

（a）　　　　　　　　　　　　　　　　（b）

图1-3　男，31岁，钢管砸伤

（a）CTl软组织窗示脑内未见异常，左侧枕部少许皮下软组织肿胀（白箭头）；（b）CT骨窗示左枕骨可见纵形骨折线断端颅骨移位不明显（白箭头）

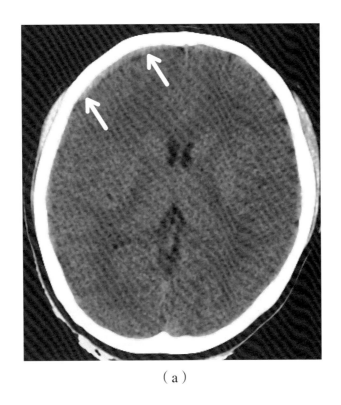

（a）

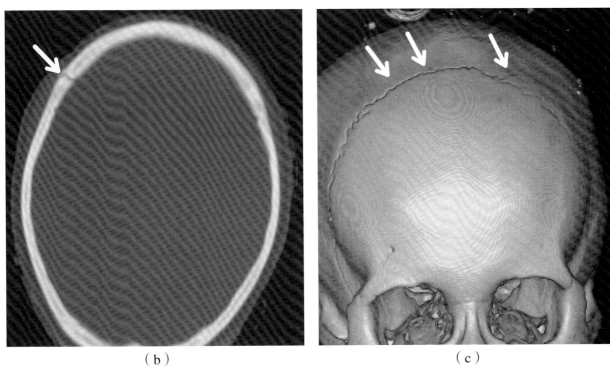

（b）　　　　　　　　　　　　（c）

图1-4　女，17岁，车祸伤

（a）CT横断面示右侧额叶硬膜下薄层血肿（白箭头）；（b）右侧冠状缝分离（白箭头）；（c）CT3D重建VR图示，顶部冠状缝加深加宽（白箭头）

二、脊柱外伤易误、漏诊的骨折

脊柱容易漏诊的骨折主要是轻微的压缩骨折、椎体附件骨骨折、上颈椎颅颈交界处的寰、枢椎骨折，特别是小的撕脱性骨折和撞击性皮质压缩性骨折。平片诊断颈椎附件骨骨折中以椎板、棘突骨折容易漏诊，腰椎以横突骨折容易漏诊（见图1-5）。老年骨质疏松多发骨折往往会漏掉一个或几个压缩轻微的骨折。单发椎体肿瘤性或炎症性等病理性压缩骨折往往无外伤史，早期容易漏掉，在出现症状时往往骨折或脱位已较严重。脊柱容易误、漏诊骨折病例将在各论中集中展示给读者。

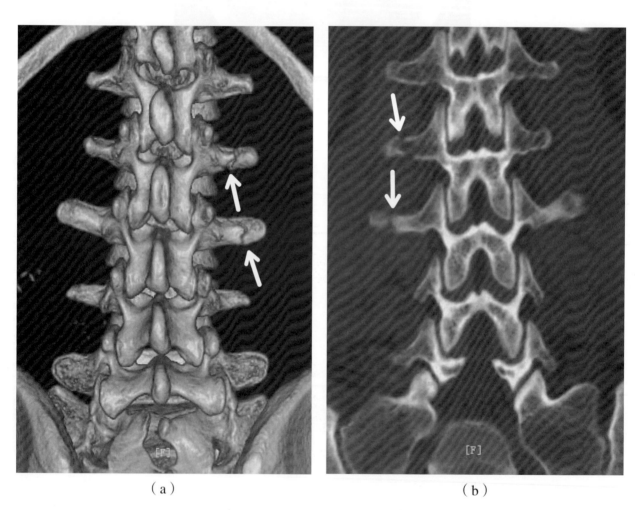

（a）　　　　　　　　　　　　（b）

图1-5　男，23岁，腰部刀伤，腰椎横突骨折

CT图像示腰椎第2、3右侧横突纵行骨折（白箭头），（a）CT腰椎3D重建VR图像；（b）CT腰椎2D冠状位重建图像

三、上肢易误漏诊的骨折

1. 单纯肱骨大结节骨折 与其他肱骨近端骨折不同，单纯肱骨大结节骨折常发生于年轻人（见图1-6）。肱骨大结节骨折常由撞击或剪切/撕脱损伤所致：撞击包括直接撞击、肩峰撞击、上关节盂撞击（极度外展时）；剪切/撕脱损伤常发生于肩关节前脱位。在常规前后位片上，大结节与肱骨头重叠，骨折不易发现，外旋位前后位片有助于诊断。

2. 肩胛骨骨折 肩胛骨几何形状复杂，受到邻近其他骨性结重叠阻挡（见图1-7），且肩胛骨骨折少见，因此容易漏诊。当存在解剖变异时，平片诊断较为困难，必要时考虑行CT扫描。

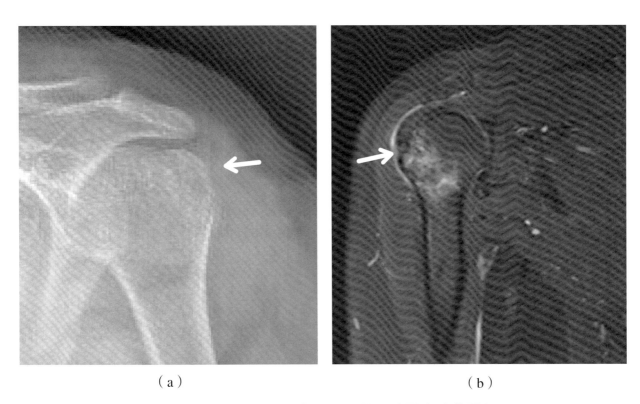

（a） （b）

图1-6 男，33岁，车祸伤，单纯肱骨大结节骨折

（a）平片示肱骨大结节纵行骨折线，骨碎片移位不明显（白箭头）；（b）MRI示肱骨头外侧关节面皮质信号中断（白箭头），松质骨内大片不均匀高信号，三角肌下囊少量积液

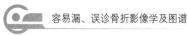
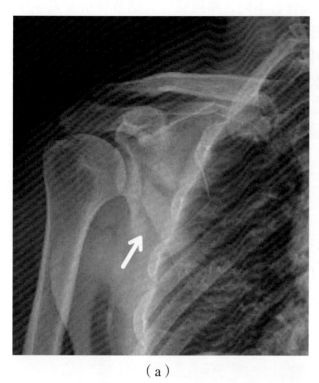
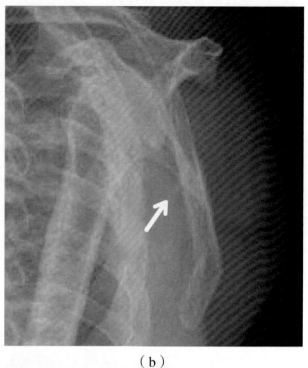

（a）　　　　　　　　　　　　　　　　（b）

图 1-7　肩胛骨骨折

（a）肩关节正位片；（b）肩关节穿胸位片，平片示右肩胛骨外上缘骨皮质断裂不连，在两个投照位置上均可见骨碎片（白箭头），肩胛体下缘折断明显

3. 喙突骨折　喙突骨折可发生于直接暴力、肩关节脱位过程的肱骨头撞击，以及撕脱骨折（肱二头肌短头、喙肱肌）（见图1-8）。其中喙突基底部骨折最多见，常发生于直接暴力或肱骨头前脱位，骨折可延伸至关节盂。而撕脱骨折多为喙突尖部的骨折。需要加拍腋位和 Stryker 位片（X射线束以喙突为中心并头倾10°，手臂外展可以避开骨性结构的阻挡）。有时负重位片可发现并存的肩锁关节脱位，将有助于诊断。

4. 肩峰骨折　肩峰骨折为高能量损伤，多由直接暴力导致，好发于中青年患者，多伴有肩关节其结构损伤。有必要拍摄Rockwood位（前后位片，X线束尾倾），特别有利于显示肩峰下部及肩峰下间隙（见图1-9）。

5. 骨折伴盂肱关节不稳　肩关节是最容易脱位的关节之一，肩关节脱位常伴随其他结构的损伤，如血管神经损伤、肩袖损伤、盂唇损伤及Bankart损伤等。脱位本身诊断往往是明确的，容易被忽略的是其继发的伴随损伤（见图1-10）。需要仔细评估肱骨头、大结节、关节盂边缘、肩峰及喙突等结构。典型的X线投射角度包括：内旋位前后位片、外旋位前后位片、（Grashey 位）侧位（肩胛骨 Y 位）、腋位片以及改良腋位片。

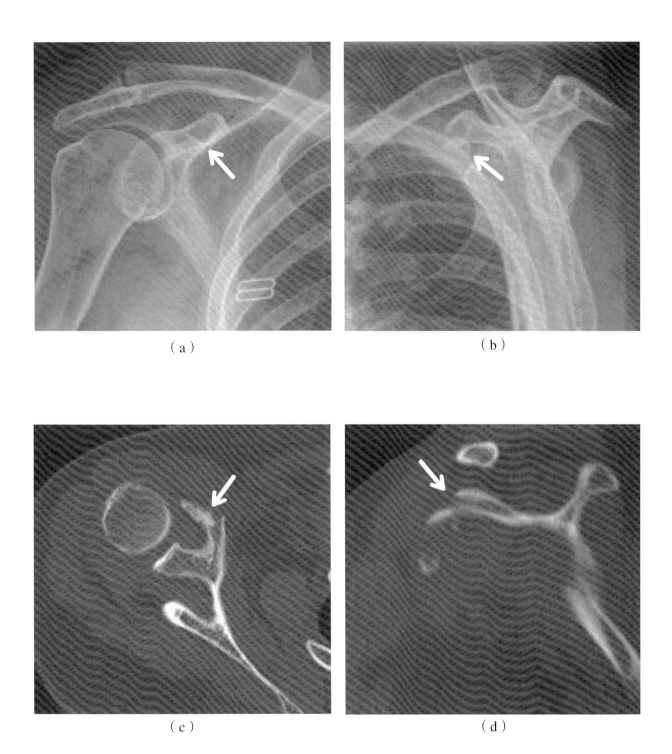

（a）

（b）

（c）

（d）

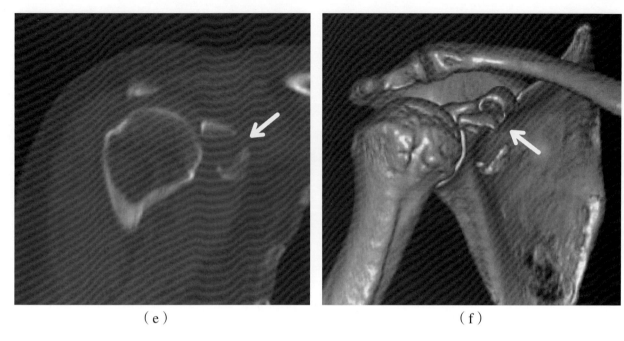

（e）　　　　　　　　　　　　　　（f）

图1-8　男，39岁，车祸伤，喙突骨折

（a）正位片喙突密度略增高；（b）侧位片示喙突下缘可疑骨块影（白箭头）；（c）CT横断位片示喙突颈部骨折，断端远端向内移位（白箭头）；（d）矢状位重建图示断端向下移位（白箭头）；（e）（CT冠状位重建图像；（f）CT3D重建图像，（e）和（f）示喙突骨折断端分离粉碎（白箭头），多发骨碎片向内向下移位（白箭头）

6. **无移位的桡骨头/颈骨折**　多发生于摔倒时，手掌撑地，受到轴向、外翻应力所致。常规的正位或侧位片容易漏诊（见图1-11），常需加拍内斜位、外斜位、桡骨头-肱骨小头位片。后脂肪垫可见（位于鹰嘴窝内，一般不可见）和（或）前脂肪垫抬高常提示骨性损伤。

7. **Essex-Lopresti损伤**　Essex-Lopresti损伤是桡骨头骨折伴有下尺桡关节脱位，导致骨间膜损伤，桡骨短缩。此种损伤，桡骨头骨折的诊断往往是明确的，容易忽视的是下尺桡关节脱位，特别是在早期，下尺桡关节的症状不明显，X线片显示也不明显。

8. **桡骨远端骨折**　常规进行前后位、侧位、斜位X线检查，对于大多数桡骨远端骨折来说不容易漏诊；但是对于无移位的骨折，特别是桡骨茎突骨折，则容易漏诊（见图1-12）。桡骨茎突骨折是一斜行的骨折，常累及关节面，常发生于轴向应力或直接打击损伤。

9. **舟状骨骨折**　舟状骨骨折60%~70%发生于腰部（见图1-13），15%发生于近极，10%发生于远极，8%发生于远端关节面。除了常规的前后位、侧位，还需要拍专门的舟状骨位片（腕关节尺偏，以舟状骨为中心的腕关节前后位片）。

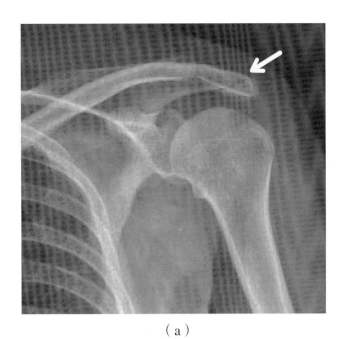

（a）

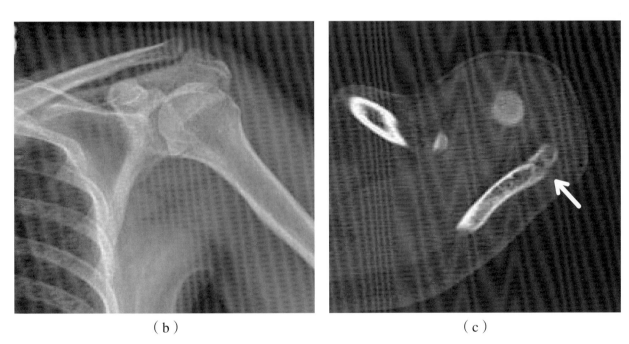

（b）　　　　　　　　　　　　　（c）

图 1-9　男，48 岁，肩部撞击伤，肩峰骨折

（a）左肩关节正位片；（b）左肩外展位片；（c）CT 横断位图像；X 线平片及 CT 片示左肩峰低密度线状骨折影（白箭头），在正位片及 CT 片上明显

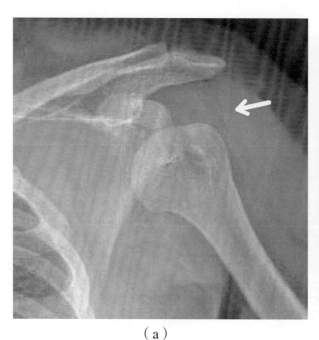
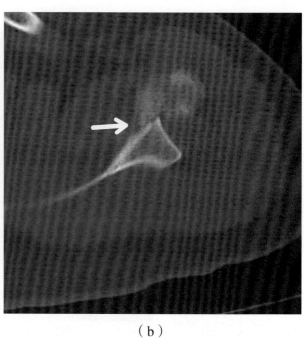

（a）　　　　　　　　　　　　　（b）

图 1-10　女，39 岁，肱骨近端前下脱位，骨折伴盂肱关节不稳

（a）左肩关节正位片示肩峰与肱骨头距离增大，肱骨头向内向下移位与肩胛盂重叠（白箭头）；（b）左肩CT横断位片显示前上盂缘嵌插入肱骨头（白箭头）

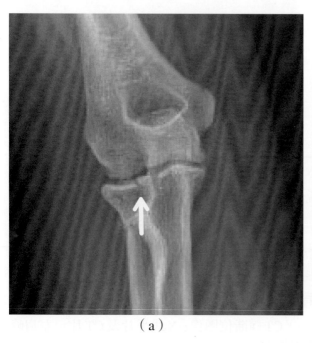
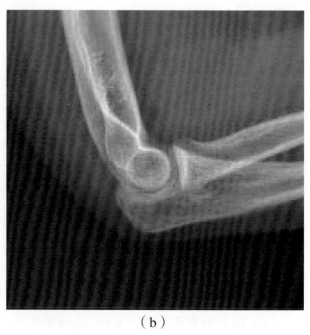

（a）　　　　　　　　　　　　　（b）

图 1-11　男，43 岁，无移位的桡骨头骨折

（a）肘关节正位片正位片上桡骨小头骨皮质断裂不连（白箭头）；（b）肘关节侧位片上骨折显示不明显

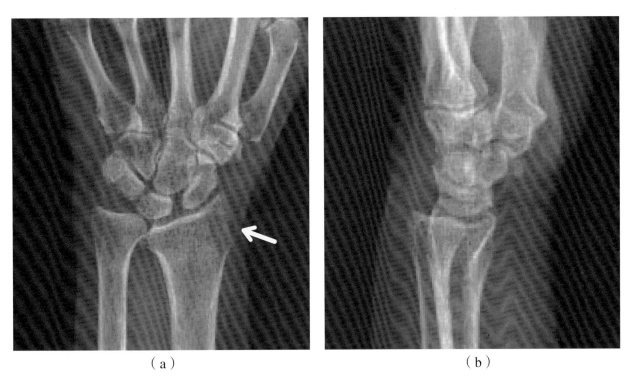

（a） （b）

图 1-12 女，56 岁，摔伤 3 天后，桡骨远端骨折

（a）腕关节正位片示桡骨茎突骨皮质向下凹陷（白箭头）；（b）腕关节侧位片示桡骨关节面欠光整，骨折线显示不清晰

10. 掌板骨折 掌板是掌指关节和指间关节关节囊掌侧的纤维结构，用于防止关节过伸。掌板的远端部是增厚的纤维软骨，附着于指骨掌侧基底部，而其两侧与侧副韧带的纤维融合。掌板骨折多发生于过伸损伤，为撕脱性骨折。

11. 三角骨及豌豆骨骨折 三角骨骨折是除舟状骨骨折外腕关节常见的骨折之一。其背侧是背侧桡腕韧带的附着点，因此背侧骨折更常见。常规正侧位片基本可明确诊断（见图1-14）。背侧骨折可在侧位片上看到一小骨块。豌豆骨骨折少见，在侧位片及CT片上可明确诊断（见图1-15）。

12. 钩状骨骨折 钩状骨骨折可发生于体部和钩部，钩部骨折更多见，可合并有第 4、5 腕掌关节脱位。受伤机制由直接暴力或腕横韧带撕脱伤所致。骨折征象包括钩部无显示、骨皮质边缘模糊、硬化或双密度影等。常规的正侧位常无法明确诊断［见图1-16（a）（b）］，需要加拍腕管位，可清晰显示其钩部或进一步行CT检查［见图1-16（c）（d）］。

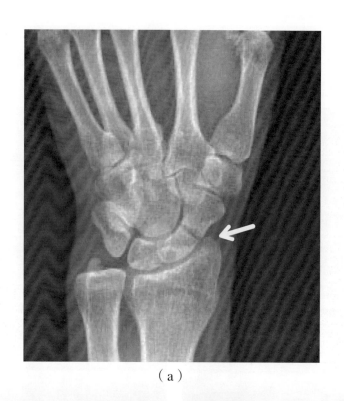

（a）

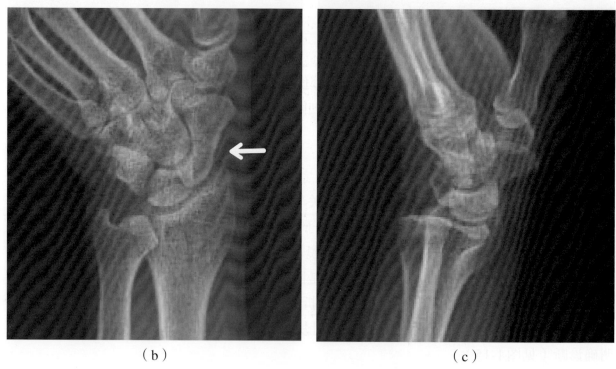

（b）　　　　　　　　　　　　　　　　　　　　（c）

图 1-13　女，49 岁，舟状骨骨折

（a）腕关节正位片；（b）腕关节过伸位片；（c）侧位片，腕舟骨腰部骨折线呈低密度线状（白箭头），在以上 3 个投照位置均显示，以正位及过伸位片更清晰

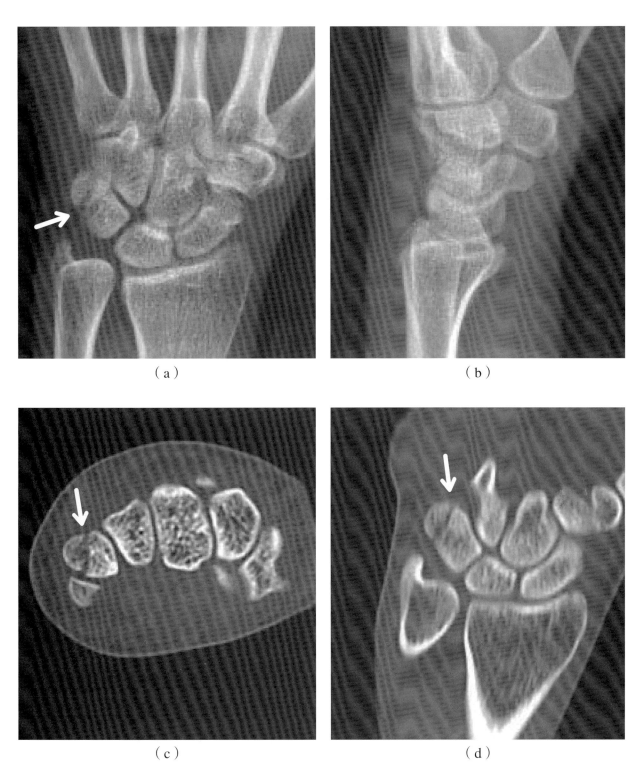

（a）　　　　　　　　　　　　（b）

（c）　　　　　　　　　　　　（d）

图 1-14　男，55 岁，跌伤 1 天

（a）腕关节正位片示三角骨骨皮质欠光整（白箭头）；（b）腕关节侧位片显示重叠，骨折线不清晰；（c）CT 横断位片；（d）CT 冠状位重建片；（c）和（d）示三角骨纵行低密度线状骨折线，骨折断端移位不明显（白箭头）

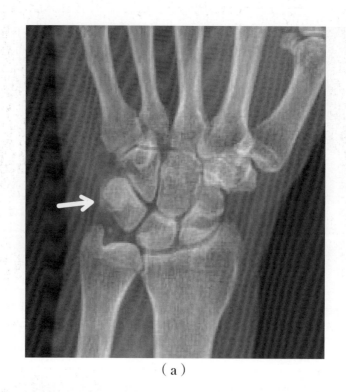

（a）

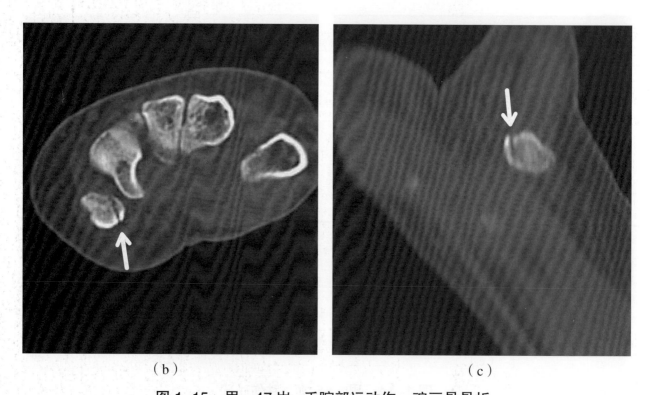

（b）　　　　　　　　　　　　　　　　（c）

图 1-15　男，47 岁，手腕部运动伤，豌豆骨骨折

（a）腕关节正位片可见豌豆骨骨皮质有低密度裂隙影（白箭头）；（b）CT横断位片示纵行骨折线清晰（白箭头）；（c）冠状位重建进一步显示纵行骨折线（白箭头）

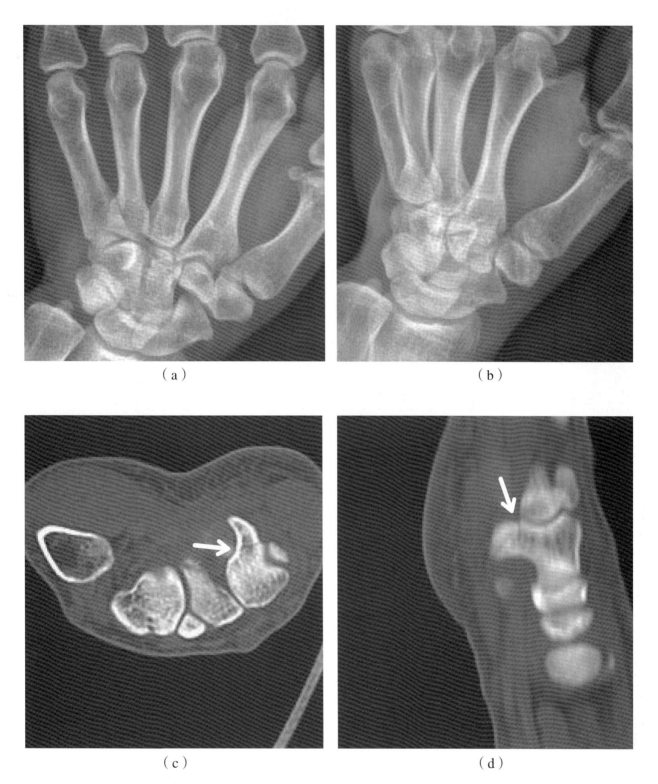

（a） （b）

（c） （d）

图 1-16　女 61 岁，跌伤 1 天，钩状骨骨折

（a）正位片；（b）侧位片；（a）和（b）示近排及远排腕骨排列欠整齐，腕骨各骨相互重叠较多，是否存在骨折不清楚。（c）CT 横断位片；（d）CT 矢状位重建；CT 片显示钩状骨纵行骨折线，骨折断端无错位（白箭头）

13. 腕掌关节骨折脱位　腕掌关节骨折脱位为高能量损伤，常伴有神经损伤。腕掌关节组成骨多，侧位片上重叠遮挡多，骨折不易发现，容易漏诊（见图1-17）。在前后位片上，关节面不平滑、关节间隙不对称、关节皮质破坏、关节面重叠常提示腕掌关节骨折脱位。特别是第4、5腕掌关节脱位，在前后位片上不容易发现；该损伤不稳定，也称为变异型拳击手损伤/骨折。

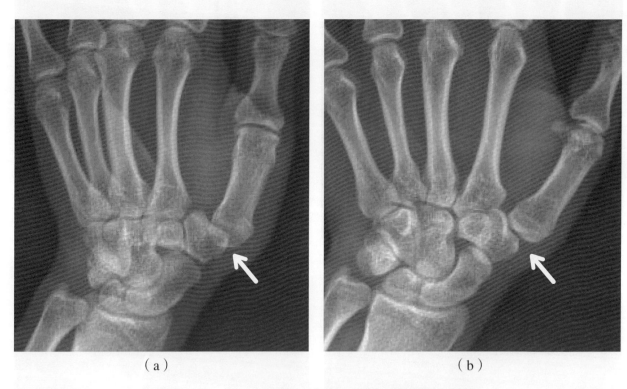

（a）　　　　　　　　　　　　　　　　　（b）

图 1-17　女，59岁，摔伤，腕掌关节骨折脱位

（a）手部斜位片；（b）手部正位片；（a）和（b）示第1掌腕关节半脱位，在正、斜位2个位置均存在台阶征（白箭头）

14. 腕关节不稳定与脆弱区 月骨周围脱位和月骨周围骨折脱位常发生于摔倒后手掌撑地，由过伸、轴向暴力所致。所谓的脆弱区包括桡骨茎突、大多角骨、舟状骨、头状骨近端、钩状骨近端、三角骨的月骨缘及尺骨茎突。

15. 手部骨折 手部灵活，可接触到各种各样类型的外伤，各指骨及掌骨受伤的机会增加，轻微的外伤骨折容易漏诊（见图1-18，图1-19）。

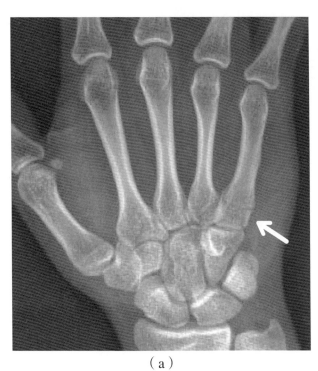 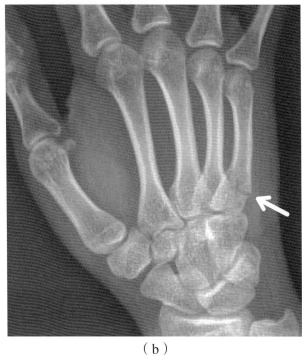

（a） （b）

图 1-18 男，54岁，被人打伤

（a）正位片；（b）斜位片；（a）和（b）示示第5掌骨基底部横形低密度骨折线（白箭头），在两个位置均显示清楚，断位错位不明显，周围软组织肿胀

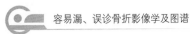
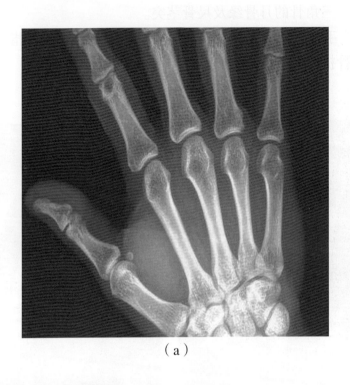

（a）

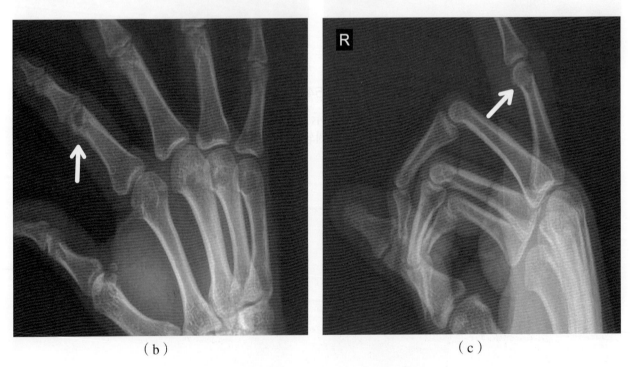

（b） （c）

图 1-19　男，23 岁，手指钻伤

（a）手部正位片；（b）手部斜位片；（a）和（b）示近节示指骨远端关节面下类圆形低密度区，局部骨皮质毛糙（白箭头）；（c）示指侧位片示骨皮质变薄局部中断（白箭头）

四、骨盆及下肢易误、漏诊的骨折

1. 髋臼后壁骨折 由于股骨头和髋臼前壁的遮挡，平片上髋臼后壁难以发现，CT片容易诊断（见图1-20）。髋臼骨折最常见的类型是髋臼后壁骨折，几乎占髋关节骨折的1/4，且常常合并髋关节后脱位。由于骨性结构重叠，肉眼看上去觉得非常轻微的骨折，事实却并非如此。髋臼后缘中断常常是髋臼后壁骨折的一个特征。无移位的坐骨骨折、耻骨骨折、小的髂骨撕脱性骨折、骶骨体部无明显移位的骨折均可在平片上误、漏诊。

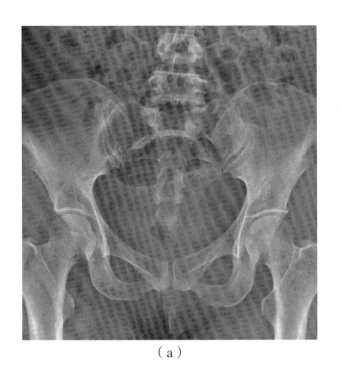

（a）

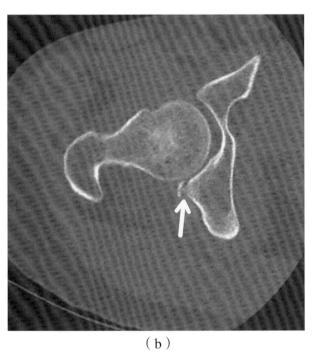

（b）

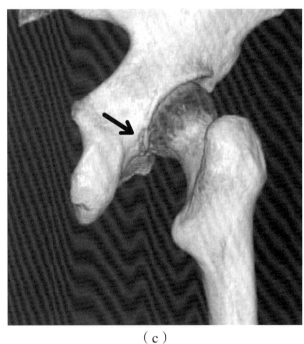

（c）

图1-20 女，54岁，摔伤1天后，髋臼后壁骨折

（a）骨盆正位片未见骨盆各骨明显骨折改变；（b）CT横断位片示髋臼后柱撕脱性骨折（白箭头）；（c）CT三维重建后位观示后缘撕脱性骨折，可见骨碎片（黑箭头）

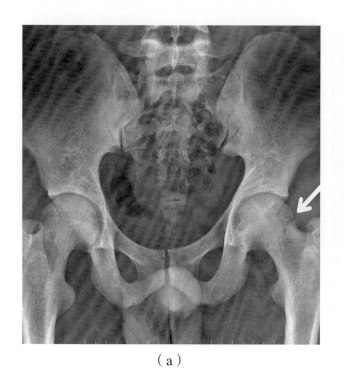

（a）

2.**股骨头骨折** 股骨头骨折常与髋关节脱位有关。需要注意的是那些既不是因剪力损伤，也不是因直接暴力作用造成的骨折。这些类型的骨折可能十分轻微。提倡行CT检查，诊断骨折共同的评估关节内骨折碎片的位置。

3.**股骨近端骨折** 股骨颈骨折常发生在老年人，头下型骨折最常见，但是当股骨外旋或有明显的关节炎骨赘形成时，骨折较难发现（见图1-21）。此外，肥胖和骨量减少增加髋部X片诊断难度，所以需格外注意。因骨结构重叠影响，股骨转子骨折发生轻度移位时亦很难发现（见图1-22，图1-23）。

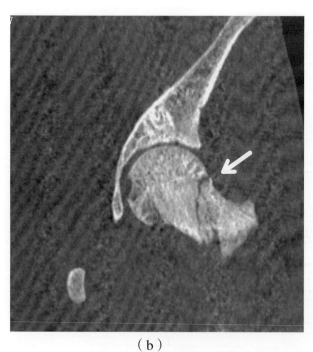

（b）

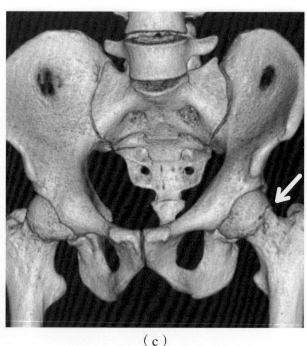

（c）

图1-21 男，41岁，体力劳动者，无外伤史的股骨颈疲劳骨折

（a）骨盆正位片示左髋股骨颈头下可疑透亮线影；（b）CT冠状位重建扫描证实；（c）CT三维重建图像左股骨颈应力骨折清晰显示（箭头）

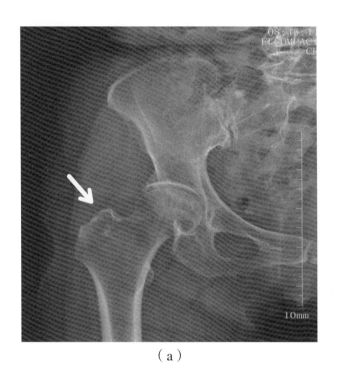

（a）

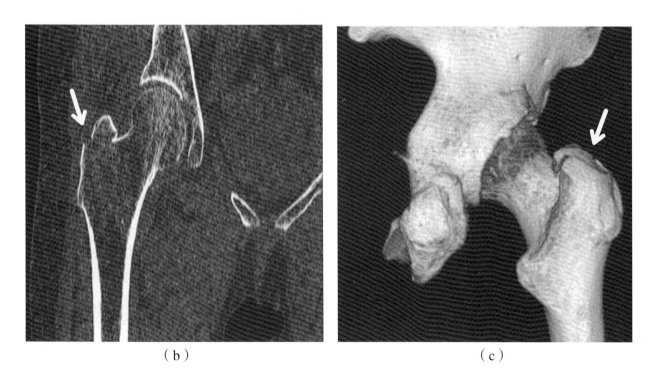

（b）　　　　　　　　　　　　　　　　　（c）

图1-22　女，91岁，股骨近端骨折

（a）右髋关节正位片示右股骨大转子可疑骨折（箭头）；（b）CT冠状位重建片示股骨大转子基底部骨折明显（箭头）；（c）CT三维重建片，股骨大转子骨折表现为凹陷和骨皮质移位断裂

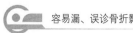

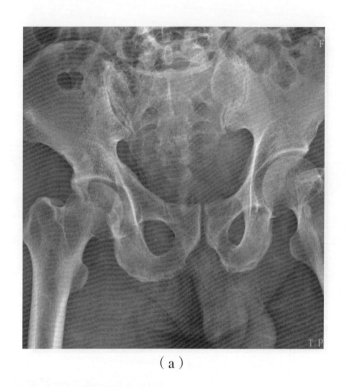

（a）

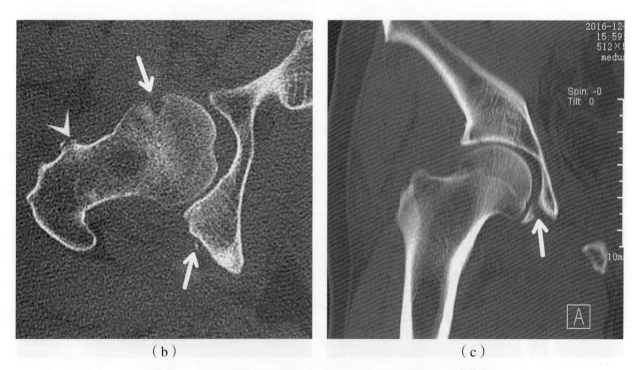

（b）　　　　　　　　　　　　　　（c）

图 1-23　男，56 岁，跌伤 2 天，股骨近端骨折

（a）骨盆平片示左股骨呈内收位，左髋关节半脱位，未见明显骨折表现；（b）CT 横断位扫描图示左股骨头、颈及左髋臼多处骨皮质断裂或撕脱骨折；（c）CT 扫描冠状位二维重建图像示左髋臼前下缘撕脱性骨折

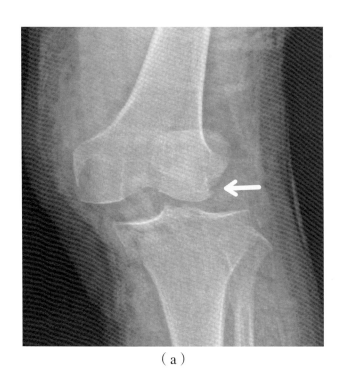

（a）

4.股骨外侧髁凹陷征　是平片外侧髁骨折的征象（见图1-24），容易漏诊。

5.胫骨后外侧碎片骨折　胫骨后外侧小片骨皮质的压缩性骨折，可能是旋转移位损伤的唯一证据。这种骨折在常规膝关节平片很难发现（见图1-25），若怀疑存在骨折，行下肢内旋斜位片检查可诊断。

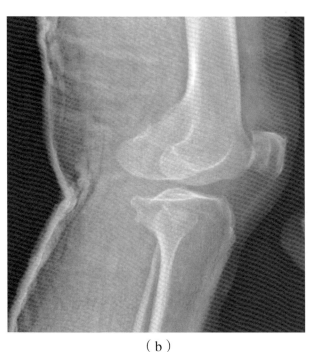

（b）

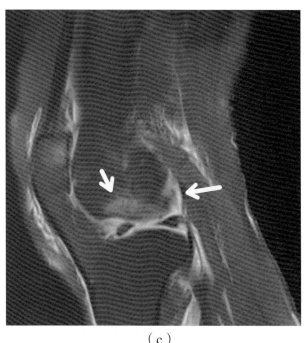

（c）

图1-24　女，66岁，车祸伤，膝关节脱位，股骨外侧髁凹陷征

（a）膝关节正位示股骨外侧髁凹陷（白箭头）；（b）膝关节侧位片显示不清晰；（c）MRIT2WI压脂像示股骨外侧髁关节面下大片状高信号（短箭头），髁后缘骨皮质变薄，部分中断（长箭头）

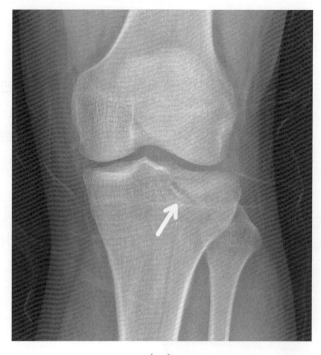

（a）

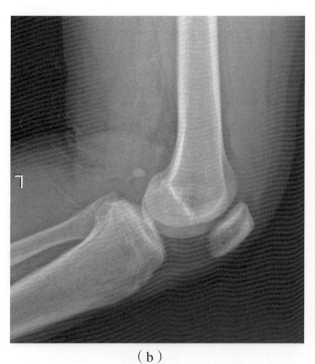

（b）

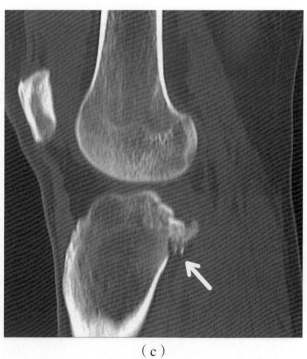

（c）

图 1-25　男，40 岁，车祸伤后，胫骨后外侧碎片骨折

（a）膝关节正位片示胫骨平台外侧多发方向不一的低密度骨折线影；（b）膝关节侧位片示胫骨平台后缘密度增高，是否骨折显示不清；（c）CT 矢状位二维重建图示胫骨平台后缘粉碎性撕脱性骨折，断端向后向下移位（白箭头）

6. Segond骨折 Segond 骨折是发生在胫骨平台外侧的垂直撕脱性骨折。这种骨折在前后位 X 线片上显示最佳（见图1-26）。屈曲位时膝关节受到内旋暴力作用，导致皮质骨撕脱性骨折，这种骨折常发生在运动员身上。常引起股骨内髁和胫骨平台后内侧骨挫伤，75%~100% 的患者伴前交叉韧带断裂，33% 的患者伴外侧半月板损伤。

7. 前交叉韧带胫骨髁间嵴撕脱骨折 前交叉韧带撕脱骨折常发生在胫骨髁间嵴。这种骨折在青少年中常见，但在成年人中也并不像大家想象的那么少见（见图1-27）。

8. 反向 Segond 骨折 胫骨平台内侧皮质骨撕脱性骨折，被称为内侧 Segond骨折或反向 Segond骨折。这种骨折的旋转机制与 Segond 骨折相反，该骨折与后交叉韧带断裂及内侧半月板损伤相关。

9. 后交叉韧带胫骨髁间嵴后方撕脱性骨折 约 6% 的后交叉韧带断裂与撕脱性骨折有关。X线片特征表现为膝关节侧位片上可见大小不等的三角形骨折碎片移位到关节内（见图1-28、图1-29）。

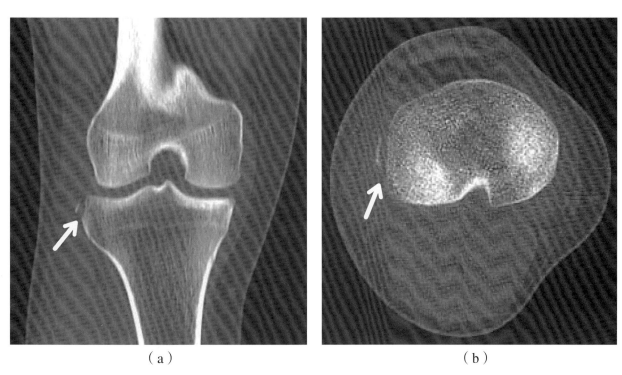

（a）   （b）

图1-26 男，31 岁，胫骨平台外侧垂直撕脱性骨折，Segond 骨折

（a）CT冠状位；（b）CT横断位在冠状位及横断位CT扫描图上均表现明显，骨折线呈纵行垂直于关节面

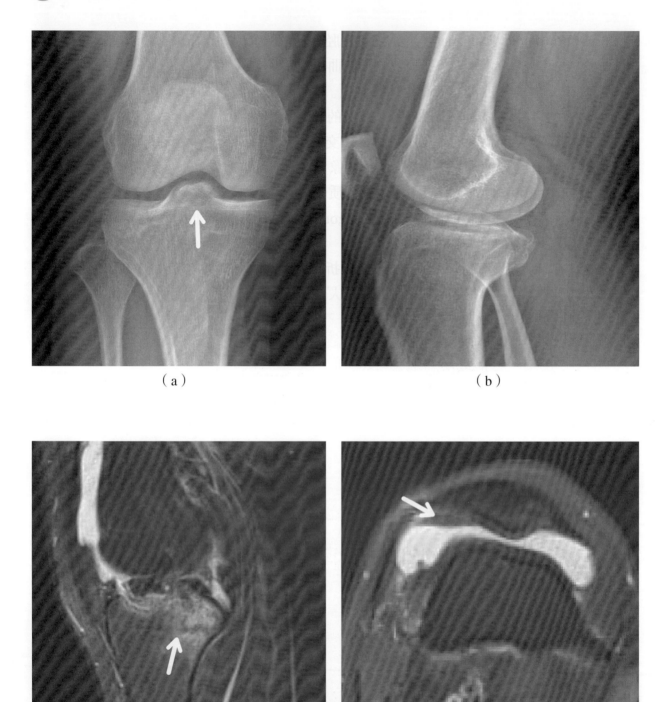

（a）　　　　　　　　　　　　　　　（b）

（c）　　　　　　　　　　　　　　　（d）

图 1-27　男，39 岁，运动伤，前交叉韧带胫骨髁间嵴撕脱骨折

（a）正位片示胫骨平台髁间棘下移（白箭头）；（b）骨皮质不连；侧位片骨折线不清晰；（c）MRIT2WI 矢状位压脂像；（d）MRIT2WI 横断位像 MRI 片示前交叉韧带断裂，胫骨平台关节面下大片创伤性骨髓水肿，膝关节腔大量积液，可见液平

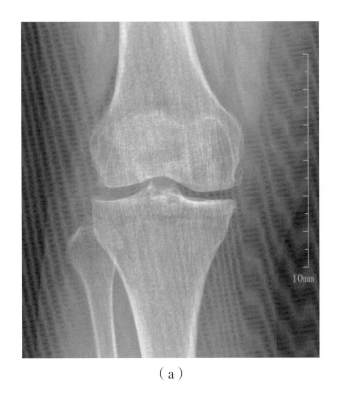

（a）

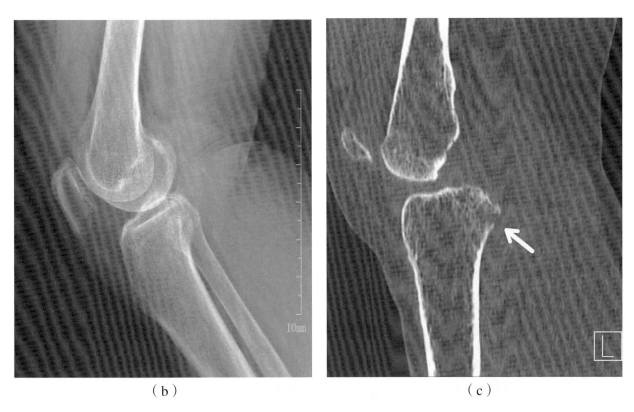

（b）　　　　　　　　　　　（c）

图 1-28　女，61 岁，胫骨髁间棘后方撕脱性骨折，后交叉韧带胫骨髁间嵴后与撕脱性骨折

（a）膝关节正位片示可疑髁间棘骨折；（b）侧位片无法判断；（c）CT矢状位重建图像骨折线显示清晰（白箭头）

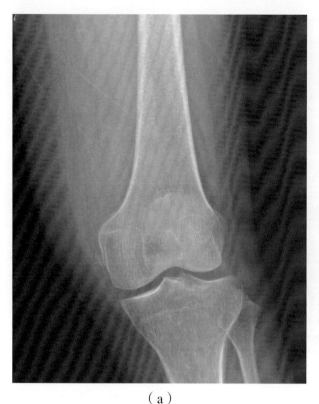

（a）

10. 腓骨头撕脱性骨折　膝关节外侧由髂胫束、股二头肌和肌腱、外侧关节囊韧带及外侧副韧带组成。外侧副韧带对抗过度内旋暴力，维持膝关节稳定。当内旋暴力足够大时，韧带断裂或腓骨头撕脱性骨折就发生了。X线片上骨折线垂直于腓骨头外侧（见图1-30、图1-31）。膝关节容易漏诊的骨折大多伴发于韧带损伤，如前后交叉韧带、关节囊韧带、弓状韧带、侧副韧带等损伤。急症膝关节外伤时，在X线片上要特别留意韧带起止点附近骨质的完整性，发现骨折迹象需高度怀疑韧带结构损伤可能。以Segond骨折为例，伴发前交叉韧带撕裂的概率在90%以上。X线检查是踝关节外伤后疼痛检查的主要手段。踝部骨折非常容易漏诊。

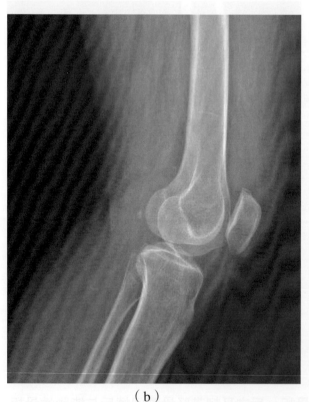

（b）

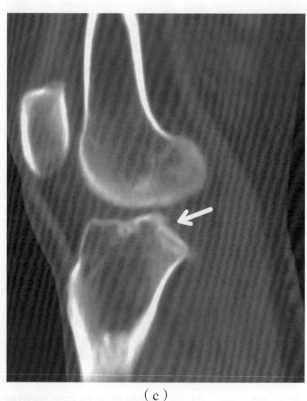

（c）

图1-29　女，43岁，跌伤，后交叉韧带胫骨髁间嵴后与撕脱性骨折

（a）膝关节正位片；（b）侧位片；（c）CT矢状位重建图，胫骨平台后缘轻微骨折（箭头），在平片正、侧位上均显示不清

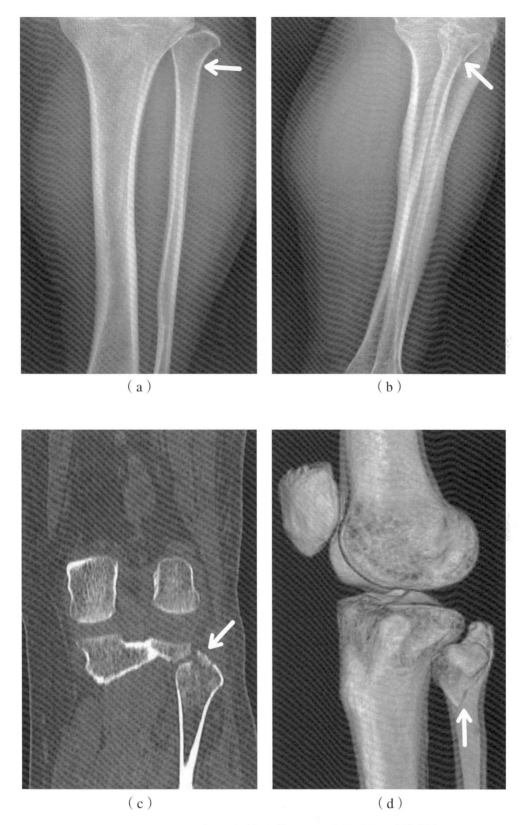

图1-30 女，48岁，车撞击伤后，腓骨头撕脱性骨折

（a）正位片；（b）侧位片，腓骨头撕脱性骨折，正侧位片可见腓骨头外侧骨皮质断裂，骨折断端移位不明显；（c）CT冠状位重建片；（d）CT三维重建片，部分骨折片向内下方移位（白箭头）

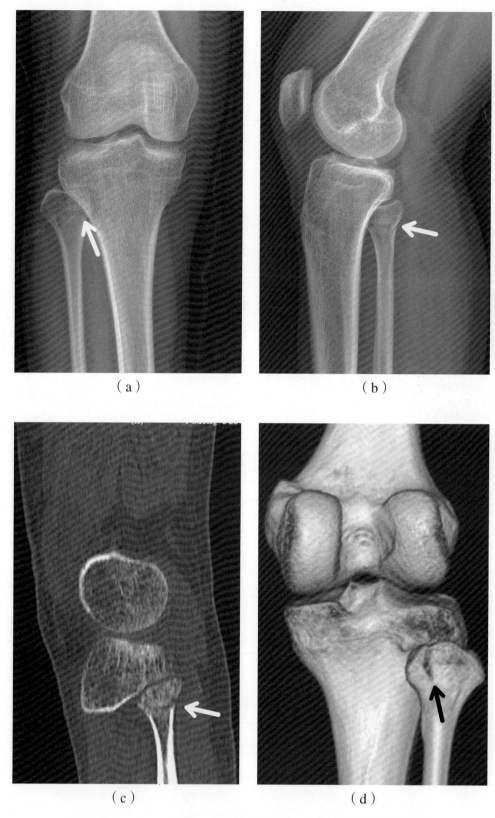

（a）　　　　　　　　　　　　　　　　（b）

（c）　　　　　　　　　　　　　　　　（d）

图 1-31　女，31 岁，运动后损伤，腓骨头撕脱性骨折

（a）正位片；（b）侧位片；正、侧位片均表示腓骨头横形低密度骨折线影；（c）CT 矢状位二维重建片示腓骨头的横形骨折线（白箭头），断端移位不明显；（d）CT 三维重建片示纵行的骨折线（黑箭头）

11. 胫骨后踝骨折 涉及三角韧带和外侧副韧带的复杂性骨折常常不难发现，尤其是存在表面软组织肿胀时（见图1-32、图1-33）。后胫腓韧带牵拉引起的胫骨后踝骨折很难发现。这些骨折大小不一，与胫骨远端螺旋骨折有关，或者是三踝骨折的一部分。

12. 胫骨结节骨折 又称Tillaux骨折，是足外旋外展时，胫腓前韧带牵拉引起的一种胫骨结节撕脱性骨折（见图1-34）。

13. 距骨外侧突骨折 距骨外侧突骨折常因踝外翻背屈时，跟骨上外侧面撞击距骨外侧突下缘导致，或偶尔由踝内翻引起，被称为滑雪板者骨折（见图1-35）。这种骨折只能在踝关节正位片上发现，而且外踝远端表面软组织肿胀往往是一个重要线索。

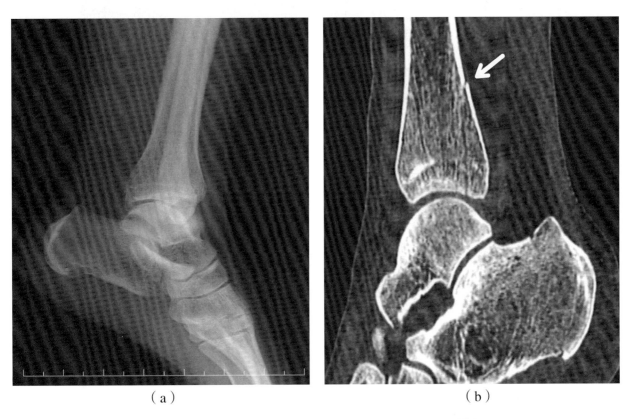

（a）　　　　　　　　　　　　　（b）

图1-32　女，33岁，运动后损伤，胫骨后踝骨折

（a）踝关节侧位片未见明确骨质征象；（b）踝关节CT矢状位重建片示后踝骨折骨折线呈纵行，断端骨移位不明显

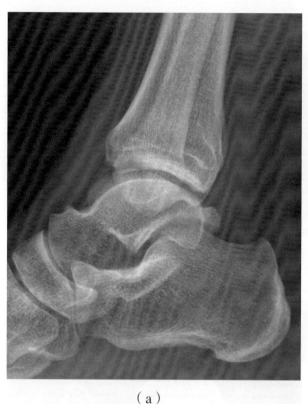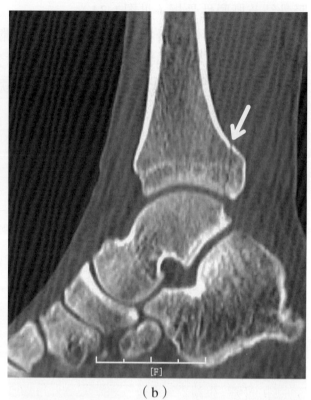

（a）　　　　　　　　　　　　　　　（b）

图1-33　男，27岁，高度坠地伤，胫骨后踝骨折

（a）踝关节侧位片未见明确异常骨折征象；（b）CT矢状位重建片示后踝骨折，骨折线呈纵行低密度影，骨折断端移位不明显

14. **距骨后突骨折**　距骨后突有内侧结节和外侧结节，距骨后突内侧结节撕脱性骨折常发生在背屈内旋的暴力作用下。严重跖屈时，胫骨后缘和跟骨挤压距骨后突外侧结节呈楔形，易发生粉碎性骨折。这些骨折细微且需与三角骨鉴别。侧位片观察距骨后突骨折最佳（见图1-36），常规拍片很难发现，当高度怀疑这种骨折又没法做CT时，建议加做多个角度的外旋斜位片。

15. **跟骨前突骨折**　呈Y形的分歧韧带附着于跟骨前突上，是维持踝关节跖屈和背屈稳定性的重要结构。跟骨前突骨折常发生于足跖屈内旋、分歧韧带被牵拉时，或者足背屈外旋、骰骨和距骨挤压前突时。而这些骨折在初次X线检查时常常被漏诊掉（见图1-37）。CT片诊断这些骨折最佳，精准诊断的关键点在于，必须仔细查看是否存在骨皮质中断。如果侧位片可疑，建议加做CT检查协助诊断。

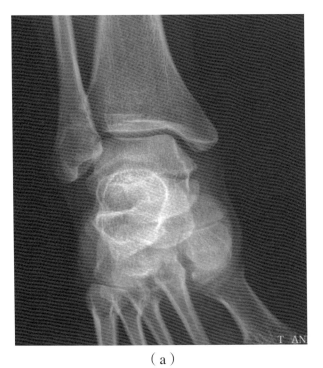

（a）

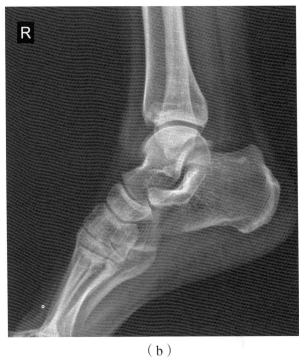

（b）

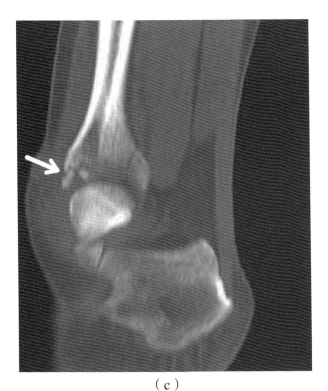

（c）

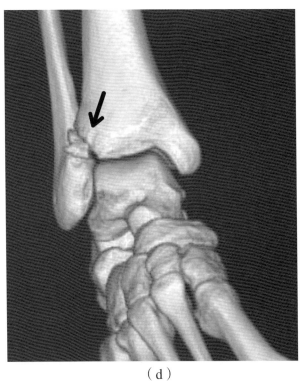

（d）

图 1-34　女，37 岁，运动后损伤，胫骨结节骨折

（a）正位片未见明确异常骨折表现；（b）侧位片示胫骨下缘前可疑骨皮质欠光整；（c）CT矢状位二维重建图像；（d）CT 三维重建，CT 片示胫骨远端内侧前缘撕脱性骨折，呈多个骨碎片（黑箭头）

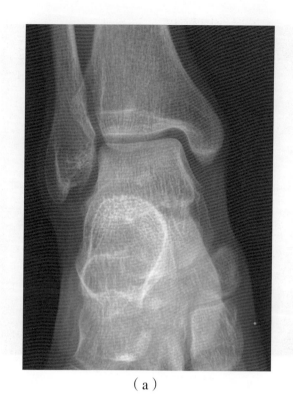

（a）

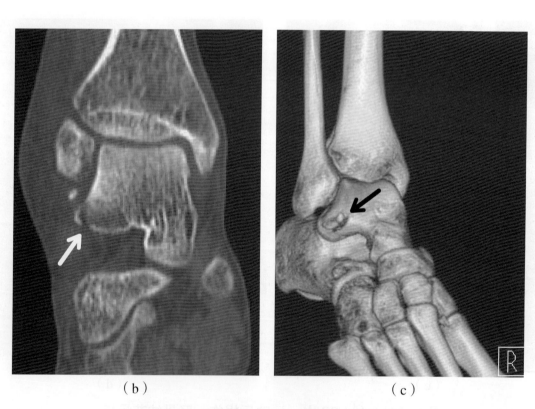

（b）　　　　　　　　　　　（c）

图 1-35　男，24 岁，距骨外侧突骨折

（a）踝关节正位片上无明确发现；（b）CT 冠状位重建片示外侧突骨皮质撕脱性骨折（白箭头）；
（c）CT 三维重建示突出于距骨外的骨碎片影（黑箭头）

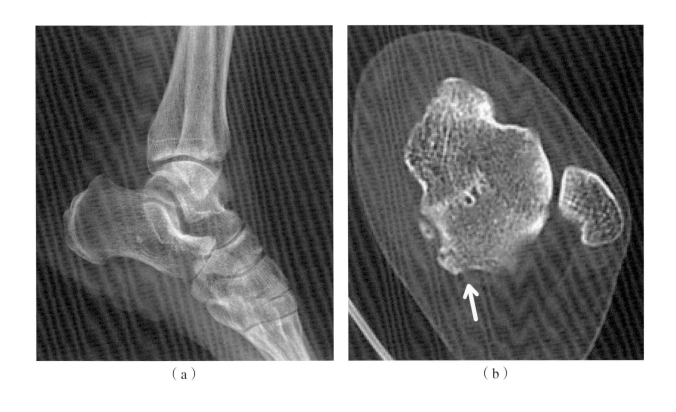

（a）　　　　　　　　　　　　　　　　　　（b）

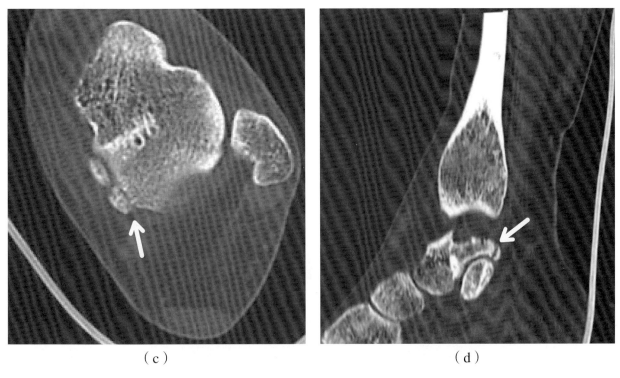

（c）　　　　　　　　　　　　　　　　　　（d）

图 1-36　女，43 岁，骑车跌伤，距骨后突骨折

　　（a）踝关节侧位片未见明确骨折表现；（b）CT横断位图像示距骨后突撕脱性骨折，骨折碎片移位不明显；（c）CT横断位图像；（d）CT矢状位重建图像，CT片示距骨后突骨折线呈纵形，断端骨片移位不明显

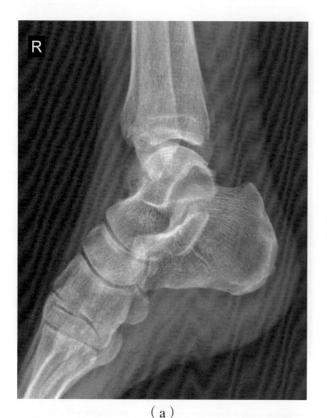

（a）

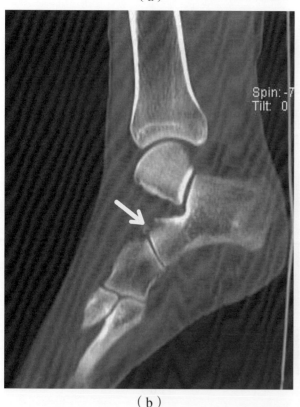

（b）

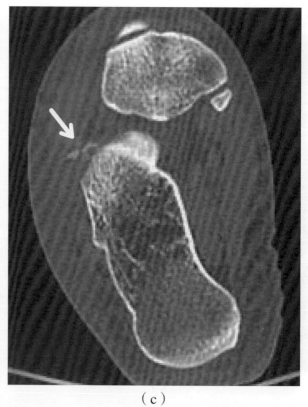

（c）

16. 跗跖关节复合体（Lisfranc 关节复合体）损伤 与跗跖关节韧带相关的骨折常由旋前或旋后的跖屈损伤引起（见图1-38）。尽管跗跖关节骨折脱位仅占所有骨折的0.2%，但是约20%的这些骨折在初次检查时被漏诊。初次X片可能示正常，负重位X线片常常提示脱位或半脱位。表现为第2跖骨底和内侧楔骨之间的骨折碎片，跖骨间间隙增宽。脱位亦可发生在舟骨-内侧楔骨关节，导致另一种变异的跗跖关节损伤。还表现有骰骨的小块皮质撕脱，在足部斜位片上可清晰显示。

图1-37 女，36岁，足扭伤后，跟骨前突骨折

（a）踝关节侧位片未见明确骨折表现；（b）CT矢状位重建示跟骨前结突撕脱性骨折（白箭头）；（c）CT横断位示跟骨前缘骨皮质撕脱（白箭头）

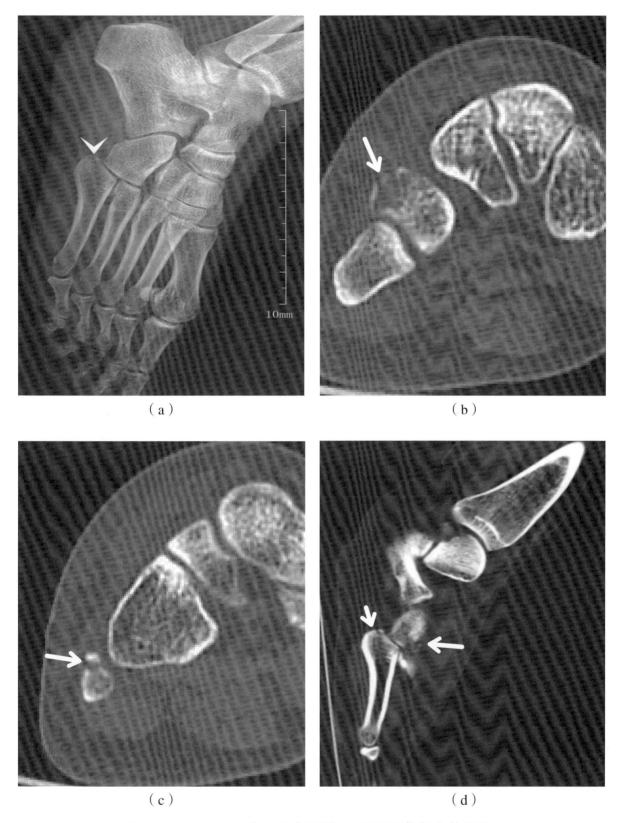

（a）　　　　　　　　　　　　　　　　　　（b）

（c）　　　　　　　　　　　　　　　　　　（d）

图1-38　女，34岁，足部砸伤，跗跖关节复合体损伤

（a）足部正位片示第5跖骨基底部小的骨碎片，其他未见异常表现；（b）CT横断位片示第3跖骨背侧骨皮质毛糙不连（箭头）；（c）CT横断位另一层面；（d）CT矢状位重建第5跖骨平面，CT片显示第5跖骨基底部（短箭头）及骰骨背侧（长箭头）撕脱性骨折

第三节　容易误诊为骨折的骨正常变异

　　骨组织的发育有很多是正常变异，其中籽骨、副骨、附件小骨等容易误诊为骨折。籽骨是肌腱通过关节时在其内形成的骨，髌骨是最有名，也是最大的籽骨。副骨是不与母体骨融合的附属骨骺或骨突的骨化中心。与骨折不同的是，这些小骨的骨皮质是完整的（即骨边缘有一条完整的白线），骨皮质边缘光滑。籽骨和副骨通常是双侧、对称地出现，因而观察对侧肢体时往往能在相同部位看到同样的籽骨或附件小骨。它们也通常出现在可预测的解剖部位。籽骨几乎总出现在拇指、膝关节后外侧（腓肠豆）以及大脚趾。副骨最常见于足。籽骨、副骨与永存骨骺一般边缘光滑，周围皮质密度较高，皮质光整，附近骨质结构完整，具有对称性，X线随诊形态及位置不会发生改变，一般不会引起疼痛。骨折一般具有明确的外伤史，附近软组织肿胀明显，疼痛症状明显，断端锐利，皮质断裂，不具有对称性，X线随诊形态及位置可发生移位。籽骨、副骨与永存骨骺本身也可在外伤的情况下发生骨折，但极罕见。骨的营养血管走行在骨质时形成一条纤细的隧道，在X线片上显示影低密度，因投照位置不同而显示为圆形、卵圆形或细条形，当它呈现为细条状显影时易被误诊为骨折线。熟悉正常的解剖以及常见的变异，才能在临床上少一些雾里看花，减少骨正常变异误诊为骨折。在此有必要复习一下各部位骨与关节结构比较常见的变异。

一、肩部变异

　　1. 喙锁关节　锁骨喙突粗隆明显隆起时，可与肩胛骨喙突形成关节，发生率为0.3%。

　　2. 永存骨骺　肩峰、关节盂下方、肩胛骨下角等处骨骺，成年若不能闭合，则成为永存骨骺。这些明显的变异误诊较难，平片上小儿低密度线状骺线要注意与骨折线鉴别（见图1-39）。

二、肘关节变异

　　肘关节变异中容易漏误诊成骨折的不多，但诊断医生应对正常变异非常熟悉。

　　1. 肱骨滑车上孔　肱骨鹰嘴窝与冠状窝之间骨质极薄，甚至缺损形成空洞，在正位片上显示为透亮区，称为"滑车上孔"。

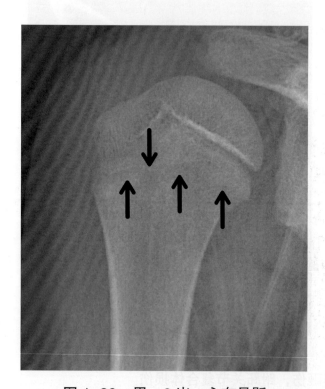

图1-39　男，9岁，永存骨骺

　　右肩关节正位片，肱骨正常骨骺线，呈波浪状（黑箭头），密度不均边缘模糊

2. **肘髌骨** 为尺骨鹰嘴次级骨化中心，未与尺骨融合，而遗留在肱三头肌肌腱内的籽骨，位于关节后方，颇似膝关节的髌骨，故称"肘髌骨"，比较罕见，以单侧多见，也可为双侧对称出现。

3. **滑车上孔小骨** 为表面光整的椭圆形1cm大小骨块，位于鹰嘴窝的上缘处，其相邻骨质稍硬化。该骨不移动，亦不影响肘关节功能。

4. **多骨化中心** 滑车和鹰嘴可能出现多个骨化中心，不要误诊为骨折。

5. **肘部副骨** 滑车旁骨，喙状副骨及肘前骨。

6. **肱骨髁上突** 是位于肱骨内上髁之上方3~5cm处的一个骨性赘状突起，尖端指向内下方。

三、腕关节变异

1. **二分骨** 二分骨多见于舟状骨，发生部位多在结节或腰部。有时月骨亦有二分现象。

2. **腕骨缺如** 舟状骨缺如多见。

3. **腕骨融合** 头状骨、钩状骨融合常见，月骨、三角骨融合也可见。

4. **副骨** 在某腕骨旁的额外小骨称为腕副骨，包括桡外侧骨、旁大多角骨、下头状骨、头钩间副骨、钩状骨钩副骨、钩骨副骨、上锥骨、上月骨、中央骨、茎突骨及第2大多角骨等。

5. **尺骨茎突永存骨骺** 为尺骨茎突处一骨块影，边缘光整，圆钝。

6. **桡骨刺** 是桡骨边缘发育变异，有时与骨折难以鉴别（见图1-40）。

四、手部骨变异

手部肌肉有时与骨质重叠，不可误为骨折线（见图1-41），掌指关节和指间关节附近常见数目不等的籽骨（见图1-42）。异位骨骺少见。籽骨和异位骨骺边缘圆钝，籽骨有骨皮质，可与骨折鉴别。手掌腕关节正常有时呈阶梯征（见图1-43），容易误诊断为半脱位。有时指骨的滋养血管影非常清晰锐利，容易误诊为骨折表现（见图1-44），手部的掌、指骨皮质较厚，也不要误诊为病变（见图1-45），手指指骨粗隆，骨皮质毛糙不光整，不要误诊为骨折（见图1-46）。

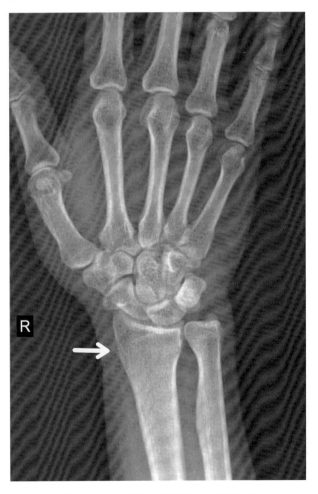

图1-40 男，37岁，桡骨刺
手部正位平片，手指外伤后，右桡骨外侧骨皮质局部骨质隆起，周围软组织无肿胀，局部无压痛

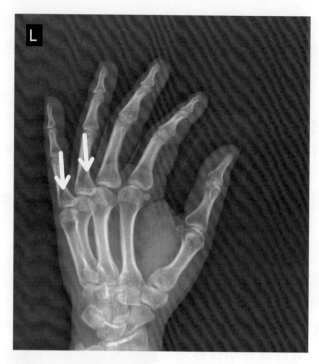

图 1-41　男，22 岁，手部组织与骨质重叠

　　手部斜位片，手部组织与第 4、5 掌骨影重叠，不要误诊为骨折（白箭头）

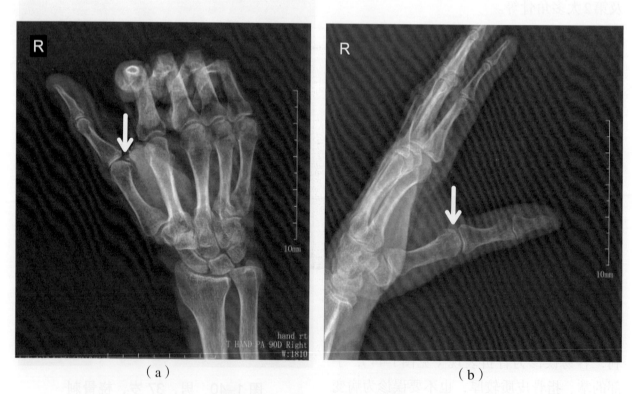

（a）　　　　　　　　　　　　　　　　（b）

图 1-42　男，71 岁，籽骨

　　（a）拇指正位片；（b）拇指侧位片；（a）（b）示拇指外伤后摄片，掌指关节内侧可见类圆形籽骨影（白箭头），边缘光整，周围软组织无肿胀，不要误诊为骨折碎片

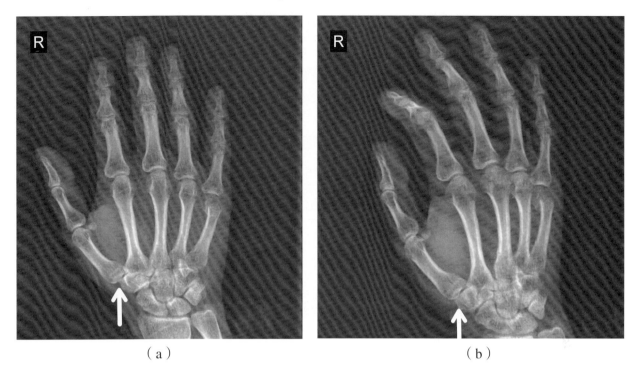

（a） （b）

图 1-43 男，31 岁，阶梯征

（a）手部平片正位示第1掌腕关节未完全对齐，表现为台阶征（白箭头）；（b）斜位片示台阶征消失，不要误诊为半脱位

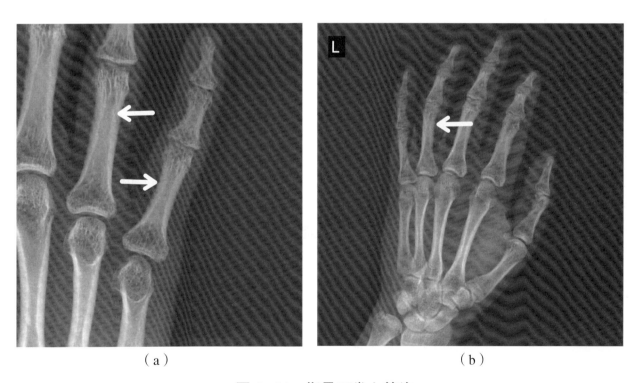

（a） （b）

图 1-44 指骨正常血管沟

（a）男，22 岁，第4~5中节指骨正常血管沟；（b）男，31 岁，第4中节指骨正常血管沟（白箭头）

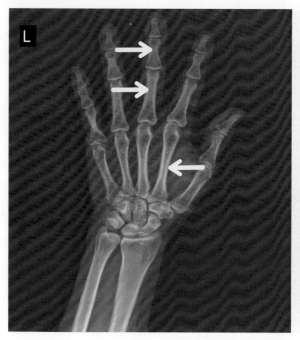

图 1-45　女，51 岁，掌、指骨皮质增厚

掌指骨多处正常皮质骨增厚

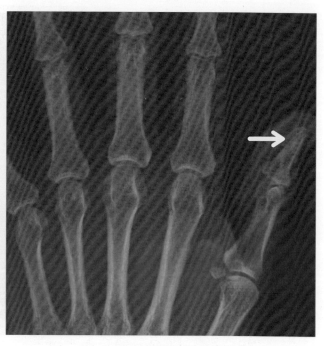

图 1-46　男，48 岁，骨皮质毛糙

拇指末节指骨远端指骨粗隆，表面毛糙（白箭头），不要误诊为骨折

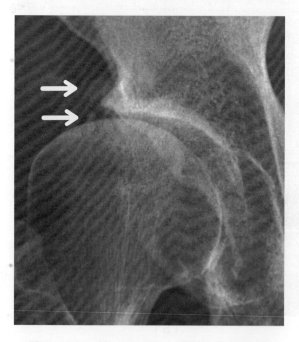

图 1-47　男，68 岁，骨化中心副骨

右侧髋臼放大平片示髋臼上外侧缘多发骨化中心副骨（白箭头）

五、髋部变异

髋臼小骨；髋臼外缘多余的骨化中心，呈三角形或卵圆形，有时可分裂成数块小骨（见图 1-47）。小儿髋关节因软骨较厚，在 X 线片上关节间隙显示较宽，若投照时两下肢的位置不对称，常显示一侧股骨稍外旋且显得较短，可能误为脱位。股骨大粗隆化骨核可为多个，形态可不规则（见图 1-48）。

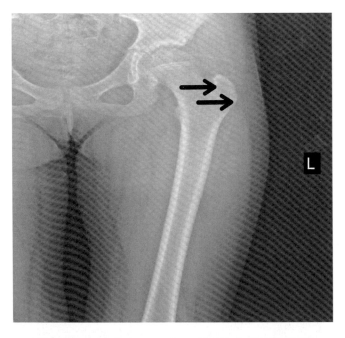

图 1-48 女，11 岁，股骨大粗隆骨骺

左侧髋关节及股骨上段平片，左股骨大转子骨骺线（黑箭头）呈低密度线影

六、膝关节变异

1. 胫骨前结节正常骨骺 可有数个骨化中心，形态可不规则。骺软骨板在侧位像上呈现带状透亮线，可以不光滑（见图1-49）。

2. 腓肠小骨 腓肠肌头侧肌腱内有一个不固定的籽骨，侧位在膝关节后面的软组织中，正位于偏外侧，与股骨外踝相重叠。

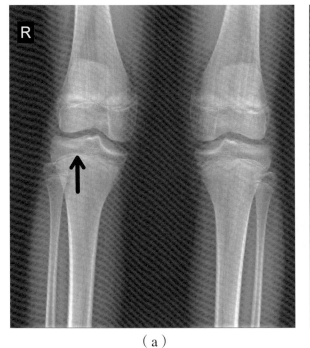

（a）

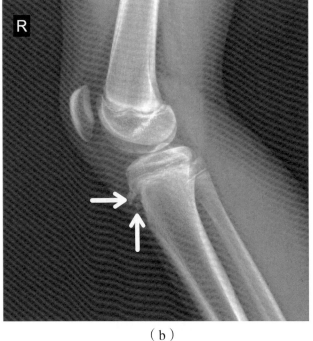

（b）

图 1-49 男，11 岁，胫骨前结节骨骺

（a）双膝关节正位片，胫骨前结节骨骺，右侧胫骨平台偏外侧可见类圆形高密度影（黑箭头）；（b）右侧关节侧位片示右胫骨前结节多发骨化中心（白箭头）

3. 髌骨　儿童时期髌骨可出现两个或多个骨化中心，以后融合为一个髌骨。若永不融合则使髌骨形成两个或多个不发生骨性联合的骨块，即二分髌骨或多分髌骨（见图1-50）。二分髌骨多见，多位于髌骨外上极，位于外缘及下缘者少见，副髌骨与主髌骨之间的间隙较整齐，50%为双侧性。

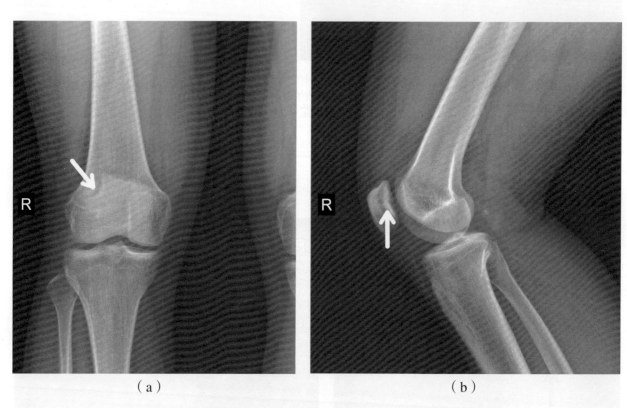

（a）　　　　　　　　　　　　　　　　　（b）

图1-50　女，23岁，二分髌骨

（a）右膝关节正位片二分髌骨（箭头）；（b）侧位片示二分小髌骨与大髌骨重叠（箭头）

七、踝关节变异

副骨是踝关节常见的变异（见图1-51），有胫下骨（0.7%）腓下骨（1%）和三角骨（8.1%）等，形态多为圆形，边缘较光滑，勿认为是碎片骨折。

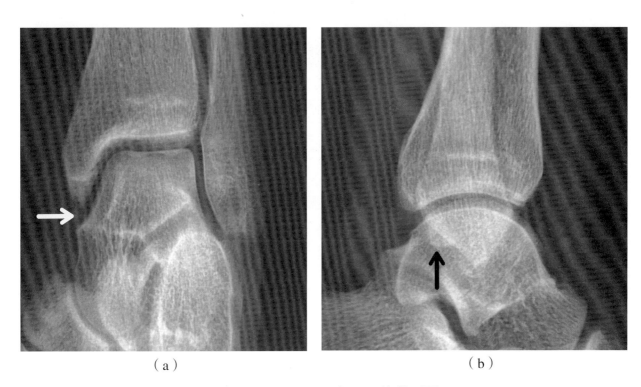

（a） （b）

图1-51 男，26岁，踝关节副骨

（a）踝关节正位片；（b）踝关节侧位片；（a）和（b）示外踝下缘见米粒大小高密度影，边缘光整（箭头）

八、足部变异

足部籽骨和副骨多见，足部籽骨以第1跖趾关节附近的跗趾籽骨最多见（见图1-52），出现率几乎为100%，也可出现在跗趾趾间关节、第2或第5跖趾关节周围。跗趾籽骨约在人10岁时出现，多为两个。分裂籽骨少见。足部副骨约10余种，有外胫骨、腓小骨、趾间骨、范氏小骨、上距骨、三角骨、第5趾骨永存骨骺等。

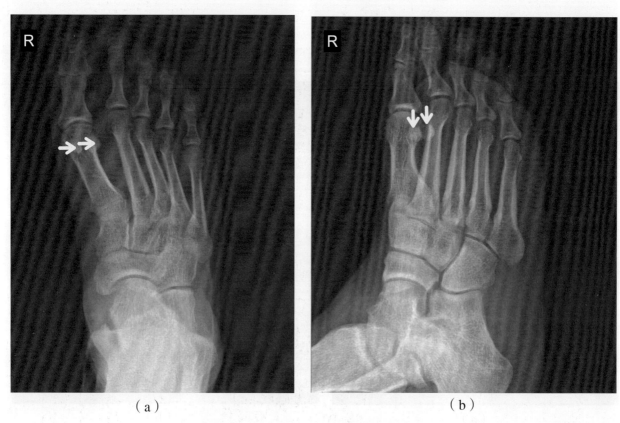

（a）　　　　　　　　　　　　　　　（b）

图1-52　男，27岁，足部籽骨

（a）足部正位片；（b）足部斜位片；（a）（b）示右足第1跖骨周围多发籽骨（白箭头）

1. 外胫骨　10岁开始骨化，位于胫后肌肌腱内，正位于显示清楚，在足舟骨结节的背内侧，紧靠足舟骨。

2. 腓小骨　位于骰骨外下缘或跟骨前唇外下缘，腓肠肌肌腱内，可与骰骨重叠或紧靠，在足斜位显示清楚。

3. 趾间骨　一般位于1~2趾骨基底之间，且长轴与趾骨长轴一致，为椭圆形或圆形。一些正常发育的骨骺不要误诊为骨折（见图1-53、图1-54）。

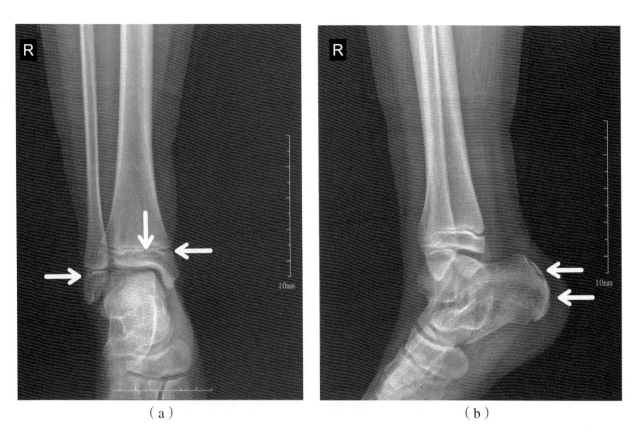

（a）　　　　　　　　　　　　（b）

图 1-53　女，9 岁，胫骨、腓骨、跟骨、骨骺

（a）踝关节正位片；（b）踝关节侧位片；（a）（b）示胫、腓骨远端横形低密度骺线及跟骨骨骺多发骨化中心，不要误诊为骨折

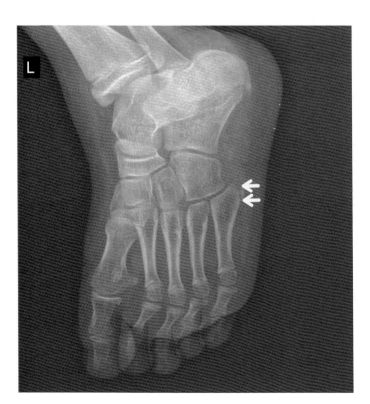

图 1-54　男，9 岁，跖骨基底部骨骺

足部斜位片示第 5 跖骨基底部外侧长条状高密度影，此为跖骨基底部正常骨骺，不要误诊为骨折

九、脊柱骨变异

1. **先天性椎弓不连**　由脊柱后弓先天性不联合所致，类似骨折。

2. **齿状突游离**　正常齿状突骨化中心与枢椎椎体不联合则形成终身游离，表现为齿状突与体部之间一横行透亮间隙，其边缘为致密皮质，可与骨折区别。

3. **椎体横突骨骺**　边缘光滑，勿认为是骨折。

4. **颈椎棘突分叉**　颈2~颈6棘突正常呈分叉状。

5. **胸腰段椎体轻度楔形**　胸12、腰1椎体正常可呈现轻度楔形，应注意与轻度压缩骨折鉴别，需结合临床体征或行CT、MRI检查进行判断。

6. **先天性永存骨骺**　易发生在腰椎（见图1-55），切勿误诊为撕脱骨折，椎体前上缘多见，显示为一游离骨块，周边硬化。

7. **先天性椎弓峡部裂**　可见皮质样的边缘，借此可与骨折鉴别。

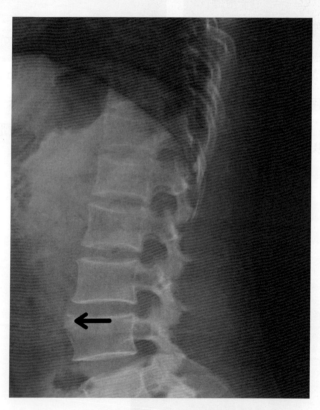

图 1-55　女 42 岁，先天性永存骨骺

腰椎侧位片示腰4椎体前上缘三角形骨密度增高影，
此为椎体正常的变异永存骨骺

十、骨盆变异与发育异常：

1. 髂骨角 为发自髂骨翼向上向后突出的骨质隆起，为多种内胚层或外胚层发育缺陷之一，临床上非常罕见。

2. 移行椎 脊椎节数的变异，包括腰椎骶化和骶椎腰化。

3. 骶椎裂 为椎弓不连，通常分为隐性骶椎裂和显性骶椎裂，可合并椎板间漂浮棘突。

4. 尾骨的变异 长短不一，弯曲过大，向一侧倾斜等。

5. 骶髂关节旁沟 位于骶髂关节下方髂骨侧，表现为半圆或浅弧形切迹，为骶髂韧带附着处，也是女性骨盆特征之一。

6. 骶棘韧带骨化 一侧或双侧骶棘韧带呈条状骨化。

7. 骶髂后韧带骨化 双侧骶髂关节后缘条状或短棒状骨化。儿童骨盆诸骨间的软骨连接忽误诊为骨折（见图1-56）

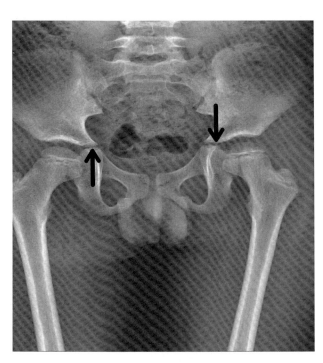

图1-56 男，9岁，骶髂后韧带骨化

骨盆正位片双侧髂骶交界处见低密度横形连接带影，此为正常的软骨连接，不要误诊为骨折

十一、胸廓骨骼的变异与畸形

1. **颈肋** 来自第7颈椎的一侧或两侧，走行较直，比第1肋骨小，女性多见。

2. **叉状肋** 较多见，以右侧较多，好发于第3、4肋骨，肋骨远端呈叉状。

3. **肋骨联合** 多见于第5、6肋骨后段和第1、2肋骨前段，2条肋骨之间联合成骨桥，或形成假关节。

4. **胸腔内肋骨** 较少见的肋骨畸形，易误诊为肺内病变，有时2条肋骨在同一脊肋关节交接处发出。

5. **肋骨缺如** 罕见的肋骨畸形，一般为部分肋骨缺如，其他肋骨可出现叉状肋，并肋及断肋畸形，常合并纵隔疝。

6. **胸骨籽骨** 胸骨柄和体交界处可见圆形高密度影，边缘光滑。

第四节　儿童常见的漏、误诊骨折

骨的完整性或骨皮质连续性遭到破坏即为骨折。骨折是儿童常见病，有报道发生率为20.2‰，有升高的趋势。骨折后可能出现一系列并发症，其预后的好坏将严重影响儿童未来的生活质量。儿童骨折发生年龄集中在学龄前期和学龄期。主要集中在1~8岁，男孩略多。上肢骨折较下肢骨折多发，其中肱骨为四肢长骨中最易骨折的部位，肱骨髁上骨折为最常见骨折；下肢骨折多发于股骨。儿童骨折的病因主要是意外受伤，日常生活中的摔倒、扭伤、挤压伤、砸伤；交通伤如撞伤、骑车摔倒、车撞伤；运动伤如滑板摔倒、滑雪摔倒、打球撞倒等。最常见的为摔倒，儿童缺乏自我保护意识，对风险的判断能力差。让儿童佩戴头盔、相关的四肢护具及加强交通安全意识、预防车祸是预防儿童损伤的重要措施。

由于儿童及婴幼儿骨组织正在发育过程中，正常的骨与骨之间的软骨连接、骺板及骺线容易误诊为骨折线。这些变异引起的误诊在第三节已经详述。本节举例说明其他儿童及婴幼儿特有的或少见的骨折。由于儿童皮质韧性好不容易断裂，外伤后常表现为不完全断裂的皮质隆起、皱折、骨裂隙等青枝骨折容易漏诊，骨盆骨小的撕脱性骨折也容易漏诊（见图1-57~图1-62），另外，儿童特有的骨骺、骺线及干骺端损伤的诊断至关重要（见图1-63~图1-79），涉及儿童的生长和发育，漏、误诊会造成骨折畸形愈合。

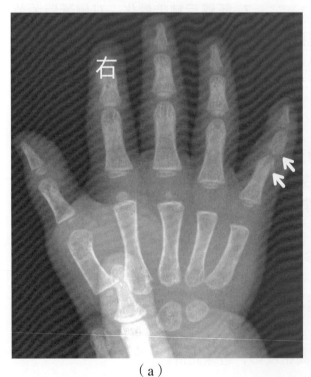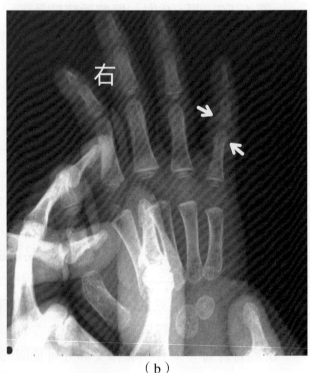

（a）　　　　　　　　　　　　　　　　（b）

图1-57　男，2岁，右手小指多发青枝骨折，骨皮质断裂不连，局部软组织轻度肿胀

（a）手部正位片；（b）小指侧位片

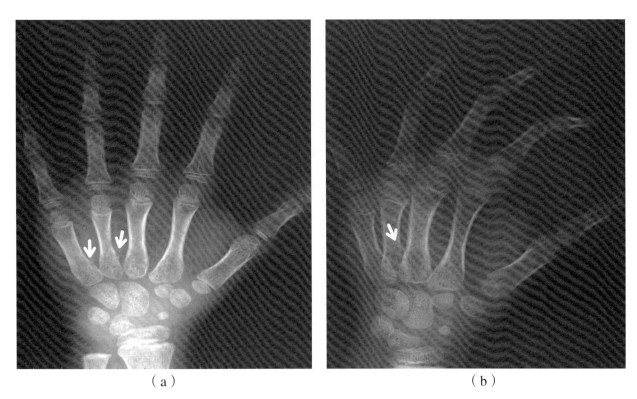

（a） （b）

图 1-58 男，8 岁，右手小指多发青枝骨折，骨皮质断裂不连，局部软组织轻度肿胀
（a）手部正位片；（b）小指侧位片

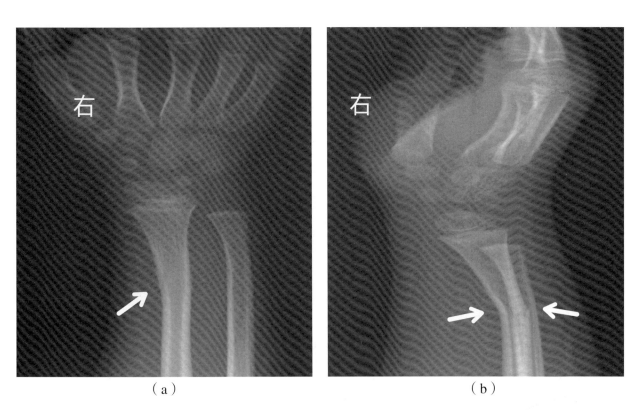

（a） （b）

图 1-59 女，6 岁，桡骨中下 1/3 处骨皮质弯曲，部分骨皮质不完全断裂
（a）腕部正位片；（b）腕部侧位片

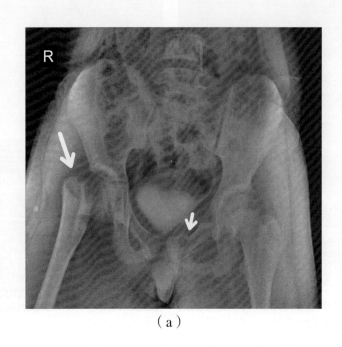

（a）

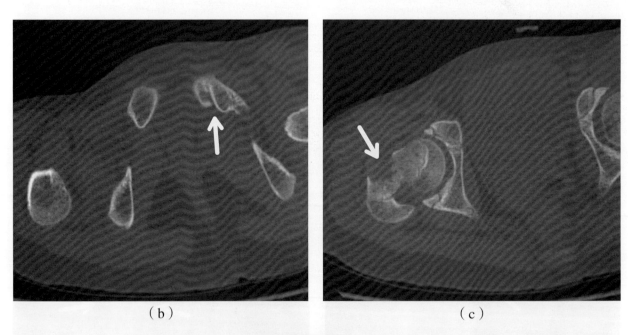

（b）　　　　　　　　　　　　　（c）

图1-60　女，2岁，左耻骨上支及右股骨颈骨折，右股骨颈骨折，断裂分离成角，右髋
关节腔积液

（a）骨盆正位片；（b）CT耻骨上支平面；（c）CT髋臼层面

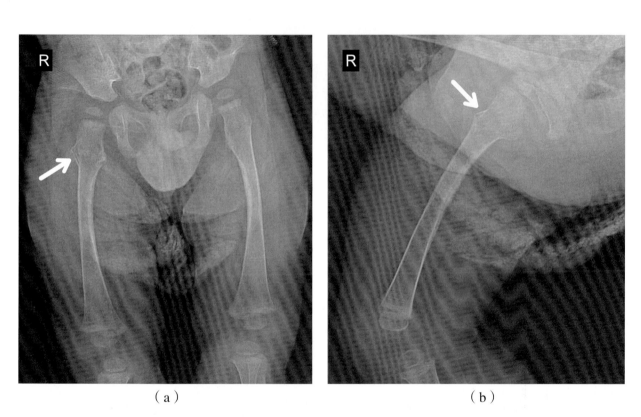

（a）　　　　　　　　　　　　　　（b）

图 1-61　男，1 岁，右股骨外侧骨皮质隆起成角，骨皮质断裂不明显

（a）双侧股骨及髋关节正位；（b）右股骨侧位片

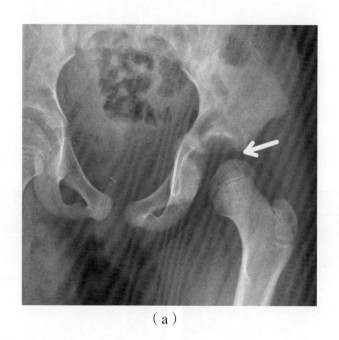

（a）

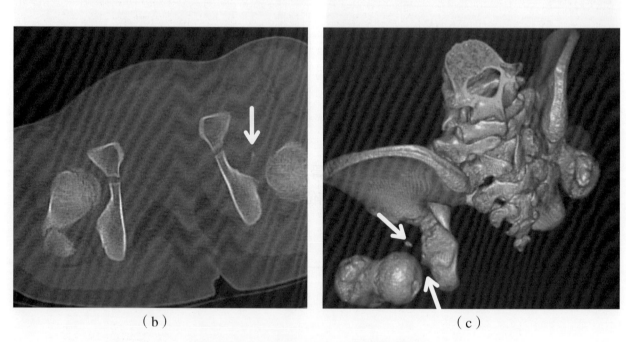

（b）　　　　　　　　　　　　　　　　　　（c）

图 1-62，6 岁，患儿，股骨头脱位

（a）髋关节正位片示左股骨头向后向下脱位，左髋关节间隙增宽；（b）CT 股骨头层面横断位示左股骨头脱离髋臼凹，关节间隙增宽明显，内见一点状高密度骨折片影；（c）髋关节三维重建后面观示股骨头完全脱位，其上方可见一高密度骨碎片影

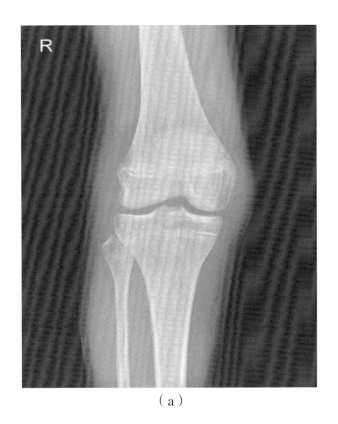

（a）

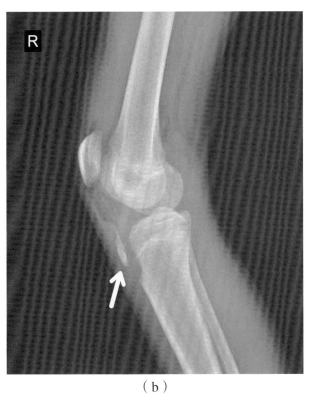

（b）

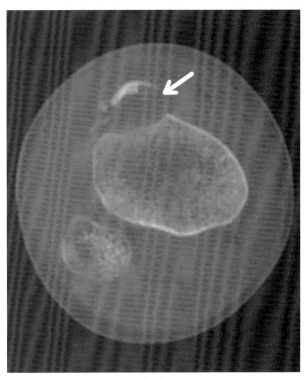

（c）

图 1-63，男，14 岁，胫骨前结节撕脱发现有骨折

（a）膝关节正位片未见明确异常；（b）侧位片示胫骨前结节钙化的骨骺向上移位，骺线增宽，局部软组织肿胀；（c）CT胫骨上段平扫示胫骨前骨骺及骺软骨撕脱，骺线增宽，可见散在撕脱性骨碎片

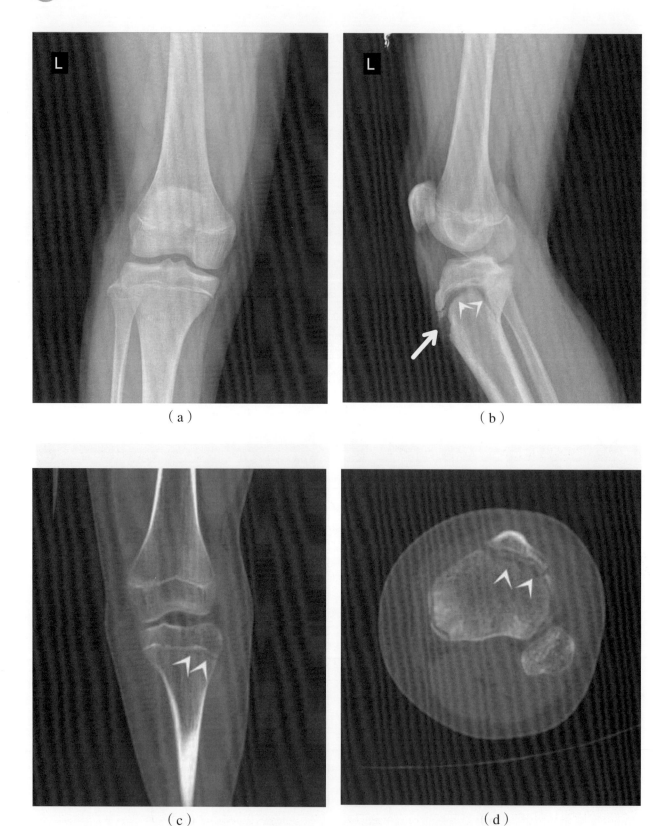

（a）

（b）

（c）

（d）

图1-64，男，13岁，胫骨前缘结节及骨皮质撕脱

（a）膝关节正位片；（b）膝关节侧位片；（a）（b）示胫骨近端骨骺及后缘生长板骨折，骺线不规则增宽；（c）膝关节CT冠状位重建片；（d）CT横断位片；（c）（d）示胫骨平台骺线不均匀增宽（白箭头）

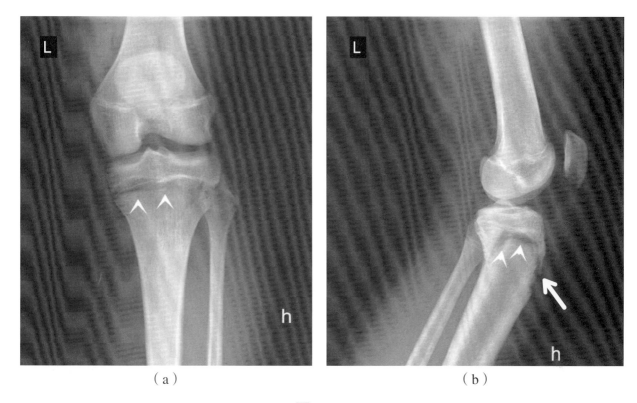

（a）

（b）

图 1-65

（a）膝关节正位片；（b）膝关节侧位片；（a）（b）示左膝关节胫骨平台内侧骺线增宽，骨骺向后上移位

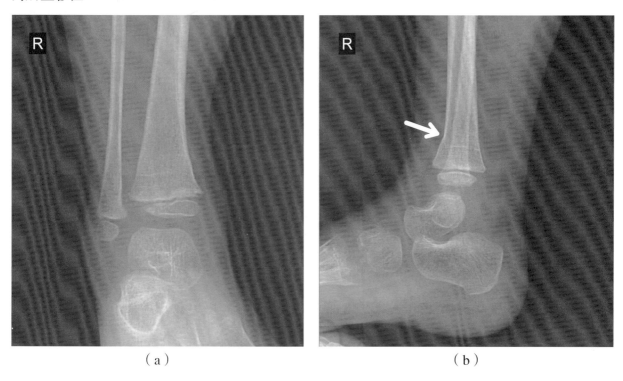

（a）

（b）

图 1-66，男，3 岁，胫骨远端骨折

（a）踝关节正位片未见明确异常；（b）踝关节侧位片示胫骨远端前缘骨皮质折曲（白箭头），提示青枝骨折

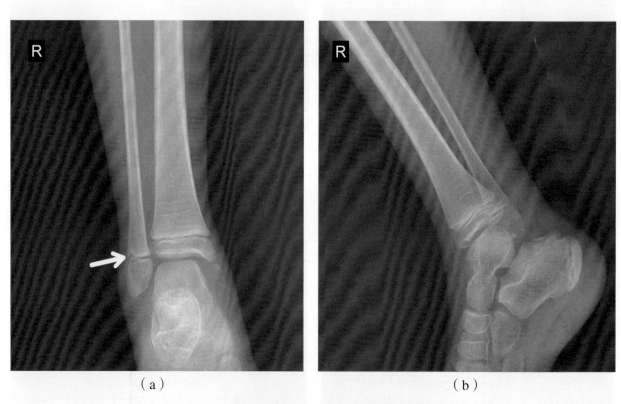

（a）　　　　　　　　　　　　　（b）

图 1-67，女，8 岁，右腓骨下段骨骺骨折

　　（a）踝关节正位片示右腓骨下段骨骺骨折，外侧骨骺线消失，边缘模糊不清（白箭头）;（b）侧位片侧位片未见明确显示

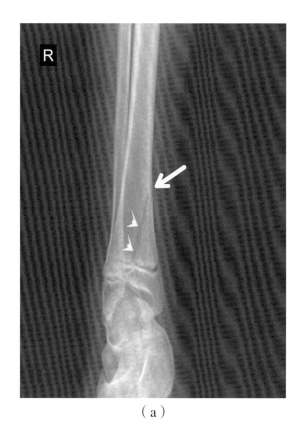

（a）

（b）　　　　　　（c）

图 1-68，男，11 岁，胫骨远端纵行骨折

（a）正位片示胫骨远端纵行骨折线累及骨骺线；（b）侧位片显示不清；（c）CT矢状位重建图像
显示明显（白箭头）

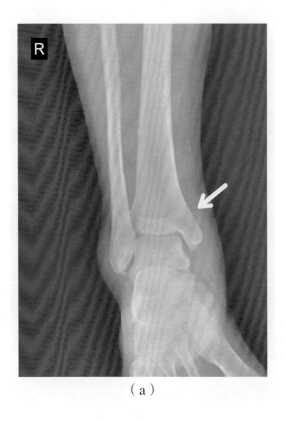

（a）

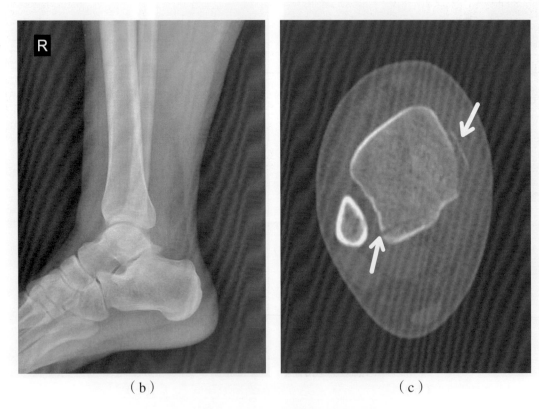

（b） （c）

图1-69，男，16岁，内踝外侧撕脱性骨折

（a）踝关节正位片；（b）侧位片；（a）（b）示未见明确骨折征象；（c）踝关节CT横断位片示内踝外侧撕脱性骨折，后踝见横形骨折线，断端移位不明显

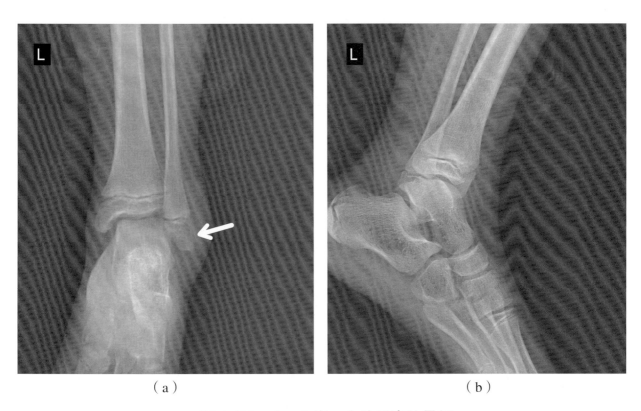

（a）   （b）

图 1-70，女，9 岁，左外踝青枝骨折

（a）踝关节正位片左外踝青枝骨折（白箭头）；外踝软组织肿胀明显；（b）侧位片显示不明显

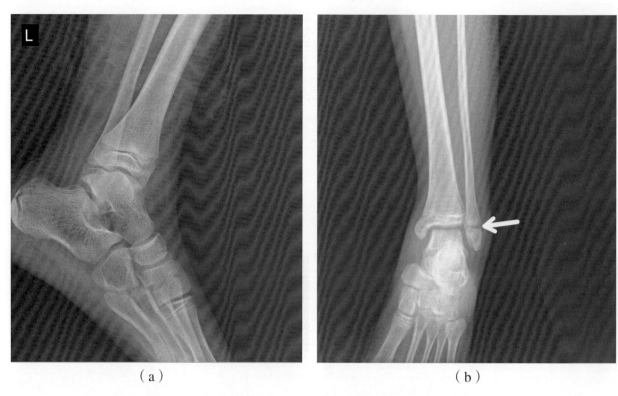

（a） （b）

图 1-71，女，10 岁，腓骨下端骨骺线分离损伤

（a）踝关节侧位片未显示骨骺骨折；（b）正位片示腓骨下端骨骺线分离损伤，局部软组织肿胀

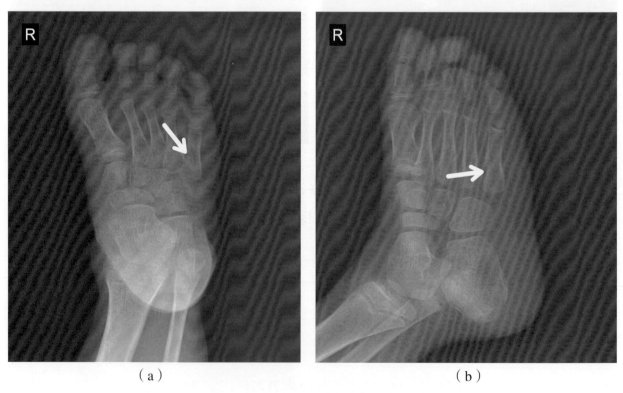

（a） （b）

图 1-72，男，7 岁，右第 5 跖骨基底部青枝骨折

（a）右足正位片示右第5跖骨基底部青枝骨折，内侧骨皮质不连；（b）右足斜位片显示更清楚

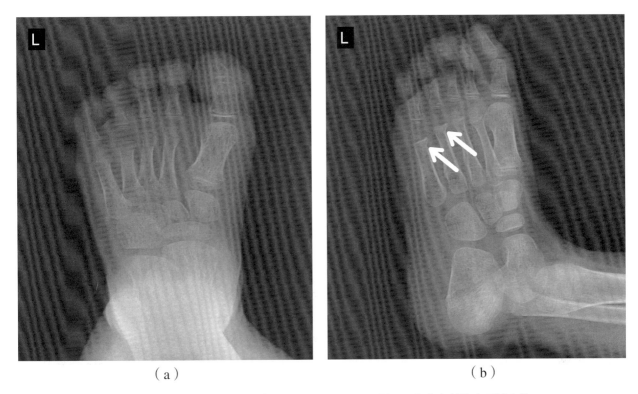

（a）　　　　　　　　　　　（b）

图 1-73，男，4 岁，左足第 4、5 跖骨远端内侧骨皮质折曲

（a）左足正位片示左足第 4、5 跖骨远端内侧骨皮质折曲，正位片欠清晰；（b）斜位片明确诊断（白箭头）

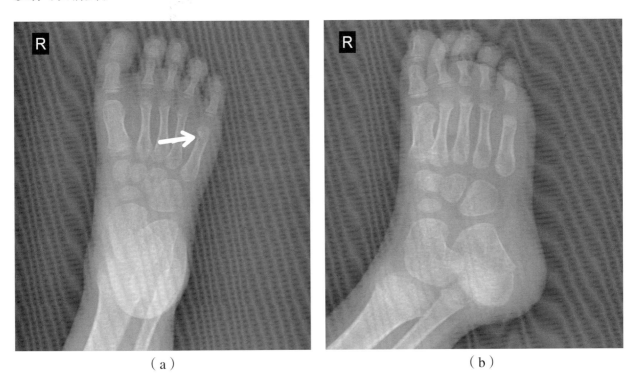

（a）　　　　　　　　　　　（b）

图 1-74，男，3 岁，第 5 跖骨远端内侧青枝骨折

（a）右足正位片示第 5 跖骨远端内侧青枝骨折，表现为正位片上内侧骨皮质的折曲（白箭头）；（b）斜位片表现不明显

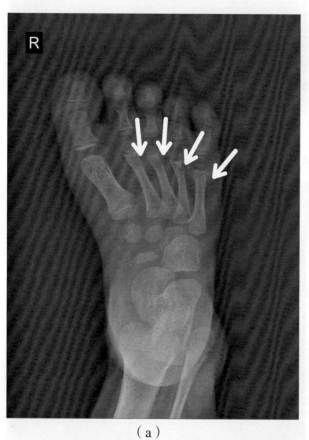
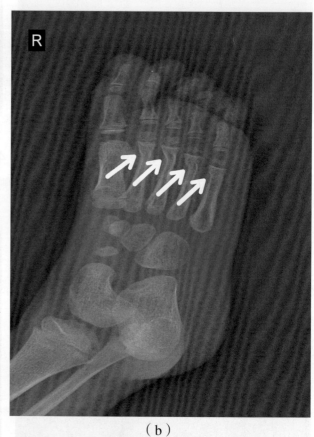

（a）　　　　　　　　　　　（b）

图1-75，女，3岁，右侧跖骨远端骨皮质多发青枝骨折

（a）右足正位片；（b）右足斜位片；（a）（b）示右侧跖骨远端骨皮质多发青枝骨折，表现为骨皮质折曲，无断裂表现（白箭头）

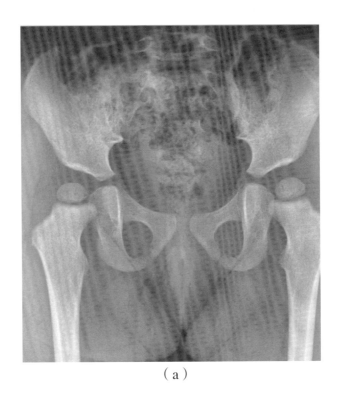

（a）

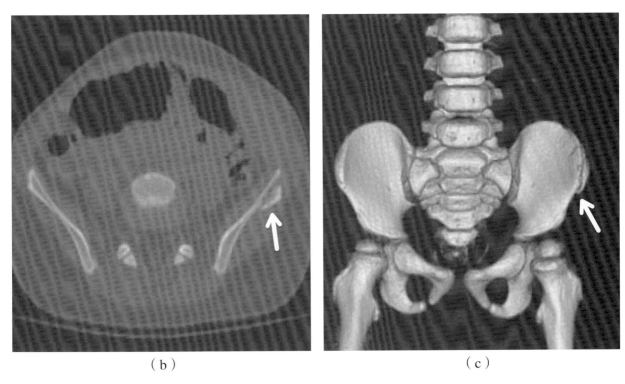

（b） （c）

图 1-76，女，1 岁 10 个月，髂骨撕脱性骨折

（a）骨盆正位片示左髂骨翼骨皮不规则；（b）CT髂横断位片示髂骨撕脱性骨折；（c）CT三维重建示骨片向外下轻度移位（白箭头）

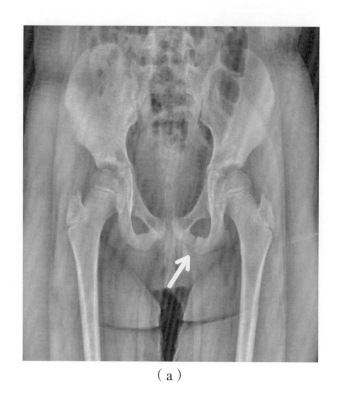

（a）

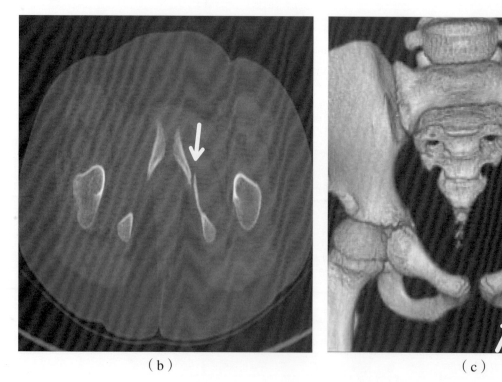

（b）   （c）

图1-77，女，7岁，左耻骨下肢断裂

（a）平片正位；（b）CT横断位片；（c）CT三维重建图，左耻骨下肢断裂，在平片、CT及三维重建上均显示清晰（白箭头）

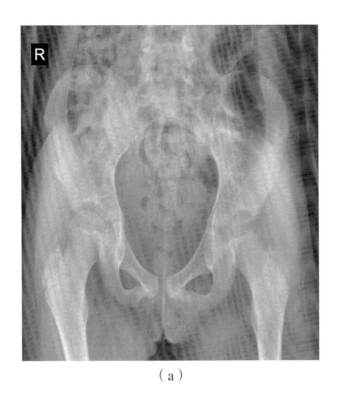

（a）

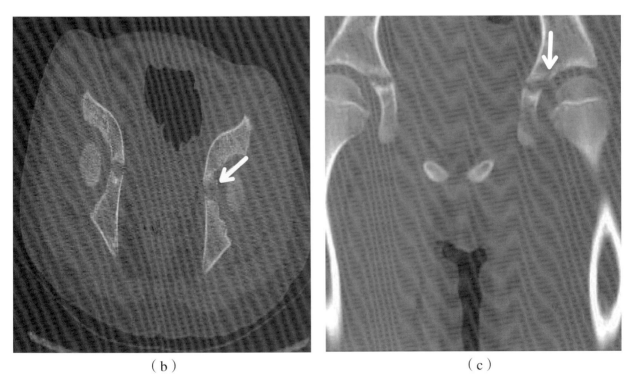

（b） （c）

图 1-78，女，9 岁，左侧髋臼骨片撕脱骨折

（a）骨盆正位片显示不清；（b）CT 横断位片显示（白箭头）；（c）CT 冠状位重建显示髋臼的骨皮质缺损区

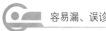

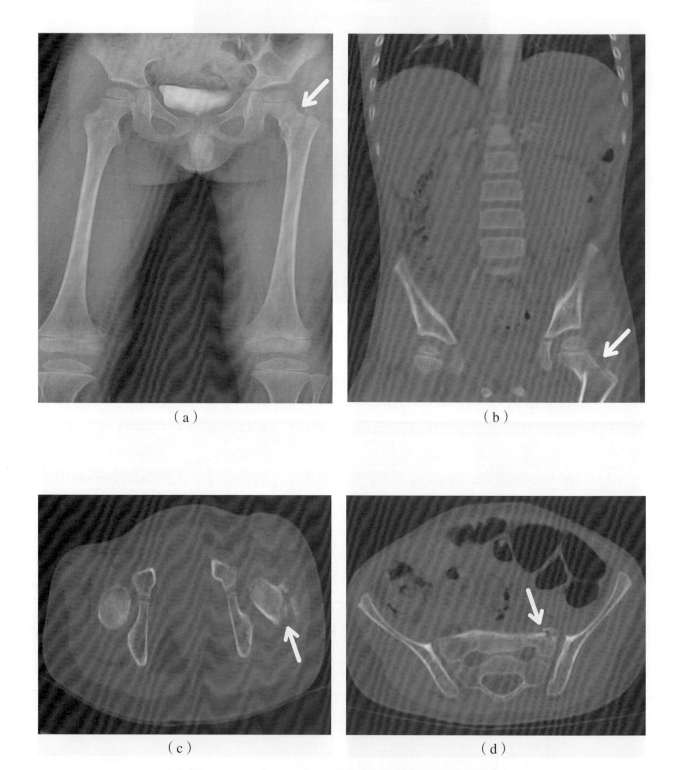

图 1-79，女，5 岁，左侧股骨颈基底部骨折

（a）双髋关节及股骨正位片；（b）CT 冠状位重建片；（a）（b）示左侧股骨颈基底部骨折，骨折断位轻度错位（白箭头）；（c）CT 横断位片股骨颈层面；（d）CT 横断位骶髂关节层面；（c）（d）CT 片可明确股骨颈骨折，同时发现左骶骨前缘撕脱性骨折

第五节 小 结

骨折的影像诊断像其他疾病一样，涉及放射科技术员完成的投照技术、放射科医生完成的定位定性诊断和临床医生的最后决定这三部分工作，每部分工作都有可能出差错，放射科的工作主要是投照（或扫描）和诊断两部分。对于疑有骨折或脱位的患者，要至少作相互垂直90°角的两个位置的投照。同时为排除漏掉相关损伤的危险，在X线片中应包括相邻关节。在怀疑骨组织有骨折时，直接征象有时难以发现或显示不清晰，这时查找有无相关异常征象很重要，包括：软组织肿胀，骨膜与骨内膜反应，关节积液，关节囊内脂肪-液体平面，双皮质线，皮质隆起，干骺角不规则等。放射科医生在报告骨折时，应描述：部位与范围；类型；骨折线的方向；有无嵌插、凹陷或压缩；有无相关异常；是否为特殊类型的骨折；生长板是否受累；骨折不愈合时，要区分三种不愈合的类型：[反应型（肥大型与营养缺乏型），无反应型（萎缩型），感染型]。对有骨创伤病史的患者，应意识到存在以下并发症的可能：弥漫性骨质疏松，反射性交感性萎缩综合征，Vlokmann缺血性挛缩，创伤后骨化性肌炎，骨坏死，血管损伤，生长障碍及创伤后关节炎。为明确骨坏死的分期，最好行MRI检查。骨坏死分为四期（A. 脂肪样信号，B. 血样信号，C. 液体样信号，D. 纤维样信号），与骨内的组织病理改变相关。应力性骨折应视为骨对机械环境改变不同反应的终点，从过度重构到纯粹的骨折。在这些创伤的影像学诊断中，应意识到开始的X线表现常正常，要寻找的首发X线影像学异常为骨皮质细微的边界不清（"灰皮质症"）。放射性核素骨扫描敏感性高，常显示为特征性的放射性活动增加的梭形区或横行带，MRI片可显示为典型的骨髓内T1加权相上的低信号强度区，于T2加权相变为高信号，常显示中央低信号带，可能代表骨折线，对疑有软组织损伤的患者，考虑应用辅助影像检查方法，包括：应力位X线照相，关节造影体层与黏液囊造影、CT或MRI检查。MRI不是本书的重点介绍检查方法。MRI是识别不同肌肉、肌腱与韧带创伤的无创性技术。该方法可有效描述不同程度的劳损、挫伤、撕裂或血肿，可对这些损伤做定量诊断。

隐匿性骨折为临床X线、CT常规轴位平扫正常而实际存在的缝隙性骨折或微线状不完全性骨折，患者一般有外伤史，多在交通事故与高处坠落等复杂外伤中发病，骨骼结构形态复杂，病变部位较隐蔽，常见于解剖结构及组织成分复杂的部位，如脊柱、髋关节附近等。因此，常规X线检查检出率低，会造成漏、误诊，延误治疗，导致患者出现严重并发症及不可逆性体质减低，严重者可出现骨不愈、骨坏死等。隐匿性骨折的病理改变为骨皮质及骨小梁微小断裂，隐匿性骨折是X线平片检查的一种假阴性现象，目前广泛应用的DR及CR对比度、清晰度要高于传统X线检查，但仍无法克服组织结构影像重叠、骨骼结构密度与邻近组织密度间对比度差等不足。多层螺旋CT（multislieces helieal CT，MSCT）具有图像清晰、分辨率高等优点，扫描能确保结果连续性、不间断性，扫描时间短，需要患者配合，动作简单，对影像学结果进行多平面、表面及三维重建后，可清晰地显示骨折部位与其周围组织的关系。观察到骨折线，有利于判断骨折程度、类型及损伤情况。在骨关节创伤患者中，如患者X线或常规CT检查阴性，临床进一步检查可首选MSCT重建扫描以明确诊断，尤其是脊柱骨折、胫骨平台骨折、髋关节骨折等容易发生隐匿病变的骨折部位。多平面重建（multi-planar reconstruction，MPR）技术中以心肺复苏（cardiopulmonary resuscitation，CPR）确诊率最高。MSCT诊断隐匿性骨折也存在一定局限性，可能与MSCT对于捕捉骨折线走样走形、骨折平面透亮度不高有关，对于细微及隐匿性骨折诊断仍有一定局限性。MRI扫描是进一步明确诊断的措施。

疲劳性骨折是临床上较少见的一种特殊性骨折，与暴力性外伤无关，常见于现役军人、运动员和专业舞蹈者等特种职业者。若早期得到及时诊断和合理治疗，预后良好。疲劳性骨折的发生机制是高强度、超负荷和高频率重复的运动，连续或反复作用于正常骨而引起的，超过正常骨皮质和骨小梁应力负荷能力而逐渐发生的慢性不完全性骨折。应力性骨折指由于正常骨质反复承受重负荷或正常负荷作用于衰竭骨质而引起的不完全性骨折，包括疲劳性骨折和衰竭骨折（insufficiency fracture），与外伤无关而有别于创伤性骨折。严格意义上看来，疲劳性骨折、应力性骨折和行军骨折的概念有所不同，应区别对待。疲劳性骨折大多具有独特的临床史，好发于特定人群，有一定职业特点，最常见于从事军事训练的现役军人，其次是从事专业体育运动和舞蹈杂技运动的人员，短期内具有高强度、超负荷、高频率重复运动连续或反复作用下的肌骨运动疲劳史，具有相对高频率的发病部位，以下肢管状骨较上肢多见，少见于肋骨、骶骨、骨盆及脊椎等不规则骨；而且常以单骨单发多见，亦可单骨多发或多骨多发，患处局限性疼痛并随活动量增加而加重。疲劳性骨折在其发生2周内，X线平片多表现正常，随着病程进展，X线平片检查出现成熟的修复性骨膜新生骨和骨质增生，由于前后结构重叠和早期骨皮质骨折断端骨质密度差异不明显的原因，早期骨折线大多难以清楚显示，MRI扫描借助极高的软组织密度分辨率则可区别骨髓水肿和骨髓取代、软组织肿胀和软组织肿块，可早期显示X线平片和CT不能显示的松质骨疲劳性骨折，MRI扫描对于皮质内骨折线的显示清晰度和显示率逊于CT检查。同位素骨扫描因骨折后发生的机体成骨修复反应而表现为放射性浓聚区，类似骨髓炎和骨肿瘤的表现，缺乏特异性。

临床上，疲劳性骨折需与血源性骨髓炎、早期骨肿瘤等疾病相鉴别。对于疲劳性骨折，X线片或CT扫描可显示骨质硬化、骨膜反应及骨痂增生等，有时并不能直接显示骨折线，易误诊为成骨性骨肿瘤或慢性硬化型骨髓炎，对本病认识不足或与临床联系不密切的影像科医生更易出现判断失误。MRI的特征性表现有：① 疲劳性骨折在T2加权影像上表现为平滑、持续的骨膜反应，其表面呈高信号强度；而骨肿瘤或骨髓炎则呈现出不规则或间断的骨膜反应。② 疲劳性骨折和骨样骨瘤骨髓中不规则信号不明显，而骨肿瘤及部分骨髓炎患者中不规则信号明显。③ 疲劳性骨折和骨样骨瘤无骨外成分。④ 疲劳性骨折周围软组织几乎没有信号改变，但大部分骨肿瘤和骨髓炎患者在T2加权影像上相邻软组织呈现高信号。尽管MRI扫描有助于疲劳性骨折的诊断和鉴别诊断，敏感性较好，但由于其显示病变范围较广泛，因此仍有相当一部分疲劳性骨折无法通过MRI扫描与骨肿瘤相鉴别。跖骨应力性骨折早期和痛风急性发作期临床表现相似，容易混淆，鉴别诊断主要依据病史及影像学检查。具有持续损伤因素的耻骨支骨折，可能看似轻微，尤其是合并骨质疏松的患者。特别需要注意皮质缺损和骨密度改变。长跑运动员易发生耻骨应力性骨折，常发生在靠近耻骨联合的下支。由于这些骨折为非移位骨折，所以常常易被忽视。

X线投照质量直接影响平片的诊断，相当数量的漏误诊骨折与投照位置应用不当有关。有很多特殊的投照角度显示特殊的部位，近侧肱骨骨折可在前后位、穿肩胛位与穿胸侧位投照上进行评价。穿胸侧位片可提供近侧肱骨真正的侧位像，对骨折片的移位或成角充分评价。肩胛骨骨折尤其是粉碎性与移位性骨折时，穿肩胛位投照评价最好。细致评价肩关节与更好显示盂肱关节，做患者向受检测旋转40°角的前后位投照，可排除肱骨头与关节盂窝的重叠，并可见盂肱关节间隙与关节盂外形。肘关节冠状突骨折常为隐性，而且最常与肘关节后脱位相关。如果漏诊可致愈合失败，导致关节复发性半脱位或关节脱位，桡骨头-肱骨小头位为最适于显示该骨折的投照方法。鹰嘴骨折在侧位片上显示最好。对每一尺骨骨折的病例，都要查找相关的桡骨头脱位；对每一脱位的病例，都要查找尺骨骨折（Monteggia骨折-脱位）。为在后前位片上充分评价前臂远端的创伤，重要的是要认识桡骨角，正常范围在15°~25°，在侧位片充分评价前臂远端的创伤，还要认识桡骨关节面的掌侧倾角，正常范围在10°~25°。

不同的投照位置，对显示不同类型的骨折有选择性优势，如Colles骨折的完全性评价应从正侧位同时评价，Barton骨折，背侧与掌侧型均在侧位投照显示最好；Hutchinaon（或司机骨折）骨折，在后前位显示最好；Smith骨折，在侧位投照片上评价最好；腕三角骨骨折在腕的侧位与旋前斜位片上诊断最好。如果平片表现正常，侧位投照体层可确认或排除诊断。钩骨体骨折在侧位与旋前斜位投照显示最好。怀疑有钩骨骨折时，可在腕的正位片上查找投影于钩骨上的卵圆形皮质环影。如果此钩骨的"眼"消失，外形不清，或硬化，则钩骨骨折的可能性很高。侧位有助于钩骨的评价。豌豆骨骨折在旋后斜位与腕管位投照时显示最好。髋臼骨折在前斜位与后斜位（Judet位）时显示最好。髋臼骨折时，重要的是区分骨盆前柱骨折及骨盆后柱骨折。在评价骨盆与髋臼骨折上，CT片起着重要作用，CT片可诊断粉碎骨折骨片的确切位置与外形、有无关节内骨片及软组织损伤。MRI扫描评价髋创伤的优势是诊断隐性骨折与骨挫伤（骨小梁微小骨折），能有效辨识外伤性髋脱位伴发的肌肉创伤与关节积液，并作定量诊断。静脉内尿路造影（intravenous pyelography，IVP）与膀胱尿道造影在评价下尿路并发损伤十分重要。评价膝周围的软组织创伤，尤其是半月板与交叉韧带和侧副韧带的损伤，MRI扫描为首选检查方法，也是显示外伤后关节积液、急性与慢性血肿，以及肌肉、韧带及肌腱结构的其他外伤性异常的最好方法。在定量评价胫骨平台压陷性骨折时，评价胫骨平台压陷与劈裂骨折及显示粉碎骨折范围等方面，CT扫描更有效。胫骨平台骨折常伴发半月板撕裂与韧带损伤，MRI扫描显示最好。Segond骨折为近端胫骨外侧面小的撕脱性骨折，常合并相关关节囊撕裂，前交叉韧带撕裂与外侧半月板撕裂。双分与多分髌骨可与髌骨骨折相似。为避免将这些发育异常误诊为骨折，双分或多分髌骨见于髌骨外上缘。骨软骨骨折为关节软骨与软骨下骨的急性创伤。

颈椎单一X线检查最重要的投照为侧位、直立位或水平侧位投照。在评价颈髓创伤时，要求看到颈7脊椎，该部位的骨折最常漏诊。CT与MRI检查技术可用于评价脊柱外伤与相关软组织及脊髓的创伤。颈椎创伤的稳定性为评价该部位创伤最为重要的实用因素。枕骨髁骨折CT检查及其冠状重组像显示最好。由Anderson与Montesano提出的枕骨髁三型分类系统的依据为骨折的形态、相关解剖与生物力学。枕颈脱位可有效地在侧位X线片辅以CT重组像上显示。Jefferson骨折–颈1前弓与后弓对称性骨折可在前后开口位显示侧块向外侧移位时得以诊断。泪滴骨折为屈曲型创伤，代表不同的爆裂骨折，是最严重与最不稳定的颈椎骨折，常合并相关脊髓损伤。伸展型泪滴骨折常发生于颈2或颈3，为一稳定性创伤，不伴有屈曲型泪滴骨折并发症的潜在危险。Chance骨折也称为座椅安全带骨折，为一通过腰椎椎体的横断骨折，骨折延入椎板与棘突。

总之，认识骨折的不同机制对理解和诊断骨折、防止发生漏误诊有重要帮助。

参考文献

［1］袁明远，肖湘生，贾连顺.多发伤病人放射科急诊处理的程序和方法［J］.临床放射学杂志 2000，18（7）：401–402.

［2］杨力，蒲红，朱缨.MSCT扫描及三维重建技术在降低隐匿性骨折漏诊率中的临床应用［J］.中国CT和MRI杂志，2017，15（7）：137–140.

［3］张虎.骨折X线摄片不当误2例分析［J］.中国骨与关节损伤杂志，2015，30（6）：114–115.

［4］郜迎吉，张炜，李峻，等.CT影像上易误诊为鼻骨骨折的正常结构［J］.临床放射学杂志，2009，28（8）：1073–1075.

［5］高海彬，吕大磊，郭佳琪，等.二分髌骨误诊为髌骨骨折法医学鉴定1例［J］.中国法医学杂志，2015，30（4）：105–114.

［6］杨顺，王平安.肩胛骨下缘骨骺误诊为骨折1例［C］.法医临床学专业理论与实践，2017：593–594.

［7］徐自强.距骨外侧籽骨误诊为外踝骨折1例［J］.罕少疾病杂志，2015，22（6）：56.

［8］祁柏宇，宣兆艳，卢英强.颅骨骨缝误诊骨折1例［J］.中国法医学杂志，2010，25（4）：288.

［9］张磊，黎增强，刘东樑.颅骨血管压迹误诊为骨折1例［J］.中国法医学杂志，2010，25（3）：202–203.

［10］唐伟，张锴，周济鹏，等.血管影误诊骨折鉴定1例［C］.法医临床学专业理论与实践，2017：543–544.

［11］刘红旗.肘髌骨误诊为尺骨鹰嘴骨折1例分析［J］.中国误诊学杂志，2007，7（5）：1044.

［12］刘兴甲，张海春.足舟骨变异误诊骨折1例［J］.中国法医学杂志，2006，21（3）：180.

［13］闫家余，魏兴华，杨华因.不典型疲劳骨折误诊100例分析［J］.中国误诊学杂志，2009，9（6）：1365.

［14］高振华，张朝晖，黄兆民，等.非特种职业者疲劳性骨折的误诊原因分析［J］.中国骨肿瘤骨病，2011，10（3）：244–248.

［15］周忠义，周智，翟清.影像诊断误诊原因分析及防范对策［J］.基层医学论坛，2008（1）：36–37.

［16］Tyson，Scott，Hatem，et al.Easily Missed Fractures of the Upper Extremity［J］.Radiol Clin North Am，2015，53（4）：717–736.

［17］Yu，Joseph S.Easily Missed Fractures in the Lower Extremity［J］.Radiol Clin North Am，2015，53（4）：737–755.

［18］（美）施瓦兹（Schwarta，E.D.），（美）佛兰德斯（Flander，A.E.）.脊柱创伤影像学诊断与处理［M］.袁飞，刘银社，译.天津：天津科技翻译出版公司.2008.

［19］张英泽.骨折鉴别诊断学［M］.北京：人民卫生出版社.2018.

［20］黄耀华.骨关节创伤X线诊断图谱［M］.北京：人民卫生出版社.2003.

［21］丁建平.骨与关节损伤影像诊断学［M］.北京：人民卫生出版社.2015.

［22］袁明远.临床创伤放射学［M］.上海：第二军医大学出版社.2012.

［23］Herring，William.Learning Radiology：Recognizing the Basics［M］.USA：SAUNDERS W B CO.2011.

［24］Miele V，Galluzzo M，Trinci M.Missed fractures in the emergency department，Errors in Radiology［M］.Springer–Verlag Milan.2012.

［25］Barile A，Arrigoni F，Bruno F，et al.Computed Tomography and MR Imaging in Rheumatoid Arthritis［J］.Radiol Clin North Am.2017，55（5）：997–1007.

［26］Zappia M，Castagna A，Barile A，et al.Imaging of the coracoglenoid ligament：a third ligament in the rotator interval of the shoulder［J］.Skelet Radiol.2017，46（8）：1101–1111.

［27］Barile A，Bruno F，Arrigoni F，et al.Emergency and Trauma of the Ankle［J］.Semin Musculoskelet Radio.2017，21（3）：282–289.

［28］Reginelli A，Zappia M，Barile A，et al.Strategies of imaging after orthopedic surgery［J］.Musculoskeletal Surg.2017，101（Suppl 1）：1.doi：10.1007/s12306–017–0458–z..

［29］Busardo FP，Frati P，Santurro A，et al.Errors and malpractice lawsuits in radiology：what the radiologist needs to know［J］.Radiol Med，2015，120（9）：779–784.

［30］Di Pietto F，Chianca V，de Ritis R，et al.Postoperative imaging in arthroscopic hip surgery［J］.Musculoskeletal Surg，2017，101：43–49.

［31］Splendiani A，D'Orazio F，Patriarca L，et al.Imaging of post–operative spine in intervertebral disc pathology［J］.Musculoskeletal Surg，2017，101：75–84.

［32］Barile A，Bruno F，Mariani S，et al.What can be seen after rotator cuff repair：a brief review of diagnostic imaging findings［J］.Musculoskeletal Surg，2017，101：3–14.

［33］Barile A，Bruno F，Mariani S，et al Follow–up of surgical and minimally invasive treatment of Achilles tendon pathology：a brief diagnostic imaging review［J］.Musculoskeletal Surg，

2017, 101: 51–61.

[34] Whang JS, Baker SR, Patel R, et al.The causes of medical malpractice suits against radiologists in the United States [J].Radiology, 2013, 266 (2): 548–554.

[35] Splendiani A, Bruno F, Patriarca L, et al.Thoracic spine trauma: advanced imaging modality[J]. Radiol Med, 2016, 121 (10): 780–792.

[36] Berlin L, Berlin JW.Malpractice and radiologists in Cook County, IL: trends in 20 years of litigation [J].AJR Am J Roentgenol, 1995, 165 (4): 781–788.

[37] Mariani S, La Marra A, Arrigoni F, et al Dynamic measurement of patello–femoral joint alignment using weight–bearing magnetic resonance imaging (WB–MRI)[J].Eur J Radiol, 2015, 84 (12): 2571–2578.

[38] Masciocchi C, Arrigoni F, Barile A.Role of conventional RX, CT, and MRI in the evaluation of prosthetic joints, Imaging of Prosthetic Joints: A Combined Radiological and Clinical Perspective [M].Springer–Verlag Milan.2014.

[39] Masciocchi C, Conchiglia A, Conti L, et al.Imaging of insufficiency fractures, Geriatric Imaging [M].Springer–Verlag Berlin Heidelberg.2013.

[40] Barile A, Conti L, Lanni G, et al.Evaluation of medial meniscus tears and meniscal stability: Weight–bearing MRI vs arthroscopy [J].Eur J Radiol, 2013, 82 (4): 633–639.

[41] Barile A, Lanni G, Conti L, et al .Lesions of the biceps pulley as cause of anterosuperior impingement of the shoulder in the athlete: Potentials and limits of MR arthrography compared with arthroscopy [J].Radiol Med, 2013, 118 (1): 112–122.

[42] Masciocchi C, Conti L, D'Orazio F, et al.Errors in musculoskeletal MRI, Errors in Radiology [M].Springer–Verlag Milan.2012.

[43] Caranci F, Briganti F, La Porta M, et al.Magnetic resonance imaging in brachial plexus injury [J].Musculoskeletal Surg, 2013, 97: S181–S190.

[44] Briganti F, Tedeschi E, Leone G, et al.Endovascular treatment of vertebro–vertebral arteriovenous fistula.A report of three cases and literature review [J].Neuroradiol J, 2013, 26 (3): 339–346.

[45] Hoffman JR, Mower WR, Wolfson AB, et al.Validity of a set of clinical criteria to rule out injury to the cervical spine in patients with blunt trauma.National Emergency X–Radiography Utilization Study Group [J].N Engl J Med, 2000, 343 (2): 94–99.

[46] Stiell IG, Wells GA, Vandemheen KL, et al.The Canadian C–spine rule for radiography in alert and stable trauma patients [J].JAMA.2001, 286 (15): 1841–1848.

[47] Howes MC, Pearce AP.State of play: clearing the thoracolumbar spine in blunt trauma victims [J].Emerg Med Australas.2006, 18 (5–6): 471–477.

[48] Cappabianca S, Scuotto A, Iaselli F, et al.Computed tomography and magnetic resonance angiography in the evaluation of aberrant origin of the external carotid artery branches [J].Surg Radiol Anat, 2012, 34 (5): 393–399.

[49] Cappabianca S, Colella G, Russo A, et al.Maxillofacial fibrous dysplasia: personal experience with gadoliniumenhanced magnetic resonance imaging [J].Radiol Med, 2008, 113 (8):

1198–1210.

［50］ Moutinho R，Tyrrell P，Cassar–Pullicino VN.Emergency and Trauma Imaging of the Thoracolumbar Spine［J］.Semin Musculoskelet Radiol，2017，21（3）：199–209.

［51］ Romeo A，Pinto A，Cappabianca S，et al.Role of Multidetector Row Computed Tomography in the Management of Mandible Traumatic Lesions［J］.Semin Ultrasound CT MRI，2009，30（3）：174–180.

［52］ Bernstein M.Easily missed thoracolumbar spine fractures［J］.Eur J Radiol.2010，74（1）：6–15.

［53］ Muto M，Perrotta V，Guarnieri G，et al.Vertebroplasty and kyphoplasty：Friends or foes［J］.Radiol Med，2008，113（8）：1171–1184.

［54］ Caranci F，Brunese L，Reginelli A，et al.Neck Neoplastic Conditions in the Emergency Setting：Role of Multidetector Computed Tomography［J］.Semin Ultrasound CT MRI，2012，33（5）：443–448.

［55］ Krueger MA，Green DA，Hoyt D，et al.Overlooked spine injuries associated with lumbar transverse process fractures［J］.Clin Orthop Relat Res，1996，327：191–195.

［56］ Reginelli A，Pinto A，Russo A，et al.Sharp penetrating wounds：spectrum of imaging findings and legal aspects in the emergency setting［J］.Radiol Med，2015，120（9）：856–865.

［57］ Pinto A，Reginelli A，Pinto F，et al.Errors in imaging patients in the emergency setting［J］.Br J Radiol，2016，89（1061）.

［58］ Zappia M，Carfora M，Romano AM，et al.Sonography of chondral print on humeral head［J］.Skelet Radiol，2016，45（1）：35–40.

［59］ Zappia M，Di Pietto F，Aliprandi A，et al.Multi–modal imaging of adhesive capsulitis of the shoulder［J］.Insights Imaging，2016，7（3）：365–371.

［60］ Martetschlager F，Warth RJ，Millett PJ.Instability and degenerative arthritis of the sternoclavicular joint：a current concepts review［J］.Am J Sports Med，2014，42（4）：999–1007.

［61］ Chaudhry FA，Killampalli VV，Chowdhry M，et al.Posterior dislocation of the sternoclavicular joint in a young rugby player［J］.Acta Orthop Traumatol Turc，2011，45（5）：376–378.

［62］ Gyftopoulos S，Chitkara M，Bencardino JT.Misses and errors in upper extremity trauma radiographs［J］.AJR Am J Roentgenol，2014，203（3）：477–491.

［63］ Zappia M，Reginelli A，Russo A，et al .Long head of the biceps tendon and rotator interval［J］.Musculoskeletal Surg，2013，97：S99–S108.

［64］ Goss TP.Scapular Fractures and Dislocations：Diagnosis and Treatment［J］.J Am Acad Orthop Surg，1995，3（1）：22–33.

［65］De Filippo M，Bertellini A，Sverzellati N，et al.Multidetector computed tomography arthrography of the shoulder：diagnostic accuracy and indications［J］.Acta Radiol，2008，49（5）：540–549.

［66］Cappabianca S，Porto A，Petrillo M，et al.Preliminary study on the correlation between grading and histology of solitary pulmonary nodules and contrast enhancement and［^{18}F］fluorodeoxyglucose standardised uptake value after evaluation by dynamic multiphase CT and PET/CT［J］.J Clin Pathol，2011，64（2）：114–119.

［67］Robinson CM，Seah M，Akhtar MA.The epidemiology，risk of recurrence，and functional outcome after an acute traumatic posterior dislocation of the shoulder［J］.J Bone Joint Surg Am，2011，93（17）：1605–1613.

［68］Hawkins RJ，Neer CS，Pianta RM，et al.Locked posterior dislocation of the shoulder［J］.J Bone Joint Surg Am，1987，69（1）：9–18.

［69］Barile A，La Marra A，Arrigoni F，et al .Anaesthetics，steroids and platelet–rich plasma（PRP）in ultrasound–guided musculoskeletal procedures［J］.Br J Radiol，2016，89（1065）：20150355. doi：10.1259/bjr.

［70］Perrotta FM，Astorri D，Zappia M，et al.An ultrasonographic study of enthesis in early psoriatic arthritis patients naive to traditional and biologic DMARDs treatment［J］.Rheumatol Int，2016，36（11）：1579–1583.

［71］Ogawa K，Yoshida A，Ikegami H.Isolated fractures of the greater tuberosity of the humerus：solutions to recognizing a frequently overlooked fracture［J］.J Trauma，2003，54（4）：713–717.

［72］Tyson S，Hatem SF.Easily Missed Fractures of the Upper Extremity［J］.Radiol Clin North Am，2015，53（4）：717–736.

［73］McGinley JC，Roach N，Hopgood BC，et al.Nondisplaced elbow fractures：A commonly occurring and difficult diagnosis［J］.Am J Emerg Med，2006，24（5）：560–566.

［74］Owen RA，Melton LJ，Johnson KA，et al.Incidence N of Colles' fracture in a North American community［J］.Am J Public Health，1982，72（6）：605–607.

［75］75.Kaewlai R，Avery LL，Asrani AV，et al.Multidetector CT of carpal injuries：anatomy，fractures，and fracture–dislocations［J］.Radiographics，2008，28（6）：1771–1784.

［76］Balci A，Basara I，Cekdemir EY，et al.Wrist fractures：sensitivity of radiography，prevalence，and patterns in MDCT［J］.Emerg Radiol，2015，22（3）：251–256.

［77］Ahn JM，El–Khoury GY.Occult fractures of extremities［J］.Radiol Clin North Am，2007，45（3）：561–579.

［78］Gelberman RH，Wolock BS，Siegel DB.Fractures and non–unions of the carpal scaphoid［J］.J Bone Joint Surg Am，1989，71（10）：1560–1565.

［79］Avery DM，Rodner CM，Edgar CM.Sports–related wrist and hand injuries：a review［J］.J Orthop Surg Res，2016，11（1）：99.

［80］Russo A，Reginelli A，Zappia M，et al.Ankle fracture：radiographic approach according to the Lauge–Hansen classification［J］.Musculoskelet Surg，2013，97（2）：S155–160.

［81］Zappia M，Cuomo G，Martino MT，et al.The effect of foot position on Power Doppler Ultrasound grading of Achilles enthesitis［J］.Rheumatol Int，2016，36（6）：871–874.

［82］Cuomo G，Zappia M，Iudici M，et al.The origin of tendon friction rubs in patients with systemic sclerosis：a sonographic explanation［J］.Arthritis Rheum，2012，64（4）：1291–1293.

［83］Russo A，Zappia M，Reginelli A，et al.Ankle impingement：a review of multimodality imaging approach［J］.Musculoskelet Surg，2013，97（2）：S161–168.

［84］Gottsegen CJ，Eyer BA，White EA，et al.Avulsion fractures of the knee：imaging findings and clinical significance［J］.Radiographics，2008，28（6）：1755–1770.

［85］Nurzynska D，Di Meglio F，Castaldo C，et al.Flatfoot in children：anatomy of decision making ［J］.Ital J Anat Embryol，2012，117（2）：98–106.

［86］Jibri Z，Mukherjee K，Kamath S，et al.Frequently missed findings in acute ankle injury ［J］. Semin Musculoskelet Radiol，2013，17（4）：416–428.

［87］Gupta RT，Wadhwa RP，Learch TJ，et al.Lisfranc injury：imaging findings for this important but often–missed diagnosis ［J］.Curr Probl Diagn Radiol，2008，37（3）：115–126.

［88］Llopis E，Carrascoso J，Iriarte I，et al.Lisfranc Injury Imaging and Surgical Management ［J］. Semin Musculoskelet Radiol，2016，20（2）：139–153.

［89］Graber M.Diagnostic errors in medicine：a case of neglect ［J］.Jt Comm J Qual Patient Saf，2005，31：106–113.

［90］Pinto A，Brunese L，Pinto F，et al.The Concept of Error and Malpractice in Radiology ［J］. Semin Ultrasound CT MRI，2012，33（4）：275–279.

［91］Pinto A，Brunese L，Pinto F，et al.E–learning and education in radiology ［J］.Eur J Radiol，2011，78（3）：368–371.

［92］Pinto A，Pinto F，Faggian A，et al.Sources of error in emergency ultrasonography ［J］.Crit Ultrasound J，2013，5（1）：S1.

［93］Pinto A，Brunese L.Spectrum of diagnostic errors in radiology［J］.World J Radiol，2010，2（10）：377–383.

［94］Briganti F，Marseglia M，Leone G，et al.Endovascular treatment of a small aneurysm of the superior cerebellar artery with a flow–diverter device ［J］.Neuroradiol，2013，26（3）：327–331.

［95］Kundel HL，Nodine CF，Carmody D.Visual scanning，pattern recognition and decision–making in pulmonary nodule detection ［J］.Invest Radiol，1978，13（3）：175–181.

［96］Samuel S，Kundel HL，Nodine CF，et al.Mechanism of satisfaction of search：eye position recordings in the reading of chest radiographs ［J］.Radiology，1995，194（3）：895–902.

［97］Wei CJ，Tsai WC，Tiu CM，et al.Systematic analysis of missed extremity fractures in emergency radiology ［J］.Acta Radiol，2006，47（7）：710–717.

［98］Fitzgerald R.Error in radiology ［J］.Clin Radiol.2001，56（12）：938–946.

［99］Sica G，Guida F，Bocchini G，et al.Errors in imaging assessment of polytrauma patients ［J］. Semin Ultrasound CT MR，2012，33（4）：337–346.

［100］Mazzei MA，Volterrani L.Errors in multidetector row computed tomography ［J］.Radiol Med，2015，120（9）：785–794.

［101］Ha AS，Porrino JA，Chew FS.Radiographic pitfalls in lower extremity trauma ［J］.AJR Am J Roentgenol，2014，203（3）：492–500.

［102］Reginelli A，Mandato Y，Solazzo A，et al.Errors in the radiological evaluation of the alimentary tract：part II ［J］.Semin Ultrasound CT MR，2012，33（4）：308–317.

［103］Salerno S，Tudisca C，Murmura E，et al.Umbilical venous catheters placement evaluation on frontal radiogram：application of a simplified flow–chart for radiology residents ［J］.Radiol Med，2017，122（5）：386–391.

［104］Lo Casto A，Priolo GD，Garufi A，et al.Imaging evaluation of facial complex strut fractures［J］. Semin Ultrasound CT MR，2012，33（5）：396–409.

［105］De Filippo M，Corsi A，Evaristi L，et al.Critical issues in radiology requests and reports［J］. Radiol Med，2011，116（1）：152–162.

［106］De Filippo M，Rovani C，Sudberry JJ，et al.Magnetic resonance imaging comparison of intra–articular cavernous synovial hemangioma and cystic synovial hyperplasia of the knee［J］.Acta Radiol，2006，47（6）：581–584.

［107］Mandato Y，Reginelli A，Galasso R，et al.Errors in the radiological evaluation of the alimentary tract：part I［J］. Semin Ultrasound CT MR，2012，33（4）：300–307.

［108］De Filippo M，Ingegnoli A，Carloni A，et al.Erdheim–Chester disease：clinical and radiological findings［J］.Radiol Med，2009，114（8）：1319–1329.

［109］Pinto A，Acampora C，Pinto F，et al.Learning from diagnostic errors：a good way to improve education in radiology［J］.Eur J Radiol，2011，78（3）：372–376.

［110］Goddard P，Leslie A，Jones A，et al.Error in radiology［J］.Br J Radiol，2001，74（886）：949–951.

［111］Berlin L.Errors of omission［J］.AJR Am J Roentgenol，2005，185（6）：1416–1421.

［112］Lee CS，Nagy PG，Weaver SJ，et al.Cognitive and system factors contributing to diagnostic errors in radiology［J］.AJR Am J Roentgenol，2013，201（3）：611–617.

第二章

容易漏、误诊的颅骨骨折

第一节　颅盖骨骨折

男，20岁，头外伤，左侧额骨骨折（见图2-1）

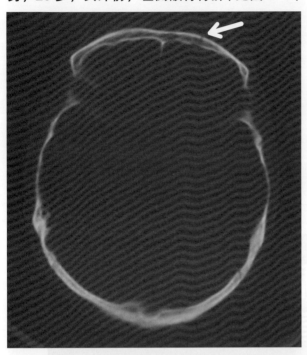

（a）
CT平扫骨窗示左侧额骨骨皮质断裂，对位对线良好，周围软组织肿胀

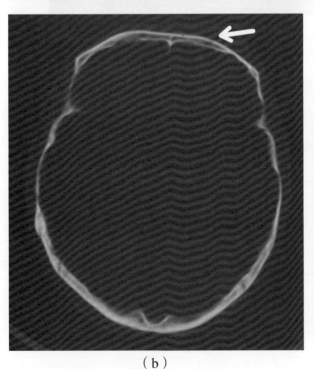

（b）
CT平扫下一层面骨窗示左侧额骨骨皮质断裂，对位对线良好，周围软组织肿胀

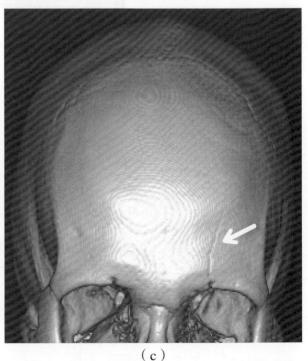

（c）
三维重建示左侧额骨骨皮质不连续，骨折线延及左侧眼眶上壁

图2-1

男，22岁，头外伤，左侧额骨骨折（见图2-2）

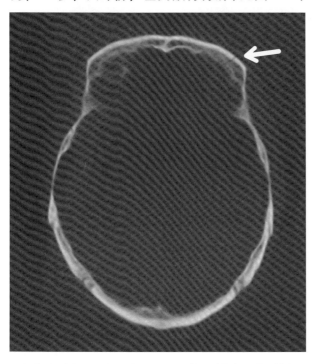

（a）
CT平扫骨窗示左侧额骨
线性骨折，断端对位对线良
好，周围软组织肿胀

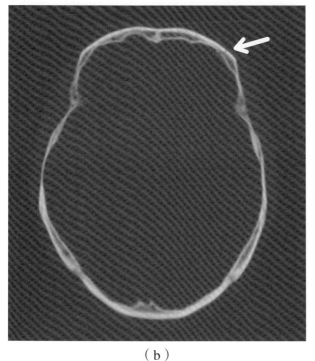

（b）
CT平扫骨窗示左侧额骨线性骨折，断端对
位对线良好，周围软组织肿胀

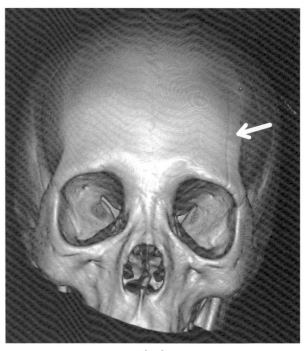

（c）
三维重建（VR）示左侧额骨线性骨折，延
及左侧眼眶上壁

图2-2

男，27岁，头外伤，右侧额骨骨折（见图2-3）

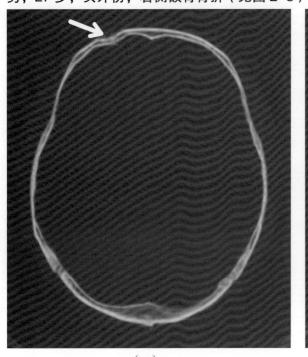
（a）

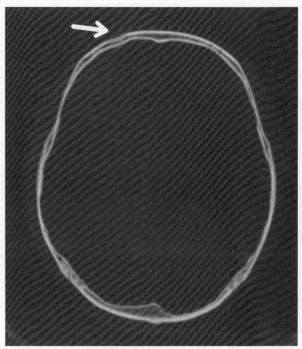
（b）

CT平扫骨窗示右侧额骨骨折，小骨片翘起，周围软组织肿胀

图 2-3

男，32岁，头外伤，右侧额骨骨折（见图2-4）

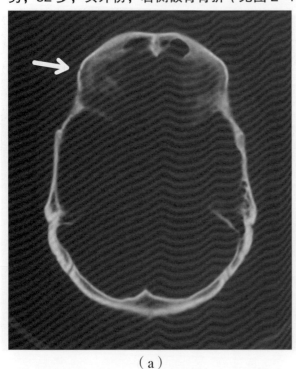
（a）

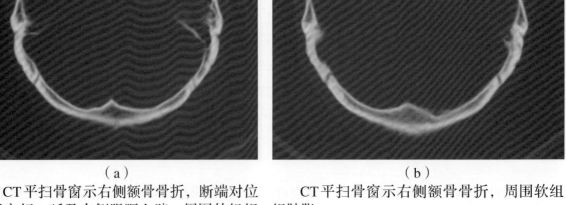
（b）

CT平扫骨窗示右侧额骨骨折，断端对位　　CT平扫骨窗示右侧额骨骨折，周围软组
对线良好，延及右侧眼眶上壁，周围软组织　　织肿胀
肿胀

图 2-4

男，33 岁，左额骨外板擦伤，左侧额骨骨折（见图 2-5）

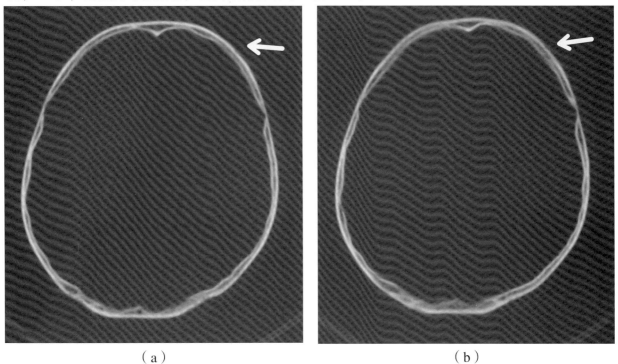

（a）　　　　　　　　　　　　　（b）

CT 平扫骨窗示左侧额骨骨折，断端对位对线良好，周围软组织肿胀

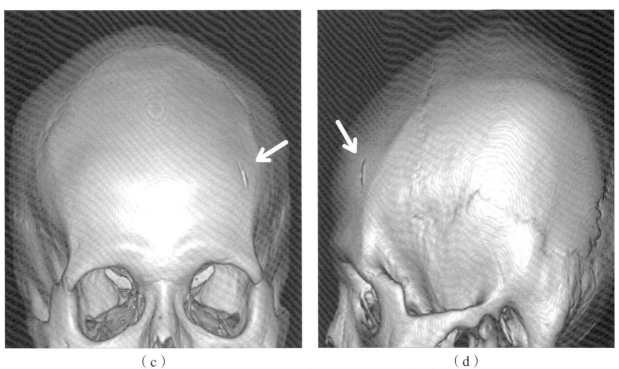

（c）　　　　　　　　　　　　　（d）

CT 平扫后处理三维重建 VR 示左侧额骨骨折

图 2-5

男，46岁，左额部外伤，左侧额骨线性骨折（见图 2-6）

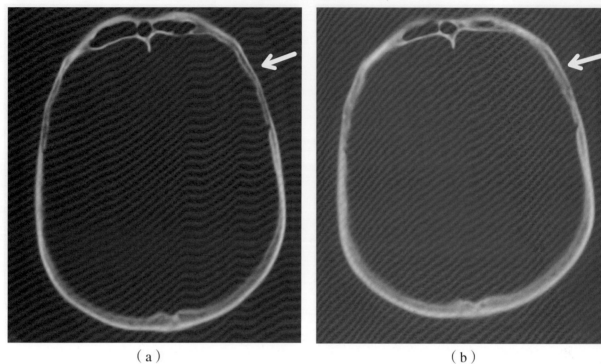

（a）　　　　　　　　　　　　　　　　（b）

CT平扫骨窗示左侧额骨线性骨折，断端对位对线良好，周围软组织肿胀

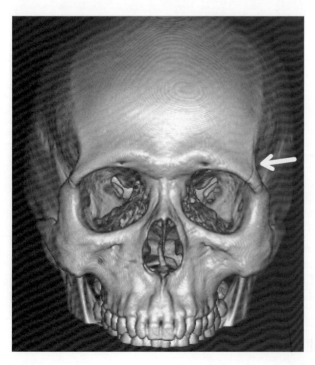

（c）

CT平扫后处理三维重建

VR示左侧额线性骨骨折

图 2-6

男，40 岁，头外伤，左颞骨骨折（见图 2-7）

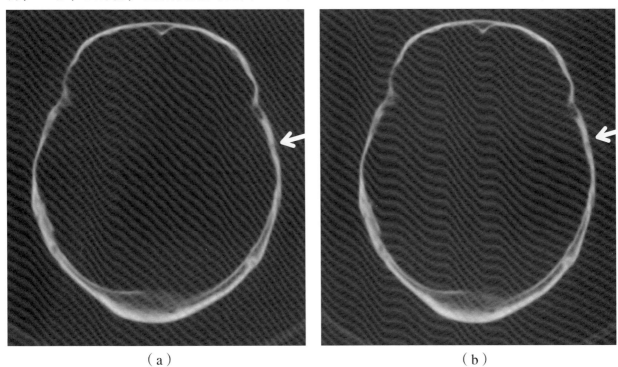

（a） （b）

CT 平扫骨窗示左颞骨未见明显骨折线，周围软组织稍肿胀

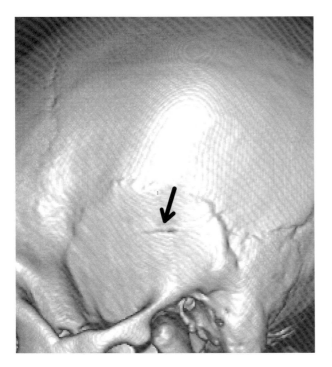

（c）
CT 平扫后处理三维重建
VR 示左颞骨骨折水平走行的
颞骨骨折

图 2-7

男，46岁，头外伤，右颞骨骨折（见图2-8）

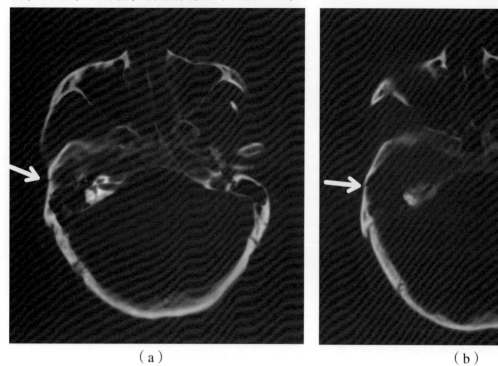

（a）　　　　　　　　　　　　　　（b）

CT平扫骨窗示右颞骨见骨折线，周围软组织肿胀

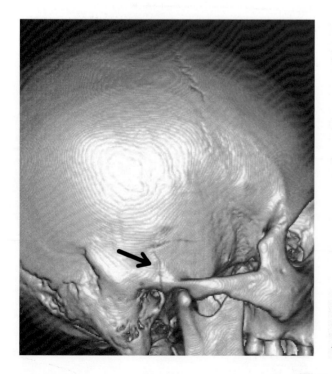

（c）

CT平扫后处理三维重建

VR示右颞骨纵型骨折

图2-8

男，19岁，头外伤，右侧枕骨骨折（见图2-9）

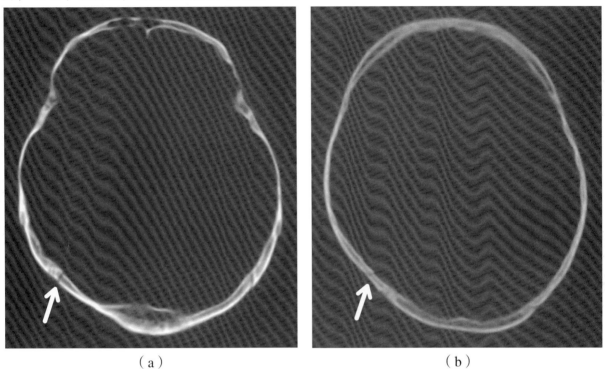

（a） （b）

CT平扫骨窗示右颞骨见骨折线，周围软组织肿胀

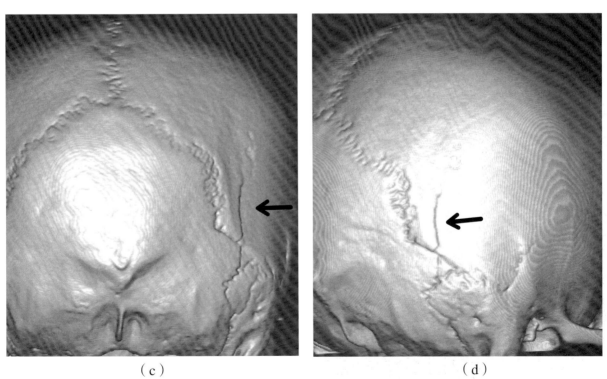

（c） （d）

三维重建（VR）不同角度示右侧枕骨骨皮质不连续

图2-9

男，29 岁，头外伤，右侧枕骨骨折（见图 2-10）

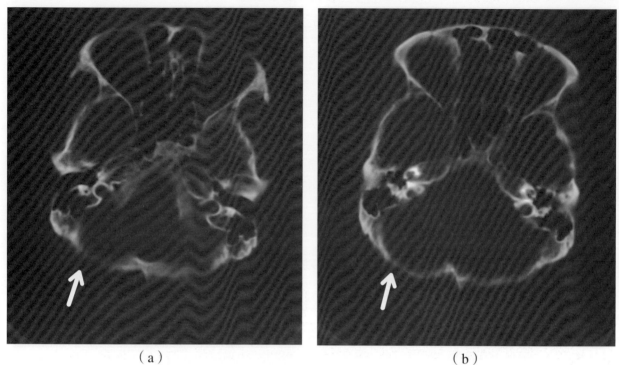

（a）　　　　　　　　　　　　（b）

CT 平扫骨窗示右侧枕骨骨皮质断裂，对位对线良好，周围软组织肿胀

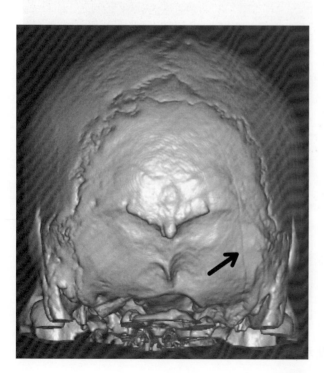

（c）
三维重建（VR）示右侧
枕骨骨皮质不连续

图 2-10

男，34岁，头外伤右侧枕骨及髁、蝶鞍多发骨折（见图 2-11）

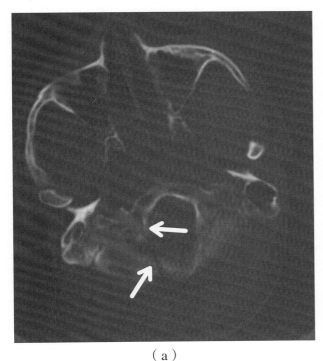

（a）
CT平扫骨窗示右侧枕骨及蝶鞍骨皮质断裂，对位对线良好，周围软组织肿胀

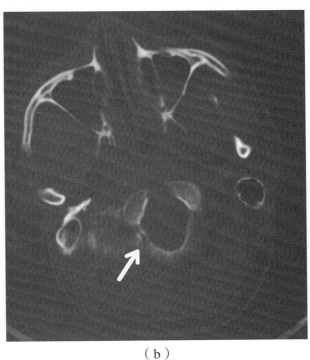

（b）
CT平扫骨窗示右侧枕骨骨皮质断裂，对位对线良好，周围软组织肿胀

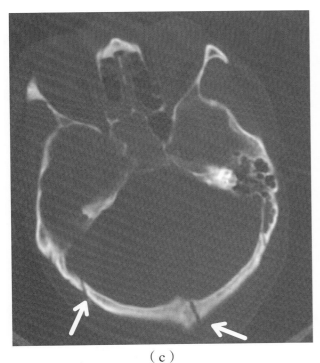

（c）
CT平扫骨窗示右侧枕骨及髁骨皮质断裂，对位对线良好，周围软组织肿胀

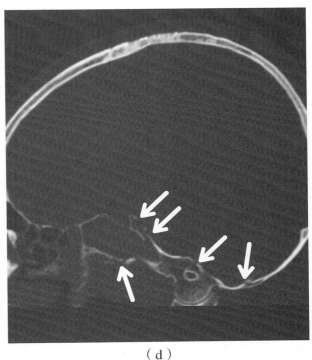

（d）
三维重建（VR）示右侧枕骨及髁、蝶鞍多发骨皮质不连续，部分断端稍移位

图 2-11

女，32岁，头外伤，右侧枕骨骨折（见图2-12）

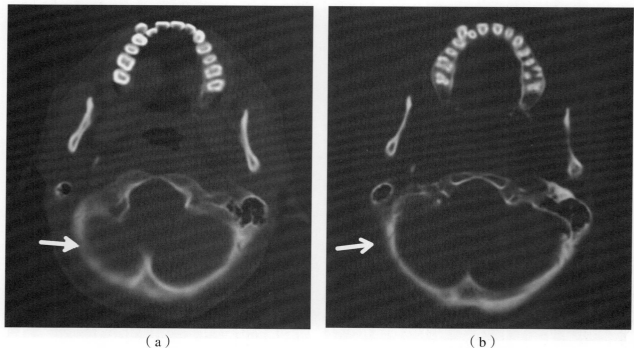

（a） （b）

CT平扫骨窗示右侧枕骨骨皮质断裂，对位对线良好，周围软组织肿胀

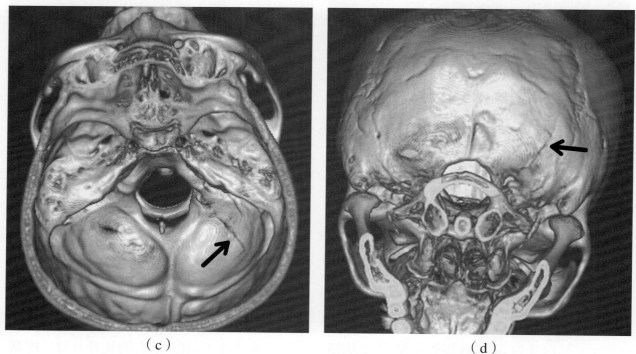

（c） （d）

三维重建（VR）不同角度示右侧枕骨骨皮质不连续

图2-12

右侧枕骨骨折（见图2-13）

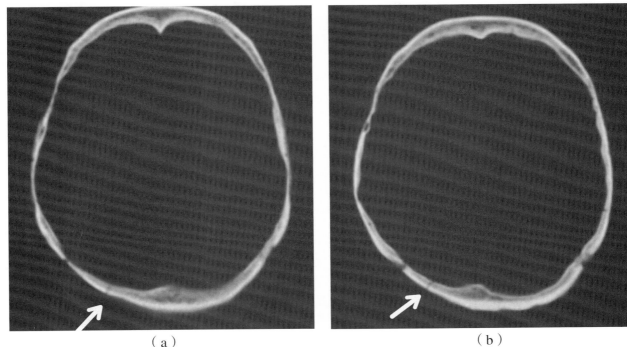

（a）　　　　　　　　　　　　　　（b）
CT平扫骨窗示右侧枕骨骨皮质断裂，对位对线良好，周围软组织肿胀

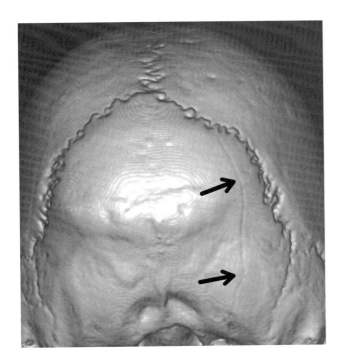

（c）
三维重建（VR）示右侧
枕骨骨皮质不连续

图 2-13

女，8岁，头外伤，右侧枕骨骨折（见图2-14）

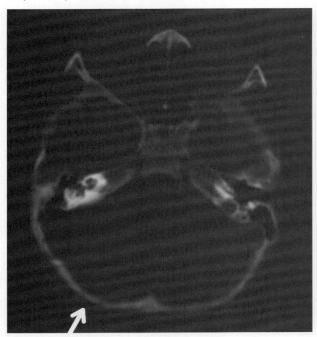 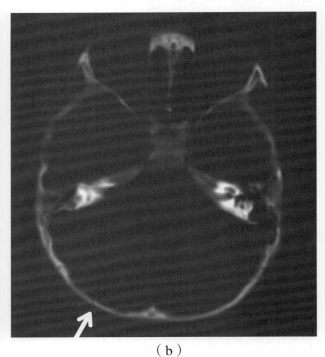

（a）　　　　　　　　　　　　　　　（b）

CT平扫骨窗示右侧枕骨骨皮质断裂，对位对线良好，周围软组织肿胀

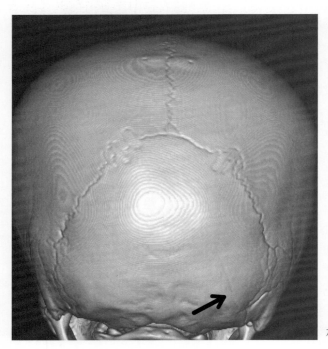

（c）

三维重建（VR）示右侧
枕骨骨皮质不连续

图2-14

男，20岁，头外伤，右侧顶枕骨骨折（见图2-15）

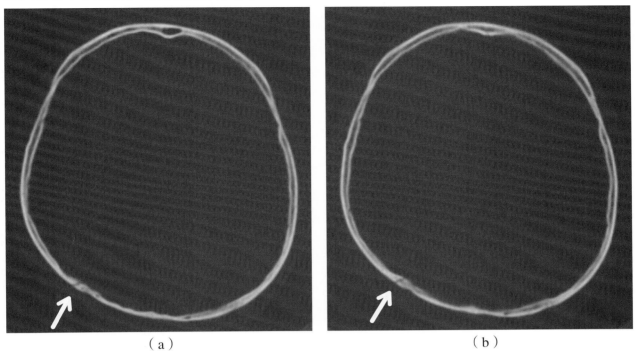

（a）　　　　　　　　　　（b）

CT平扫骨窗示右侧顶枕骨骨皮质断裂，对位对线良好，周围软组织肿胀

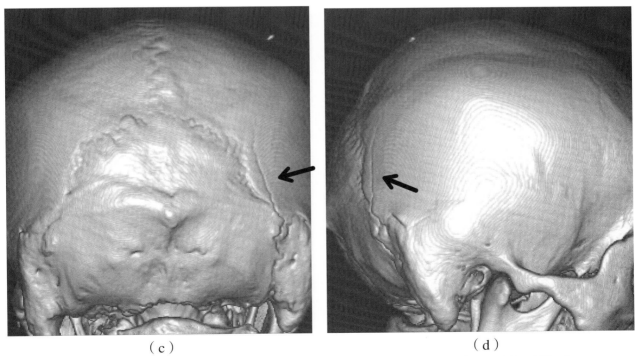

（c）　　　　　　　　　　（d）

三维重建（VR）不同角度示右侧顶骨骨折跨颅缝至枕骨骨折，对位对线可

图 2-15

男，20岁，头外伤，左侧顶骨骨折（见图2-16）

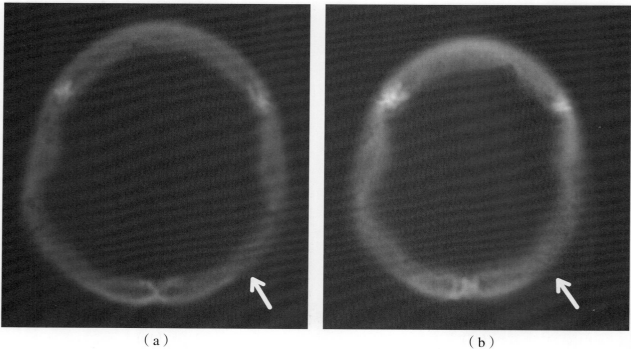

（a）　　　　　　　　　　　　（b）

CT平扫骨窗示左侧顶骨骨皮质断裂，对位对线良好，周围软组织肿胀

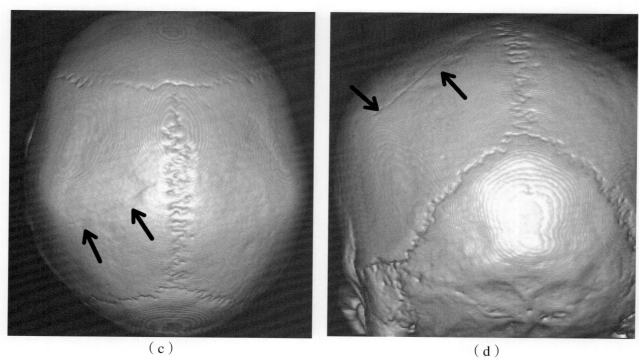

（c）　　　　　　　　　　　　（d）

三维重建（VR）不同角度示左侧顶骨骨折，对位对线可

图 2-16

头外伤，右侧顶骨骨折（见图2-17）

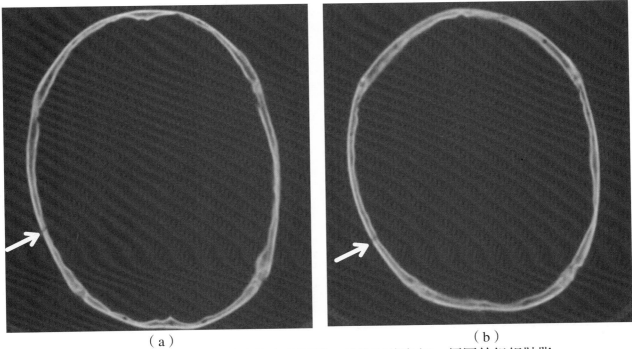

（a）　　　　　　　　　　　　　　　　（b）

CT平扫骨窗示右侧顶骨骨皮质断裂，对位对线良好，周围软组织肿胀

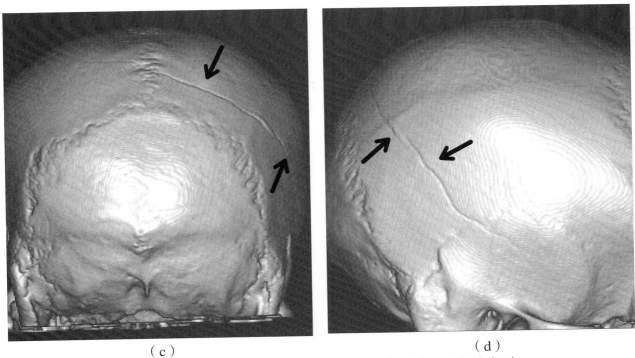

（c）　　　　　　　　　　　　　　　　（d）

三维重建（VR）不同角度示右侧顶骨骨折，对位对线可

图 2-17

男，25 岁，头外伤，左侧顶骨骨折（见图 2-18）

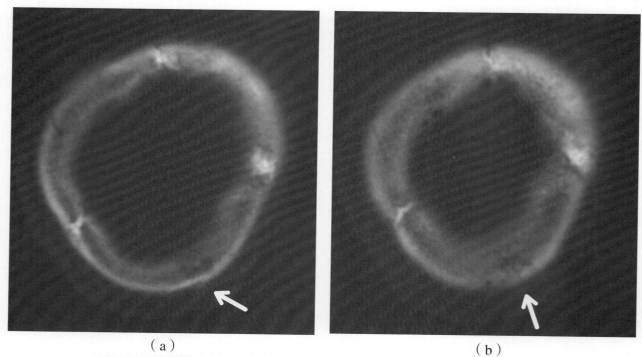

（a）　　　　　　　　　　　　　（b）

CT 平扫骨窗示左侧顶骨骨皮质断裂，对位对线良好，周围软组织肿胀

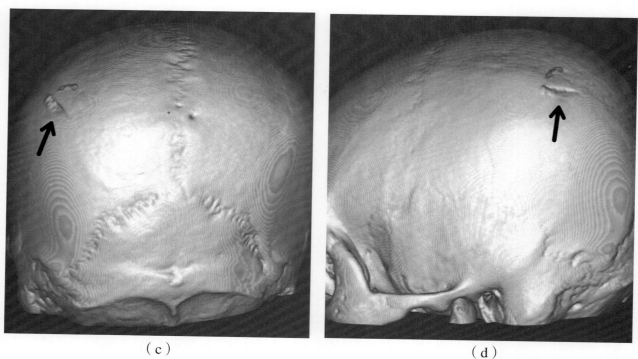

（c）　　　　　　　　　　　　　（d）

三维重建（VR）不同角度示左侧顶骨骨折，对位对线可

图 2-18

男，28岁，头外伤，右侧顶骨骨折（见图2-19）

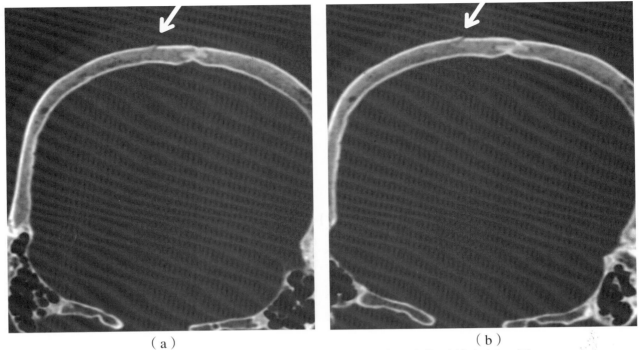

（a）　　　　　　　　　　　　　　　（b）
CT平扫骨窗示右侧顶骨骨皮质断裂，对位对线良好，周
围软组织肿胀

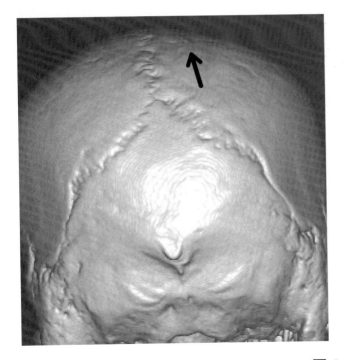

（c）
三维重建（VR）示右
侧顶骨骨折，对位对线可

图2-19

男，39 岁，头外伤，左侧顶骨骨折（见图 2-20）

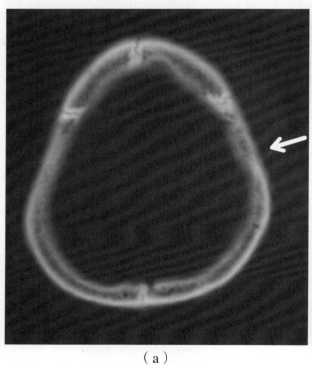

（a）
CT平扫骨窗示左侧顶骨骨皮质断裂，对位对线良好，周围软组织肿胀

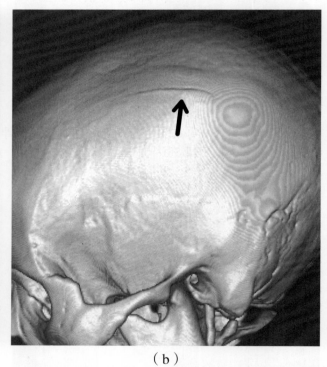

（b）
三维重建（VR）示左侧顶骨骨折，对位对线可

图 2-20

第二节　颅底骨骨折

男，14岁，头外伤，左侧枕骨髁骨折（见图2-21）

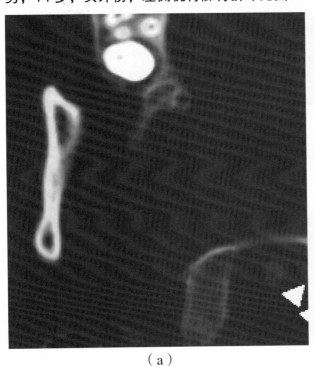

（a）

CT平扫骨窗示左侧枕骨髁骨皮质断裂，对位对线良好，周围软组织肿胀

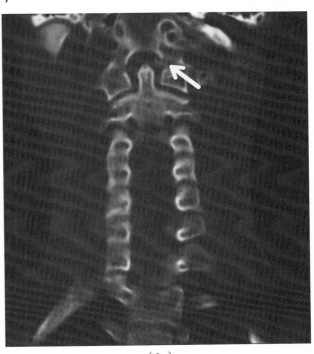

（b）

冠状位重建示左侧枕骨髁骨皮质断裂，对位对线良好，周围软组织肿胀

图 2-21

男，28 岁，头外伤，左侧枕骨髁骨折（见图 2-22）

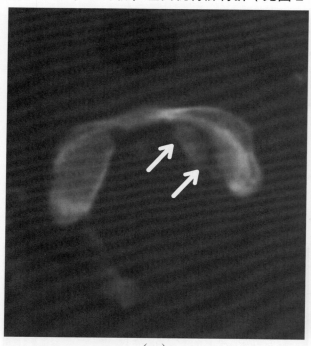

（a）
CT 平扫骨窗示左侧枕骨髁骨皮质断裂，断端移位，周围软组织肿胀

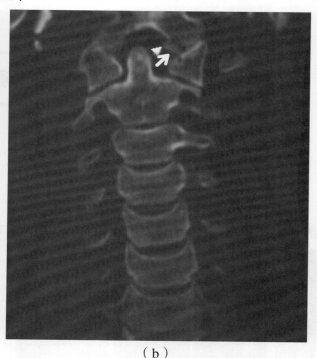

（b）
颈冠状位重建示左侧枕骨髁骨皮质断裂，断端移位，周围软组织肿胀

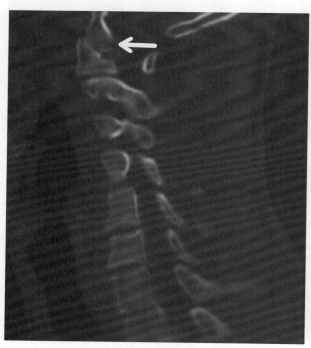

（c）

（d）
矢状位重建示左侧枕骨髁骨皮质断裂，断端移位，周围软组织肿胀

图 2-22

男，32岁，头外伤，左侧枕骨髁、右侧侧块骨折（见图2-23）

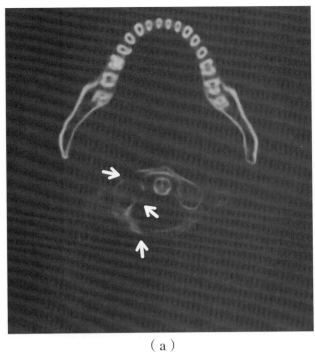

（a）

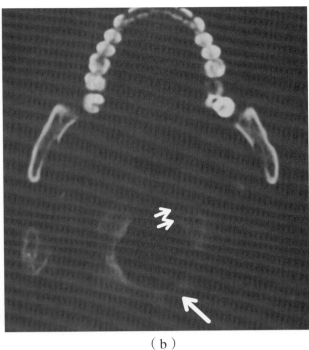

（b）

CT平扫骨窗示左侧枕骨髁、右侧侧块骨皮质断裂，断端移位，周围软组织肿胀

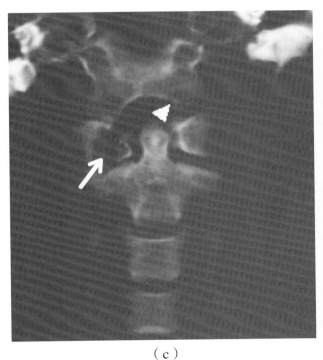

（c）

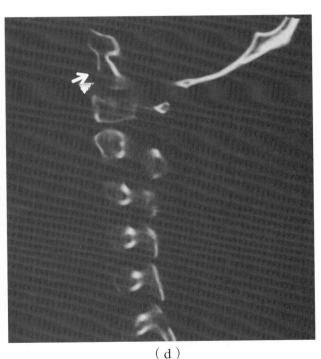

（d）

冠状位重建示左侧枕骨髁、右侧侧块骨骨皮质断裂，断端移位，周围软组织肿胀

矢状位重建示右侧侧块骨骨皮质断裂，断端移位，周围软组织肿胀

图2-23

男，40岁，头外伤，左颞骨多发骨折（见图2-24）

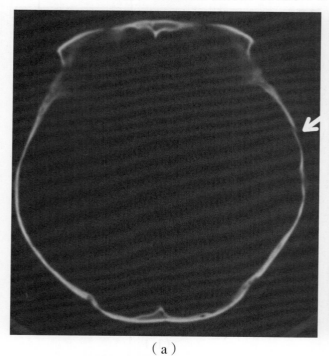

（a）
CT平扫骨窗示左颞骨多发骨皮质断裂，断端移位，周围软组织肿胀

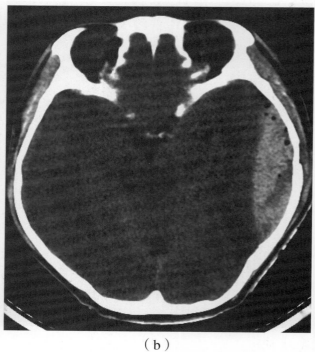

（b）
CT平扫脑窗示左侧颞部硬膜外血肿

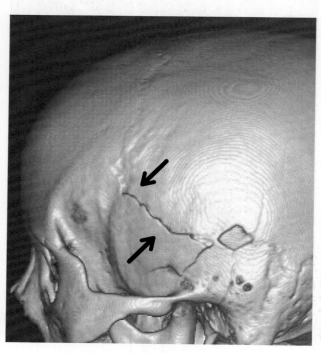

（c）
VR三维重建示左侧颞骨
骨皮质断裂，断端移位

图2-24

男，69 岁，头外伤，颅底多发骨折（见图 2-25）

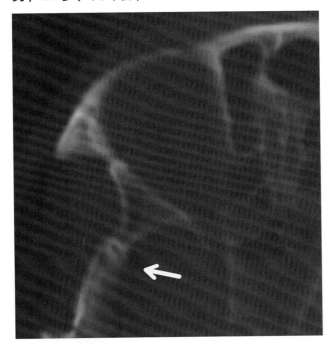

（a）
CT平扫骨窗示颅底多发骨皮质断裂，断端移位，周围软组织肿胀

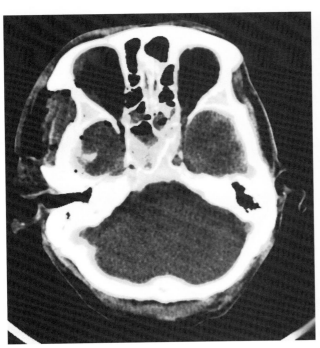 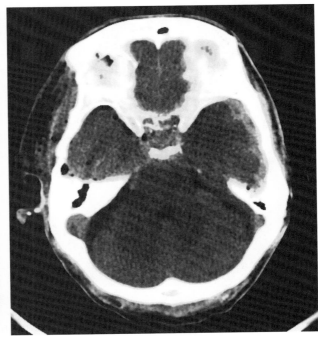

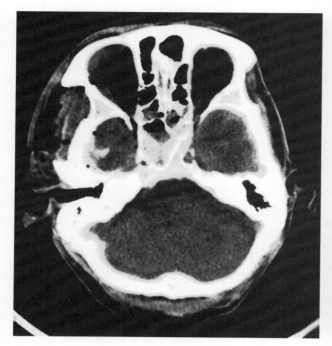
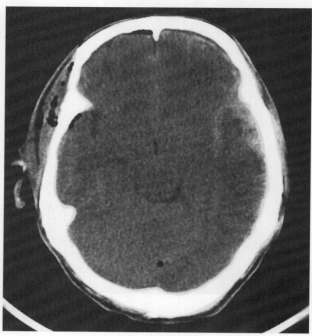
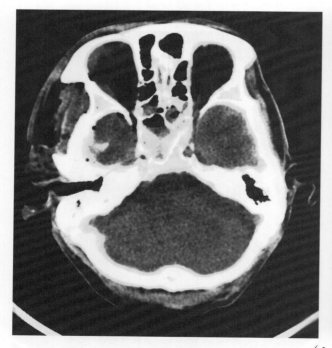
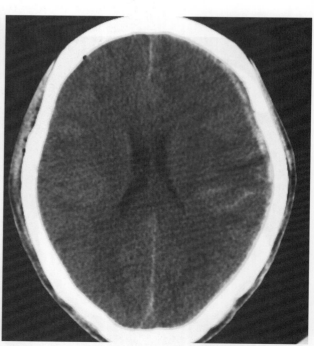

（b）
CT平扫脑窗示颅底多发骨折，颅内积气，蛛网膜下腔出血

图 2-25

第三节 颅面骨骨折

男，32岁，头外伤，鼻骨骨折（见图2-26）

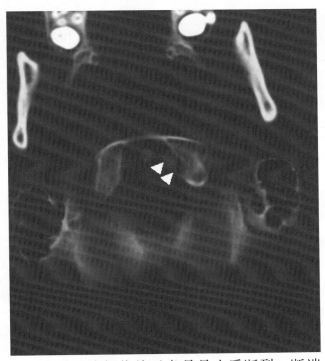

鼻骨X线侧位片示鼻骨骨皮质断裂，断端对位对线可

图 2-26

男，26 岁，头外伤，左侧眼眶内侧壁及左额窦骨折（见图 2-27）

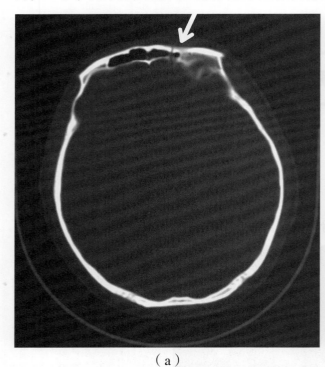

（a）

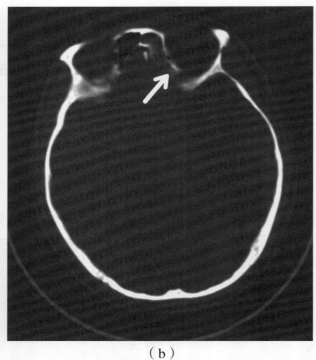

（b）

CT平扫骨窗示左侧额窦前后壁骨折，对位对线可，周围软组织肿胀

CT平扫骨窗示左侧眼眶内侧壁骨折，断端对位对线尚可，周围软组织肿胀

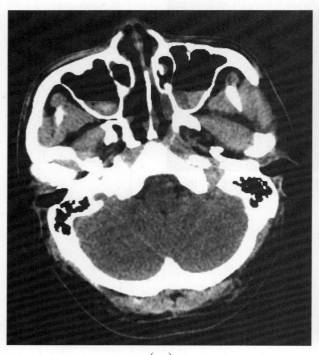

（c）

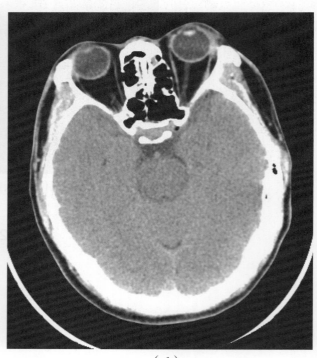

（d）

CT平扫脑窗窗示双侧上颌窦积液，脑实质未见异常

图 2-27

男，36 岁，头面部外伤，鼻骨骨折（见图 2-28）

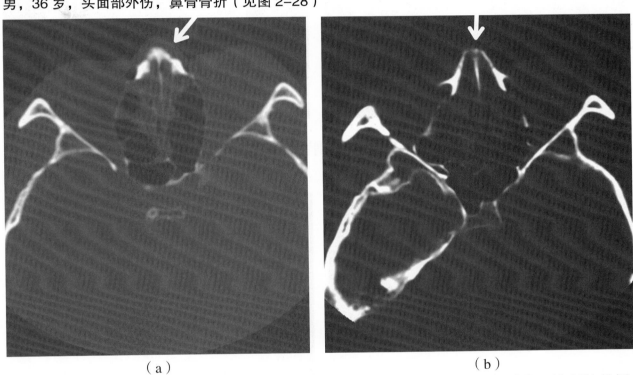

（a）   （b）

颈交界CT横断位示左侧枕骨髁内侧骨皮质不完整，部分骨片向内侧移位呈撕脱性骨折（箭头）

图 2-28

男，37岁，头外伤，右侧上颌骨、颧弓、眼眶外侧壁多发骨折（见图2-29）

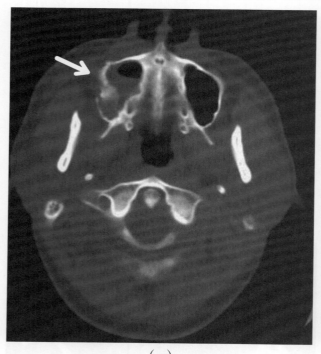

（a）

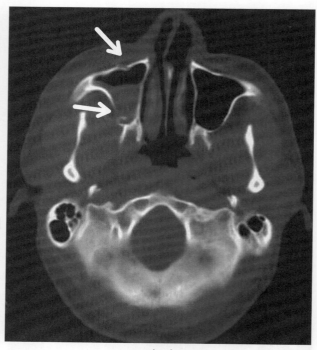

（b）

CT平扫骨窗示右侧上颌骨前壁及后外侧壁骨折，右侧上颌窦积液，周围软组织肿胀

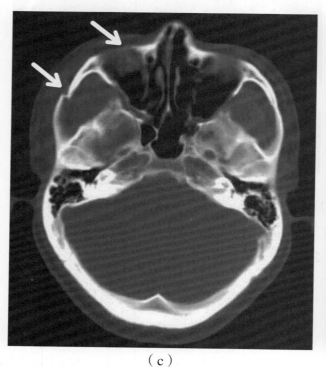

（c）

CT平扫骨窗示右侧上颌窦前壁及右侧颧弓
骨折，断端对位对线稍移位，周围软组织肿胀

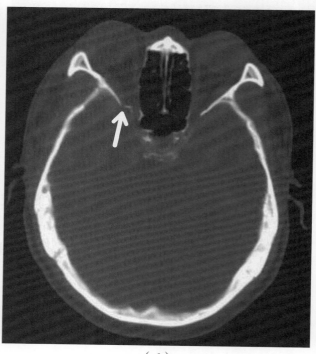

（d）

CT平扫示右侧眼眶外侧壁骨折，断端移位

图2-29

女，80岁，头外伤，左侧上颌窦前壁、内侧壁、后外侧壁及颧弓骨折（见图2-30）

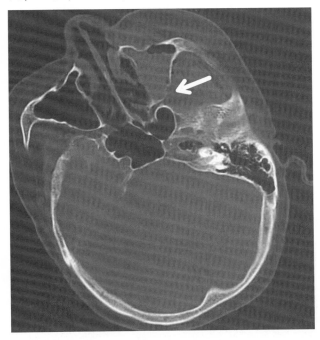

（a）
CT平扫骨窗示左侧上颌窦后外侧壁骨折，左侧上颌窦积液，左侧眶颌面部周围软组织肿胀

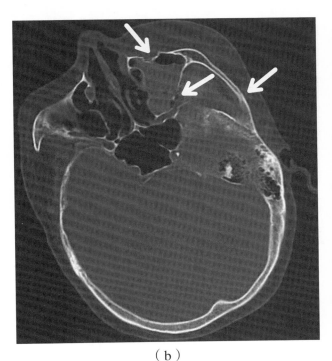

（b）
CT平扫骨窗示左侧上颌窦前壁、后外侧壁及颧弓骨折，部分断端移位，左侧上颌窦积液，左侧眶颌面部周围软组织肿胀

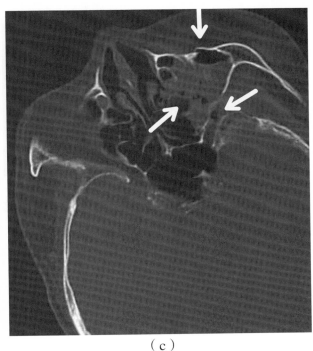

（c）
CT平扫骨窗示左侧上颌窦前壁、内侧壁及后外侧壁骨折，断端移位，左侧上颌窦积液，左侧眶颌面部周围软组织肿胀

图2-30

女，80岁，头外伤，左侧眼眶上壁、内侧壁、外侧壁骨折（见图2-31）

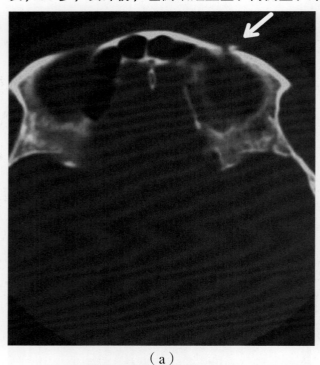 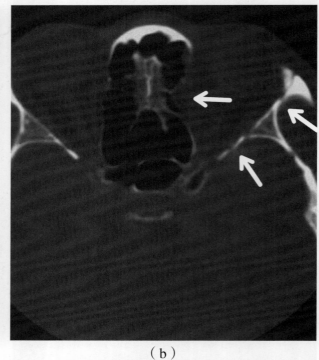

（a）
CT平扫骨窗示左侧眼眶上壁骨折，断端移位，左侧眶部周围软组织肿胀

（b）
CT平扫骨窗示左侧眼眶内侧壁及外侧壁骨折，部分断端移位，左侧眶部周围软组织肿胀

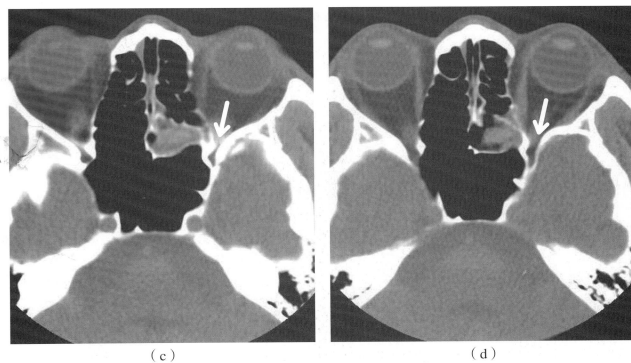

（c）　　　　　　　　　　　　（d）

CT平扫软组织窗示左侧视神经管狭窄

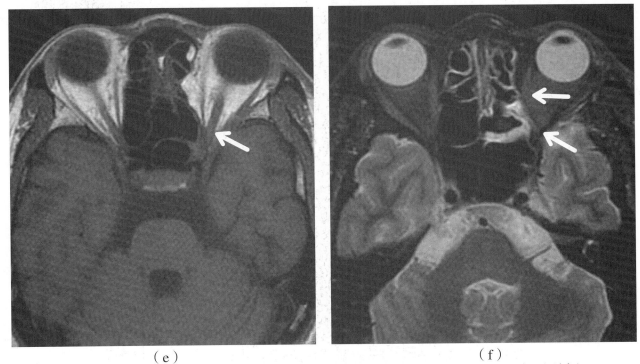

（e）　　　　　　　　　　　　（f）

MRI T1WI及T2WI-FLAIR示左侧视神经管狭窄，左侧眼眶内侧壁骨折

图2-31

女，57岁，头外伤，左侧眼眶内侧壁、鼻泪管骨折（见图2-32）

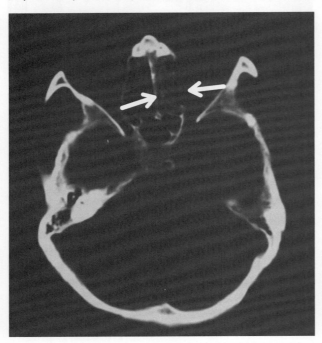

（a）

CT平扫骨窗示左侧眼眶内侧壁骨折，左侧内直肌嵌顿，左侧眶面部周围软组织肿胀

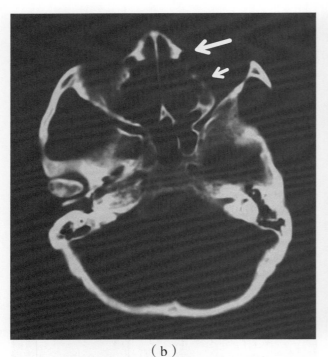

（b）

CT平扫骨窗示左侧眼眶内侧壁骨折，累及左侧鼻泪管（大箭头），左筛窦积液

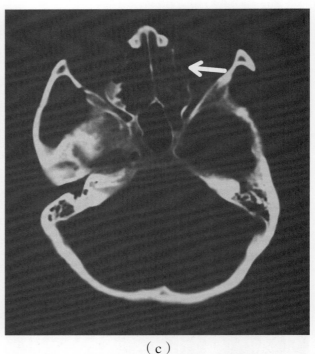

（c）

CT平扫骨窗示左侧眼眶内侧壁骨折，左侧筛窦积液，左侧眶面部周围软组织肿胀

图2-32

女，35岁，头面部外伤，左侧上颌窦壁、眼眶壁、颧弓多发骨折（见图2-33）

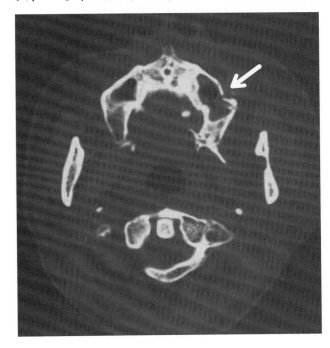

（a）
CT平扫骨窗示左侧上
颌窦前壁骨折，断端移位，
左侧上颌窦积液，左侧面
部软组织肿胀

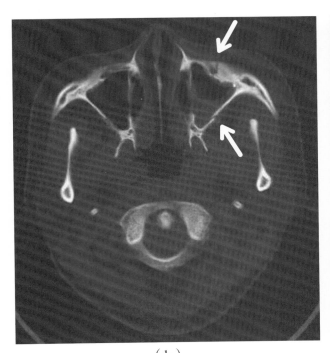

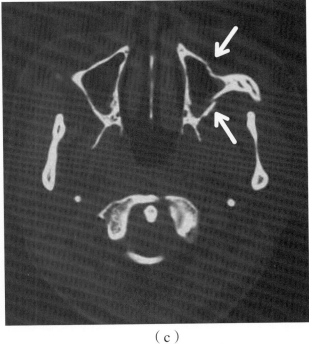

（b） （c）
CT平扫骨窗示左侧上颌窦前壁、后外侧壁骨折，左侧上颌窦少量积液，左侧面部软组织肿胀

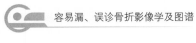
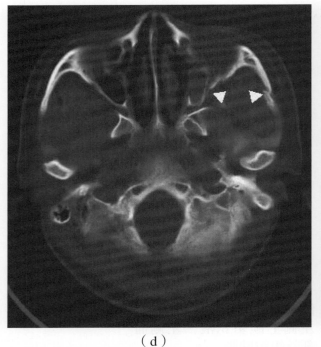

（d）

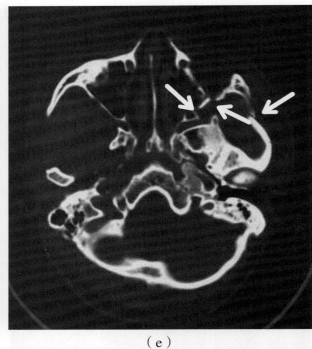

（e）

CT平扫骨窗示左侧眼眶下壁及左侧颧弓骨折，部分断端移位，左侧眶面部周围软组织肿胀

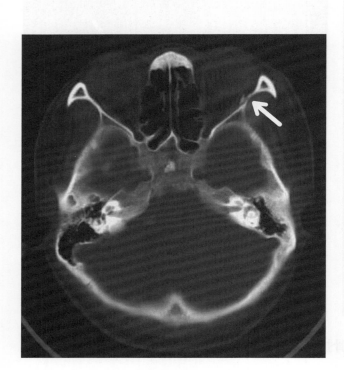

（f）
CT平扫骨窗示左侧眼眶
外侧壁，断端移位

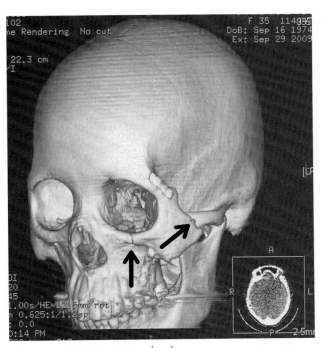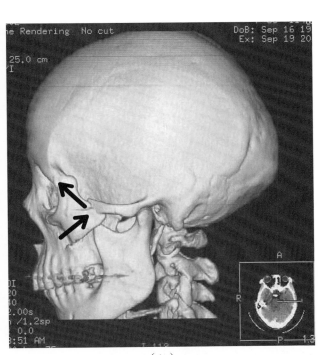

（g）　　　　　　　　　　　　　　　（h）

CT-VR三维重建示左侧眼眶下壁、外侧壁及颧弓骨折，断端移位

图 2-33

男，49岁，头外伤，左侧眼眶壁多发骨折（见图2-34）

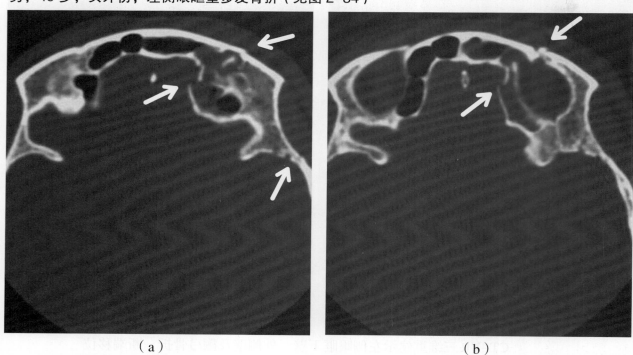

（a）　　　　　　　　　　　　　　　　（b）

　　CT平扫骨窗示左侧眼眶上壁多发骨折，左侧颞骨骨折，部分断端移位，左侧眶面部周围软组织肿胀

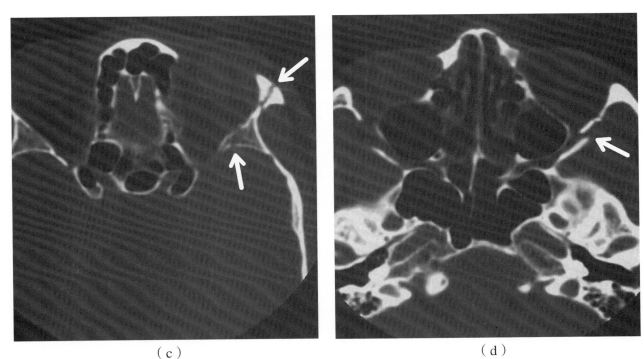

（c）

（d）

CT平扫骨窗示左侧眼眶外侧壁骨折，左侧眶面部周围软组织肿胀

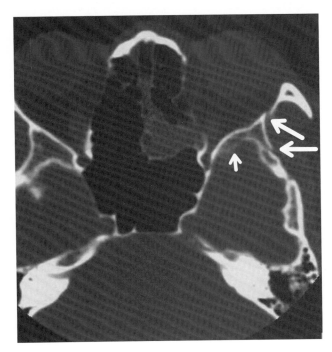

（e）
CT平扫骨窗示左侧眼眶
外侧壁及左侧颞骨骨折，左
侧眶面部周围软组织肿胀

图 2-34

右侧眼眶上壁及外侧壁骨折（见图2-35）

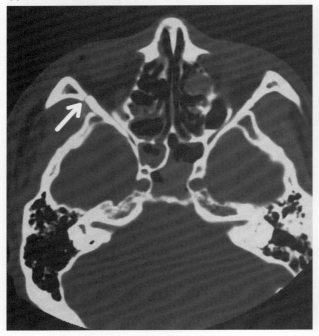

（a）

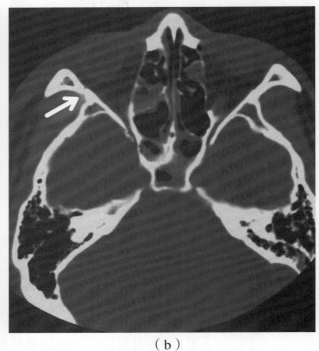

（b）

CT平扫骨窗示右侧眼眶外侧壁骨折，断端稍移位，右侧眶面部周围软组织肿胀

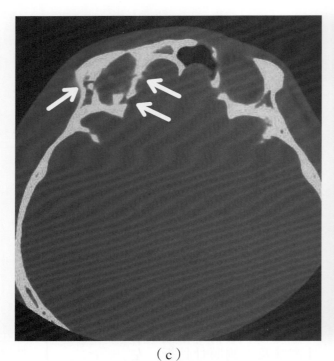

（c）

CT平扫骨窗示右侧眼眶上壁多发骨折，断端移位，右侧眶面部周围软组织肿胀

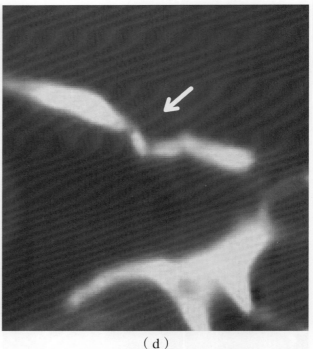

（d）

CT-MPR矢状位重建示右侧眼眶上壁多发骨折，断端移位

图2-35

第四节 小 结

一、鼻骨容易误诊为骨折的解剖学结构

鼻骨在颅面骨中位置突出，容易受伤，因而容易骨折或误诊为骨折。鼻骨上段窄而厚，鼻骨下端宽而薄，容易骨折，鼻骨左右各1块，骨质菲薄，在解剖上紧邻上颌骨额突、泪骨和额骨鼻突，彼此借骨性连接紧密结合在一起，形成鼻额缝、鼻颌缝和缝间骨。平片诊断鼻骨骨折的临床应用已很少，CT单纯轴位平扫易将这些缝误诊为骨折。鼻额缝为鼻骨外缘与上颌骨额突前内缘之间的连接，此缝在不同的扫描层面上均可连续看到，易误诊为骨折。采用轴位冠状位及虚拟现实（virtual veality，VR）三维（3D）重建，必要时加矢状位，结合受伤史，再排除鼻部细小的变异和陈旧性骨折可确定鼻部损伤。鼻骨孔为鼻骨上正常解剖，位于鼻骨中下部，内有鼻外动脉、静脉和鼻外神经通过，其部位及影像学表现与鼻骨骨折相似，鼻骨孔形成的骨质不连续，多较为光滑，欠锐利，而且同一层面鼻骨仍呈一自然弧度，而鼻骨骨折其断端清晰锐利，且多伴断离骨的移位或局部软组织肿胀。鼻骨变异如钩形鼻，其两侧骨尖对称性内收呈鹰嘴状改变，不应误诊为骨折。

二、鼻骨骨折分型及影像诊断

鼻部上方的额骨鼻突和鼻骨以及两侧的上颌骨额突为直接支持外鼻的骨骼，筛骨正中板为间接支持外鼻的骨骼。因此，当鼻部遭受外力打击时，容易形成上颌骨额突和鼻部其他骨的复合骨折，骨折分型分4型：①单纯性骨折，无明显错位（单纯Ⅰ型）；②单纯性骨折伴明显错位（单纯Ⅱ型）；③粉碎性骨折，指有2条或2条以上骨折线；④复合型骨折，鼻骨合并有其他邻近骨骨折。单纯Ⅱ型及粉碎性骨折不容易漏、误诊，单纯Ⅰ型骨折漏、误诊率较高，原因在于骨折线有时与扫描基线平行而未显示，CT横断位加冠状位结合3D重建成像能最大限度地避免漏误诊。冠状位观察未错位的横行骨折及鼻额缝分离、眼眶下壁清晰，横断位观察未错位的纵行骨折、上颌骨额突、泪骨、筛骨纸板及它们之间骨缝等情况较明确。3D容积成像（VR）可以实时观察高分辨率CT（highresolution CT，HRCT）上线状低密度影的位置及走行，准确确定其性质、部位、范围、移位情况及相邻组织结构的解剖关系，从而提高了鼻骨骨折诊断的正确性，减少漏、误诊。鼻骨的CT表现，无论是横轴位或冠状位，实际上都是鼻骨的断面解剖，每一层面上所展示的结构，体现着其与邻近断面结构的相互联系，熟悉各层面解剖，有助于识别外伤表现。鼻骨是两块小骨块，平均长度2.5cm，与相邻结构在CT多轴位像上表现颇为复杂，但有一定的特征性。鼻骨远段即鼻骨尖部，是鼻骨的最远端、最菲薄部分，其紧靠上颌骨额突下部宽大的内侧部分，CT表现呈状似"离断的小刀尖"，位于上颌骨额突下部的前方，其间线状低密度仍为鼻上颌缝，两侧对称，易误诊为鼻

骨骨折片。在鼻骨的中、远段图像中央常可见纵形低密度线，为鼻骨间缝，易误诊为骨折。鼻骨孔是鼻外动脉、鼻外静脉及鼻外神经通过的小孔，多位于鼻骨中、远段的鼻骨板上，可不对称，是正常的细小结构。此孔显示在"拱桥"坡面上，呈斜行低密度线，颇似骨折。

冠状位CT图像上，鼻骨表现分为前、中、后三部分。①鼻骨前部：约在第1~2个CT层面上，颇似"鸭嘴"状，是双侧鼻骨背部共同连接形成的征象，中间窄而直的细针状纵形低密度为鼻骨间缝冠状位鼻骨间缝的显示明显优于横轴位，这是因为鼻骨间缝与冠状位扫描平行有关，外伤后表现的"破鸭嘴"及"鸭嘴尖"缺失均显示为线形及塌陷性骨折。②鼻骨中部：呈"三叉"状，由两侧鼻骨体纵轴部和中间的骨性鼻中隔共同构成，双侧鼻骨近端与上颌骨额突前内缘构成的低密度线即鼻上颌缝，易误诊为骨折。③鼻骨后部：是鼻骨的最远端宽大而菲薄的尖后下部，因为鼻骨并非呈真正的平行四边形，其在上颌骨额突下部的前方呈状似"离断的小刀尖"影像，两侧对称。熟悉正常成人鼻骨的CT横轴位和冠状位表现是识别骨折和变异的必要基础。

笔者认为冠状位对鼻额缝和鼻骨间缝显示比横轴位好，而鼻上颌缝的显示则以横轴位最佳。鼻骨孔在冠状位影像上的小圆形低密度不易误诊为骨折，但横轴位"拱桥"坡上的低密度线有时很难与骨折区别，这种低密度线不似真骨折线锐利，且无错位和软组织肿胀。有时轴位扫描头部摆位不正，导致一侧鼻骨尖末端不对称地显示在最末一个层面上，易误诊为骨折片。

三、容易漏、误诊的眶内壁骨折

眶内壁骨折临床很常见，移位不明显的眶内壁骨折与筛骨正常解剖结构——筛孔的鉴别诊断仍存在着一定的困难。筛孔为筛骨的正常解剖结构，是筛血管及神经穿过眶内壁的部位。各筛孔按解剖学前后顺序排列于眶内壁筛额缝及其邻近区域，表现为筛前孔、副筛孔及筛后孔，排列近乎一条直线。筛孔自眶内壁稍呈内陷状穿向筛窦，其内有筛血管及神经走行。眶内壁存在2孔的比例为55%左右，3孔的比例为42%左右，其中以单个副筛孔存在最为多见。由于筛孔的数量可为多个并且可有变异，CT片上一些不伴明显移位的眶内壁骨折极易与筛孔相混淆而不易鉴别。眼眶内侧壁的组成由前向后依次为上颌骨额突、泪骨、筛骨眶板和蝶骨体，与筛窦和鼻腔相邻。眶内壁是眶壁最薄弱的区域，也是眶壁骨折最常见的部位。造成眶内壁骨折漏诊或过度诊断的原因是线性骨质低密度裂隙影不伴明显移位、邻近筛窦气房无明显渗液、内直肌无明显增粗等间接征象不明显，在横轴位及冠状位影像上，眶内壁骨折与筛孔表现相似而无法辨别。在眶内壁骨折的鉴别诊断中，应采用多种重组方式对照观察，VR重组有利于直观显示筛孔与周围解剖结构的空间关系，如筛孔与额筛缝的关系。单独应用VR重组对于显示眶内壁骨折存在一定局限性，眶内壁骨质菲薄，骨质缺损是常见的解剖变异，对于额筛缝周围的骨质缺损与筛孔的鉴别，VR重建存在困难，多平面重建（multi-planar reconstruction，MPR）可以明确鉴别。筛孔不是孤立的骨性孔隙，而是筛动脉管的眶口，是筛血管及神经穿过眶内壁的部位，在MPR和VR重建图像中，只要观察到眶内壁与筛动脉管相连续的骨性孔隙，即为筛孔。利用容积扫描后重组观察筛孔，把不同重组方式进行组合，才能更为准确。

四、误诊为骨折的颞骨正常解剖

颞骨是一个结构比较复杂而又不容易观察的骨骼，位于颧骨、蝶骨、顶骨、枕骨之间，参与构成颅腔侧壁和颅底。颞骨与邻近结构的骨缝包括蝶鳞缝、枕乳缝、顶乳缝、鳞缝、岩枕缝及蝶岩缝等。岩枕缝表现为岩尖、斜坡间的斜行骨缝，与颈内静脉窝前内侧相通。国内外曾有较多颞骨外伤的有关影像报道，包括面神经管、听骨链等，由于缺少对颞骨各种骨缝及颞骨一些正常结构的准确认识，颞骨外伤后正常解剖结构被误诊为骨折的现象屡见不鲜，如单管、耳蜗导水管及前庭导水管等。单管CT片表现为在横断位、冠状位表现为位于内耳道底后下与其平行的骨性裂隙。前庭下支的后壶腹神经（单孔神经）经单管分布于后半规管，耳蜗导水管内口位于蜗窗，外口位于颈静脉窝内侧。外淋巴液通过耳蜗水管向蛛网膜下腔引流。前庭导水管起自前庭内壁，向后下走行，开口于岩骨后缘，是内淋巴管和内淋巴管通过的孔道。岩乳管横断位表现为位于内耳道上方上半规管层面弓形骨性裂隙，其内走行小脑前下动脉、弓下静脉，乳突管位于颈内静脉孔后外侧、面神经管乳突段之间，内走行迷走神经的分支（Arnold神经）。鼓室小管冠状位表现为下鼓室、颈静脉窝之间斜行向前下走行的骨性裂隙，内走行有舌咽神经的鼓室下支。岩鳞裂前端起自Glaserian裂，通过鼓室盖和鼓窦盖至乳突部。Korner隔是岩部、鳞部骨性分界，斜行走行，长短、厚度不一，将乳突气房分为鳞乳突气房、岩乳突气房，分别通向乳突窦。岩鳞裂横断位表现为鳞部后侧一个短小、自前内向后外走行的骨缝，冠状位表现为鼓室上壁内的斜行骨性裂隙。岩鼓裂（Huguier管）位于下颌窝中，内有鼓索神经和锤骨前韧带穿出，且有上颌动脉的分支（鼓室前动脉）进入鼓室。岩鼓裂由于斜行走行，横断位、冠状位较难显示，行矢状位CT重组显示较好，由于患者摆位困难，直接矢状位扫描不易实现。海绵窦内血液经岩枕缝内的岩下窦回流入颈内静脉。蝶岩缝分隔开岩尖、蝶窦。枕乳缝位于颞骨乳突部与枕骨之间。蝶鳞缝为蝶骨大翼、颞骨鳞部之间的骨缝，横断位、冠状位都可以显示。乳突后方中点近枕乳缝有乳突孔，乳突导静脉经乳突孔使耳后静脉或枕静脉与乙状窦相通。由于鳞缝、顶乳缝特殊的走行，颅骨三维图像上可以显示，横断位、冠状位难以显示，鳞缝、顶乳缝的移行处为顶切迹。鼓鳞缝、鼓乳缝横断位表现为外耳道前上壁、后下壁的骨缝。矢状位重组可以客观显示鼓鳞缝、鼓乳缝的空间关系。鳞部（关节后突）与鼓部之间为鼓鳞缝，有一薄骨嵴楔入其中，将此缝分为（前方）岩鳞裂、（后方）岩鼓裂。鳞乳缝位于鳞部、乳突部之间。乳突尖与茎突的茎乳孔是面神经出颅的孔道。岩部与蝶骨大翼、枕骨形成破裂孔。岩浅大神经通过面神经裂孔与面神经膝部相连。颈静脉孔由颞骨和枕骨围成。横断位岩部、鳞部之间可见鼓膜张肌半管、咽鼓管伴行，鼓膜张肌半管位于前上。颞骨自身的或邻近的各种骨缝，以及颞骨内单管、耳蜗导水管等骨性管道，多有其特定的位置、形态，骨皮质连续，CT表现较骨折线模糊，与颞骨骨折表现不同。当骨缝不对称、骨缝出现分支、骨缝边缘不规则时，较易误诊为颅骨骨折。

五、容易漏诊的颞骨茎突骨折

颅脑及上颈部外伤可导致颞骨茎突骨折，由于没有特异性的临床表现，以及检查方法的局限性，常常导致漏诊。茎突的解剖位置特殊，普通平片检查时因重叠较多，投照难度大，骨折不易被发现，而且对疑有颌面部和颈椎骨折脱位的患者一般不宜采用常规的茎突摄影方法，从而更难发现茎突骨折。CT检查解决了解剖结构重叠的缺陷，但仍有许多茎突骨折被漏诊。原因主要是CT检查时，多按临床要求把观察重点放在了颌面骨和颈椎骨上，而对茎突的观察不够仔细。CT横断面扫描基本与茎突长轴垂直，各层面影像不能显示茎突全貌，只能靠连续观察各断面上茎突点状影像的连续性来判断其有无骨折。螺旋CT图像重组可以比较直观地显示茎突，但目前常规运用者并不多见。

六、容易误诊为骨折的颅骨正常结构

颅骨结构复杂且形状不规则，骨块间由颅缝、软骨和颅裂连接，其上还有血管沟、板障静脉、骨管、骨孔和蛛网膜粒压迹存在。这些生理特征在X线及CT检验中均显示为密度减低阴影，易与骨折线相混淆而导致误诊。脑颅骨由成对的顶骨、颞骨及不成对的额骨、筛骨、蝶骨、枕骨共8块骨组成，额骨与两侧顶骨连接处为冠状缝，两侧顶骨连接处为矢状缝，两侧顶骨与枕骨连接处为人字缝。颅缝往往固定对称，边缘光滑、圆钝、曲折，密度较高，而骨折线位置不固定，边缘锐利、界清，较陡直，密度较低。颅骨血管压迹（即颅骨血管沟）是颅骨在生长发育过程中出现的正常解剖变异，压迹很深者在CT影像中表现出类似骨折的形态，易被误认为骨折。两者可通过以下几点进行鉴别：颅骨骨折者的局部头皮多存在头皮血肿或挫伤，出现疼痛、肿胀与压痛；而血管压迹则没有明显的症状和体征。颅骨骨折线密度低、清晰，边缘锐利，长短不一，走行方向不固定，位置多与外力作用部位一致；而颅骨血管压迹影密度较低，较清晰，边缘平滑，口径由粗变细，可有分叉，走行位置固定。颅骨骨折后动态拍片可观察到血肿、愈合、吸收和修复的全过程；而颅骨血管压迹进行连续拍片观察则无明显变化。普通CT检查对一些复杂、细微的颅骨结构显示欠佳，较难鉴别骨折与某些个体变异的骨缝、血管压迹等；多层螺旋CT技术结合三维重建图像能直观病变的实际大小、形态、位置及与周围组织结构的立体解剖关系，立体再现颅骨的全貌，通过任意角度的旋转及切割，进行多方位观察图像，并能显示骨折的类型、骨折线的走行方向及移位程度，可精准鉴别骨缝、血管压迹等细微结构。

七、容易漏诊的颅脑创伤中的颈椎损伤

颅脑损伤合并颈椎损伤，也称颅颈联合伤，在早期极易漏诊。颅脑与颈椎具有密切的关系，颅脑损伤容易合并颈椎损伤。常见的交通伤、坠落伤、重物压砸伤、摔伤等，着力点常首先作用于头部，在造成不同类型的颅脑损伤后，暴力可通过枕骨髁下传，对颈

椎产生屈曲、压缩、伸展、旋转或复合叠加作用力，造成不同类型（以屈曲暴力多见）的颈椎损伤，颈椎损伤程度与颅脑损伤程度即格拉斯哥昏迷指数评分（Glasgow comascale，GCS）高低有密切关系。

颅脑损伤合并颈椎损伤的患者中，交通伤、坠落伤的发生率远高于其他受伤方式。机动车事故的颅颈合并伤发生率远远高于非车祸伤发生率。故交通伤和坠落伤是颅脑损伤合并颈椎损伤发生的风险因素。颅颈联合伤的主要诊断依据是影像学检查。对于在非急症手术情况下的颅脑损伤患者，在行头颅CT检查的同时，还应常规摄颈部正侧位及张口正位X线片，并视病情需要行CT扫描、动态摄片、MRI等检查。轻度颅脑损伤的颅颈联合伤患者可自述颈枕部疼痛，且有颈部曲度改变或呈僵硬状运动受限，有时颈部可有淤血肿胀、触痛或伴有神经根刺激症状等。但中、重度颅脑损伤合并颈椎损伤患者，有无合并颈椎损伤在临床上很难区分。尤其是重度颅脑损伤的临床表现明显而外在，容易被认识和重视，而颈椎损伤的临床表现相对隐蔽而容易被掩盖，因而容易被忽视而漏诊，故诊断主要依靠影像学检查。

参考文献

［1］任记伟，赵杰，尚纯香.2例鼻骨骨折误诊分析［C］.法医临床学专业理论与实践，2017，11（3）：174.

［2］周根华，董孙根，王艳.CT诊断鼻骨骨折中易发生误诊及漏诊情况分析［J］.浙江创伤外科，2008，13（4）：364–365.

［3］张毅，刘先军.CT诊断易被漏诊的颞骨茎突骨折［J］.放射学实践，2006，21（1）：74–75.

［4］王喜勇，李娟华.鼻区骨折检验中误诊、漏诊原因分析［J］.刑事技术，2013，38（1）：46–47.

［5］董春玲，冯洁.鼻中隔骨折诊断方法及漏诊原因分析［J］.中国医药导刊，2013，25（1）：23–24.

［6］许正荣，崔恒力，孟真.二例误诊颅骨骨折的鉴定分析［C］.法医临床学专业理论与实践，2018，12（1）：62–63.

［7］马春忠，王建军，郭文斌，等.高分辨率CT诊断眶内壁骨折误诊的原因分析［J］.中国临床医学影像杂志，2010，21（4）：569–570.

［8］黄雄，梁高钰.颌面部骨折漏诊误诊原因分析［J］.现代医药卫生，2008，24（3）：406–407.

［9］鞠传宝，初海滨，王旭光，等.颅底骨折合并颅神经损伤漏诊5例分析［J］.中国误诊学杂志，2010，10（5）：7317–7317.

［10］田剑光，孙晓枫.颅骨生长性骨折误诊2例报告［J］.中国医师进修杂志，2006，29（1）：77.

［11］陈汉民，张诚华，廖圣芳.颅脑损伤CT漏诊43例分析［J］.中国误诊学杂志，2001，1（5）：731.

［12］徐道志，初海滨，孙晋客.颅脑损伤合并颈椎损伤26例漏诊原因分析［J］.中医正骨，2009，21（1）：74–75.

［13］农达知，何真.探讨颞骨结构所致外伤后误诊为骨折的HRCT识别［J］.中国实用医药，2008，3（1）：45–46.

［14］王元兴，姚博，杜莉芳，等.外伤致上颌骨额突骨折法医学鉴定100例分析［J］.中国法医学杂志，2009，24（3）：203–204.

［15］史景云，袁明远.额窦骨折的CT表现与分型［J］.牡丹江医学院学报，1999，9（3）：235–236.

［16］张亿星，袁明远.弥漫性脑轴索损伤的CT表现［J］.医学影像学杂志，2004，12（4）：543–546.

［17］袁明远，吴春华，裴俊龙.颅骨骨折不伴脑内出血的临床影像学特点［J］.中国临床医生，2013，41（1）：36–37.

［18］Berlin L. Defending the "missed" radiographic diagnosis［J］. AJR Am J Roentgenol，2001，176（2）：317–322.

［19］Barile A，Limbucci N，Splendiani A，et al. Spinal injury in sport［J］. Eur J Radiol，2007，62（1）：68–78.

［20］Limbucci N，Rossi F，Salvati F，et al. Bilateral Suprascapular nerve entrapment by glenoid labral cysts associated with rotator cuff damage and posterior instability in an amateur weightlifter［J］. J Sports Med Phys Fitness，2010，50（1）：64–67.

［21］Masciocchi C，Barile A，Lelli S，et al. Magnetic resonance imaging（MRI）and arthro–MRI in the evaluation of the chondral pathology of the knee joint［J］. Radiol Med，2004，108（2）：149–158.

［22］Guarnieri G，Vassallo P，Pezzullo MG，et al. A comparison of minimally invasive techniques in percutaneous treatment of lumbar herniated discs a review［J］. Neuroradiol J，2009，22（1）：108–121.

［23］Briganti F，Tortora F，Elefante A，et al. An unusual case of vertebral arteriovenous fistula treated with electrodetachable coil embolization［J］. Minimally Invasive Neurosurgery，2004，47（6）：386–388.

［24］Caranci F，Tedeschi E，Leone G，et al.. Errors in neuroradiology［J］. Radiol Med，2015，120（5）：795–801.

［25］Daffner RH，Hackney DB. ACR Appropriateness Criteria on suspected spine trauma［J］. J Am Coll Radiol，2007；4（3）：762–775.

［26］Briganti F，Delehaye L，Leone G，et al. Flow diverter device for the treatment of small middle cerebral artery aneurysms［J］. J Neurointervent Surg，2016，8（2）：287–294.

［27］Muccio CF，Caranci F，D'Arco F，，et al. Magnetic resonance features of pyogenic brain abscesses and differential diagnosis using morphological and functional imaging studies：A pictorial essay［J］.J Neuroradiol，2014，41（1）：153– 167.

［28］Caranci F，Cicala D，Cappabianca S，et al. Orbital Fractures：Role of Imaging［J］. Semin Ultrasound CT MRI，2012，33（2）：385–391.

［29］Cappabianca S，Iaselli F，Negro A，et al. Magnetic resonance imaging in the evaluation of anatomical risk factors for pediatric obstructive sleep apnoea–hypopnoea：a pilot study［J］. Int J Pediatr Otorhinolaryngol，2013，77（1）：69–75.

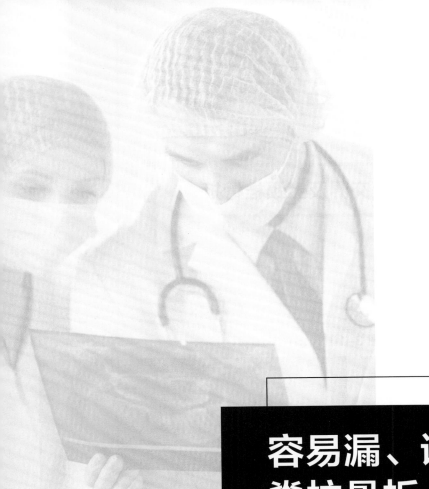

第三章

容易漏、误诊的脊柱骨折

第一节　颅颈交界及上颈椎骨折

男，14岁，头颅外伤，左侧枕骨髁骨折（见图3-1）

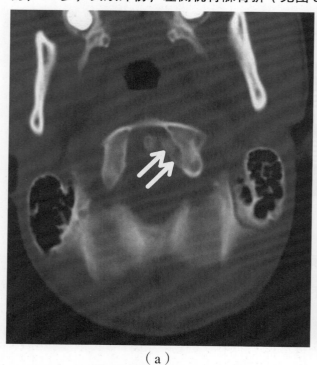

（a）
颅颈交界CT横断位示左侧枕骨髁内侧骨皮质不完整，部分骨片向内侧移位呈撕脱性骨折（双箭头）

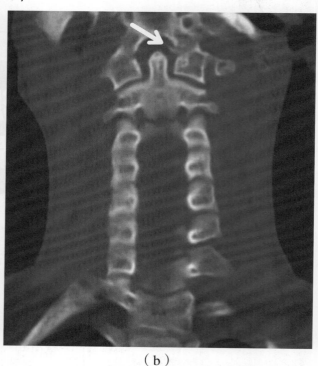

（b）
CT冠状位二维重建示左侧枕骨髁骨皮质毛糙不光整，撕脱性骨皮质向内移位

图3-1

男，28岁，左侧枕骨髁骨折（见图3-2）

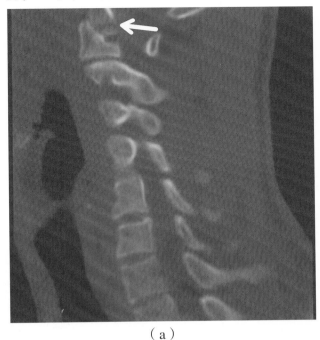

（a）

颈椎CT矢状面重建示左侧枕骨髁内侧撕脱性骨折并左侧寰枕关节半脱位

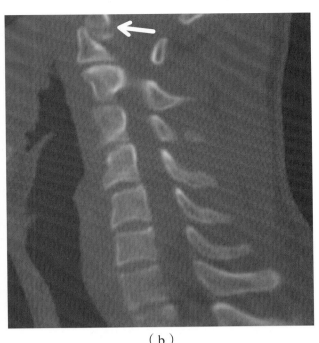

（b）

颈椎CT矢状面重建另一层面示左侧枕骨髁内侧撕脱性骨折并左侧寰枕关节半脱位，寰椎侧块位于枕骨髁前方

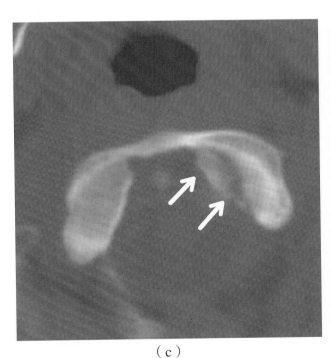

（c）

颈椎CT冠状位重建图示左侧枕骨髁内侧撕脱性骨折并左侧寰枕关节半脱位，左寰椎侧块向外、向上移位

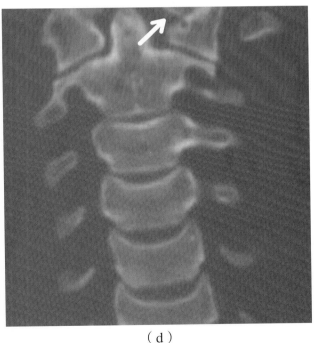

（d）

颈椎CT横断位示左侧枕骨髁向内撕脱并移位，左侧寰齿间隙增宽

图 3-2

男，32岁，左侧枕骨髁及右侧块骨折（见图3-3）

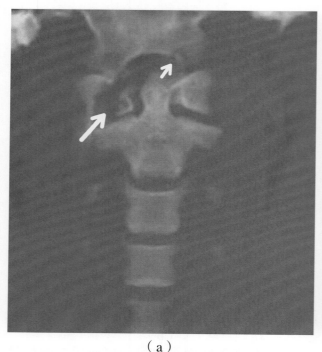

（a）

CT冠状位重建示左侧枕骨髁骨皮质不连（短箭头），右侧寰椎侧块纵行骨折（长箭头）

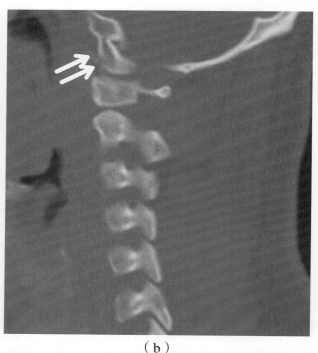

（b）

CT矢状位重建图像示枕骨髁骨折位于前缘，表现为骨皮质毛糙不连

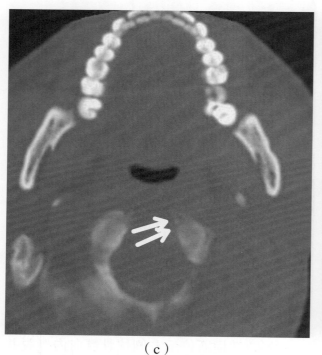

（c）

CT横断位平扫示左枕骨髁骨折发生在前下缘

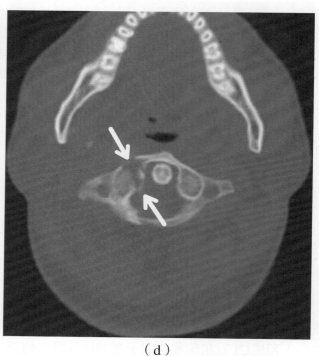

（d）

CT平扫寰椎体层面示表现为右侧侧块骨折累及右侧寰椎前弓

图3-3

女，22岁，左侧枕骨髁及左侧枢椎椎体骨折（见图3-4）

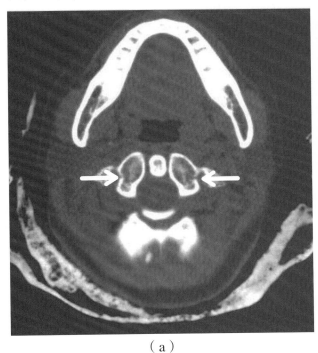

（a）

CT横断位枕骨髁层面示双侧枕骨髁中部线状低密度骨折线，以左侧明显

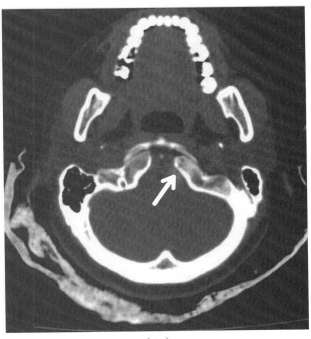

（b）

CT矢状位重建图像示枕骨髁骨折位于前缘，表现为骨皮质毛糙不连

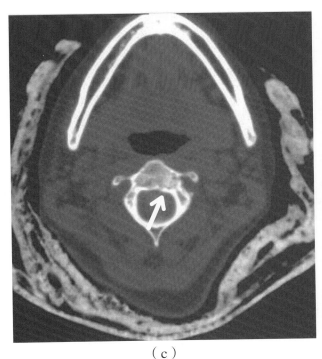

（c）

CT平扫枢椎体层面示表现为枢椎左侧椎体见裂隙样低密度骨折线

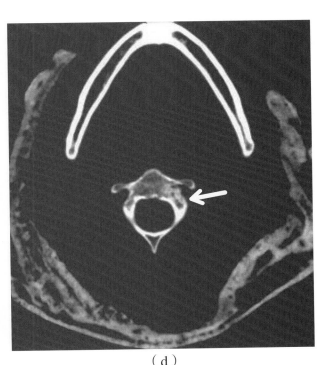

（d）

CT平扫枢椎体层面表现为左侧横突孔内侧缘不规则，可见骨质密度增高，横突孔变小

图 3-4

男，63岁，寰椎前弓骨折（见图3-5）

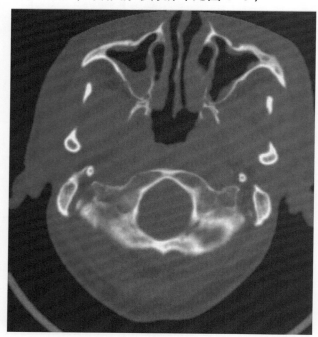

（a）
CT横断面，枕骨大孔下
缘层面示寰椎未见显示

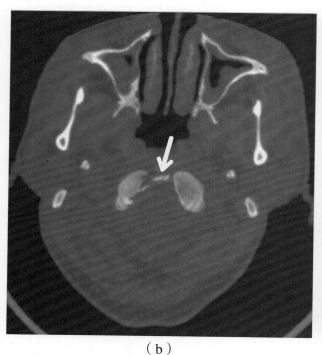

（b）
CT平扫枕骨髁层面示右侧枕骨髁撕脱性骨
折，寰椎前弓部分显示

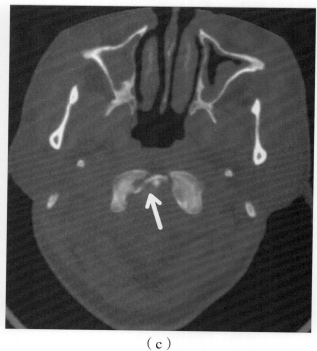

（c）
CT扫描同一患者下一层面示骨窗示寰椎
右侧块及前弓骨皮质欠边续

图3-5

男，40 岁，寰椎爆裂骨折（见图 3-6）

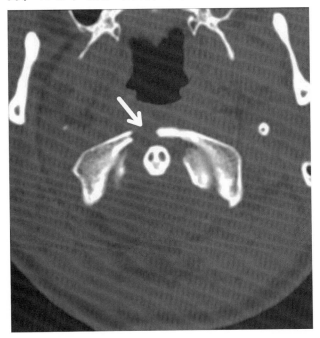

（a）
CT横断位平扫示寰椎前
弓骨折并分离

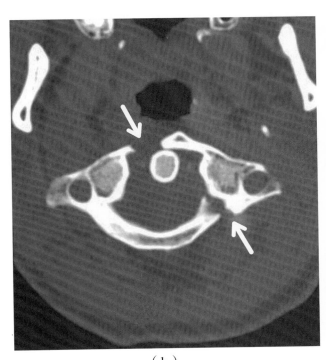

（b）
CT横断位下一层面示前弓及后弓近左侧
块处骨折

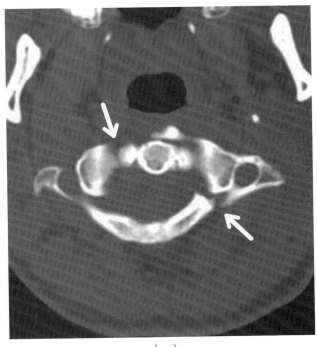

（c）
CT横断位下一层面示寰椎前、后弓多发
骨折

图 3-6

男，48 岁，寰枕关节脱位（见图 3-7）

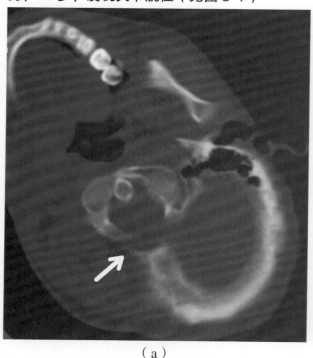

（a）

CT颅颈交界横断位扫描示寰椎相对于枕骨髁向前下移位，右侧寰椎侧块完全脱离枕骨髁

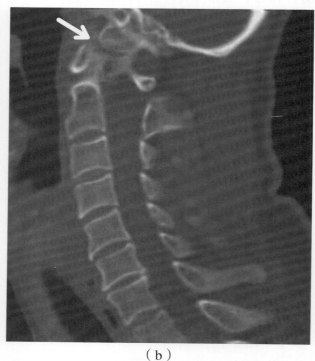

（b）

CT矢状位重建示寰椎左侧块向前移位，寰枕间隙增宽

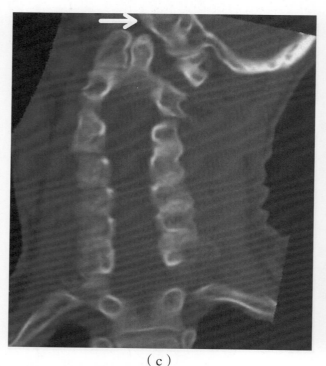

（c）

CT冠状面重建图示寰椎右侧块完全脱离枕骨髁，呈悬空状

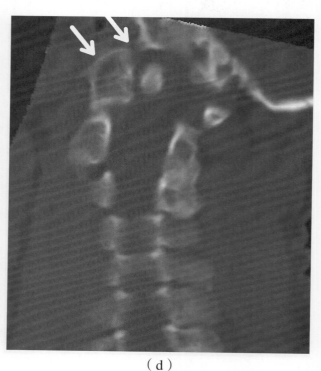

（d）

冠状面重建另一层面示寰椎右侧块完全脱离枕骨髁，呈悬空状

图 3-7

女，52 岁，寰枕关节半脱位（见图 3-8）

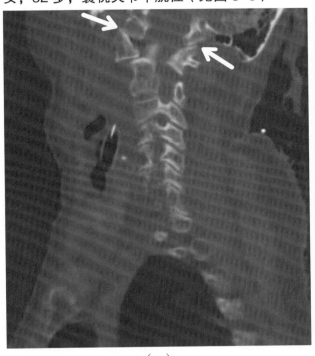 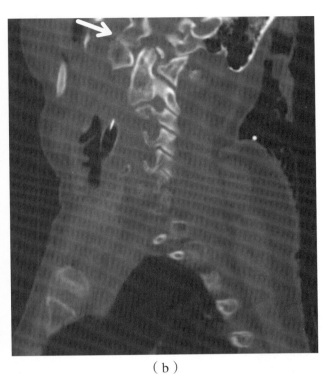

（a）	（b）
CT矢状面重建示寰椎双侧块与枕骨髁相对位置异常	CT矢状面重建另一层面示寰椎左侧块位左枕骨髁前方，齿状突尖撕脱性骨折

图 3-8

女，31岁，寰椎前弓骨折（见图3-9）

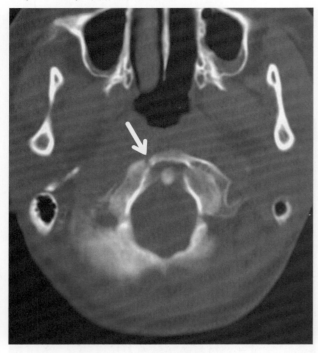

（a）
CT颅颈交界处横断面
示右侧寰椎右侧前弓骨皮质
不连

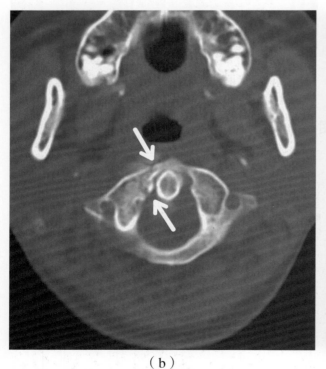

（b）
CT横断位下一层面示前弓骨折累及部分右侧块

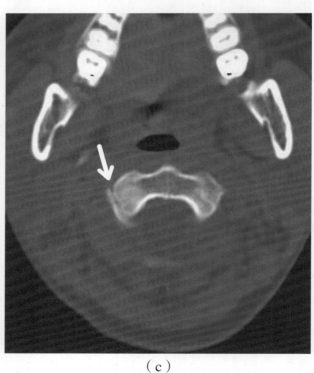

（c）
枢椎CT横断位像示枢椎右侧椎体骨皮质不连

图3-9

男，26岁，寰椎侧块骨折并枢椎体骨折（见图3-10）

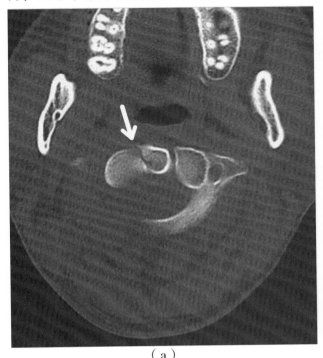

（a）

CT平扫轴位像示寰椎右侧块骨折不连

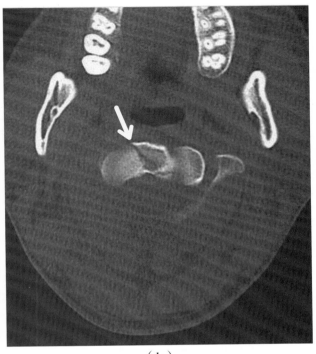

（b）

CT横断位像下一层面示右侧块骨折累及
右侧枢椎体

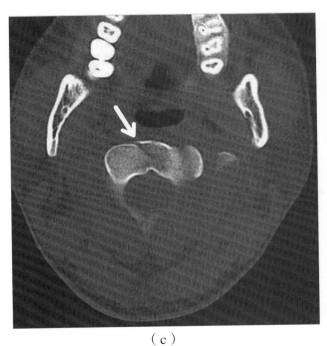

（c）

CT横断位扫描像示枢椎体右侧骨皮质不连

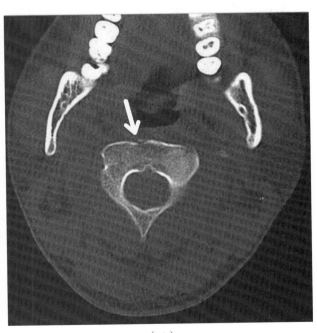

（d）

CT枢椎体平扫另一层面图像示枢椎体前
缘及左侧缘骨皮质毛糙不光整，提示骨折

图 3-10

男，35 岁，颈 4 椎体左侧椎板骨折（见图 3-11）

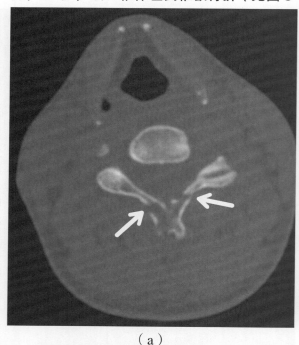 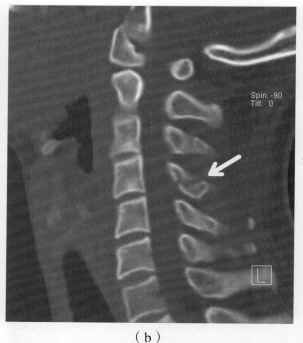

（a）
颈椎椎体CT平扫骨窗示颈4椎体左侧椎板及右侧棘突骨折

（b）
CT 颈椎矢状位重建图像示颈4椎体椎板骨折

图 3-11

男，57 岁，颈 4 左侧椎板及横突骨折（见图 3-12）

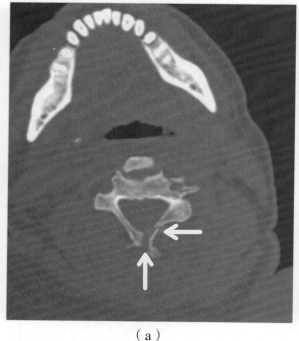 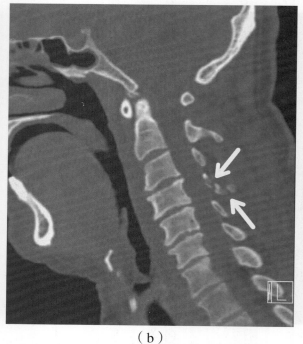

（a）
颈4椎体CT平扫横断位像示颈4左侧椎板、棘突、横突骨折

（b）
颈椎CT矢状位重建图像示颈4左侧椎板、棘突骨折

图 3-12

女，48 岁，齿状突骨折（见图 3-13）

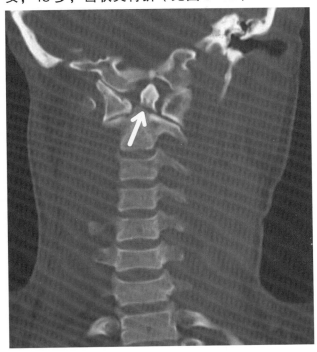

（a）
CT 冠状位重建图像示齿
状突中上部斜形骨折，右侧
寰齿间隙加宽

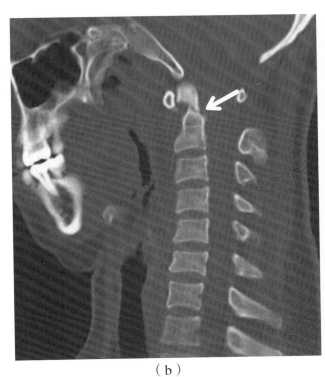

（b）
CT 矢状位重建图像示齿状突远端向前向上
移位

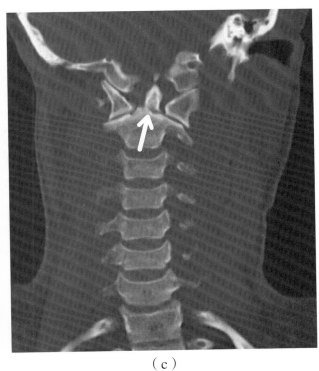

（c）
CT 冠状位重建图像另一层面示齿状突断端
远端向左移位明显

图 3-13

男，43岁，齿状突骨折（见图3-14）

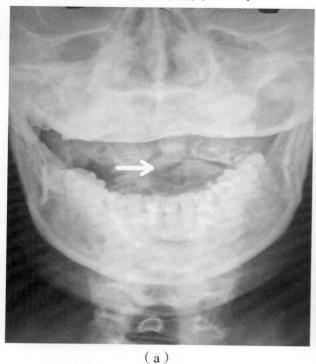

（a）

X线张口位片示齿状突下缘见线状低密度影，齿状突与侧块的间隙右宽左窄

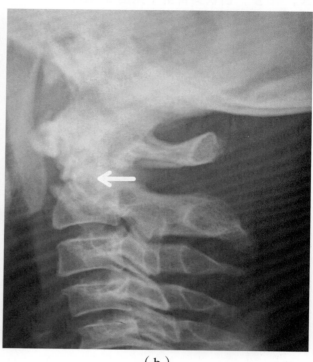

（b）

颈椎侧位片示齿状突中部前缘骨皮质毛糙不连

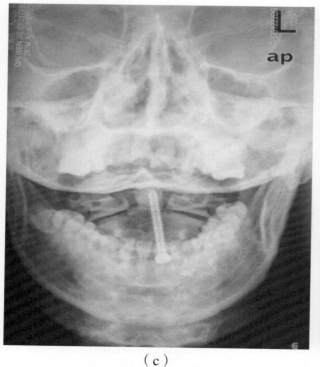

（c）

前路内固定术后颈椎张口位片示内固定后齿状突断端对位对线良好

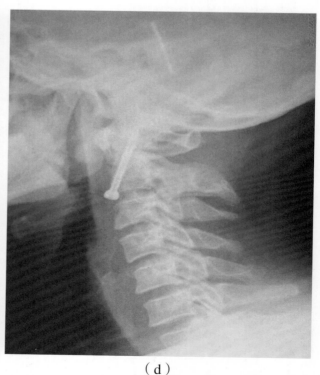

（d）

前路内固定术后颈椎侧位片示内固定后齿状突断端对位对线良好

图3-14

男，37岁，枢椎双侧椎弓骨折（见图 3-15）

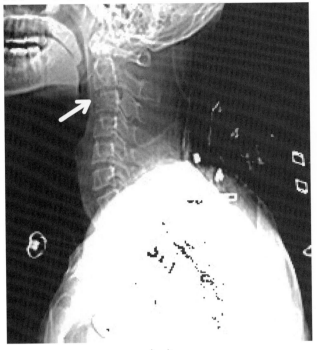

（a）
CT扫描定位片示颈2椎体轻度前滑

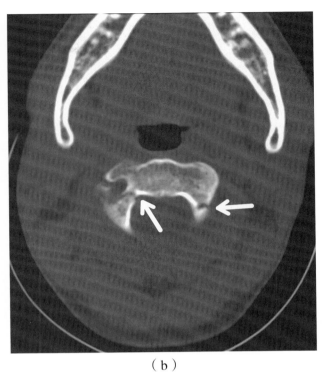

（b）
CT横断位图像示颈2椎体双侧椎弓根骨皮质不连

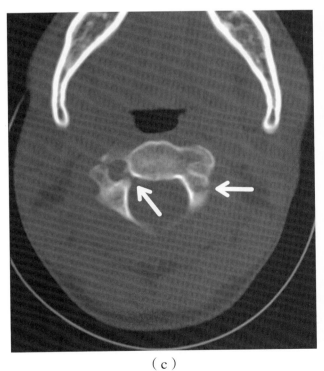

（c）
CT横断位图像下一层面示右侧椎弓根不连，左侧见横形低密度骨折线

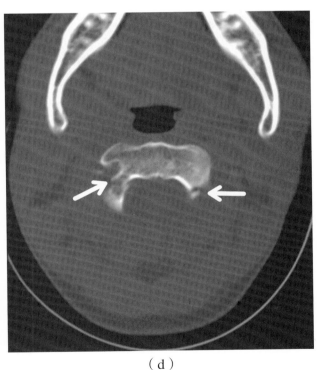

（d）
CT轴位扫描下一层面示双侧椎弓根不连明显

图 3-15

男，43 岁，枢椎体双侧椎弓骨折（见图 3-16）

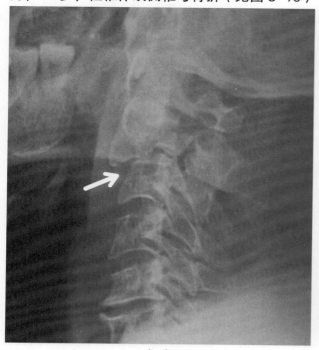

（a）

颈椎侧位平片示颈 2 椎体向前脱位

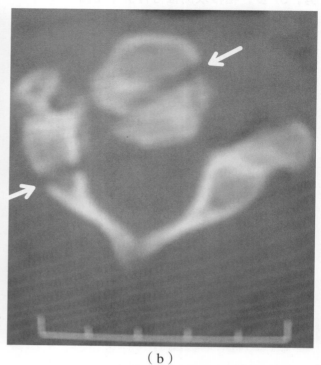

（b）

枢椎 CT 横断面扫描图像示右侧椎板及椎体同一方向的斜形骨折线

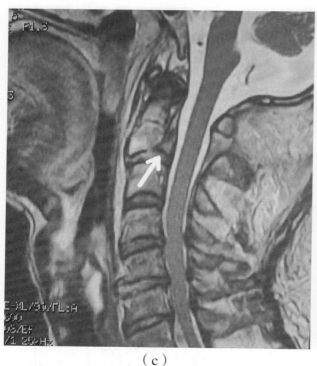

（c）

头颅牵引术后颈椎 MRIT2WI 成像示齿状突后部撕脱骨折，枢椎体前脱位程度好转

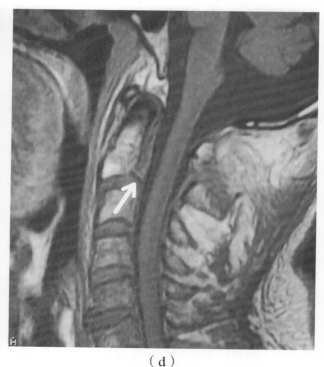

（d）

MRI T1WI 成像示脊髓信号如常，齿状突后部撕脱骨折，枢椎体前脱位程度好转

图 3-16

男，37 岁，颅颈联合伤（见图 3-17）

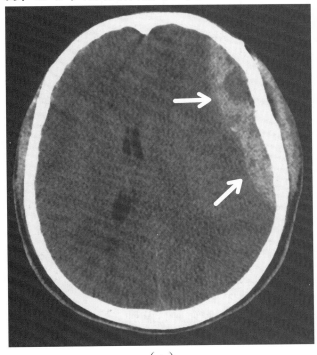

（a）

头颅CT平扫横断位像示左侧额颞叶硬膜外血肿及头皮血肿

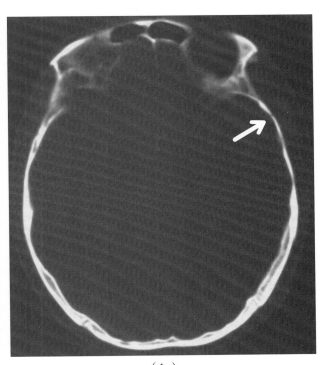

（b）

头颅骨窗示左颞骨骨折

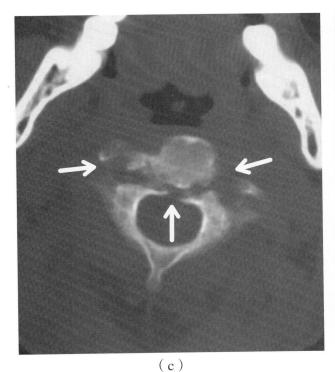

（c）

颈4椎体CT横断位像示颈4椎体横形骨折，累及双侧横突孔及后缘终板

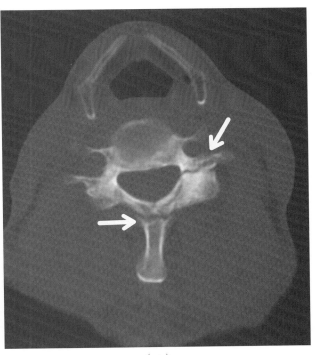

（d）

颈4椎体CT横断位像另一层面示颈4椎体左侧椎板及棘突骨折

图 3-17

女，42岁，颅颈联合伤（见图3-18）

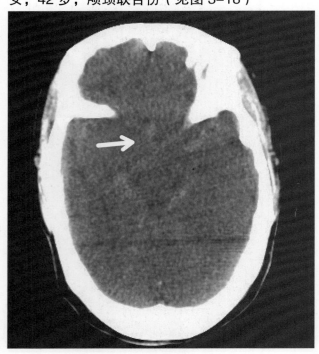

（a）
头颅CT平扫表现为基
底池蛛网膜下腔血肿，脑肿
胀，鞍上池闭塞

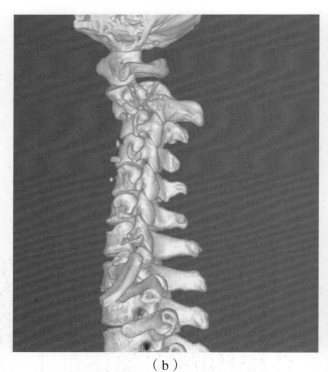

（b）
颈部CT三维重建示颈1~2椎体向前脱位

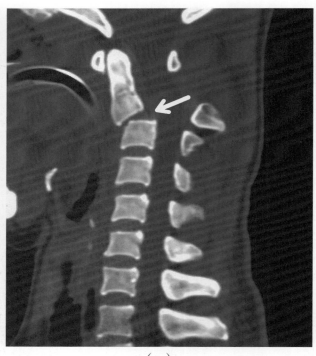

（c）
CT矢状位重建示寰枢椎向前半脱位，后
部结构棘突间距增大

图3-18

男，60岁，颅颈联合伤（见图3-19）

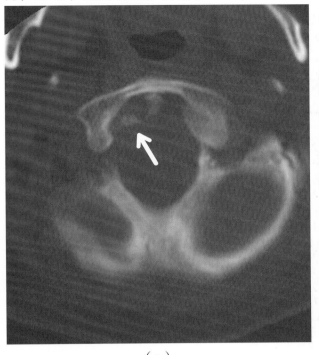

（a）
头颅CT平扫示寰椎右侧块撕脱性骨折

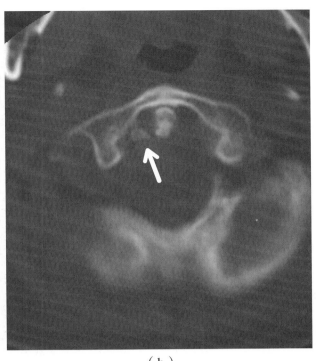

（b）
CT横断位下一层面示寰椎右侧块内侧撕脱性骨折

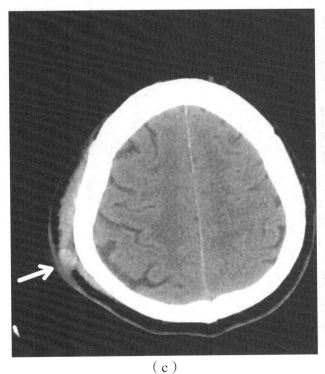

（c）
头颅CT平扫示右侧顶部头皮血肿

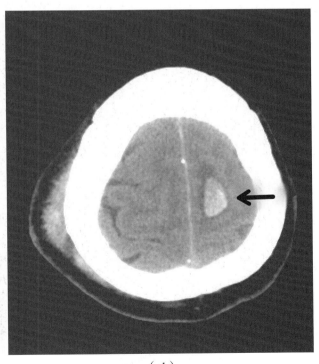

（d）
头颅CT平扫横断位像示左侧顶叶脑内血肿

图 3-19

第二节　下颈椎骨折

女，41岁，颈6棘突骨折（见图3-20）

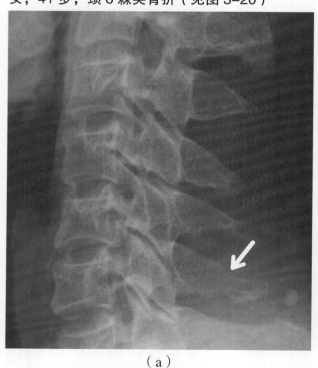

（a）

颈椎侧位片示颈6棘突骨折

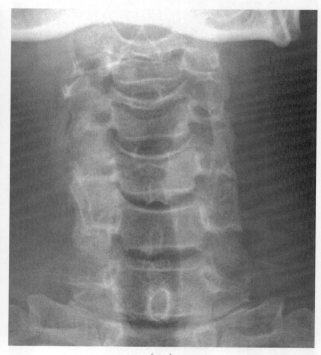

（b）

颈椎正位片图像示颈6棘突骨折显示不清

图3-20

女，42 岁，颈 5 左侧棘突骨折（见图 3-21）

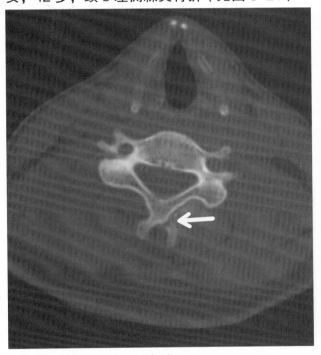

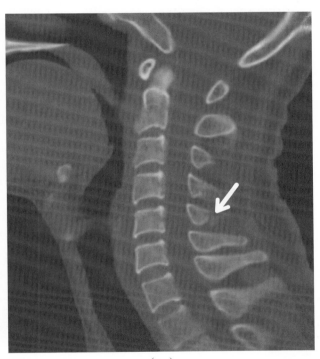

（a）
颈椎CT平扫示颈5左侧棘突骨折

（b）
颈椎CT矢状位图像示颈5棘突骨折

图 3-21

男，9 岁，颈 3 椎体棘突骨折，伴颈 3 椎体前半脱位（见图 3-22）

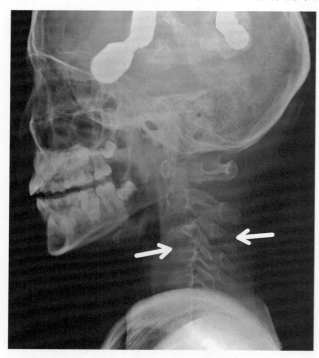

（a）
X 线平片床边右侧位示颈
椎生理曲度反曲，颈 3 椎体棘
突骨折，断端分离

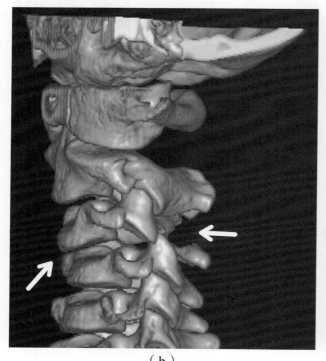

（b）
CT 平扫三维 VR 重建示颈 3 椎体棘突骨折，
断端分离

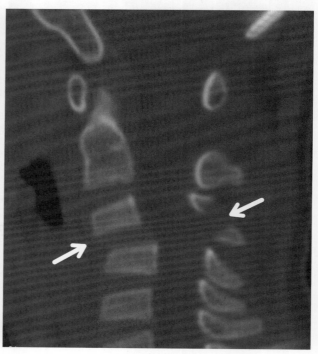

（c）
CT 平扫矢状位重建示 C3 椎体棘突骨折，
断端分离，颈 3 椎体 I° 向前滑脱

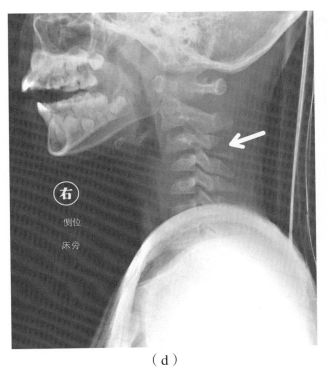

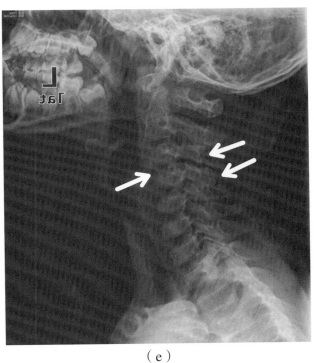

（d）
X线平片床边右侧位示，牵引复位后C3椎体棘突骨折，断端分离，复位后未见滑脱

（e）
X线平片左侧位示，复位1周后，生理曲度正常，C3、C4椎体棘突骨折，断端对位对线可

图 3-22

男,38岁,颈椎过屈性损伤并多发骨折、双侧关节突骨折脱位（见图3-23）

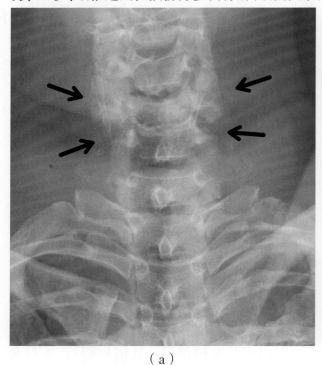

（a）

X线平片正位示颈椎5、6椎体及附件多发骨折

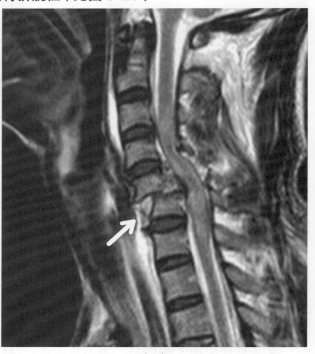

（b）

MRI平扫T2Wil图像

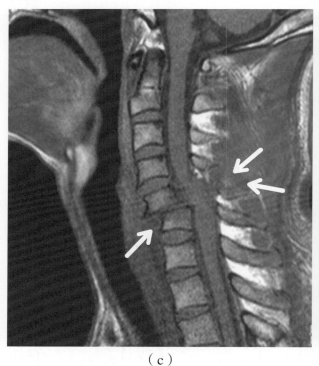

（c）

MRI平扫T1WI图像

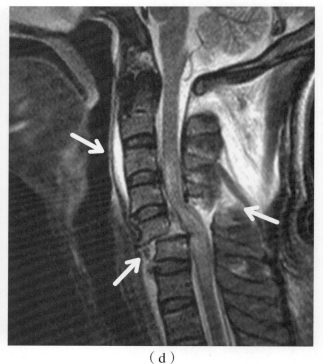

（d）

T2WI-FS矢状位图像

（b）（c）（d）示C5椎体Ⅱ°向前滑脱，C5、C6椎体及附件见骨挫伤改变，颈部软组织肿胀，前纵韧带肿胀

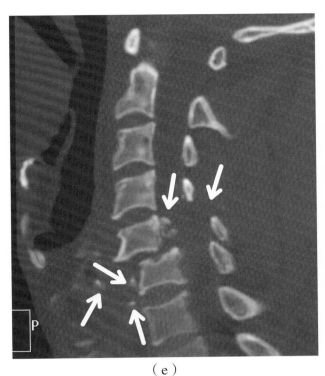

（e）

CT平扫矢状位重建示C5椎体Ⅱ°向前滑脱，C5、C6椎体及附件多发骨折，小骨片游离，骨片进入椎管

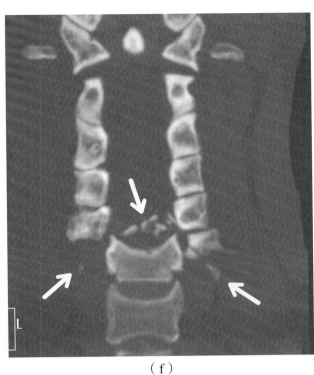

（f）

CT平扫冠状位重建示C5、C6椎体及附件多发骨折，小骨片游离

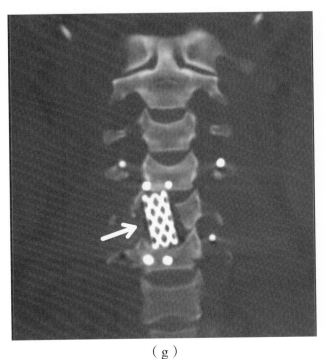

（g）

CT平扫冠状位及矢状位重建示内固定术后颈椎序列及生理曲度恢复

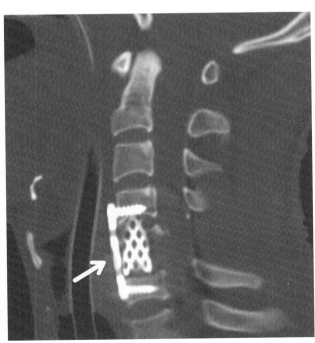

（h）

C4~C6椎体见金属内固定，C5椎体及附件部分骨质缺损

图 3-23

女，53岁，车祸伤，颈椎分离（见图3-24）

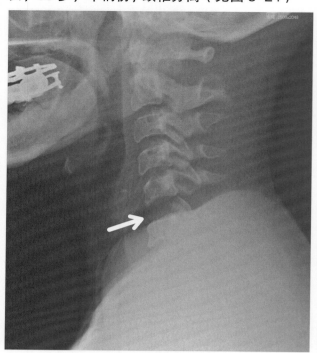

（a）

X线平片侧位示C5~C6
椎体分离，椎间隙明显增大

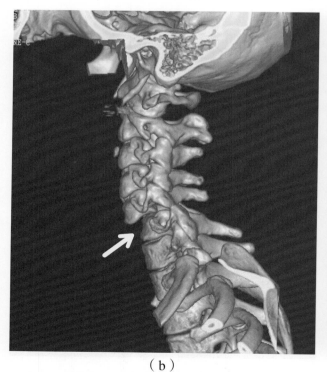

（b）

CT平扫三维VR重建示C5椎体Ⅲ°向前滑
脱，C5~C6椎体分离，椎小关节脱位

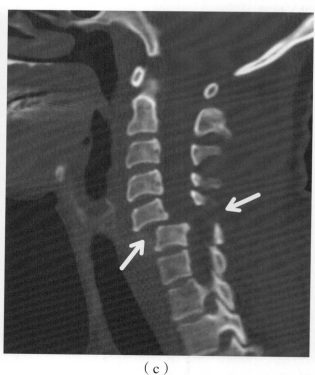

（c）

CT平扫矢状位重建示C5椎体Ⅲ°向前滑
脱，C5~C6椎体后部结构分离，椎小关节脱位

图3-24

男，23 岁，颈椎骨折前半脱位（见图 3-25）

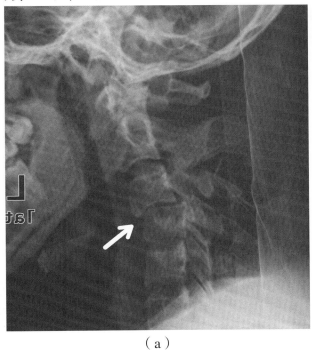

（a）

X 线平片侧位示颈椎生理曲度反曲，C3 椎体 I°向前滑脱

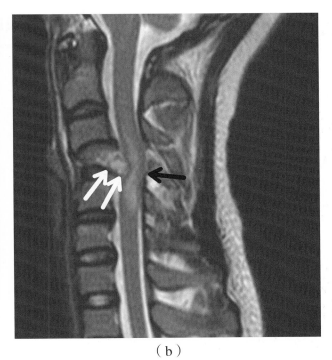

（b）

MRI 平扫 T2WI

（b）和（c）示颈 4 椎体及附件骨挫伤，骨碎片向后突入椎管（双箭头），脊髓受压损伤

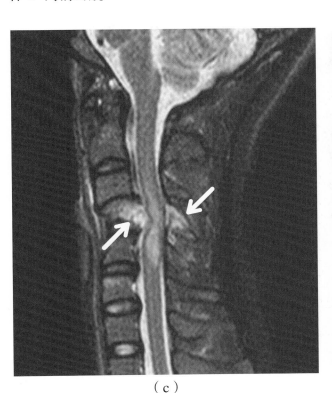

（c）

T2WI-FS 矢状位

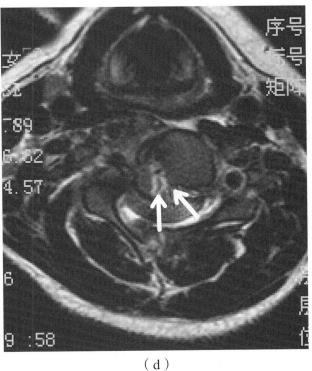

（d）

MRI 平扫 T2WI 轴位示 C4 椎体骨折，脊髓损伤

图 3-25

第三节　颈胸交界骨折

男，46岁，下颈椎多发骨折（见图3-26）

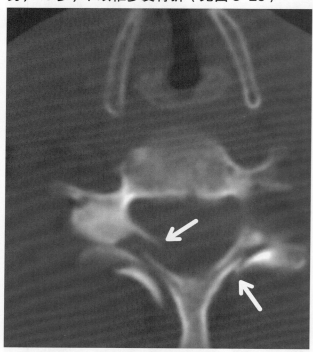

（a）
CT平扫轴位示下颈椎双侧椎板骨折

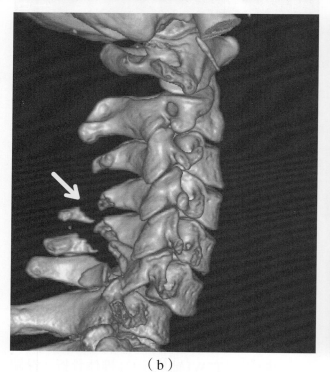

（b）

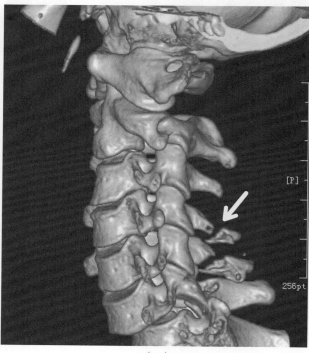

（c）

CT平扫三维VR重建示C4~C6椎体棘突撕脱性骨折，断端分离

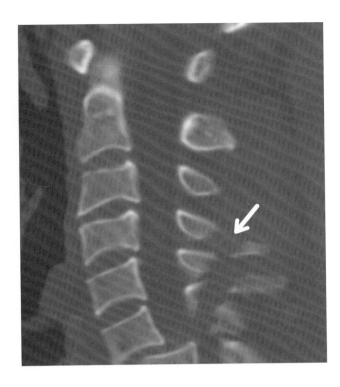

（d）

CT平扫矢状位重建示C6
椎体Ⅱ°向前脱位，C4~C6椎体
棘突骨折，断端分离

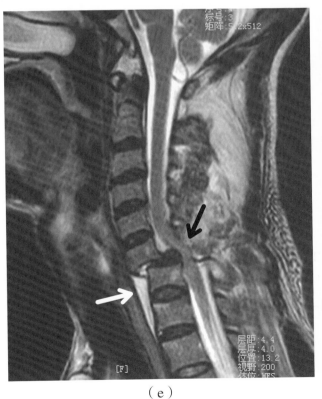

（e）

MRI平扫T2WI级

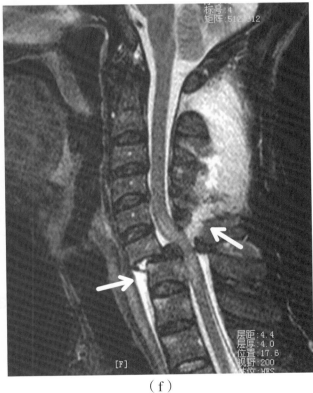

（f）

T2WI-FS矢状位

（e）和（f）示C6椎体Ⅱ°向前滑脱，C4~C6椎体棘突骨折，C7及T1椎体前方血肿（白长箭），
颈部软组织肿胀

图 3-26

男，46 岁，下颈椎骨折（见图 3-27）

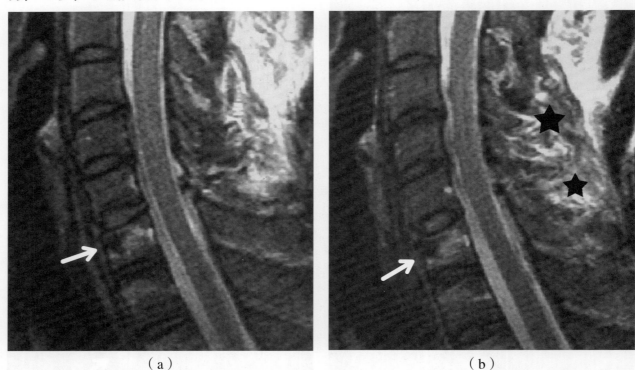

（a） （b）

MRI平扫T2WI-FS矢状位连续层面示C7、T1、T2椎体骨挫伤，颈部软组织肿胀（黑五角星），脊髓信号正常

图 3-27

第四节　胸椎骨折

男，24 岁，胸椎多发骨折（见图 3-28）

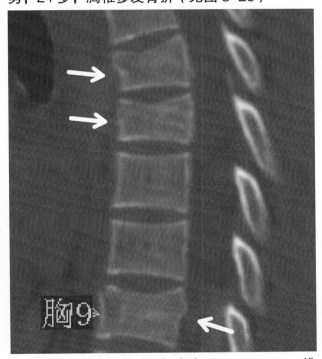

胸椎CT平扫矢状位重建示T5、T6、T9椎体压缩性骨折，T2、T3椎体骨皮质扭曲

图 3-28

男 47，胸 6 骨折（见图 3-29）

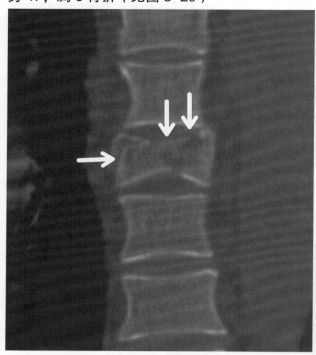

（a）
胸椎CT平扫冠状位重
建示T6椎体变扁，多发骨折
线，累及上下椎间隙

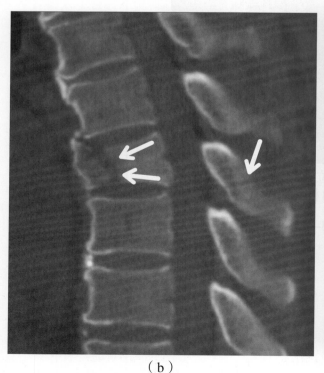

（b）

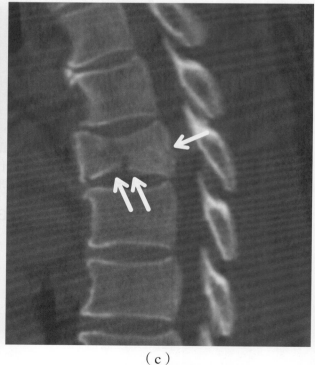

（c）

胸椎CT平扫矢状位重建示T6椎体爆裂性骨折，小骨片凸入椎管，相应棘突骨折

图 3-29

男，37 岁，胸椎骨折脱位，无脊髓损伤的骨折脱位（见图 3-30）

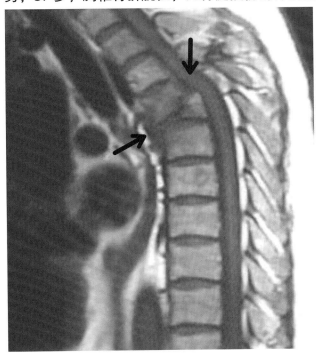

（a）
MRI 平扫 T1WI 示 T4、T5
椎体楔形变伴脱位，椎管未
见明显狭窄

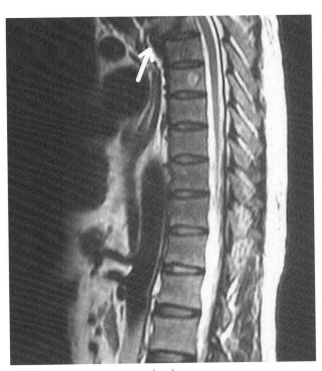

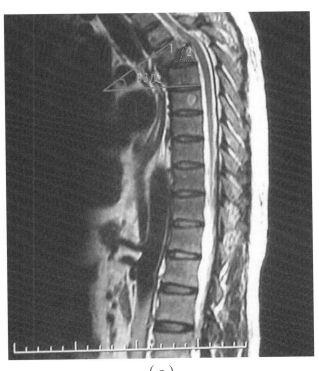

（b）
MRI 平扫 T2WI 示 T4、T5 椎体楔形变伴脱位，椎体骨髓水肿不明显，脊髓少许水肿，T4 及
T5 明显移位，T4 椎体与 T6 椎体成角达 33°，T5 椎体萎缩后移

图 3-30

女，49岁，T4椎无脊髓损伤的T4椎体压缩骨折（见图3-31）

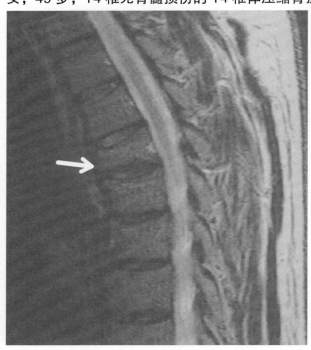

（a）
MRI平 扫T2WI示T4椎体变扁，呈楔形变，少许骨髓水肿，脊髓信号正常

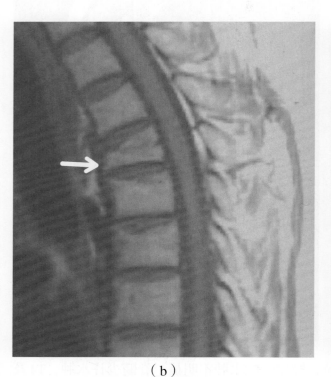

（b）

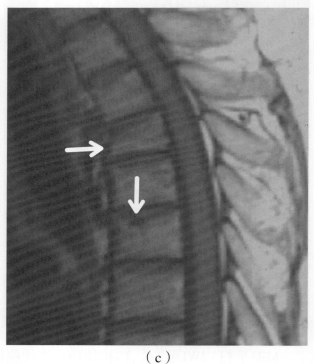

（c）

MRI平扫T1WI示T4椎体变扁，呈楔形变T6椎体上缘许莫氏结节形成

图3-31

男，42 岁，胸 11 压缩性骨折（无脊髓损伤）（见图 3-32）

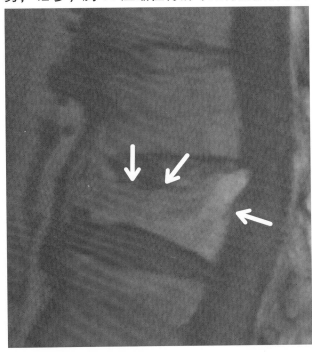

（a）
MRI 平扫 T1WI 示 T11 椎体变扁，呈楔形变，椎管轻度狭窄

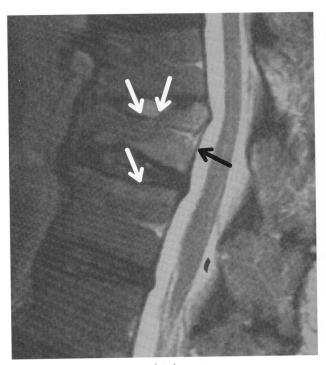

（b）

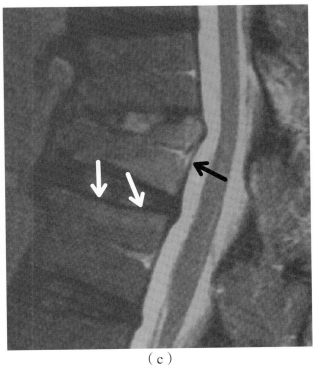

（c）

MRI 平扫 T2WI 示 T11 椎体变扁（双白短箭），呈楔形变，骨髓水肿，T12 椎体上缘少许骨髓水肿，脊髓信号正常

图 3-32

男，36 岁，胸 7 压缩骨折（见图 3-33）

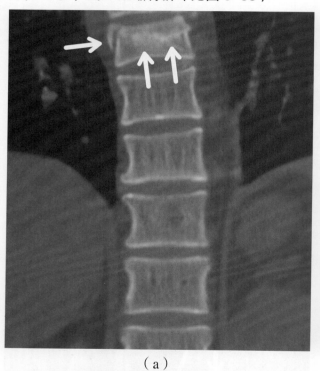
（a）

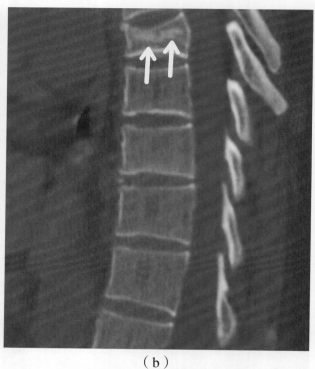
（b）

CT平扫冠状位重建示T7椎体变扁，骨折线清晰，小骨片分离

矢状位重建示T7椎体变扁，呈楔形变，骨折线清晰，椎管稍变窄

图 3-33

男，23岁，胸11压缩骨折（见图3-34）

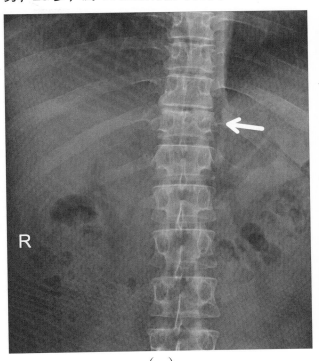

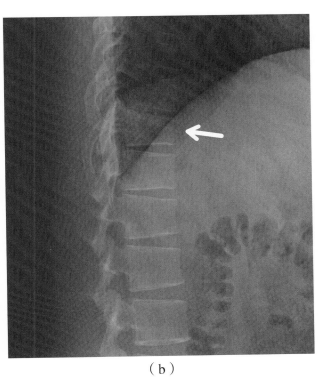

（a）
X线平片正位示T11椎体稍变扁

（b）
X线平片侧位示T11椎体变扁，呈楔形变，骨折线尚清晰

图3-34

第五节　胸腰交界骨折

男，42岁，胸腰交界处骨折（见图3-35）

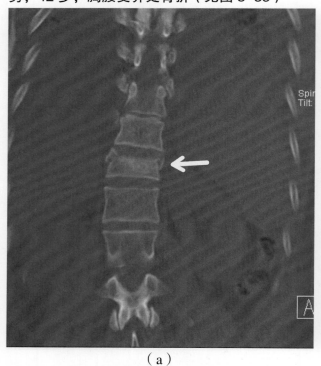

（a）

CT冠状位重建图，T9椎体压缩变扁，密度增高

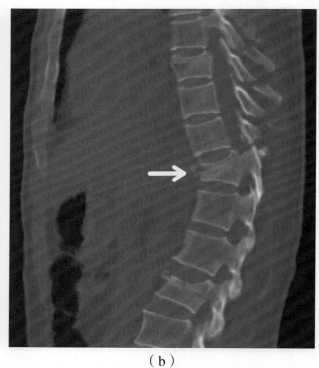

（b）

CT矢状位重建图像T8、T9、T11多发棘突骨折，T9、T12、T3椎体多发椎体压缩骨折

图3-35

女，42 岁，胸腰椎交界处骨折（见图 3-36）

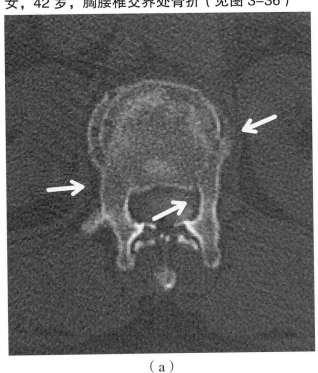

（a）

CT脊柱横断位，示L1双侧终板骨皮质毛糙不连，后缘终板骨皮质不连

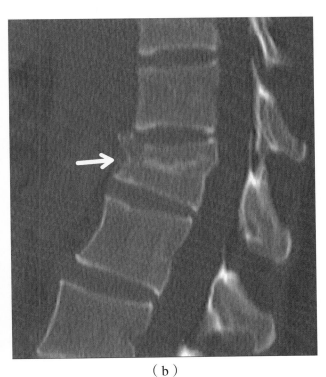

（b）

CT矢状位重建图像，示L1压缩楔形变，前、后缘终板不平，上缘终板骨皮质断裂

图 3-36

男，50 岁，T12 水平带骨折（见图 3-37）

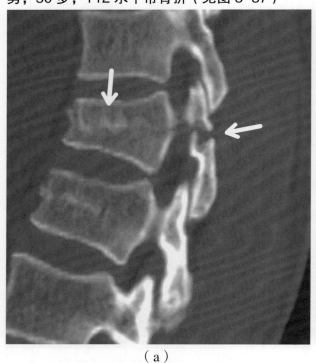

（a）

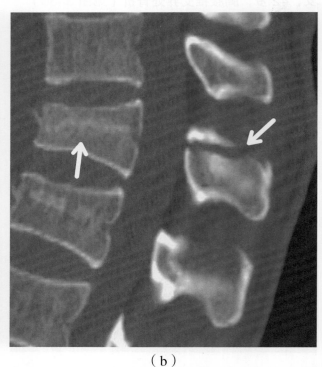

（b）

CT 胸腰交界处扫描后矢状位重建，示 T12 及 L1 椎体压缩，骨折线呈密度增高的线状影，T12 骨折线延及下关节突椎板

CT 矢状位重建另一层面图像，示 T12 横形骨折线延及后方棘突

图 3-37

男，57岁，胸腰交界处过屈性损伤并骨折（见图3-38）

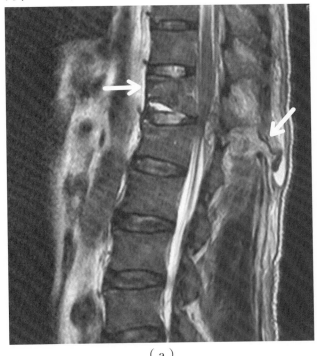

（a）

胸腰椎MRIT2WI图像，示T12/L1间盘撕脱，T12压缩，后部结构韧带区及背部呈高信号

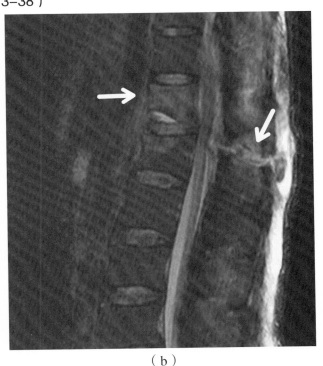

（b）

MRIT2WI压脂图像，示后部结构区呈条状异常高信号区，T12及L1椎体呈轻度增高信号

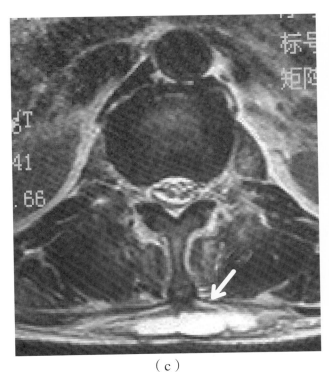

（c）

MRT2WI L1横断位图像，示棘突后方呈片状高信号

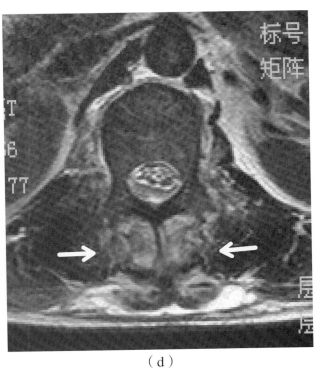

（d）

MRIT2WIL1另一层面，示后部结构棘突旁肌肉群呈片状高信号，提示拉伤

图 3-38

男，58 岁，胸腰椎交界处骨折（见图 3-39）

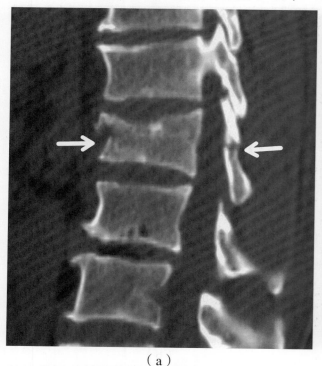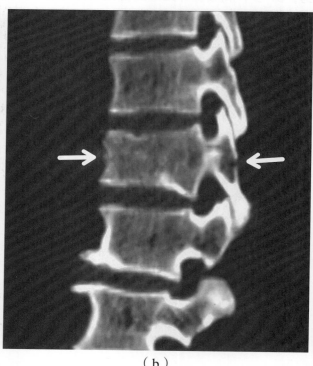

（a）

CT 胸腰椎矢状位重建图像，示 T12 椎体及附件横形骨折，骨折线横向贯通椎体及附件骨

（b）

CT 矢状位重建另一层面，示 T12 椎体压缩并线状嵌入

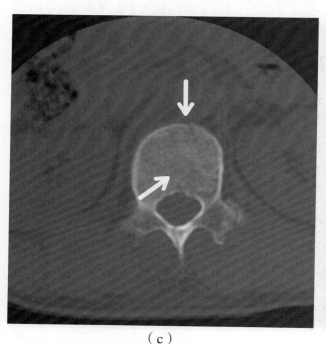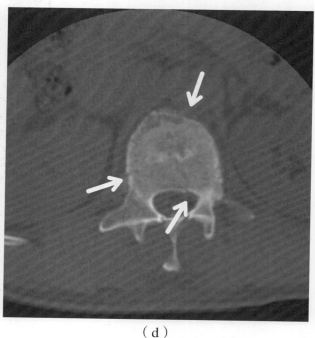

（c）

T12 椎体 CT 横断位扫描像，示椎体中部密度增高，前缘终板骨皮质不连

（d）

CT 横断面平扫另一层面，T12 椎体前、右侧及后缘终板均不连，提示爆裂骨折

图 3-39

男，82 岁，胸腰椎交界处骨折（见图 3-40）

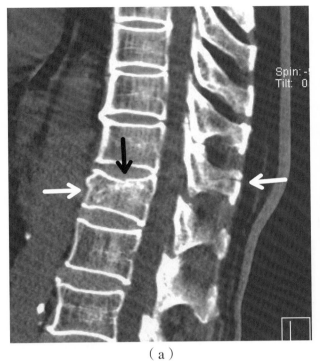

（a）

胸腰交界CT矢状位重建图像，T12椎体
轴向压缩，上缘及前缘终板骨皮质降起或凹
陷，提示骨折

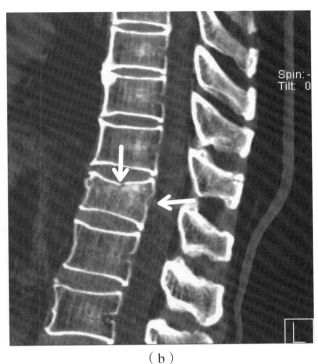

（b）

CT另一层面图像，提示T12椎体终板后缘
凹凸不平，可疑骨折

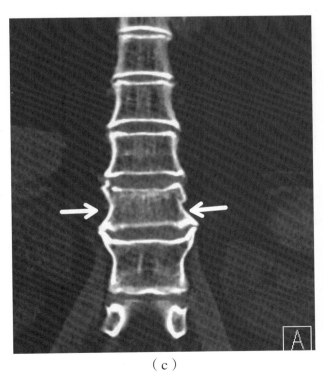

（c）

CT冠状位重建图像，示T12压缩骨折明显

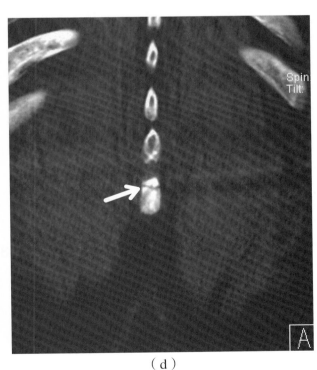

（d）

CT冠状位重建，提示T12棘突横向骨折

图 3-40

男，31岁，胸腰交界处脊柱骨折脱位（见图3-41）

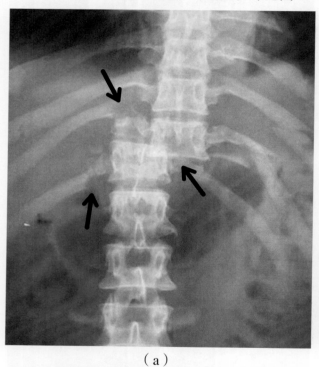
（a）

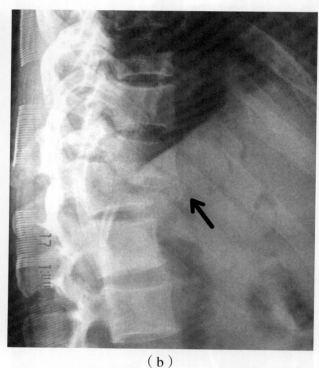
（b）

X线正位平片，砸压伤，正位片示T11椎体向左Ⅲ°滑脱，T11及T12椎体骨折脱位，临近部分肋骨骨折

X线侧位片，侧位片示胸腰段序列不稳，T11椎体Ⅲ°向前滑脱，T11及T12椎体骨折伴脱位

图3-41

男，50 岁，胸 12 水平带骨折（见图 3-42）

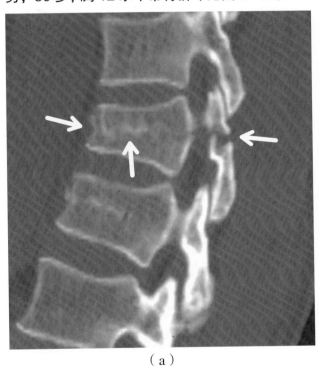

（a）

CT平扫矢状位重建，示T12椎体变扁，呈楔形变，见横行骨折线影，相应椎体附件骨折，骨折线连线呈水平状另见L1椎体压缩性骨折

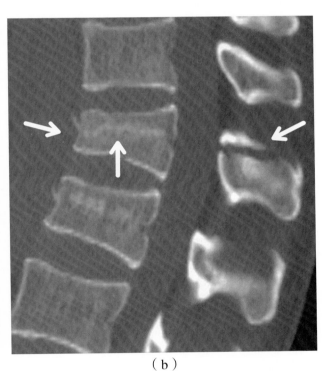

（b）

CT平扫矢状位重建，另一层面矢状位重建示T12椎体变扁，呈楔形变，见横行骨折线影，相应椎体附件骨折，骨折线连线呈水平状另见L1椎体压缩性骨折

图 3-42

第六节 腰椎骨折

女，72岁，腰椎骨折（见图3-43）

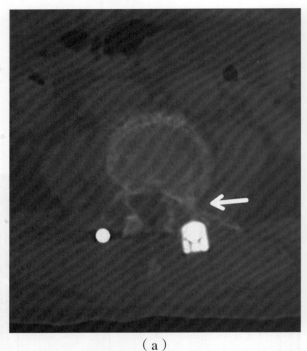

（a）

腰椎CT横断位，内固定术后，左侧椎管内见骨碎片，左侧椎弓根断裂

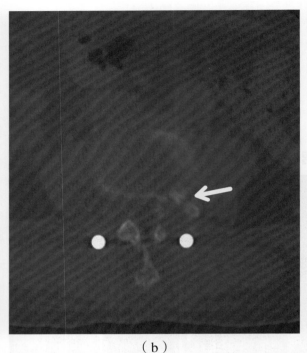

（b）

腰椎CT横断位图像下一层面，示左侧椎弓根断裂

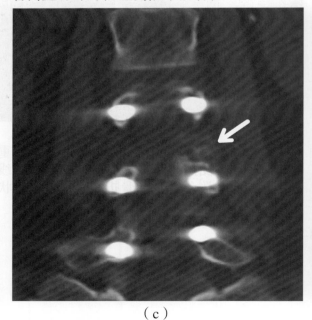

（c）

CT冠状位重建图像，左侧椎板及椎小关节结构模糊，骨皮质不连

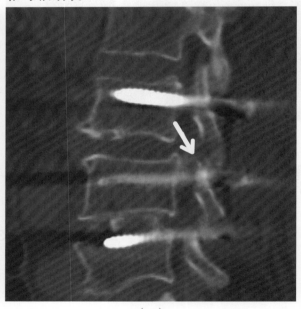

（d）

CT矢状位重建图像，示L4左侧上关节突（箭头）及椎板骨皮质断裂不连

图 3-43

男，48 岁，横突骨折（见图 3-44）

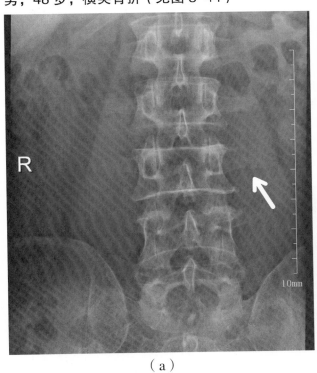

（a）

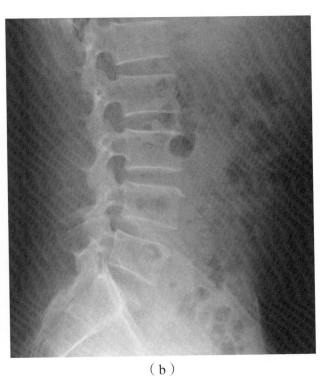

（b）

X线正位平片，示L3左侧横突骨皮质断裂，断端对位对线尚可

X线侧位片，示腰椎横突重叠无法显示，腰椎椎体未见明显骨折

图 3-44

男，35岁，外伤后许莫氏结节形成（见图3-45）

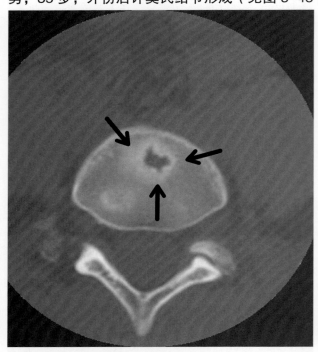

（a）
CT平扫轴位，外伤3年后腰疼轴位示L5椎体下缘见囊性低密度影，边缘硬化

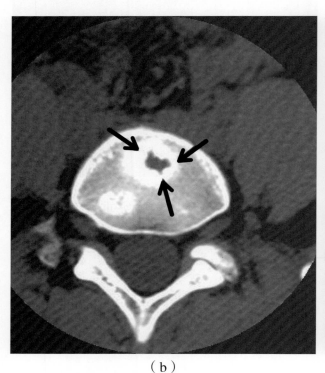

（b）
下一层面软组织窗CT平扫轴位，示L5椎体下缘见囊性低密度影，边缘硬化明显

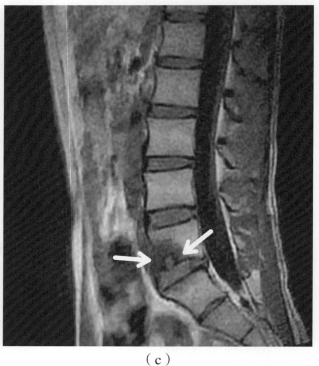

（c）
MRI平扫质子加权相，L5椎体下缘见囊性灶，部分椎间盘凸入，周围见骨髓呈水样低信号

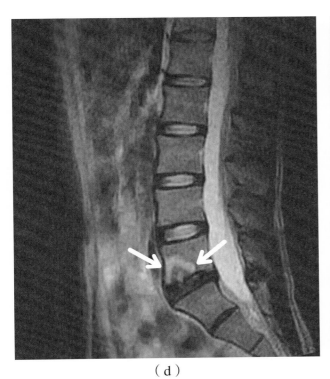

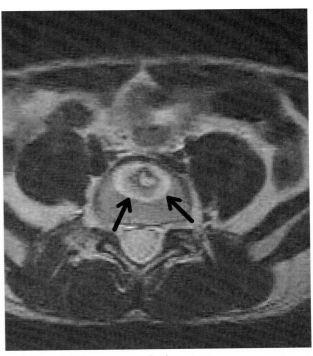

（d）

MRI平扫T2WI压脂相，T2WI水脂分离示L5
椎体下缘见囊性灶，部分椎间盘凸入，周围见骨
髓水肿影

（e）

MRI平扫T2WI，示L5椎体下缘见囊性高信
号灶，外周见水肿信号

图 3-45

女，60岁，L1压缩骨折（见图3-46）

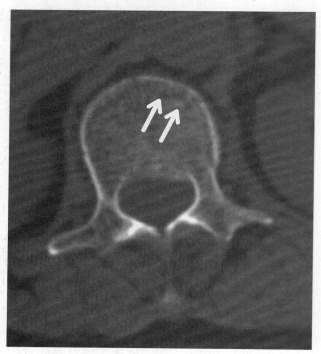

（a）
CT平扫轴位，示L1椎
体前部见骨折透亮线影

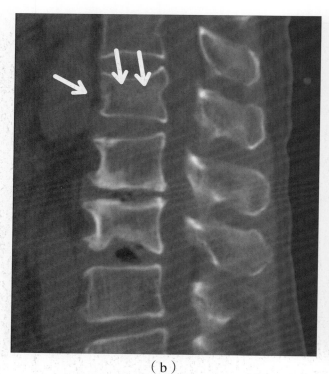

（b）
CT平扫矢状位重建，示L1椎体变扁，呈
楔形变，骨折线清晰

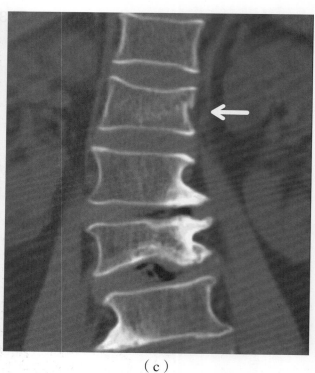

（c）
CT平扫冠状位重建，示L1椎体变扁，左
缘骨皮质断裂

图3-46

男，40岁，腰3椎体单纯压缩骨折（见图3-47）

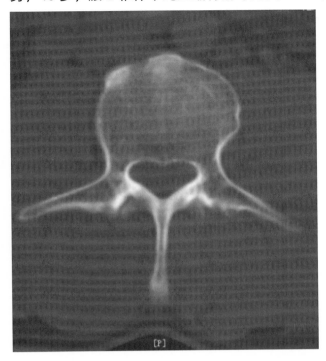

（a）
CT平扫轴位，示L3椎体
前部见骨皮质扭曲

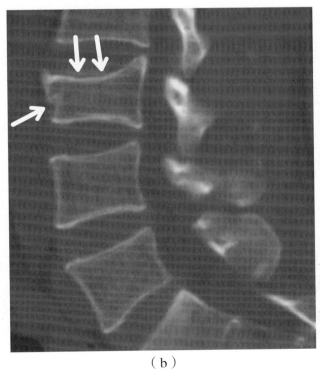

（b）
CT平扫矢状位重建，示L3椎体变扁，呈
楔形变，前缘骨质断裂

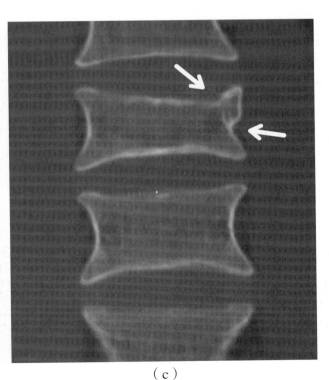

（c）
CT平扫冠状位重建，示L3椎体变扁，椎
体左缘骨皮质扭曲

图3-47

女，72 岁，L2 椎体骨折（见图 3-48）

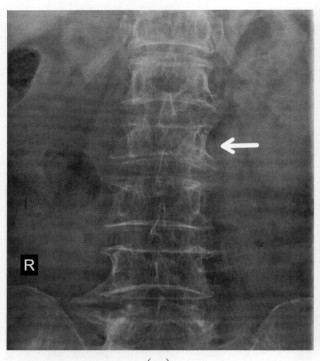

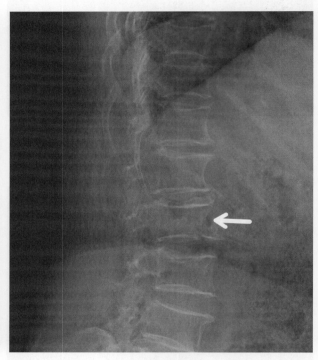

（a）

X 线正位平片，示 L2 椎体变扁

（b）

X 线侧位片，示 L2 椎体前下缘骨质断裂

图 3-48

男，52岁，L2椎体压缩性骨折（见图3-49）

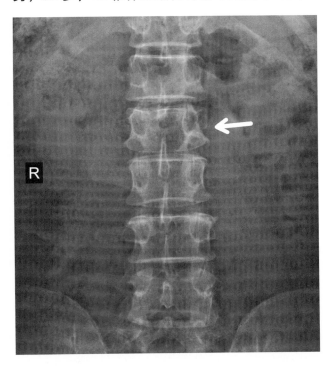

（a）
X线正位平片，示L2椎
体稍变扁

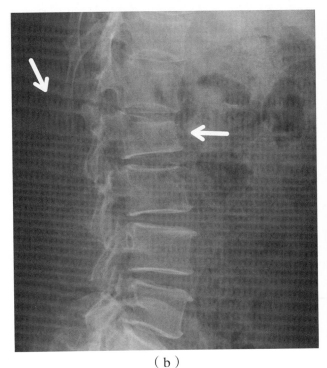

（b）
X线侧位片，示L2椎体变扁，呈楔形变，
L1椎体棘突骨折

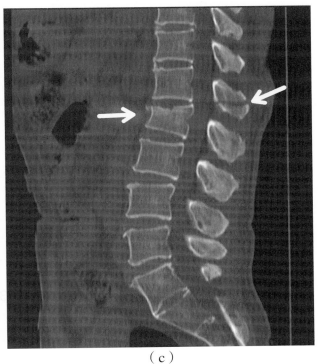

（c）
CT平扫矢状位重建，示骶椎腰化，L2椎
体变扁，呈楔形变，见骨质断裂，前缘见小骨
片分离，L1棘突骨折

图3-49

女，67 岁，腰椎 1 压缩骨折（见图 3-50）

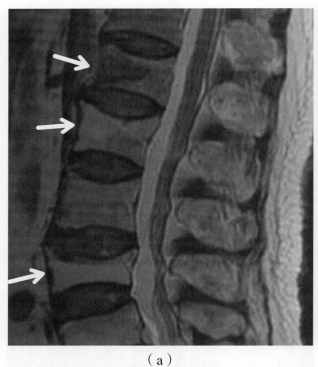 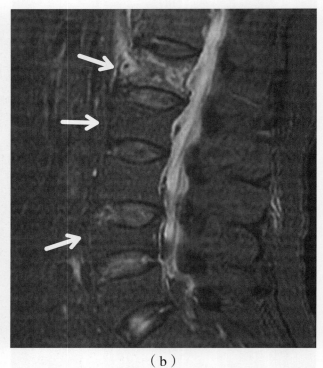

（a）

MRI 平扫 T1WI 矢状位，示 L1、L2、L4 椎体变扁，L1 椎体见斑片状稍低信号影

（b）

MRI 平扫 T2WI-FS 矢状位，示 L1、L2、L4 椎体变扁，L1 椎体见斑片状高信号影，考虑 L1 椎体压缩性骨折，L2 及 L4 椎体陈旧性骨折

图 3-50

第七节 骶尾椎骨折

女，34 岁，S4 椎体前缘骨折（见图 3-51）

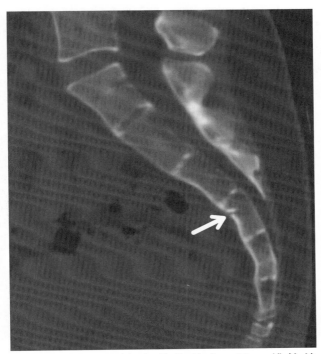

　　骶尾椎 CT 平扫矢状位重建，示 S4 椎体前缘骨皮质断裂，对位对线可

图 3-51

男，28 岁，左侧骶骨骨折（见图 3-52）

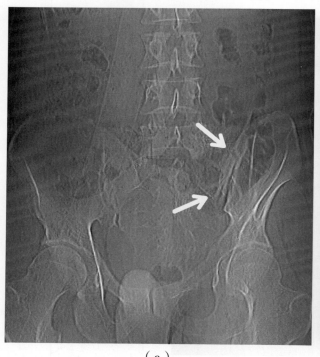

（a）

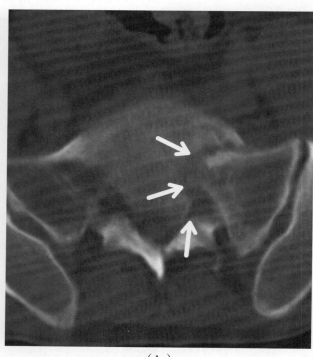

（b）

X 线正位平片，示左侧骶骨骨质断裂，断端移位

CT 平扫轴位，左侧骶骨前后方向纵形骨折

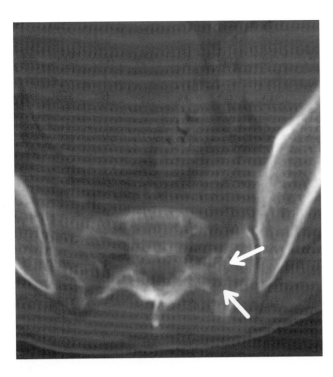

（c）
下一层面，CT平扫轴位，
左侧骶骨前后方向纵形骨折

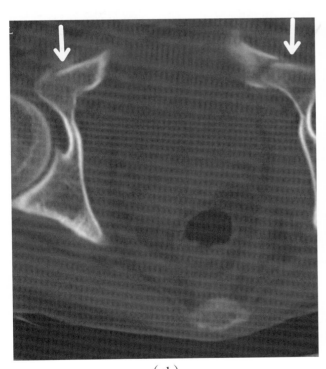

（d）
CT平扫轴位，示双侧耻骨骨折

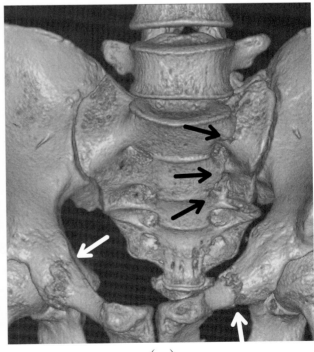

（e）
CT三维重建，示左侧骶骨骨质断裂，断
端移位，部分小骨片分离双侧耻骨上支骨折

图 3-52

女，43 岁，骶尾骨骨折（见图 3-53）

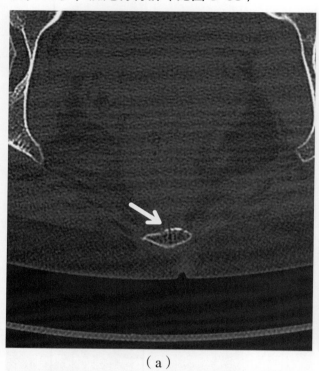

（a）

CT平扫轴位，示S5椎体前下缘骨皮质不连续

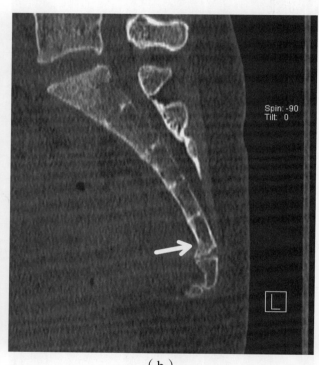

（b）

CT平扫矢状位重建，示S5椎体前下缘骨皮质不连续

图 3-53

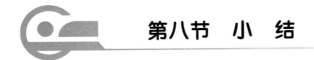

第八节　小　结

一、老年椎体骨质疏松性骨折

随着社会人口平均寿命的延长，老年性疾病的发病率越来越高，骨质疏松症作为一种常见的老年性疾病，其诊治已成为世界各国卫生事业日益关注的问题。

在中国，目前患有骨质疏松症的患者人数已经超过9 000万，并且还在快速增长，预计到2050年，将增加至2亿人左右，达到总人口的13.2%。骨质疏松性骨折中，胸腰椎骨折发生率最高。据统计，骨质疏松疼痛患者中，表现为腰背痛的占70%~80%。老年性骨质疏松症是以骨量减少、骨的微观结构退化为特征的，致使骨的脆性增加以及易于发生骨折的一种全身性骨骼疾病。本病患者在轻微外伤下容易发生胸腰椎压缩性骨折，甚至在无明确外伤情况下也会发生骨折。胸腰椎压缩性骨折是骨质疏松患者常见的并发症，其典型的临床表现为腰背部疼痛及腰背活动受限，尤其是在胸腰椎活动时疼痛明显，如起立、翻身、咳嗽时疼痛加重。椎体骨折是最常见的骨质疏松性骨折，一般估计女性中一生的发病率＞1/3。约3/4的骨质疏松性椎体骨折患者无疼痛等症状，是一种无外伤史的椎体脆性骨折。骨质疏松性椎体骨折会增加进一步椎体和非椎体骨质疏松性骨折的风险，是诊断骨质疏松症的独立指标。骨质疏松性椎体骨折往往累及多椎体，各椎体压缩程度不一致，压缩程度轻的椎体骨折容易漏诊。大多数中度/重度椎体骨折在正位片可发现。模棱两可的案例主要是由脊柱后凸或X线投影欠佳所致。数字化胸腹平片可识别中度/重度骨质疏松性椎体骨折，可作为单纯老年骨质疏松性骨折的筛查依据。对于所有正位片上可疑及确定的椎体骨折，应该进一步进行侧位成像检查。这不仅可以确认（或排除）正位片上的可疑椎体骨折，还有助于对椎体骨折进行分级并发现正位片可能遗漏的其他部位的椎体骨折。多发性骨质疏松性椎体骨折是开始抗骨质疏松治疗的有力指征。另外，老年骨质疏松尤其要防止髋部骨折的发生。老年性骨质疏松性髋部骨折有很高的漏诊率和病死率。

由于没有外伤史，有些患者还没有疼痛等临床症状，首诊多就诊于内、外科，很容易造成误、漏诊。发生骨质疏松胸腰椎压缩性骨折的妇女比无压缩骨折的妇女，其病死率高23%~34%。说明在骨质疏松胸、腰椎压缩性骨折的正确诊治方面尤为重要。此类骨折发生误诊的原因有：①患者均无明确外伤史，日常的咳嗽、在交通工具中的颠簸以及提拿生活中的物品等造成的不经意外伤容易被患者及诊治医生忽略。②患者的症状不典型，不一定有明确的腰痛，以胸痛、腹痛、季肋部等处疼痛为主要症状就诊。③临床医生对病史询问欠仔细，对症状的鉴别及对胸腰椎骨质疏松压缩性骨折疼痛的特点缺乏认识。本病患者均有翻身、起立等姿势改变时疼痛明显，平卧休息后疼痛减轻的特点。④患者为老年患者，一般都既往合并有一种或多种基础疾病，如冠心病、胆结石、尿路结石、慢性肠胃炎及慢性支气管肺炎等，以前的病史会对目前的诊治造成干扰。⑤医师阅片不仔细，表现为胸腹痛的患者即使行 X 片检查，对其胸腰椎椎体形态压缩变扁的特征，医生也未能及时察觉。⑥临床医生只根据患者疼痛的部位进行检查，背痛只检查胸椎，腰痛只检查腰椎，容易漏诊真正的骨折部位。

骨质疏松性胸、腰椎压缩骨折症状不典型，是因为其导致疼痛的机制所决定的：①骨折椎体局部疼痛：当椎体发生压缩性骨折时，椎体内压力增高，椎体内、躯体感觉神经纤维受刺激引起骨折局部疼痛。②骨折局部牵扯痛：因为交感神经纤维的分布特点，T12~L2的皮节区分布于下腰部及腰骶部，L2 水平以下无白交通支，相应的 L2 水平以下的感觉与L12~L2 水平所分布的感觉区域有重叠。故胸腰段椎体压缩性骨折时，其炎症因子刺激交感神经纤维，表现为腰部及骶髂部的疼痛。③远处牵涉性疼痛：椎体发生骨折时，骨折椎体发生微动，椎体旁的交感神经纤维受压迫，刺激至相应的肋间神经或腹部神经的皮支，出现季肋部、胸部或者腹部的疼痛。应及时对骨质疏松性胸腰椎压缩骨折做出正确的诊断。

二、容易误诊为骨折的椎体 Scheuermann 病

Scheuermann 病以其特有的影像学表现（椎体的楔形变）易与各种原因的单纯性椎体压缩性骨折发生混淆。次发性骨骺骨软骨病又名 Scheuermann 病，于 1921 年由Scheuermann 首先描述此病的 X 线表现而命名。好发于 12~18 岁青少年，引起脊柱后突，又称青年驼背症或青年圆背。病因不清楚，有学者认为是因为椎间盘蜕变，髓核穿过椎体软骨板进入椎体骨松质内。其临床特点为：①青年男性多见，部分患者有弯腰工作职业史；②临床症状不明显，多是旁人发现背部弧形后突后就诊，畸形加重后始感腰背部疲劳、酸痛；③体检时仅见下胸段或胸腰段脊柱弧形后突，病变段棘突或有轻度压痛，但无椎旁肌痉挛；④本病有自限性，但病变停止发展、症状消失后圆背畸形不会消失。其影像学表现：①胸腰段数个椎体楔形变形；②椎体前缘环状骨骺出现延迟或骨化不均；③椎体上下缘凹陷，椎间隙正常或前方变窄，脊柱顺列呈圆隆后突；④多数患者伴有椎间盘经软骨板突入椎体的征象，即 Schmorl 结节；⑤本病多发生于胸腰段相邻 3 个或 3 个以上椎体，成年后遗留多个椎体楔形变形，易误诊为陈旧性骨折。在脊柱损伤中，引起椎体压缩性骨折的原因是一种猛烈的暴力骤然迫使脊柱过度屈曲造成的。其 X 线征象为：①最明显的征象为椎体呈楔形变；②多发生于单个椎体，但亦可见 2 个以上椎体同时发生压缩变形。多个椎体同时发生压缩时，一般中间椎体变形重，上下相邻椎体压缩较轻。在观察椎体楔形变的同时，必须注意以下骨折征象：①椎体前上角是否有骨折块；②椎体前缘及两侧皮质发生皱褶、中断、嵌入或皮质呈台阶状隆起；③椎体内经常出现横行致密线，边缘较模糊，这是椎体骨折后，骨小梁压缩在一起造成的。上述 3 点是椎体骨折的直接征象，是骨折的有力证据。

椎体压缩或楔形变是椎体感染或肿瘤等疾病影像学的常见征象。在脊柱椎体压缩或楔形变的鉴别诊断中，脊柱骨折可发生于各种年龄的人，除骨质疏松性骨折外多有明显的外

伤史，占全身骨折的 5%~6%，易发生在脊柱活动较大的胸腰椎移行部（T11~L2），腰椎骨折居多，以单个椎体多见，一般为椎体上缘的前中部压缩，椎体呈楔形变，无侵蚀骨质破坏及椎间隙狭窄，可以见到骨折处椎旁软组织影，但其表现局限、弧度小及密度影淡。单纯性压缩或楔形变骨折 X 线表现为椎体前上部终板塌陷，骨皮质断裂，而后柱正常，致使椎体压缩或楔形变，椎间隙常保持正常，压缩程度不超过 50%，中后柱完整。而脊柱结核与脊柱骨折 X 线改变多有不同，结核脓肿影多呈梭形，边界清楚超过 2 个或 2 个以上椎体，仔细读片仍会从中发现细微差异，再有从结核病和骨折好发部位分析，对诊断也有提示作用。另外，诊断结核的辅助检查，如 PPD、结核抗体、TSPOT、TB 等检查，以及行 CT、MRI、核素扫描、穿刺活检等检查均能够进行鉴别诊断，可减少或降低误诊。

三、上颈椎及颅颈交界骨折漏诊

高位颈椎骨折包括寰椎骨折和枢椎骨折。这类骨折会严重影响寰枢椎区域稳定性，如不能得到及时、准确的诊断和治疗，其后果将十分严重。随着现代科技的发展，高位颈椎骨折的发病率明显上升，高位颈椎骨折的漏诊率一直较高。高位颈椎骨折发生时，合并发生的严重复合伤是导致其高漏诊率的一个重要原因。头颈部是人体非常重要的结构，正常人在意外发生时都会尽量保护头颈部以避免损伤，因而颈椎骨折通常由较急速的外伤造成，而这种急速外伤很容易导致其他合并伤。有文献报道在 367 份颈椎外伤病例中，有 51% 的患者存在较重的其他部位合并伤。当颈椎外伤合并颅脑损伤、胸腹脏器损伤、四肢骨折或开放性头面部损伤等时，这些损伤早期临床表现的严重程度可能明显高于颈椎骨折，容易掩盖颈椎骨折的临床症状。这些严重的合并伤可以使得患者的急症主诉不明确或无法有效配合医师的检查，进而容易导致急诊医师忽略了颈椎损伤存在的可能。患者存在查体配合不良，这也导致了部分急诊医师未给患者行进一步的颈椎相关影像学检查。另外，一些高位颈椎骨折患者的颈部屈伸活动受限症状并不十分严重，同时由于 C1、C2 水平的椎管较宽敞，使得高位颈椎骨折早期较少出现明显的神经损伤症状。这些都是导致高位颈椎骨折早期容易被忽视的因素。

高位颈椎骨折的平片影像学诊断难度大也是导致其容易被漏诊的原因之一。在颈椎骨折漏诊的统计分析研究中，44% 的颈椎骨折漏诊来源于影像学诊断失误。寰椎和枢椎的结构相对复杂，存在较多的小关节和凹凸平面，当骨折线累及范围较小、移位较小或影像摄片效果欠佳时，确实很容易发生漏诊。对于颈部外伤患者，大多数医院急症检查时首先使用 X 线摄片或普通颈椎 CT 片。由于高位颈椎在 X 线摄片时受到枕部骨质的重叠显像影响，其诊断难度较大；同时由于外伤患者就诊时常有颈部僵硬甚至强迫体位，标准、清晰的 X 线片很难一次性获得，增加了诊断难度。普通颈椎 CT 通过断层扫描，避免了枕部骨质对颈椎骨质的显像影响，对大块的脊椎冠状面或矢状面骨折的诊断相对容易，但对骨折线较短或脊椎横截面水平的骨折则容易出现扫描盲区。大多数低年资骨科医师对这类骨折的诊断能力相对较弱。

重视头面部外伤患者并对其行常规的颈椎外伤排查，对于预防漏诊非常关键。本书在第二章小结中有颅颈合并伤的详细总结。由于高位颈椎骨折多来源于头颈部的直接外伤，因而在外伤过程中很容易累及头面部的损伤。脑外伤合并颈椎损伤的概率达到 8.57% 和 6.92%。螺旋 CT 薄层扫描 + 二维重建的应用可以减少高位颈椎骨折的漏诊。由于普通颈椎 CT 断层片其扫描间距约 5mm，存在一定的扫描盲区。而螺旋 CT 薄层扫描层厚 1~2mm，通过二维重建图像，层厚达到 0.5mm，并能通过不同平面对结构分析，避免了骨折部位的显像缺失。螺旋 CT 扫描速度快，低年资医师的骨折漏诊率为 0，确诊率为 89.4%；而高年资骨科医师的骨折漏诊率为 0，确诊率 96.5%。依据颈椎螺旋 CT 薄层扫描 + 二维重建较难出现骨折的绝对漏诊。另外，在急诊患者早期无法排除颈椎外伤时，给予颈部制动十分必要。

但 CT 检查也有局限性，其阳性率并不如 MRI 检查：①对韧带损伤诊断不清；② CT 扫描的平面不足，对水平骨折，如关节突骨折、齿状突和椎体终板骨折等可出现漏诊。MRI 对上颈椎检查具有先天性优势，特别表现在对脊髓和影响脊柱稳定性的软组织如韧带等成像能力上。MRI 检查指征是：①严重的颈痛或痉挛；②未检屈伸位 X 线片；③ CT、屈伸位 X 线片可疑；④年轻患者；⑤有神志改变；⑥有神经损害症状出现。对早期上颈椎损伤的患者，必须行 X 线片检查，但尽量不要行伸屈位 X 线检查，必须行多层螺旋 CT 检查，有条件的患者尽量完成 MRI 检查，以避免漏诊的发生。

参考文献

［1］曹侠，武庆良，朱卫元，等.Scheuermann 病误诊为椎体压缩性骨折 2 例分析［J］.法律与医学杂志，2007，14（2）：19–21.

［2］张会军，丁超，韦林，等.脊柱结核误诊为脊柱骨折 1 例的临床分析［J］.山西医科大学学报，2015，46（10）：1049–1052.

［3］杜桂迎，余卫，林强，等.常规脊椎 CT 检查椎体骨折漏诊原因［J］.中华骨质疏松和骨矿盐疾病杂，2017，10（4）：350–355.

［4］杨礼庆，付勤，王海义.创伤性上颈椎损伤早期漏诊原因分析［J］.中国骨伤，2006，19（5）：297–298.

［5］金文杰，刘兴振，沈康平，等.高位颈椎骨折的漏诊原因分析［J］.实用骨科杂志，2014，15（7）：665–668.

［6］郝光亮，郝永强，马永成，等.椎体骨质疏松性骨折漏诊率的研究［J］.中国骨质疏松杂志，2008，14（6）：767–769，796.

［7］Black DM, Cummings SR, Karpf DB, et al. Randomised trial of effect of alendronate on risk of fracture in women with existing vertebral fractures［J］. Fracture Intervention Trial Research Group. *Lancet*, 1996, 348（5）: 1535–1541.

［8］Nuti R, Brandi ML, Isaia, et al. New perspectives on the definition and the management of severe osteoporosis：the patient with two or more fragility fractures［J］. J Endocrinol Invest，2009, 32（4）: 783–788.

［9］ Jager PL，Jonkman S，Koolhaas W，et al. Combined vertebral fracture assessment and bone mineral density measurement：a new standard in the diagnosis of osteoporosis in academic populations［J］. Osteoporos Int，2011，22（6）：1059-1068.

［10］ Klotzbuecher CM，Ross PD，Landsman PB，et al. Patients with prior fractures have an increased risk of future fractures：a summary of the literature and statistical synthesis［J］. J Bone Miner Res，2000，15（3）：721-739.

［11］ Kendler DL，Bauer DC，Davison KS，et al. Vertebral Fractures：Clinical Importance and Management［J］. Am J Med，2016，129（1）：1-10.

［12］ Kanis JA，Oden A，Johnell O，et al. Excess mortality after hospitalisation for vertebral fracture ［J］. Osteoporos Int，2004，15（3）：108-112.

［13］ Wang YX. Senile osteoporosis is associated with disc degeneration［J］. Quant Imaging Med Surg，2018，8（4）：551-556.

［14］ Wang XR，Kwok TCY，Griffith JF，et al. Prevalence of cervical spine degenerative changes in elderly population and its weak association with aging，neck pain，and osteoporosis［J］. Ann Transl Med，2019，7（7）：486-494.

［15］ Genant HK，Wu CY，van Kuijk C，et al. Vertebral fracture assessment using a semiquantitative technique［J］. J Bone Miner Res，1993，8（6）：1137-1148.

［16］ Genant H K，Jergas M. Assessment of prevalent and incident vertebral fractures in osteoporosis research［J］. Osteoporosis International，2003，14（3）：43-55.

［17］ Wang YX. A modified semi-quantitative（mSQ）grading scheme for osteoporotic vertebral fracture in elderly women［J］. Quant Imaging Med Surgery，2019，9（2）：146-150.

［18］ Jiang G，Eastell R，Barrington NA，et al. Comparison of methods for the visual identification of prevalent vertebral fracture in osteoporosis［J］. Osteoporos Int，2004，15（3）：887-896.

［19］ Wang YX，Santiago RF，Deng M，et al. Identifying osteoporotic vertebral endplate and cortex fractures［J］. Quant Imaging Med Surg，2017，7（4）：555-591.

［20］ Wang YX，Deng M，He LC，Che-Nordin MN，et al. Osteoporotic vertebral endplate and cortex fractures：a pictorial review［J］. J Orthop Translat，2018，15（1）：35-49.

［21］ Freitas SS，Barrett-Connor E，Ensrud KE，et al. Osteoporotic Fractures in Men（MrOS）Research Group Rate and circumstances of clinical vertebral fractures in older men［J］. Osteoporos Int，2008，19（4）：615-623.

［22］ Wáng Y，Wang XR，Che-Nordin N，et al. On the possibility of over-diagnosis of osteoporotic vertebral fracture at mid-thoracic level. J thoracic disease，2019，11（8）：5708-5711.

［23］ Deng M，Zeng XJ，He LC，et al. Osteoporotic Vertebral Fracture Prevalence in Elderly Chinese Men and Women：A Comparison of Endplate/Cortex Fracture-Based and Morphometrical Deformity-Based Methods［J］. J Clin Densitom，2019，22（3）：409-419.

［24］ Harvey NCW，McCloskey EV，Mitchell PJ，et al. Mind the（treatment）gap：a global perspective on current and future strategies for prevention of fragility fractures［J］. Osteoporos Int，2017，28（8）：1507-1529.

［25］ 袁明远，贾连顺，肖湘生.胸、腰交界处创伤的MRI研究［J］.中华创伤杂志1998，10（1）：50-53.

［26］袁明远，肖湘生，贾连顺.颈椎过屈性创伤的MRI表现［J］.中华放射学杂志1998，32（7）：446-448.

［27］李善会，袁明远.肩关节撞击综合症的MRI表现［J］.中华创伤骨科杂志 2005，3（5）：610-616.

［28］吕江明，袁明远.复杂的颈椎挥鞭伤的MRI表现及创伤机理［J］.中华急诊医学杂志 2005，11（6）：937.

［29］匡勇，袁明远.脊髓空洞的病因、形成机制、MRI表现及治疗［J］.中华神经医学杂志2006，13（7）：450-453.

［30］袁明远，肖湘生，贾连顺.颈椎过伸性损伤的MRI的诊断［J］.临床放射学杂志1998，16（2）：134~137.

［31］袁明远，肖湘生，贾连顺.无骨折脱位的颈髓损伤的MRI表现［J］.实用放射学杂志1998，14（7）：354~358.

［32］袁明远，肖湘生，贾连顺.椎体爆裂骨折的影像诊断［J］.临床放射学杂志1999，17（1）：56~59.

［33］袁明远，陶晓峰，贾连顺.慢性脊髓损伤的MRI表现［J］.临床放射学杂志2001，20（8）：578-581.

［34］袁明远，肖湘生，贾连顺.实验性脊髓损伤MRI与功能缺失的关系［J］.中国医学影像技术，2002，18（6）：209-211.

［35］陆普选，袁明远.脊髓空洞的MRI表现分析［J］.中国医学影像学杂志 2003，19（2）：185-188.

［36］姚伟根，袁明远.创伤后脊髓囊变的MRI表现［J］.中国医学影像学杂志2002；15（5）：312-316.

［37］姚伟根，袁明远.创伤后脊髓空洞的MRI表现［J］.河北医学，2001，7（12）：1074-1075.

［38］李健，乔伟中，袁明远.创伤后脊髓空洞的MRI诊断标准的探讨［J］.诊断学理论与实践，2004，20（3）：491-493.

［39］袁明远，肖湘生，王晨光.胸椎创伤的MRI评价［J］.上海医学1998，21（2）：14~17.

［40］Howes MC，Pearce AP. State of play：clearing the thoracolumbar spine in blunt trauma victims ［J］.Emerg Med Australas 2006；18（6）：471-477.

［41］Reid DC，Henderson R，Saboe L，et al. Etiology and clinical course of missed spine fractures［J］. J Trauma ，1987，27（9）：980-986.

［42］Rhee PM，Bridgman A，Acosta JA，et al. Lumbar fractures in adult blunt trauma：axial and single-slice helical abdominal and pelvic computed tomographic scans versus portable plain films［J］. J Trauma，2002，53（4）：663-667.

［43］Resnick DK，Weller SJ，Benzel EC. Biomechanics of the thoracolumbar spine ［J］. Neurosurg Clin N Am ，1997，8（4）：455-469.

［44］Hanley EN，Eskay ML. Thoracic spine fractures［J］. Orthopedics，1989，12（5）：689-696.

［45］White AA，Panjabi MM. Clinical biomechanics of the spine［M］. Philadelphia：Lip-pincott；1978.

［46］Denis F. The three column spine and its significance in the classification of acute thoracolumbar spinal injuries［J］. Spine，1983，8（5）：817-831.

［47］Daffner RH, Daffner SD. Vertebral injuries：detection and implications［J］. Eur J Radiol，2002, 42（2）：100–116.

［48］Hsu JM, Joseph T, Ellis AM. Thoracolumbar fracture in blunt trauma patients：guidelines for diagnosis and imaging［J］. Injury, 2003, 34（6）：426–433.

［49］Dennis LN, Rogers LF. Superior mediastinal widening from spine fractures mim– icking aortic rupture on chest radiographs［J］. AJR, 1989, 152（1）：27–30.

［50］Petersilge CA, Emery SE. Thoracolumbar burst fracture：evaluating　stability［J］. Semin Ultrasound CT MR, 1996, 17（2）：105–113.

［51］Ballock RT, Mackersie R, Abitbol JJ, et al. Can burst fractures be predicted from plain radiographs［J］? J Bone Joint Surg［Br］, 1992, 74（1）：147–150.

［52］Valentini MC, Busch R, Ferraris MM, et al. The role of imaging in the choice of correct treatment of unstable thoraco–lumbar fractures［J］. Eur J Radiol，2006, 59（3）：331–335.

［53］Daffner RH, Deeb ZL, Rothfus WE. The posterior vertebral body line：importance in the detection of burst fractures［J］. AJR, 1987, 148（1）：93–96.

［54］Willen J, Anderson J, Toomoka K, et al. The natural history of burst fractures at the thoracolumbar junction［J］. J Spinal Disord, 1990, 3（1）：39–46.

［55］McAfee PC, Yuan H, Fredrickson BE, et al. The value of computed tomogra– phy in thoracolumbar fractures. An analysis of one hundred consecutive cases and a new classification［J］. J Bone Joint Surg Am, 1983, 65（3）：461–473.

［56］James KS, Wenger KH, Schlegel JD, et al. Biomechanical evaluation of the stability of thoracolumbar burst fractures［J］. Spine, 1994, 19（4）：1731–1740.

［57］Vaccaro AR, Kim DH, Brodke DS, et al. Diagnosis and management of thora– columbar spine fractures［J］. JBJS, 2003, 85（7）：2456–2470.

［58］Bernstein MP, Mirvis SE, Shanmuganathan K. Chance–type fractures of the tho– racolumbar spine：imaging analysis in 53 patients［J］. AJR，2006, 187（4）：859–868.

［59］Ritchie WP, Ersek RA, Bunch WL, et al. Combined visceral and vertebral injuries from lap type seat belts［J］. Surg Gynecol Obstet, 1970, 131（3）：431–435.

［60］Denis F, Burkus JK. Shear fracture–dislocations of the thoracic and lumbar spine associated with forceful hyperextension（lumberjack paraplegia）［J］. Spine, 1992, 17（2）：156–161.

［61］Cooper C, Carbone L, Michet CH, et al. Fracture risk in patients with ankylosing spondylitis：a population based study［J］. J Rheumatol，1994, 21（8）：1877–1882.

［62］Trent G, Armstrong GW, O'Neil J. Thoracolumbar fractures in ankylosing spondylitis：high–risk injuries［J］. Clin Orthop Relat Res，1988, 227（2）：61–66.

［63］Woodring JH, Lee C. The role and limitations of computed tomographic scanning in the evaluation of cervical trauma［J］. J Trauma, 1992, 33（4）：698–708.

［64］Davis JW, Phreaner DL, Hoyt DB, et al. The etiology of missed cervical spine injuries［J］. J Trauma, 1993, 34（3）：342–346.

［65］Pierot L, Söderman M, Bendszus M, et al. Statement of ESMINT and ESNR regarding recent trials evaluating the endovascular treatment at the acute stage of ischemic stroke

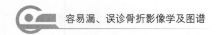
  ［J］. Neuroradiology, 2013, 55（9）: 1313–1318.

［66］ Izzo R, Guarnieri G, Guglielmi G, et al. Biomechanics of the spine. Part I: Spinal stability
  ［J］. Eur J Radiol, 2013, 82（3）: 118–126.

［67］ Masala S, Nano G, Marcia S, et al. Osteoporotic vertebral compression fracture augmentation
  by injectable partly resorbable ceramic bone substitute（Cerament™|SPINESUPPORT）:
  A prospective nonrandomized study［J］. Neuroradiology, 2012, 54（5）: 1245–1251.

［68］ Berritto D, Pinto A, Michelin P, et al. Trauma Imaging of the Acute Cervical Spine［J］. Semin
  Musculoskelet Radiol, 2017, 21（3）: 184–198.

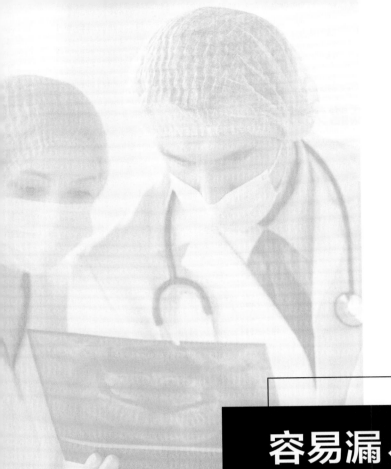

第四章

容易漏、误诊的骨盆骨折

第一节 骶髂关节骨折

女，66 岁，骶骨翼骨折（见图 4-1）

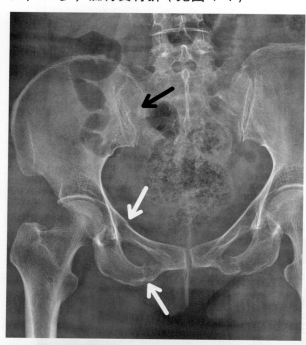

（a）

骨盆正位 DR，示右侧耻骨上、下支骨折（白箭头），右侧骶骨翼未见明确骨折线显示（黑箭头）

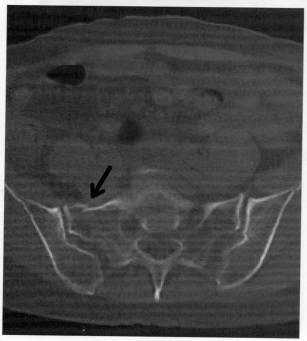

（b）

骨盆 CT 轴位，示右侧骶骨翼局部骨皮质断裂（黑箭头）

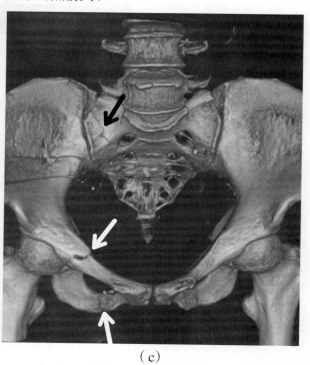

（c）

骨盆 VR 重建，示右侧耻骨上、下支骨折（白箭头），并清晰地显示右侧骶骨翼骨折（黑箭头）

图 4-1

男，42岁，骶骨翼骨折（见图4-2）

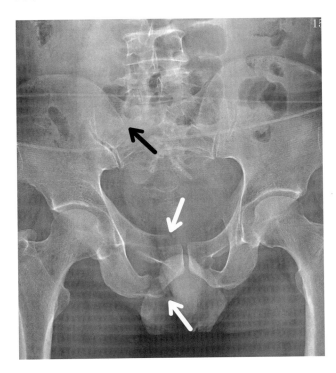

（a）
骨盆正位DR，示右侧耻骨上、下支骨折，骨折断端错位（白箭头），右侧骶骨翼隐约显示斜行透亮骨折线影（黑箭头）

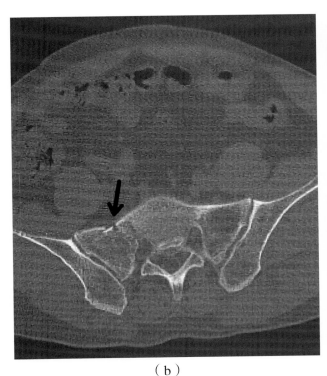

（b）
骨盆CT轴位，示右侧骶骨翼局部骨皮质断裂（黑箭头）

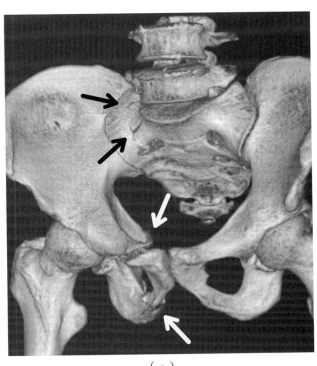

（c）
骨盆VR重建，示右侧耻骨上、下支骨折（白箭头），并显示右侧骶骨翼骨折（黑箭头）

图4-2

男，54 岁，骶骨翼骨折（见图 4-3）

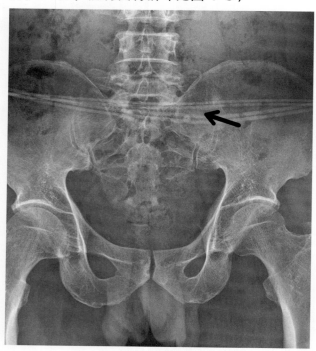

（a）
骨盆正位 DR，示左侧骶
骨翼隐约显示线状透亮骨折
线影（黑箭头）

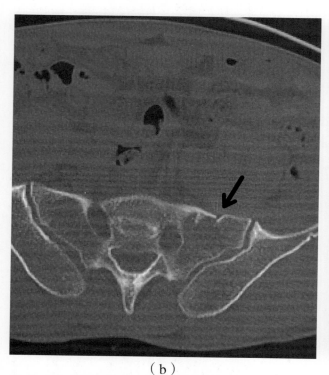

（b）
骨盆 CT 轴位，示左侧骶骨翼局部骨皮质
断裂（黑箭头）

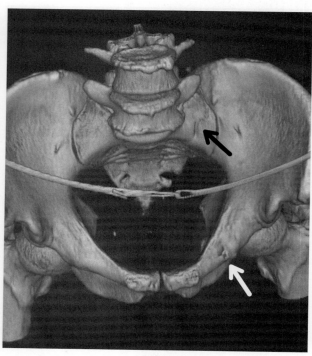

（c）
骨盆 VR 重建，示左侧骶骨翼骨折（黑箭头）

图 4-3

女，63 岁，骶骨翼骨折（见图 4-4）

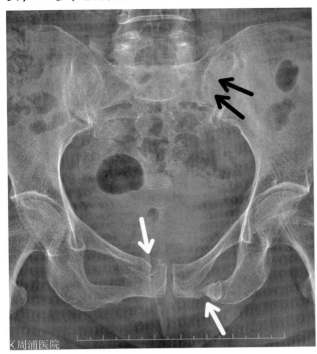

（a）
骨盆正位 DR，示右侧耻骨
上支、左侧耻骨下支骨折（白
箭头），左侧骶骨翼未见明确骨
折线显示（黑箭头）

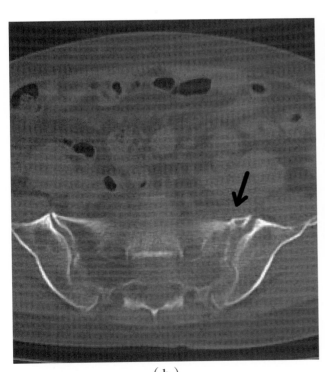

（b）
骨盆 CT 轴位，示左侧骶骨翼局部骨皮质
扭曲（黑箭头）

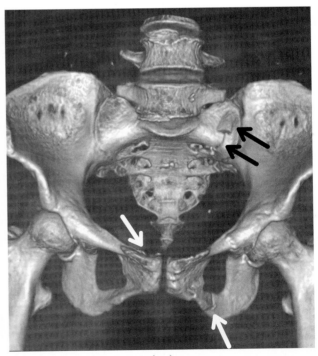

（c）
骨盆 VR 重建，示右侧耻骨上支、左侧耻
骨下支骨折（白箭头），并清晰地显示左侧骶
骨翼骨皮质翘起及纵行骨折线（黑箭头）

图 4-4

女，32 岁，骨盆多发骨折（见图 4-5）

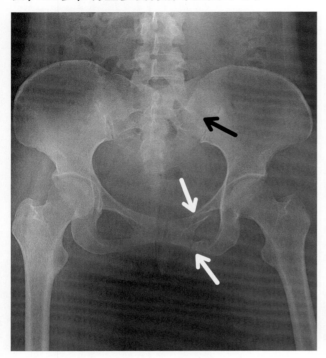

（a）
骨盆正位 DR，示左侧耻骨上、下支骨折（白箭头），左侧骶骨翼隐约显示线状透亮骨折线（黑箭头）

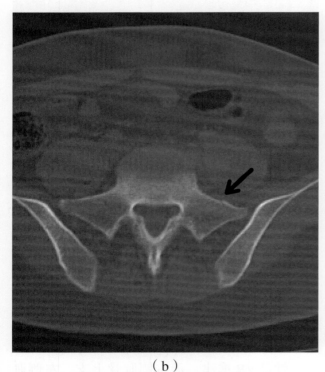

（b）
骨盆 CT 轴位，示左侧骶骨翼轻微扭曲（黑箭头）

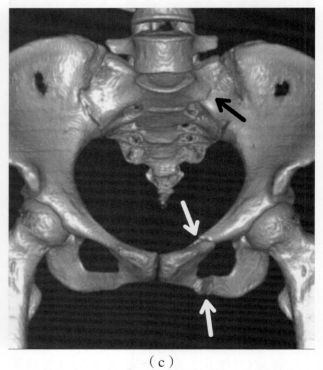

（c）
骨盆 VR 重建，示左侧耻骨上、下支骨折（白箭头），并清晰地显示左侧骶骨翼骨折（黑箭头）

图 4-5

女，57岁，骶骨翼骨折（见图4-6）

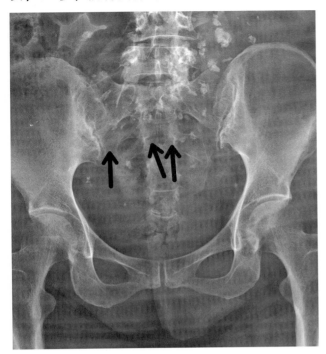

（a）
骨盆正位DR，示S3隐约
显示横行线状透亮影，与盆腔
肠气伪影无法鉴别（黑箭头）

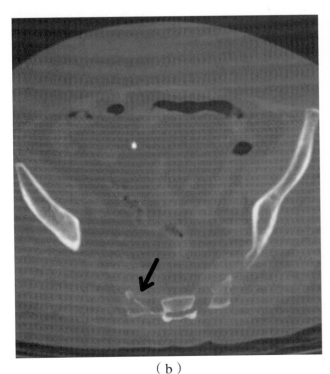

（b）
骨盆CT轴位，示右侧骶骨翼局部骨皮质
断裂（黑箭头）

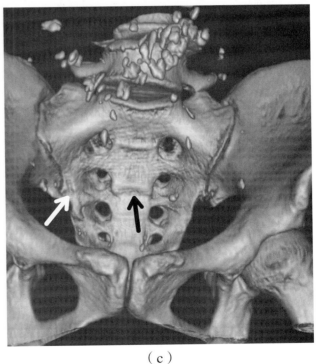

（c）
骨盆VR重建，S3椎体（黑箭头）及骶骨
翼（白箭头）骨折线影

图4-6

女，65 岁，骨盆骨多发骨折（见图 4-7）

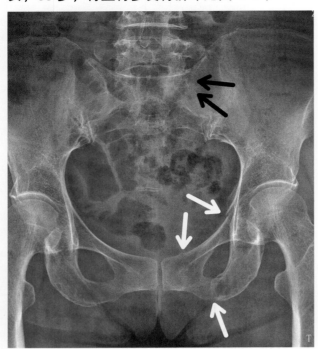

（a）
骨盆正位 DR，示左侧耻骨体及耻骨上、下支骨折（白箭头），左侧髂骨翼隐约显示纵行透亮骨折线（黑箭头）

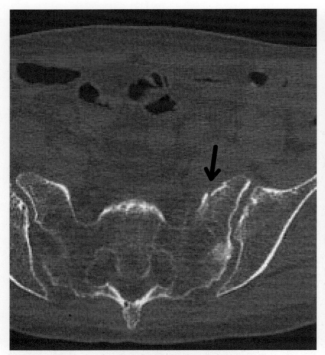

（b）
骨盆 CT 轴位，示左侧髂骨翼局部骨皮质断裂（黑箭头）

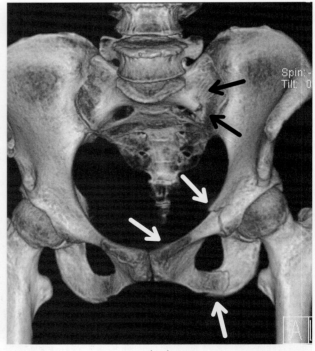

（c）
骨盆 VR 重建，示左侧耻骨体及耻骨上、下支骨折（白箭头），并清晰地显示左侧髂骨翼骨折（黑箭头）

图 4-7

男，21 岁，骨盆骨多发骨折（见图 4-8）

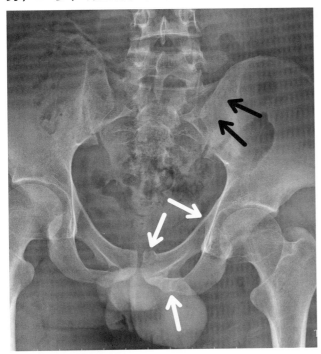

（a）
骨盆正位DR，示左侧耻骨上、下支骨折及耻骨体骨折（白箭头），左侧骶骨翼未见明确骨折线显示（黑箭头）

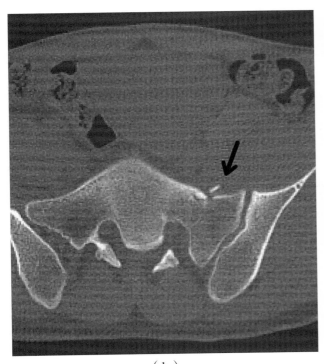

（b）
骨盆CT轴位，示左侧骶骨翼局部骨皮质断裂（黑箭头）

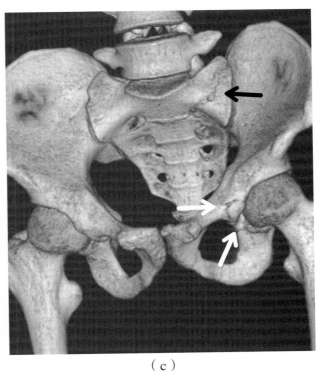

（c）
骨盆VR重建，示左侧耻骨体骨折（白箭头），并清晰地显示左侧骶骨翼骨折（黑箭头）

图 4-8

第二节　髋臼骨折

男，63岁，寰椎前弓骨折（见图4-9）

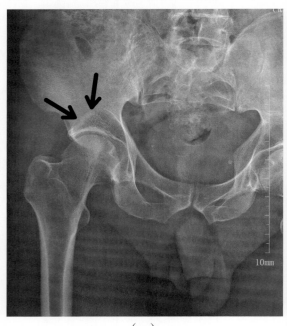

（a）

右髋关节正位DR，示髋臼上方条状密度增高影（黑箭头）

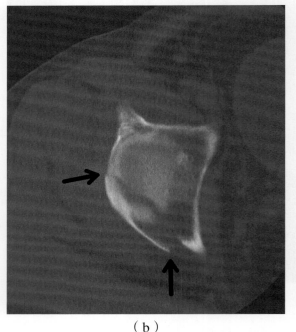

（b）

右髋关节CT轴位，示髋臼上缘自前外向后内骨折线，后部骨折断面分离、间隙增宽（黑箭头）

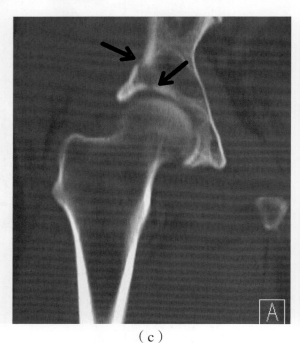

（c）

右髋关节CT冠状位，示右侧髋臼面承重面骨折（黑箭头）

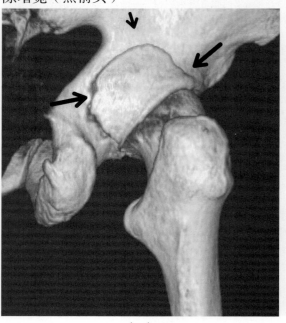

（d）

骨盆CT VR重建后面观，示右侧髋臼后上缘骨折（黑箭头）

图4-9

男，61 岁，髋臼骨折（见图 4-10）

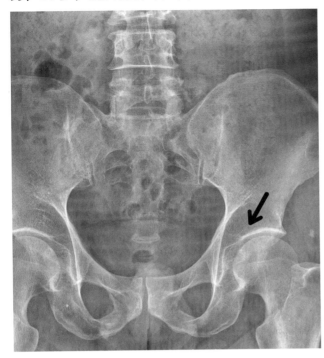

（a）
骨盆正位 DR，左髋臼未
见明确骨折（黑箭头）

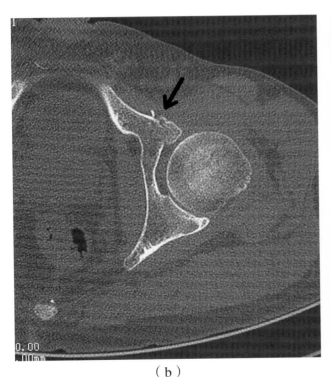

（b）
左髋关节 CT 轴位，示左髋臼局部骨皮质
断裂伴小骨折片游离（黑箭头）

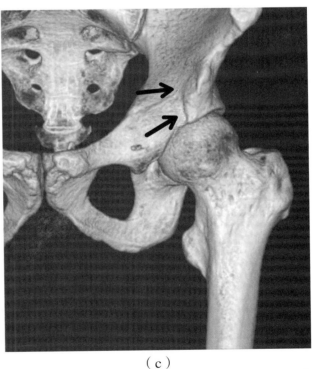

（c）
左髋关节 CT VR 重建，左髋关节 CT VR 重
建前后观，示左髋臼前上缘骨折（黑箭头）

图 4-10

男，35 岁，髋臼骨折（见图 4-11）

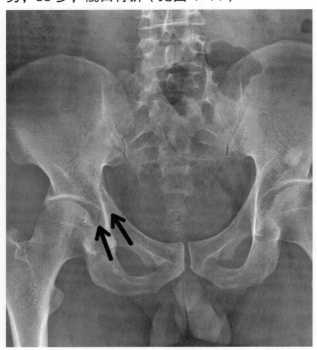

（a）
骨盆正位DR，示右髋臼
线状透亮骨折线（黑箭头）

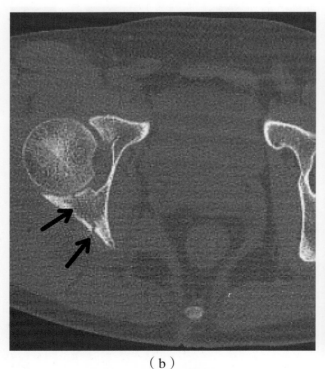

（b）
骨盆CT轴位，示右髋臼后缘骨折（黑箭头）

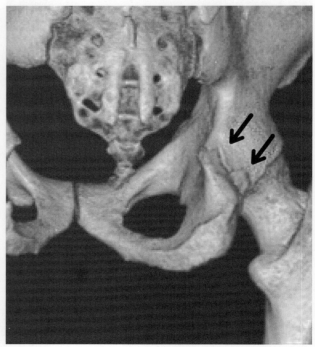

（c）
骨盆CT VR重建，示右髋臼后缘骨折（黑箭头）

图 4-11

女，36 岁，髋臼骨折（见图 4-12）

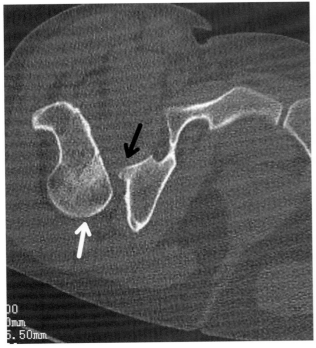

（a）
首次检查骨盆CT轴位，示右股骨头向后
脱位（白箭头），右髋臼后缘隐约显示线状骨
折线，易漏诊（黑箭头）

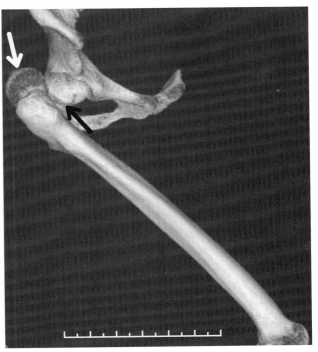

（b）
首次检查右髋关节CTVR重建，示右髋关
节脱位（白箭头），右髋臼后缘骨折，易漏诊
（黑箭头）

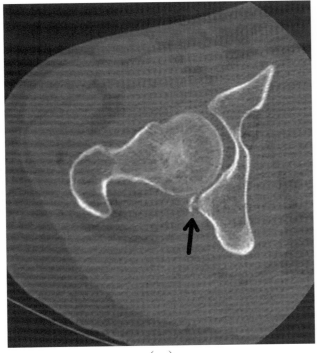

（c）
复位后，右髋关节CT轴位，示右髋臼后
缘骨折，较前次检查明显（黑箭头）

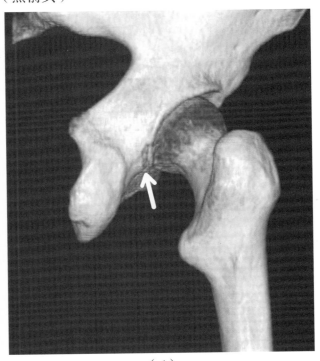

（d）
复位后，右髋关节CT VR重建后面观，示
右侧髋臼后缘骨折，较前次检查明显（白箭头）

图 4-12

男，34 岁，髋臼后缘骨折（见图 4-13）

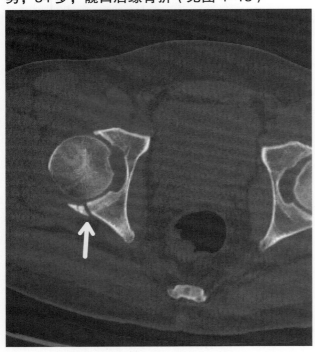

（a）
骨盆CT轴位，示右髋臼
后缘骨折（白箭头）

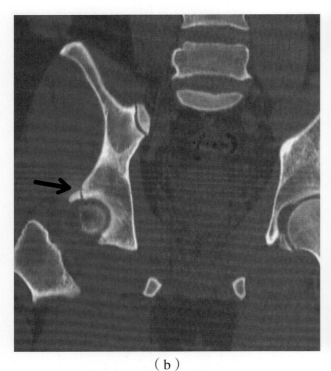

（b）
骨盆CT冠状位重建，示右髋臼上缘骨折
（黑箭头）

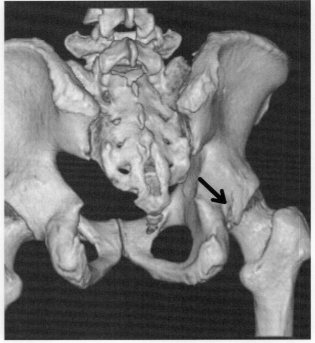

（c）
骨盆CT VR重建后面观，示右侧髋臼后上
缘骨折（黑箭头）

图 4-13

第三节　骨盆环骨折

男，49岁，骨盆耻骨上/下支骨折（见图4-14）

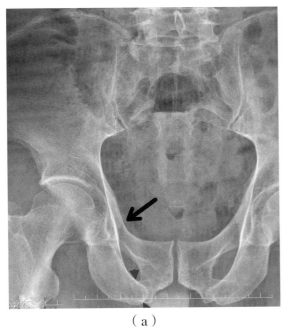

（a）

骨盆正位DR，示右耻骨上支骨折不明显（黑箭头），右耻骨下支局部骨皮质扭曲（白箭头）

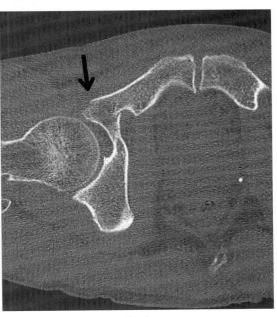

（b）

骨盆CT轴位，示右侧耻骨上支骨折（黑箭头）

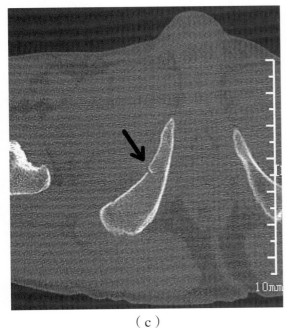

（c）

骨盆CT轴位，示右侧耻骨下支骨折（黑箭头）

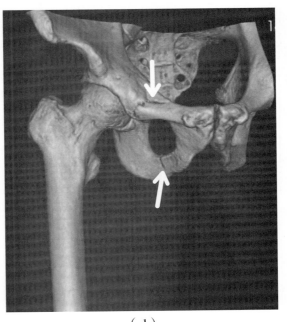

（d）

骨盆VR重建，示右侧耻骨上、下支骨折（白箭头）

图4-14

男，58岁，骨盆耻骨上、下支骨折（见图4-15）

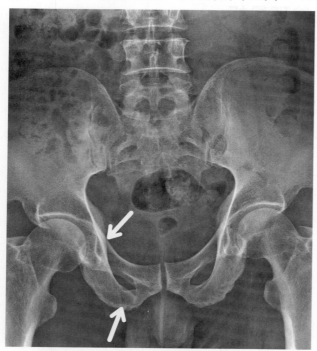

（a）
骨盆正位DR，示右耻骨上支骨折不明显（白箭头），右耻骨下支局部透亮骨折线（白箭头）

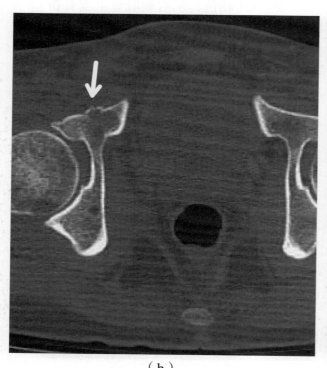

（b）
骨盆CT轴位，示右侧耻骨上支骨折（白箭头）

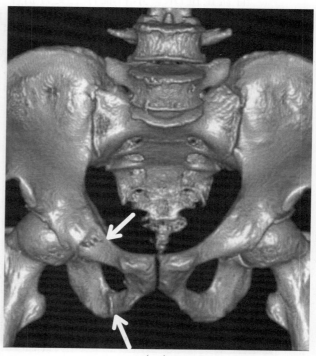

（c）
骨盆CT VR重建，示右侧耻骨上、下支骨折（白箭头）

图4-15

女，48岁，骨盆耻骨下支骨折（见图4-16）

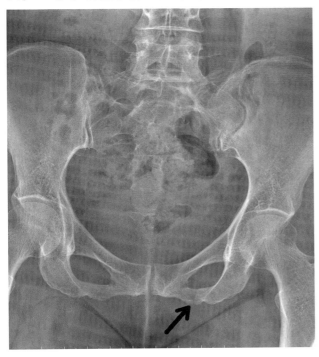

（a）
骨盆正位DR，示左侧耻骨
下支骨折（黑箭头）

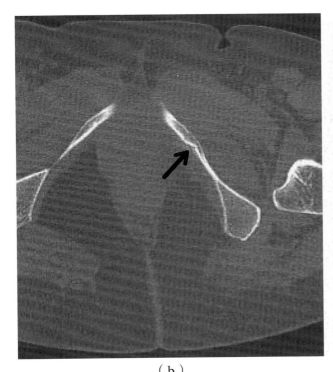

（b）
骨盆CT轴位，示左侧耻骨下支骨折（黑
箭头）

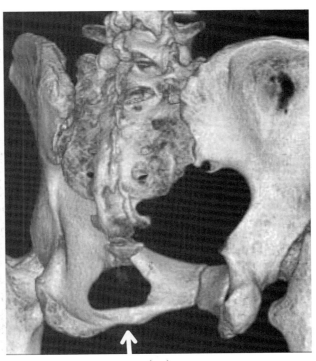

（c）
骨盆CT VR重建右后观，示左侧耻骨下支
骨折（白箭头）

图4-16

男，73岁，骨盆耻骨上支骨折（见图4-17）

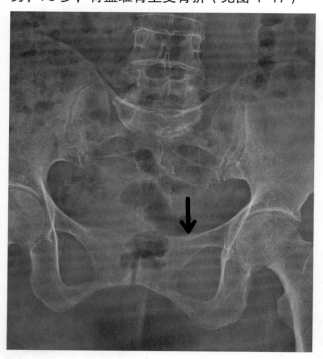

（a）
骨盆正位DR，示左侧耻
骨上支骨折不明显（黑箭头）

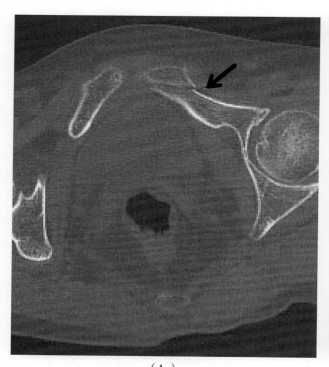

（b）
骨盆CT轴位，示左侧耻骨上支骨折（黑箭头）

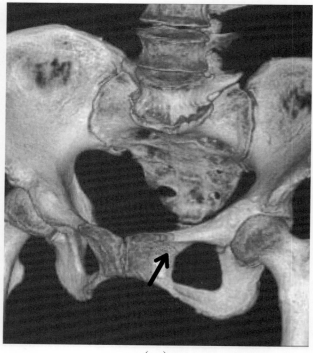

（c）
骨盆CT VR重建左前观，示左侧耻骨上支骨折（黑箭头）

图4-17

女，83岁，骨盆耻骨上、下支骨折（见图4-18）

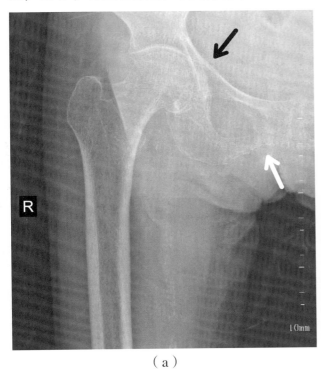

（a）

右髋关节正位DR，示右耻骨下支骨折（白箭头），右耻骨上支骨折不明显（黑箭头）

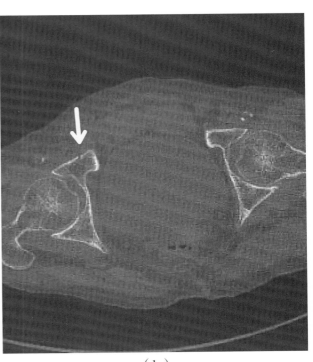

（b）

骨盆CT轴位，示右耻骨上支骨折（白箭头）

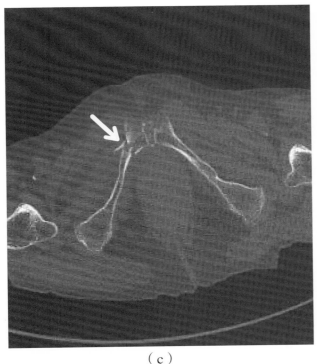

（c）

骨盆CT轴位，示耻骨下支骨折（白箭头）

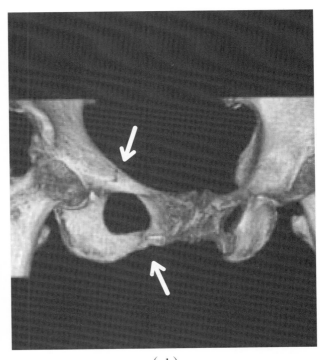

（d）

骨盆CT VR重建，示右耻骨上、下支骨折（白箭头）

图4-18

女，19岁，骨盆多发骨折并骨盆内血肿（见图4-19）

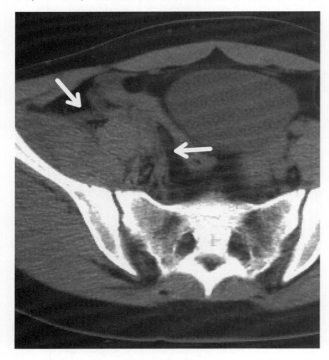

（a）

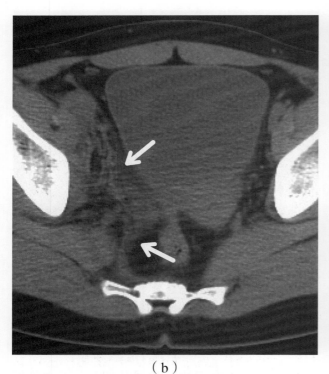

（b）

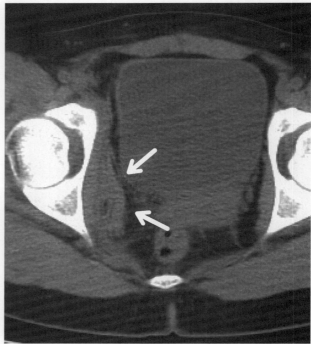

（c）

（a）（b）（c）骨盆CT轴位不同层面软组织窗，示右髂腰肌血肿（白箭头）

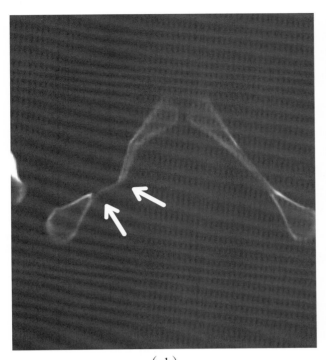

（d）

骨盆CT轴位骨窗，示右侧耻骨下支、坐骨支骨折（白箭头）

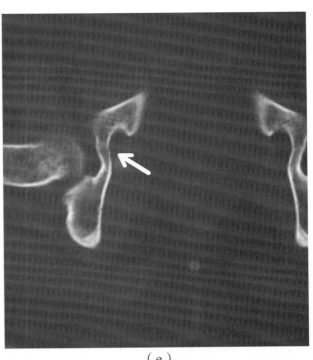

（e）

骨盆CT轴位骨窗，示右侧髋臼骨折（白箭头）

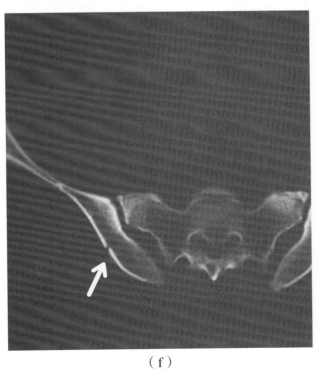

（f）

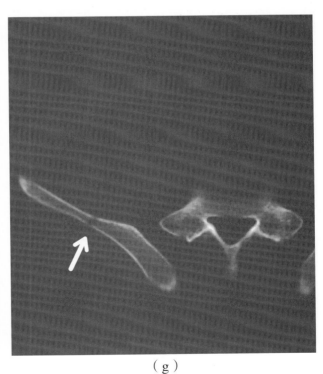

（g）

骨盆CT轴位骨窗，示右侧髂骨骨折（白箭头）

图 4-19

男，75 岁，坐骨支骨折（见图 4-20）

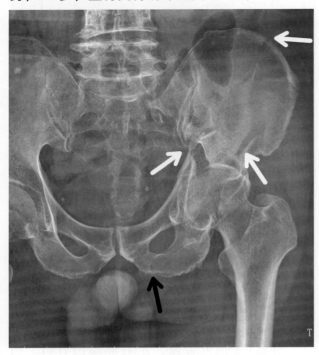

（a）
骨盆正位DR，示左侧坐骨支骨折（黑箭头），另见左侧髂骨多发骨折

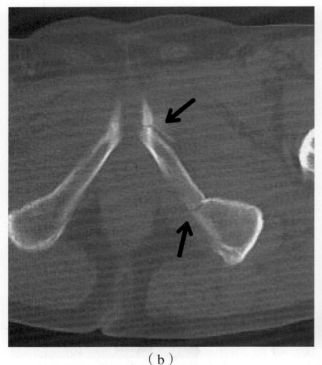

（b）
骨盆CT轴位，示左侧坐骨支及耻骨下支骨折（黑箭头）

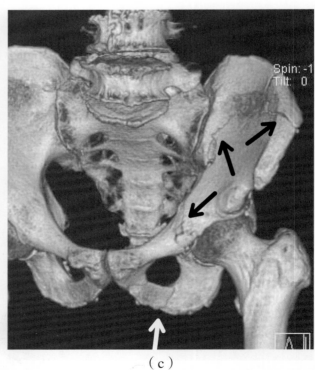

（c）
骨盆CT VR重建左前观，示左侧坐骨支骨折（白箭头）及左侧髂骨骨折（黑箭头）

图 4-20

女，57岁，骨盆坐骨支骨折（见图4-21）

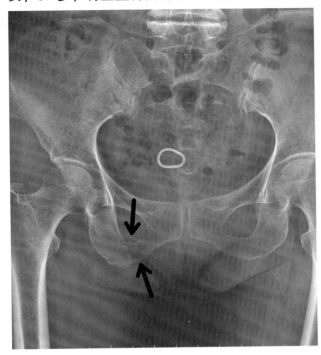

（a）
骨盆正位DR，示右侧坐
骨支骨折（黑箭头）

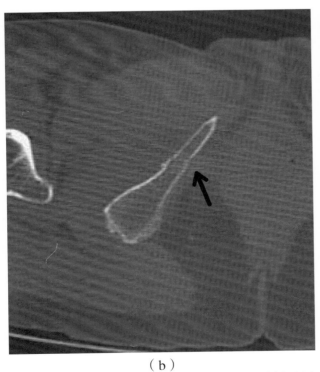

（b）
右髋关节CT轴位，示右侧坐骨支骨折（黑
箭头）

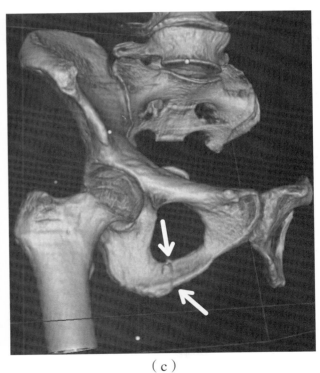

（c）
右髋关节CT VR重建，示右侧坐骨支骨折
（白箭头）

图4-21

女，84岁，骨盆坐骨支骨折（见图4-22）

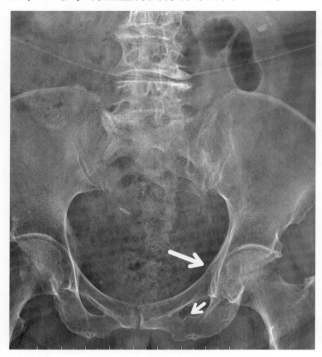

（a）
骨盆正位DR，示左坐骨
支骨折（短箭头），左耻骨上
支骨折不明显（长箭头）

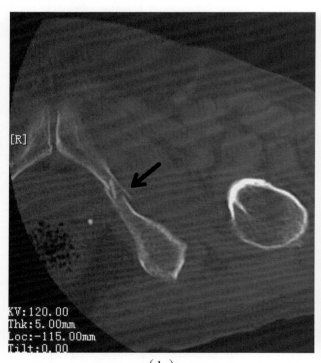

（b）
左髋关节CT轴位，示左坐骨支骨折（黑箭头）

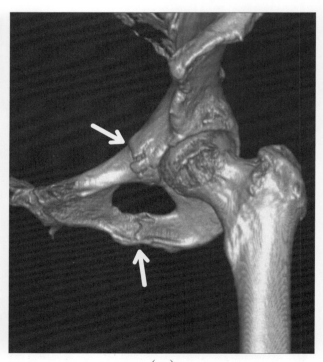

（c）
左髋关节CT VR重建，示左耻骨上支、坐骨支骨折（白箭头）

图4-22

女，68岁，骨盆坐骨支骨折（见图4-23）

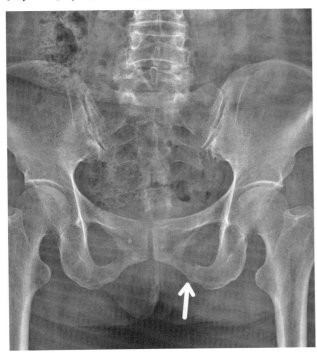

（a）
骨盆正位DR，示左坐骨
支骨折（白箭头）

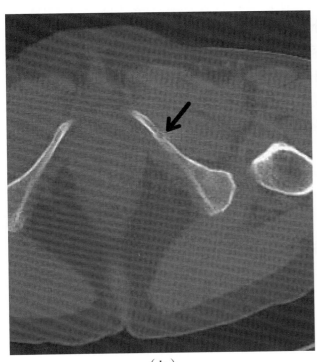

（b）
骨盆CT轴位，示左坐骨支骨折（黑箭头）

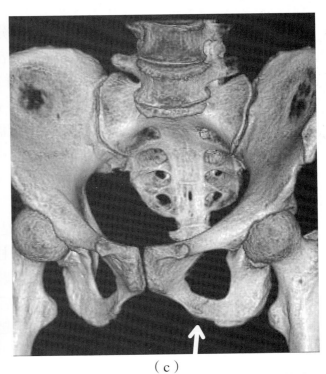

（c）
骨盆CT VR重建，示左坐骨支骨折（白箭头）

图4-23

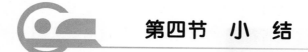

第四节　小　结

一、容易漏、误诊骨盆骨折概述

造成骨盆骨折的原因有很多，高空坠落、意外交通事故、重物砸伤、阴骑跨伤等都有可能造成骨盆骨折。骨盆骨性结构主要表现为环形状，其解剖结构较为复杂，主要由耻骨、坐骨、骶骨以及髂骨等扁骨构成。这些扁骨形状没有规则性，骨盆的形状也没有规则性，是一种比较特殊的形状。对于严重骨盆骨折的患者，骨折在给患者造成剧烈疼痛的同时，也会影响患者骨盆的稳定性。骨盆骨折会使周围软组织发生撕裂伤，并且还有可能使患者出现大出血的情况，从而导致休克，给患者的生命健康造成严重威胁。大部分骨盆骨折可以及时诊断，尽管骨盆骨折部位较隐蔽，在对患者进行病情检查的时候，要做到认真仔细和全面。如果盆部皮肤软组织出现血肿、擦伤和伤口等情况，还要注意查看患者伤口部分除了渗血以外，是否有粪漏、尿漏以及气体溢出的状况，如果以上情况都存在，就要怀疑患者是否存在盆腔脏器损伤的可能。对于骨盆骨折患者及时诊断和早期处理，是降低骨盆骨折病例死亡率的关键，也是减少患者手术后后遗症和出现并发症的关键所在。

X 线摄片是临床中常使用的一种摄片方法，在临床中经常用于创伤检查，也是诊断盆骨骨折的基本方法之一。使用 X 线摄片的方式检查，可以对患者盆骨进行直观的展示，了解骨折部位和严重性。在骨盆骨折中，大部分的盆骨骨折是直接暴力损伤造成的，多数骨折是多发性骨折，盆骨环扁骨形状不规则，容易受到脏器等因素的影响，X 线摄片容易出现漏诊的情况，采用螺旋 CT 扫描的方法，扫描层比较薄，图像具有较高的分辨率，在容积分辨率和时间分辨率上均高于 X 线摄片检查。常见的骨盆容易漏诊的骨折包括单发坐、耻骨骨折、髂髋骨边缘撕脱性骨折、轻度的骶髂关节分离、耻骨联合分离、髋臼前后壁骨折、骨盆骨质疏松相关骨折等。

二、髋臼骨折诊断及漏诊

交通事故及高处坠落伤日益增多，髋臼是由髂骨、耻骨及坐骨组成的向前下外倾斜的半球性深凹，分为前后壁及前后柱。髋臼后柱又称为髂骨坐骨柱，它有坚实的骨骼结构，能够加强内固定的稳定性。髋臼后柱骨折为累及髋臼后壁和柱最常见的髋臼骨折，漏诊率较高。合并重要脏器损伤时更易漏、误诊，后柱骨折属关节内骨折，多以手术切开内固定治疗为主，需要达到解剖复位。髋臼骨折引起闭孔内肌肿胀常见，闭孔内肌是唯一紧贴髋骨内侧面且覆盖髋臼顶壁的肌肉，对髋关节的内收及稳定起着重要作用。成人骨盆正位X 线片上闭孔内肌因盆壁遮挡而无法显示，CT 断面影像观测闭孔内肌厚度、密度和结构清楚，髋臼骨折损伤机制是股骨在膝或大转子水平受到重力冲击而作用于髋臼，主要依据

Leournal 和 Juder 分型分为简单型及复杂型两大类型及其 10 个亚型。闭孔内肌肿胀是由于外力通过骨性盆壁的介入传导及髋臼骨折直接损伤所致，骨盆内侧壁是否骨折及骨折类型是闭孔内肌损伤程度的主要影响因素。髋臼骨折导致闭孔内肌改变在 CT 及 X 线片主要有两个表现：①当骨折只累及闭孔内肌时，CT 及 X 线片表现为闭孔内肌的增厚；②当骨折累及闭孔内肌及其内、外侧脂肪组织时，CT 表现为闭孔内肌增厚及周围的脂肪间隙变窄，结构模糊，X 线平片表现为闭孔内肌内侧脂肪间隙模糊不清。发现闭孔内肌增厚在髋臼外伤骨折中的价值，可以明确闭孔内肌增厚与髋臼骨折类型的关系，其意义主要有以下两方面：①避免隐匿骨折的漏诊：髋臼是一个复杂的三维立体结构，骨盆标准正位 X 线片影像多有重叠，导致隐匿性骨折常有发生，X 线片对髋臼骨折的检出率及分型级别均较低，骨盆 X 线片示一侧闭孔内肌明显增厚时，提示有 X 线片难以发现的髋臼隐匿性骨折，应进一步检查确诊。②髋臼骨折类型与闭孔内肌增厚相关联：闭孔内肌增厚的主要原因是骨折累及与闭孔内肌关系紧密的骨盆内侧壁，局部出血、水肿导致闭孔内肌增厚，而简单型髋臼前壁骨折仅累及前唇时，骨折一般不引起闭孔内肌增厚。闭孔内肌增厚与髋臼骨折的部位和类型密切相关。股骨干骨折同时合并同侧髋关节脱位及髋臼骨折病例有个案报道，老年骨质疏松患者的低能量损伤多见，同时还可伴有股骨颈、转子间等髋周损伤。高龄伴骨质疏松患者，在步行时摔倒且右侧大转子先着地，可因骨折块无明显移位，在临床症状、体征及影像学检察中未发现明显的髋臼后柱骨折证据，直至术中探查时发现髋臼后柱的隐匿性骨折。术前漏诊髋臼后部骨折造成了治疗方案制定及手术准备的不足，导致了最后复位效果的不理想，术后平片可见明显的后柱骨折块移位。

三、耻骨联合分离及耻骨骨折

耻骨联合损伤的定义应为外力所致的耻骨联合韧带及软骨结构破坏造成耻骨联合移位。造成耻骨联合损伤的损伤力是多样的、复杂的，可分解为 3 种，即前后挤压、侧方挤压及垂直剪切，三者可单纯存在，亦可联合出现，临床上因分娩所致的骨关节损伤中，以耻骨联合分离较为多见，发生于骶髂关节者甚少。主要原因为强大暴力所致，如产钳强力牵引，若同时合并骨盆狭窄及胎儿过大更易发生。关节本身脆弱者，亦可能发生于分娩过程中。妊娠期自发性耻骨骨折在国外文献中有报道，表现为耻骨联合区、腹股沟区、会阴部、臀部、腰背部等骨盆环痛，可伴下肢活动受限。妊娠晚期耻骨联合分离比较常见，孕妇常表现为耻骨区、腹股沟区、下肢疼痛，甚至可能有下肢活动轻微受限。对于没有外伤史的患者，临床上容易忽视，误诊为耻骨联合分离。对于此类患者，应考虑妊娠期自发性骨折可能。虽然 CT 与 MRI 具检查有相当的敏感度和特异性，但目前认为 MRI 检查是孕期诊断骨盆自发性骨折的金标准，可同时发现软组织损伤，避免放射性物质对胎儿的损害。骨盆受力不均和韧带松弛是导致妊娠期应力性骨折的主要原因。在正常情况下，附着于骨盆的肌肉具有稳骨盆结构、协调骨盆压力的作用。

四、骨盆骨撕脱性骨折

撕脱性骨折在儿童骨盆骨折中比较常见，常见于髂骨翼。髂骨翼是较薄的骨板髂前上棘及髂前下棘为强有力的股直肌和缝匠肌的附着点，因剧烈运动，强大的肌肉收缩拉力易造成撕脱性骨折，本病易误诊为运动致软组织损伤，只做对症处理而忽视了X线检查会致治疗延误。

参考文献

[1] 王喜疆.骨盆骨折的X线和CT影像学特点并探讨漏诊原因分析[J].医学信息,2015,28（1）:41-42.

[2] 张英泽,潘进社,张奉琪,等.骨盆骨折动脉损伤的影像学研究及临床治疗[J].中华创伤杂志,2011,22（3）:749-752.

[3] 张奉琪,张英泽,潘进社,等.骨盆骨折出血超选择动脉栓塞的影像学基础[J].中国矫形外科杂志,2011,14（7）:1888-1890.

[4] 周佾龙,杨韶华.骨盆骨折合并创伤性膈疝的损伤特点及早期诊断的价值探讨[J].中国农村卫生,2014,5（2）:354-355.

[5] Rhee PM, Bridgeman A, Acosta JA, et al. Lumbar fractures in adult blunt trauma: axial and single-slice helical abdominal and pelvic computed tomographic scans versus portable plain films[J]. J Trauma, 2002, 53（4）: 663-667.

[6] Leone A, Cassar-Pullicino VN, Perez MH, et al.Emergency and Trauma of the Pelvic Ring[J]. Semin Musculoskelet Radiol, 2017, 21（3）: 210-217.

[7] Pinto A, Reginelli A, Pinto F, et al. Radiological and practical aspects of body packing[J]. Br J Radiol, 2014, 87（5）: 2013-2017.

[8] Pinto A, Niola R, Tortora G, et al. Role of multidetector-row CT in assessing the source of arterial haemorrhage in patients with pelvic vascular trauma. Comparison with angiography[J]. Radiol Med, 2010, 115（4）: 648-667.

[9] Dominguez S, Liu P, Roberts C, et al. Prevalence of traumatic hip and pelvic fractures in patients with suspected hip fracture and negative initial standard radiographs--a study of emergency department patients[J]. Acad Emerg Med, 2005, 12（3）: 366-369.

[10] Parker MJ. Missed hip fractures[J]. Arch Emerg Med. 1992, 9（1）: 23-27.

[11] Oka M, Monu JU. Prevalence and patterns of occult hip fractures and mimics revealed by MRI[J]. AJR Am J Roentgenol, 2004, 182（2）: 283-288.

[12] Zappia M, Capasso R, Berritto D, et al. Anterior cruciate ligament reconstruction: MR imaging findings[J]. Musculoskeletal Surg, 2017, 101（1）: 23-35.

[13] Yu JS. Easily Missed Fractures in the Lower Extremity[J]. Radiol Clin North Am, 2015, 53（3）: 737-755.

[14] Dunker D, Collin D, Gothlin JH, et al. High clinical utility of computed tomography compared to radiography in elderly patients with occult hip fracture after low-energy trauma [J]. Emerg Radiol, 2012, 19 (2): 135-139.

[15] Yu JS. Hip and femur trauma [J]. Semin Musculoskelet Radiol, 2000, 4 (2): 205-220.

[16] Scaglione M, Iaselli F, Sica G, et al. Errors in imaging of traumatic injuries [J]. Abdom Imaging, 2015, 40 (6): 2091-2098.

[17] Stone PC, Hilton CF. Medicolegal aspects of emergency department radiology [J]. Radiol Clin North Am, 1992, 30 (5): 495-501.

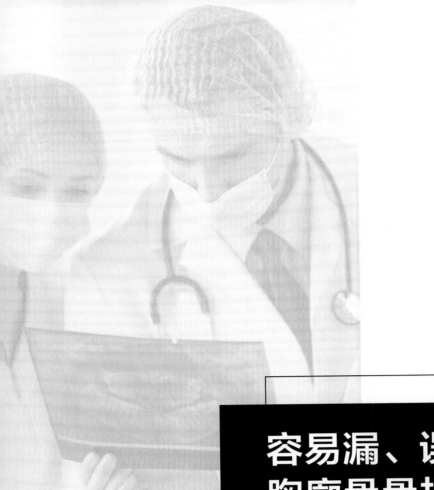

容易漏、误诊的
胸廓骨骨折

第一节　胸骨骨折

男，56 岁，胸骨骨折（见图 5-1）

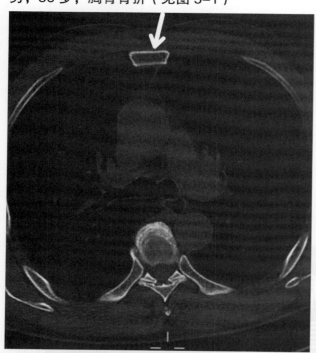

（a）
胸部CT轴位，首次检查，未显示胸骨骨折（白箭头）

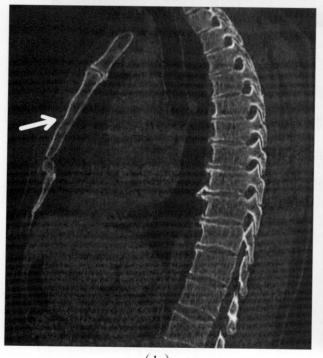

（b）
胸部CT矢状位重建，首次检查，胸骨前缘骨皮质稍扭曲（白箭头）

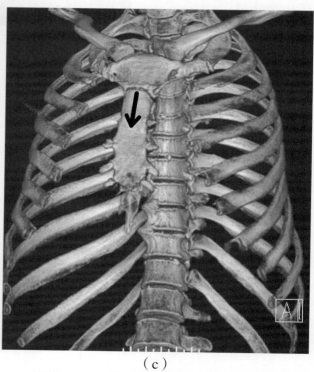

（c）
胸部CT VR重建，首次检查，胸骨体前缘浅淡骨折线影（黑箭头），易漏诊

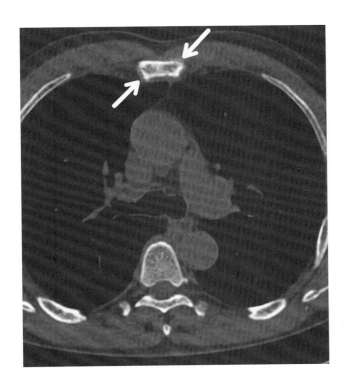

（d）
胸部CT 轴位，22天后复查，胸骨体周围浅淡骨痂形成（白箭头）

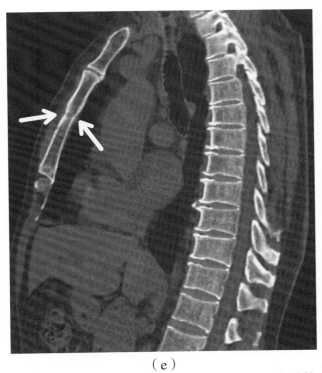

（e）
胸部CT 矢状位重建，22天后复查，胸骨体局部骨皮质断裂（白箭头），断端密度增高，胸骨后软组织略肿胀

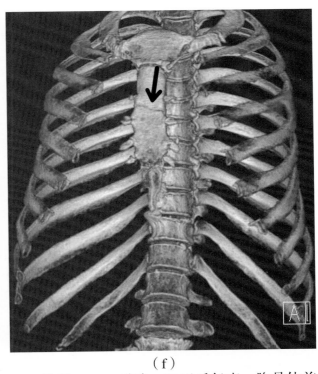

（f）
胸部CT VR重建，22天后复查，胸骨体前缘骨折线明显（黑箭头）

图 5-1

男，36岁，胸骨骨折（见图5-2）

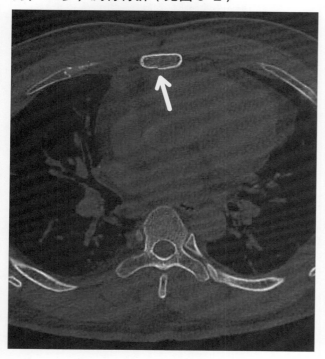

（a）
胸部CT轴位示胸骨体后
缘骨折（白箭头）

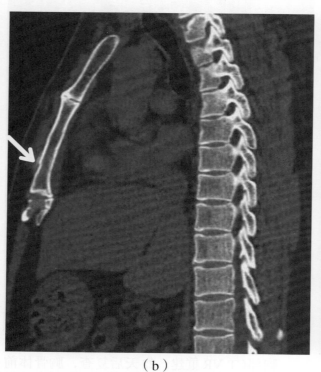

（b）
胸部CT矢状位重建示胸骨前缘骨折线（白
箭头）

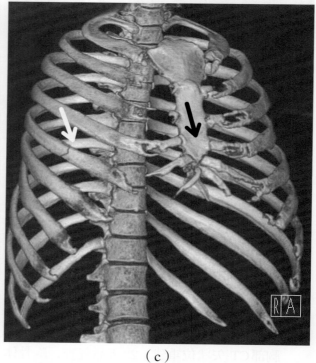

（c）
胸部CT VR重建示胸骨体前缘骨折线（黑
箭头），另见右侧第5肋骨骨折（白箭头）

图5-2

男，36岁，胸骨骨折（见图5-3）

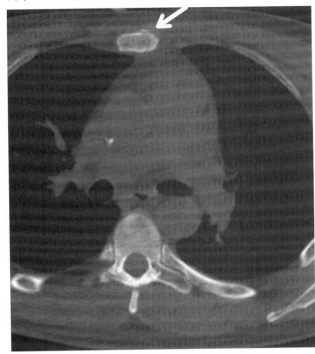

（a）
胸部CT轴位示胸骨前缘
骨折（白箭头）

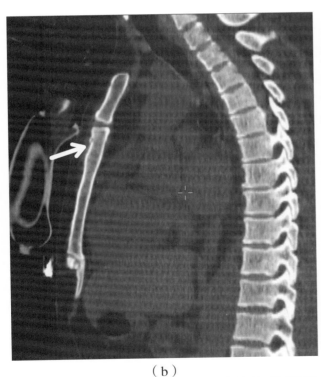

（b）
胸部CT矢状位重建示胸骨前缘骨折线
（白箭头），相邻软组织肿胀

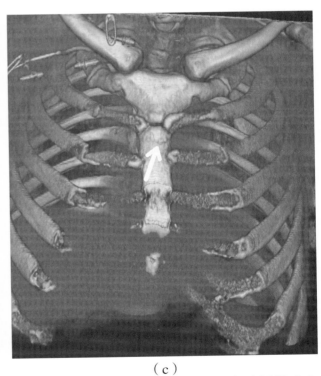

（c）
胸部CT VR重建示胸骨体前缘骨折线（白
箭头）

图5-3

男，32岁，胸骨骨折（见图5-4）

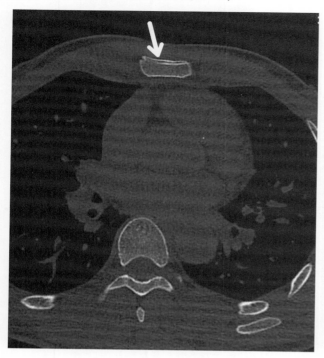

（a）
胸部CT轴位示胸骨体前缘
骨皮质重叠影（白箭头）

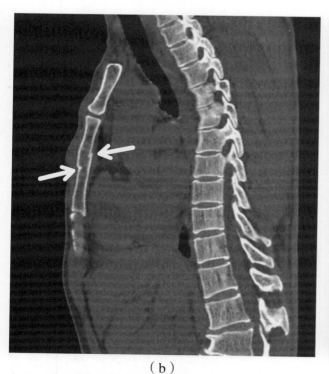

（b）
胸部CT矢状位重建示胸骨体骨折（白箭头），相邻软组织肿胀

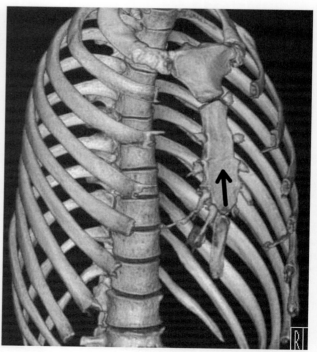

（c）
胸部CT VR重建示胸骨体前缘骨折线影（黑箭头）

图5-4

女，65 岁，胸骨骨折（见图 5-5）

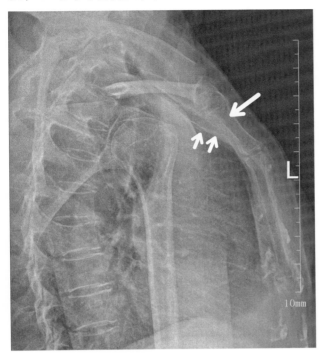

（a）
胸骨侧位 DR 示胸骨柄后
缘骨折（长白箭头），胸骨后
软组织肿胀（短白箭头）

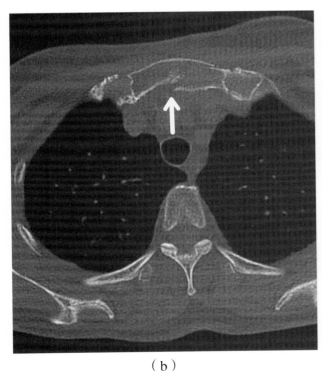

（b）
胸部 CT 轴位示胸骨柄后缘骨折，胸骨后软
组织肿胀（白箭头）

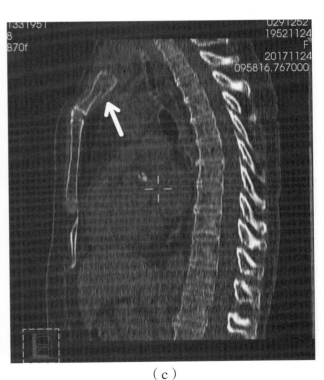

（c）
胸部 CT 矢状位重建示胸骨柄后缘骨折（白
箭头）

图 5-5

男，42 岁，胸骨骨折（见图 5-6）

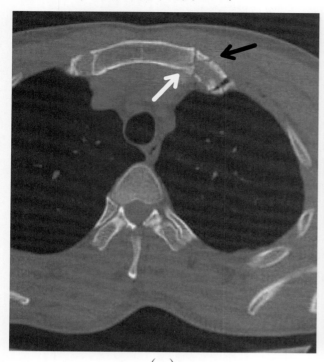

（a）

胸部CT轴位示胸骨柄左份骨折（白箭头），并见左侧第1肋软骨骨折（黑箭头）

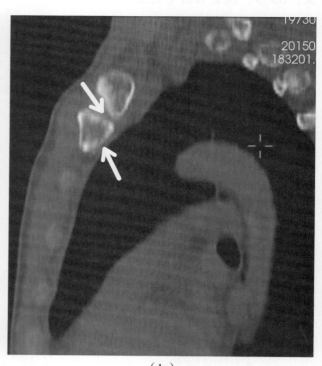

（b）

胸部CT矢状位重建示胸骨柄左份骨折（白箭头）

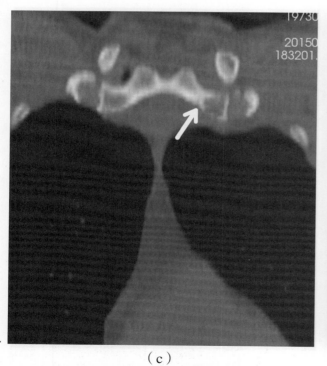

（c）

胸部CT 冠状位重建，胸骨柄左份骨折（白箭头）

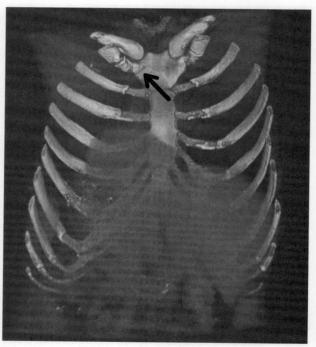

（d）

胸部CT VR 重建后面观，胸骨柄左份骨折（黑箭头）

图 5-6

第二节　肩胛骨及锁骨骨折

男，50岁，右肩关节脱位伴肱骨大结节撕脱骨折（见图5-7）

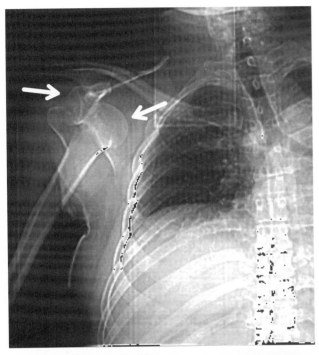

（a）
胸部仰卧位DR，右肩关
节脱位（白箭头），肱骨大结
节骨折

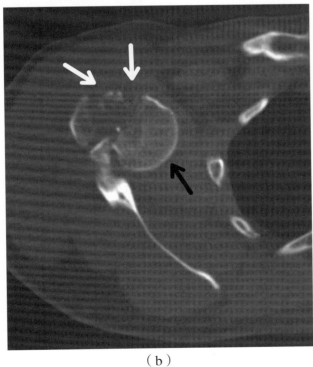

（b）

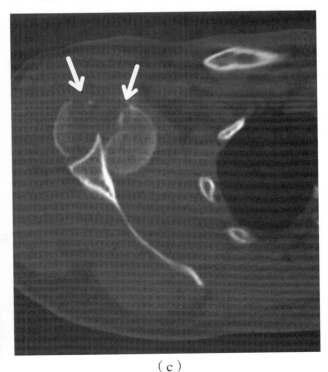

（c）

右肩关节CT轴位，右肩关节前脱位（黑箭头），肱骨大结节撕脱、分离（白箭头）

图5-7

男，36 岁，右肩胛骨关节盂撕脱骨折（见图 5-8）

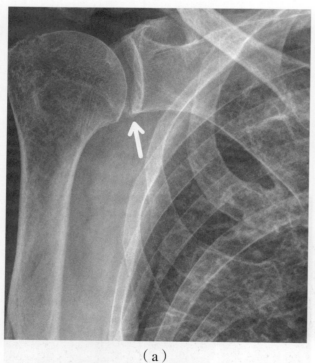

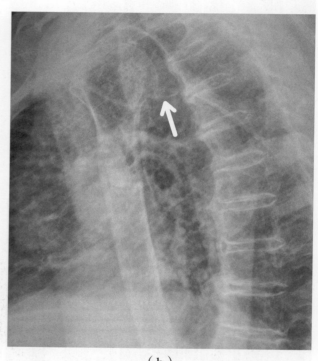

（a）
右肩关节正位DR，右肩关节在位，右肩胛骨关节盂下缘线状透亮影（白箭头）

（b）
右肩关节穿胸位DR，右肩胛骨关节盂下缘撕脱骨折（白箭头）

图 5-8

男，55岁，肩胛骨骨折（见图5-9）

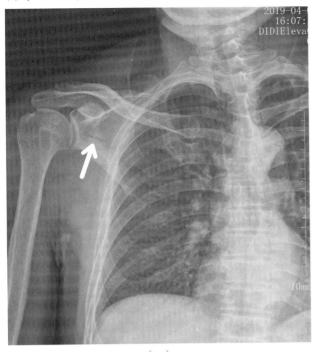

（a）

右肩关节正位DR，右肩胛骨斜行透亮骨折线（白箭头）

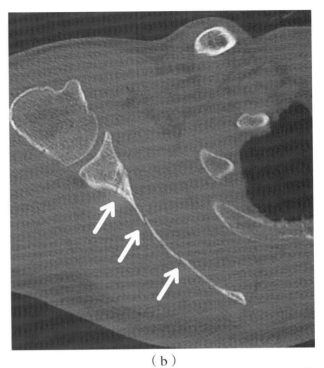

（b）

右肩关节CT轴位，右肩胛骨多发骨折（白箭头）

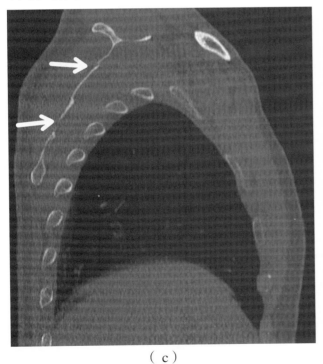

（c）

右肩关节CT矢状位重建，右肩胛骨多发骨折（白箭头）

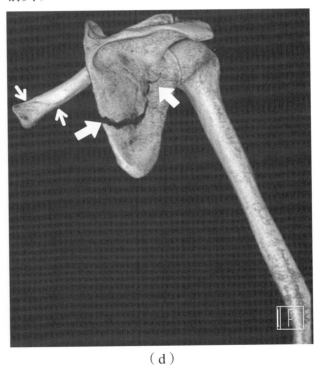

（d）

右肩胛骨CT VR重建后面观，右肩胛骨骨折，断端分离（粗白箭头）。另见锁骨骨折（细白箭头）

图5-9

男，36岁，锁骨骨折（见图5-10）

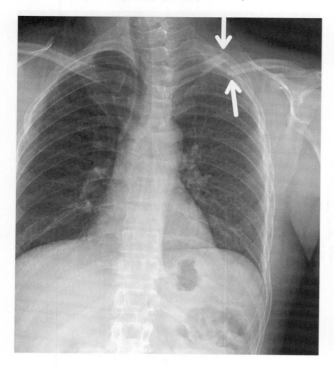

（a）
胸部正位DR，左锁骨
中段骨折，断端分离、错位
（白箭头）

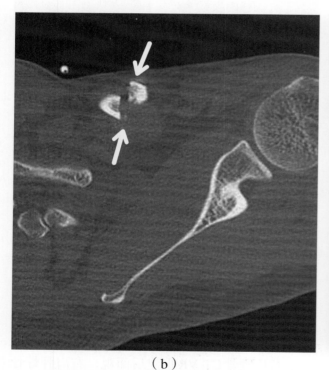

（b）
胸部CT轴位，左锁骨中段骨折，断端前后
分离、错位（白箭头）

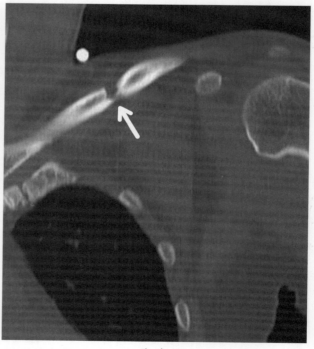

（c）
胸部CT 冠状位重建，左锁骨中段骨折（白
箭头）

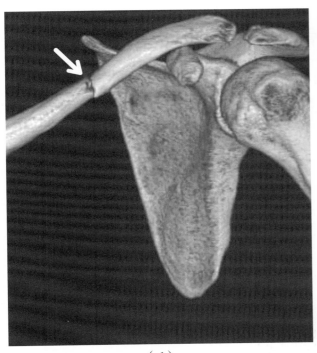

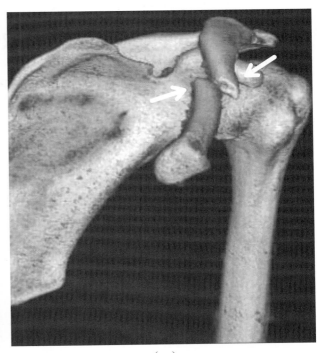

（d）
胸部CT VR重建前后观，左锁骨中段骨折（白箭头）

（e）
胸部CT VR重建侧位观，左锁骨中段骨折，前后分离、错位（白箭头）

图 5-10

第三节　肋软骨及肋骨骨折

女，86岁，左侧第2~4前肋骨折（见图5-11）

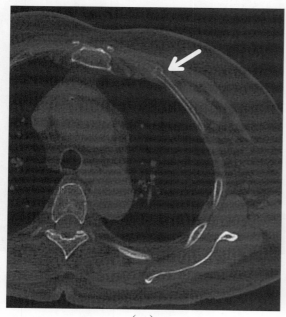

（a）

胸部CT轴位，左侧第2前肋骨折，骨皮质扭曲（白箭头）

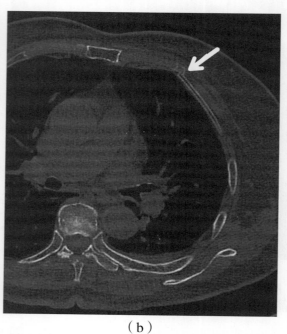

（b）

胸部CT轴位，左侧第3前肋骨折，骨皮质折曲（白箭头）

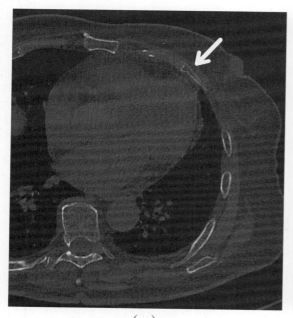

（c）

胸部CT轴位，左侧第4前肋内缘骨皮质扭曲（白箭头）

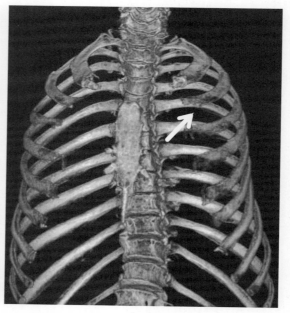

（d）

胸部CT VR重建前面观，显示左侧第2、3、4前肋骨折（白箭头）

图 5-11

男，80岁，肋骨病理性骨折（见图5-12）

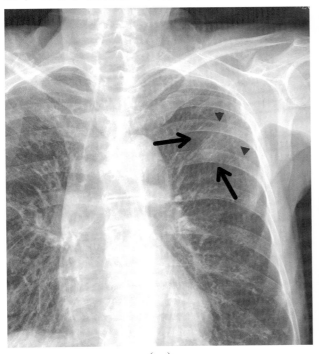

（a）

胸部后前位DR，左侧第3前肋局部骨质破坏，密度增高（黑箭头）

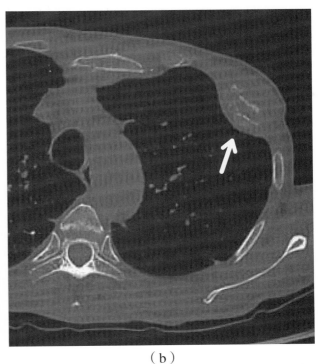

（b）

胸部CT轴位，骨窗显示左侧第3前肋局部骨质破坏伴病理性骨折（白箭头），并见蛋壳样骨膜反应，周围软组织肿胀

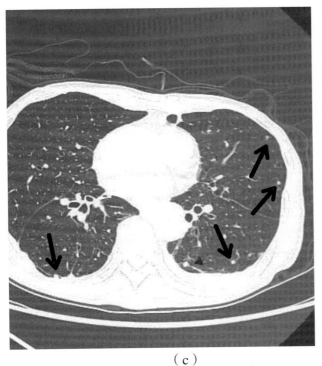

（c）

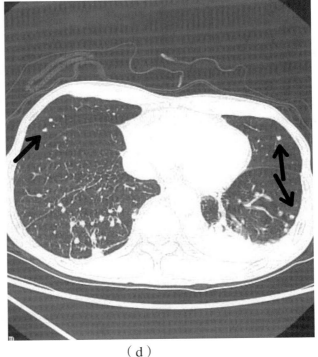

（d）

胸部CT轴位，肺窗显示两肺散在转移小结节（黑箭头）

图 5-12

男，50岁，肋骨及腰椎横突骨折（见图5-13）

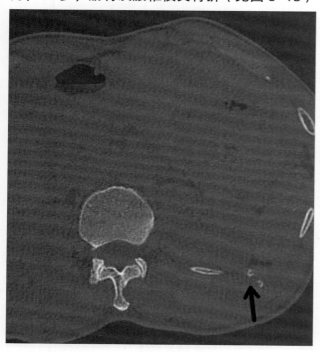

（a）
胸部CT轴位，左侧第11
后骨折（黑箭头）

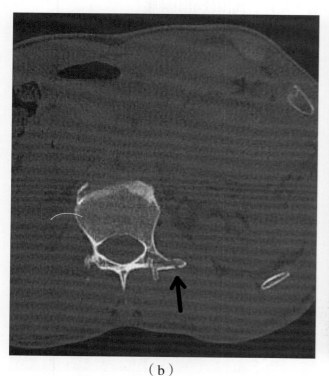

（b）
胸部CT轴位，L1左侧横突骨折（黑箭头）

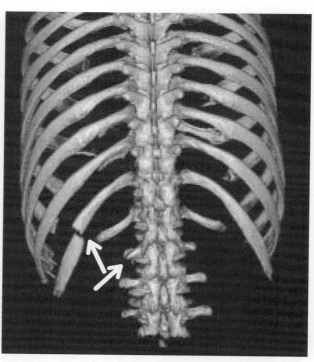

（c）
胸部CT VR重建后面观，显示左侧第11后
肋、L1左侧横突骨折（白箭头），横突骨折易漏诊

图 5-13

男，51 岁，肋骨骨折（见图 5-14）

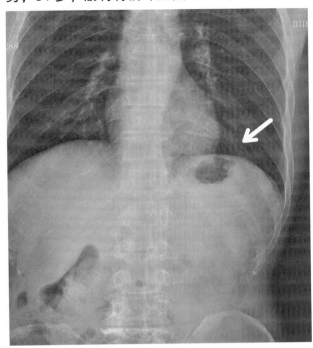

（a）
肋骨正位 DR，显示左侧
第 10 后肋骨折，断端轻度错
位（白箭头）

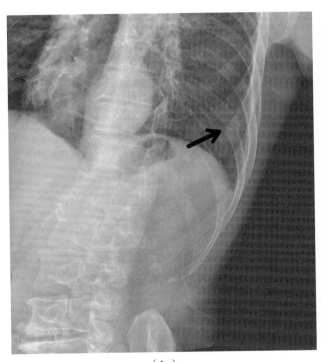

（b）
肋骨斜位 DR，显示左侧第 10 后肋骨折，
断端错位较正位明显（黑箭头）

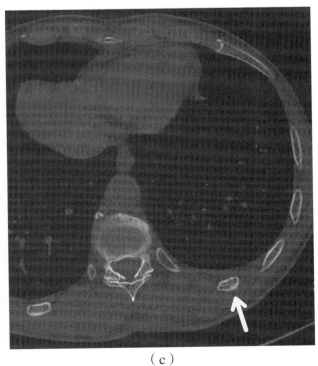

（c）
胸部 CT 轴位，显示左侧第 10 后肋骨骨折
（白箭头）

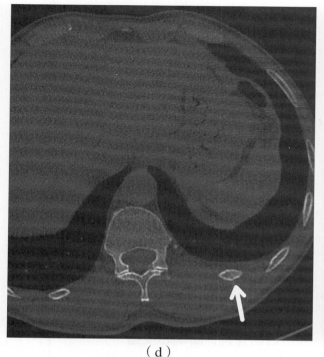

（d）

胸部CT轴位，显示左侧第11后肋骨折（白箭头），X线平片显示不明显

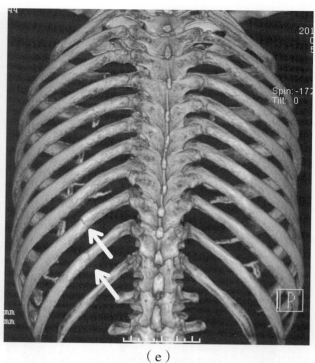

（e）

胸部CT VR重建后面观，显示左侧第10、11后肋骨折（白箭头）

图 5-14

男，51岁，肋骨骨折（见图 5-15）

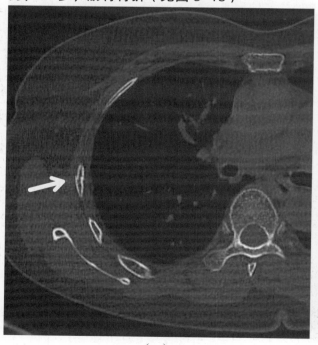

（a）

胸部CT轴位显示右侧第4肋骨轻微骨折（白箭头），易漏诊

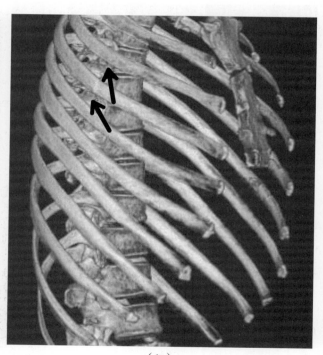

（b）

胸部CT VR重建斜位，清晰显示右侧第4肋骨骨折（黑箭头）

图 5-15

244

女，56岁，肋骨骨折（见图5-16）

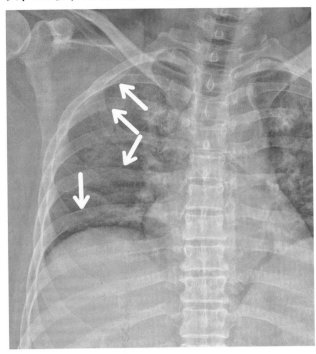

（a）
肋骨正位DR，显示右侧
第3后肋骨折，右侧第4、6、7
后肋隐见可疑骨折线（白箭头）

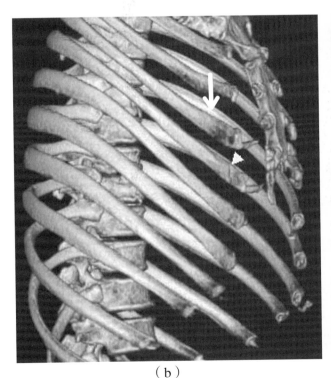

（b）
胸部CT VR重建 斜位显示右侧第4、5前肋
骨折（白箭头）

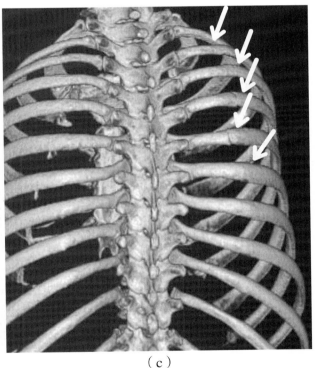

（c）
胸部CT VR重建 后面观显示右侧第3、4、5、
6、7后肋骨折（白箭头）

图 5-16

女，43 岁，肋骨骨折（见图 5-17）

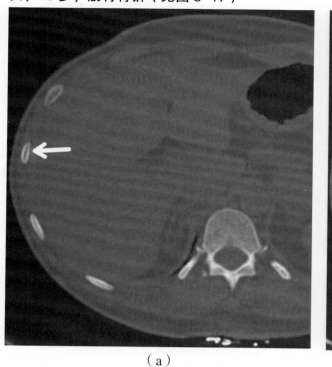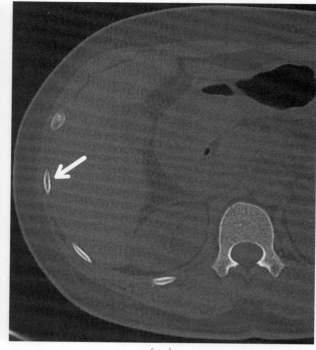

（a）　　　　　　　　　　　　　　　　　　（b）

首次检查，胸部CT轴位，显示右侧第9、10肋骨折不明显（白箭头骨折处）

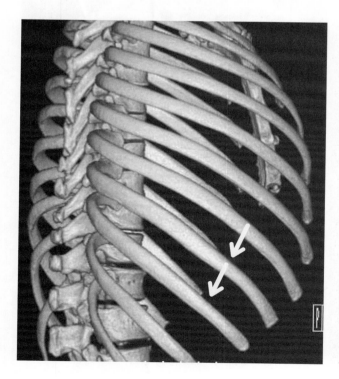

（c）

首次检查，胸部CT VR重建，右侧第9、10肋骨折不明显（白箭骨折处）

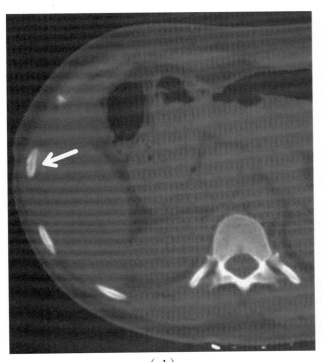
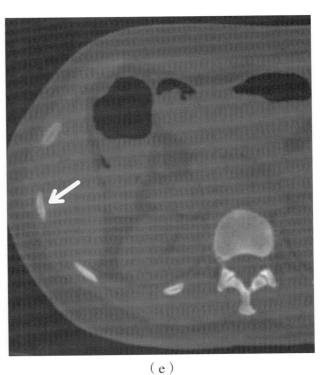

（d）　　　　　　　　　　　　　　　　　　　（e）

1月后复查，胸部CT轴位，显示右侧第9、10肋骨折（白箭头）

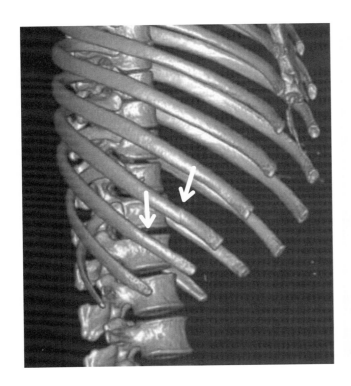

（f）

1月后复查，胸部CT VR
重建，显示右侧第9、10肋骨
折（白箭头）

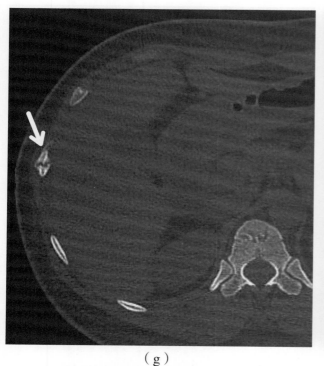

（g）

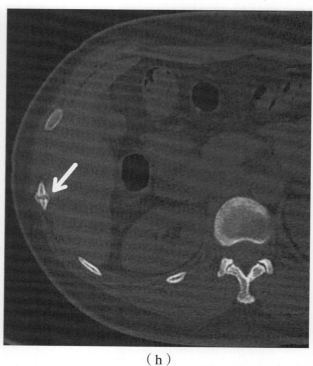

（h）

3月后复查，胸部CT轴位，显示右侧第9、10肋骨折（白箭头），局部骨痂形成

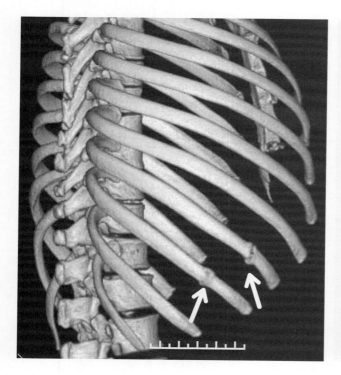

（i）

3月后复查，胸部CT VR重建，显示右侧第9、10肋骨折（白箭头），断端骨痂形成

图 5-17

男，59 岁，肋骨骨折（见图 5-18）

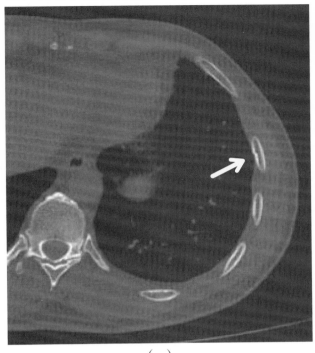

（a）

首次检查，胸部 CT 轴位，显示左侧第 7 肋骨骨折（白箭头）

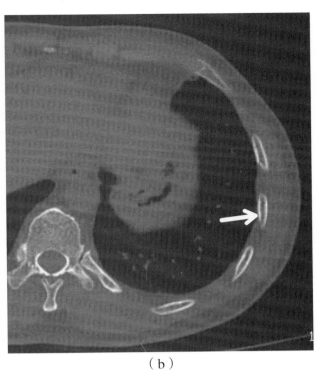

（b）

首次检查，胸部 CT 轴位，左侧第 8 肋骨骨折不明显（白箭头）

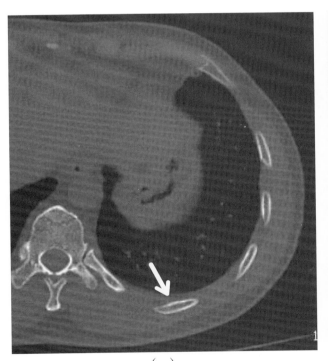

（c）

首次检查，胸部 CT 轴位，左侧第 10 肋骨骨折不明显（白箭头）

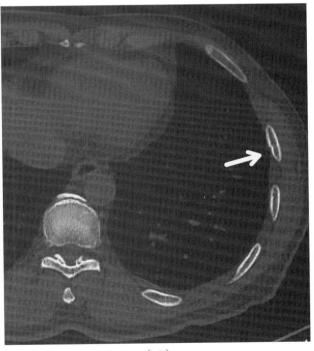

（d）

2 周后复查，胸部 CT 轴位，左侧第 7 肋骨折（白箭头）

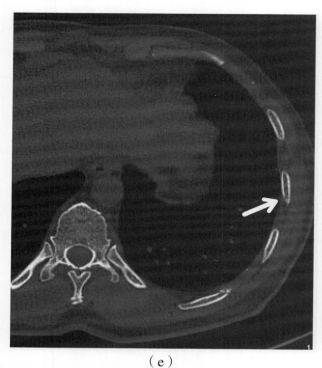

（e）

2周后复查，胸部CT 轴位，左侧第8肋骨折（白箭头）

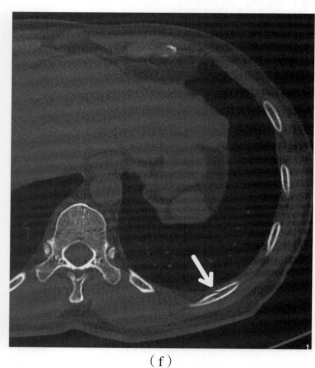

（f）

2周后复查，胸部CT 轴位，左侧第10肋骨折（白箭头）

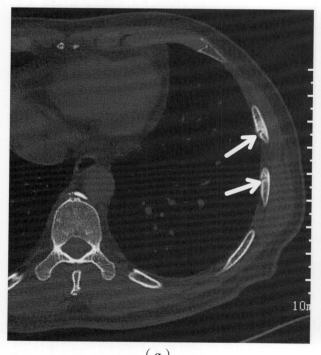

（g）

2月后复查，胸部CT轴位，左侧第7、8肋骨折（白箭头），断端骨痂形成

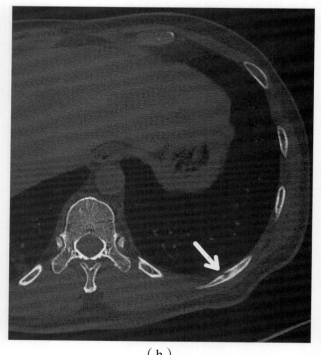

（h）

2月后复查，胸部CT轴位，左侧第10肋骨折（白箭头），断端骨痂形成

图 5-18

男，91岁，肋骨骨折（见图5-19）

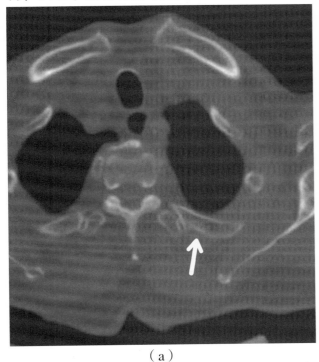

（a）

首次检查，胸部CT轴位，显示左侧第3肋骨折不明显（白箭头）

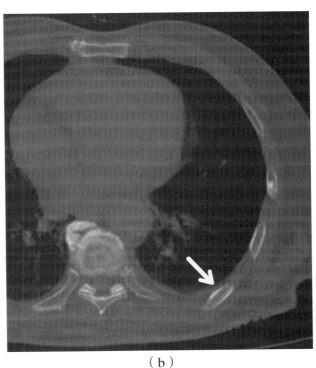

（b）

首次检查，胸部CT轴位，左侧第8肋骨骨折不明显（白箭头）

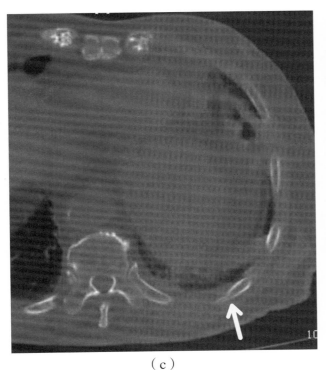

（c）

首次检查，胸部CT轴位，左侧第9后肋骨折（白箭头）

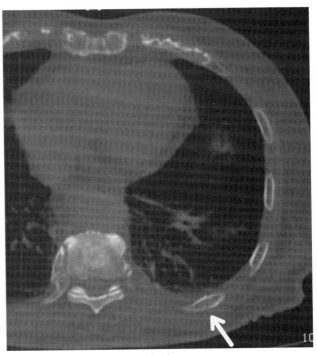

（d）

首次检查，胸部CT 轴位，左侧第10后肋骨折（白箭头）

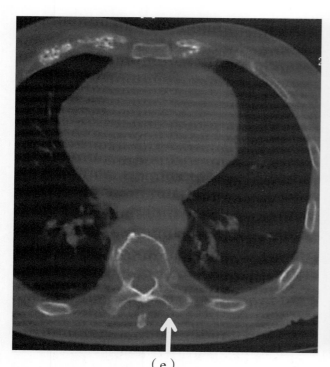

（e）

首次检查，胸部CT 轴位，胸9左侧横突骨折（白箭头）

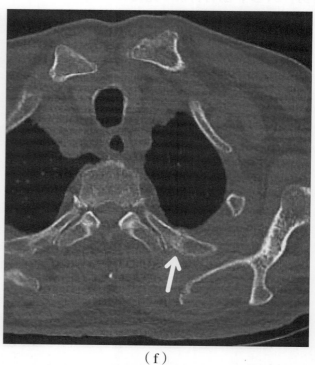

（f）

1月后复查，胸部CT 轴位，左侧第3后肋骨折，少量骨痂形成（白箭头）

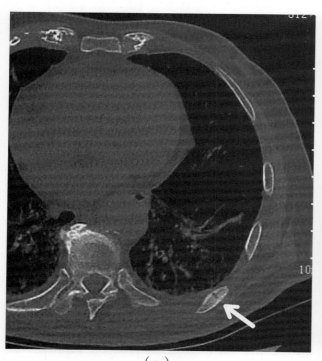

（g）

1月后复查，胸部CT轴位，左侧第8肋骨折，局部骨痂形成（白箭头）

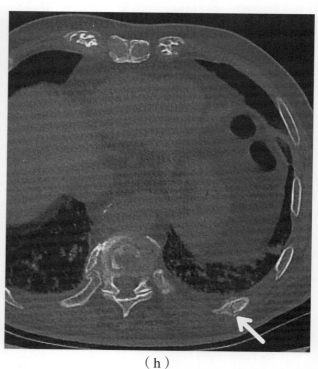

（h）

1月后复查，胸部CT轴位，左侧第9肋骨折，局部骨痂形成（白箭头）

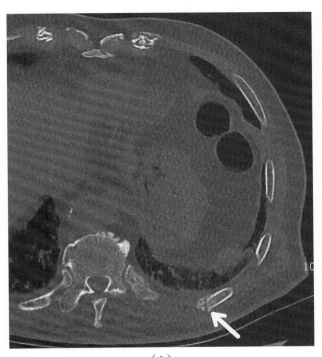

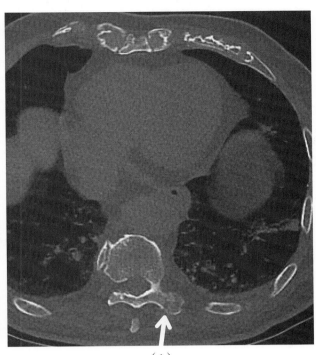

（i）

　　1月后复查，胸部CT轴位，左侧第10肋骨折，局部骨痂形成（白箭头）

（j）

　　2月后复查，胸部CT轴位，胸9左侧横突骨折（白箭头）

图 5-19

女，51岁，肋骨骨折（见图5-20）

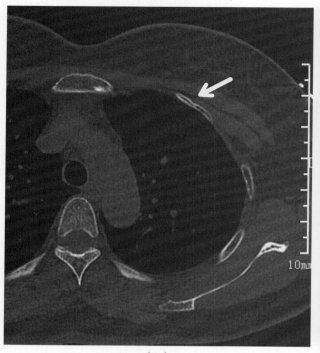

（a）

首次检查，胸部CT轴位，显示左侧第2肋骨骨折（白箭头）

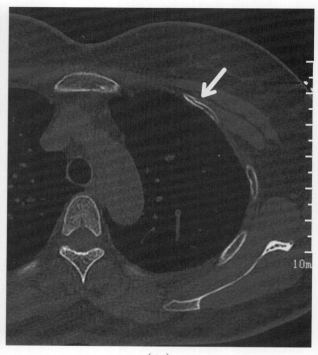

（b）

首次检查，胸部CT轴位，左侧第3肋骨骨折不明显（白箭头）

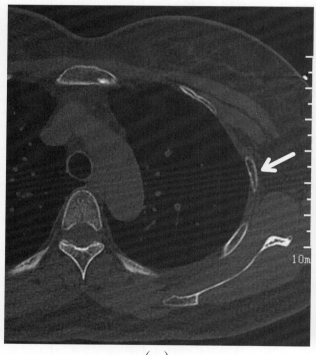

（c）

首次检查，胸部CT轴位，左侧第4肋骨折（白箭头）

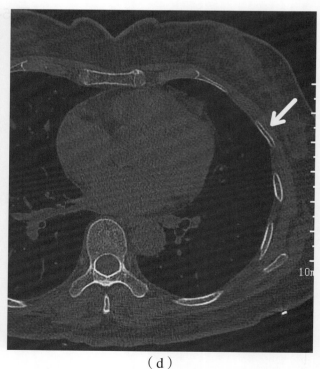

（d）

首次检查，胸部CT轴位，左侧第5肋骨折不明显（白箭头）

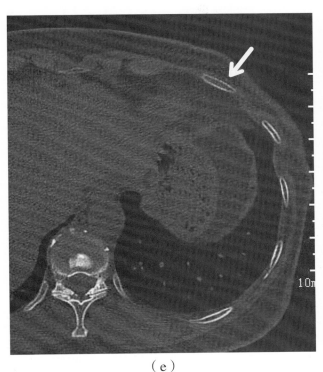

（e）

首次检查，胸部CT轴位，左侧第6肋骨折不明显（白箭头）

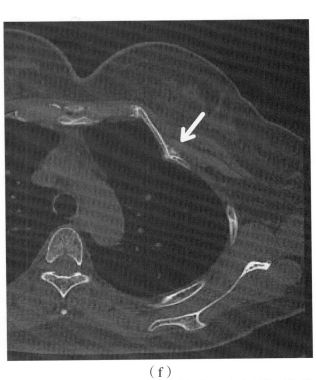

（f）

2月后复查，胸部CT轴位，左侧第2肋骨折（白箭头），局部凹陷成角，断端骨痂形成

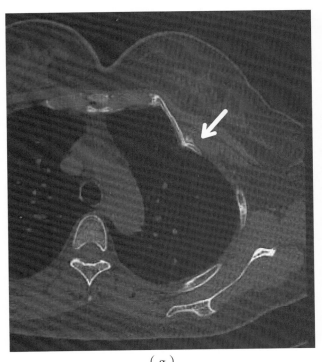

（g）

2月后复查，胸部CT轴位，左侧第3肋骨折（白箭头），局部凹陷成角，断端骨痂形成

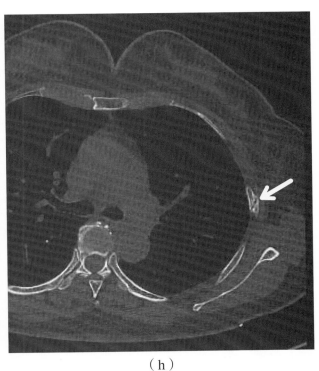

（h）

2月后复查，胸部CT轴位，左侧第4肋骨折（白箭头），局部骨痂形成

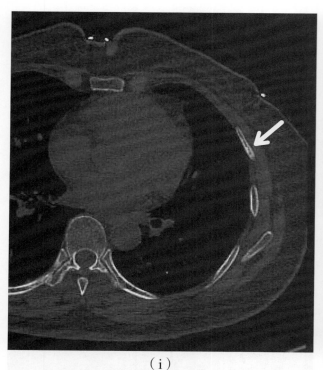

（i）
2月后复查，胸部CT轴位，左侧第5肋骨折（白箭头），局部骨痂形成

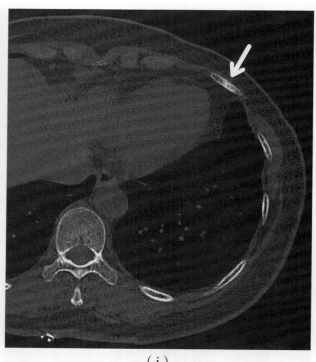

（j）
2月后复查，胸部CT轴位，左侧第6肋骨折（白箭头），局部骨痂形成

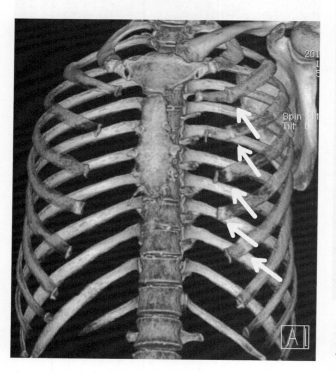

（k）
2月后复查，胸部CT VR重建前面观，左侧第2~6肋骨骨折（白箭头）

图 5-20

女，76岁，肋骨骨折（见图5-21）

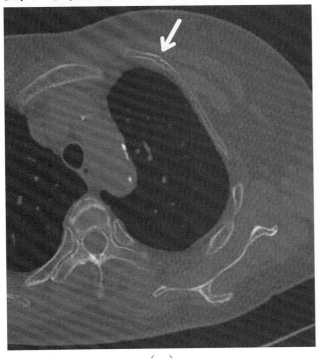

（a）

首次检查，胸部CT轴位，显示左侧第2肋骨骨折（白箭头）

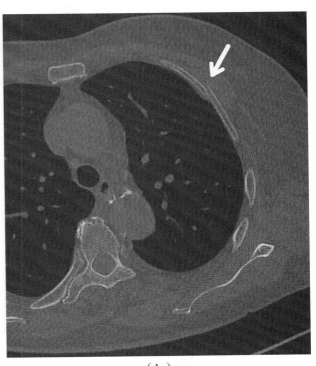

（b）

首次检查，胸部CT轴位，左侧第3肋骨折（白箭头）

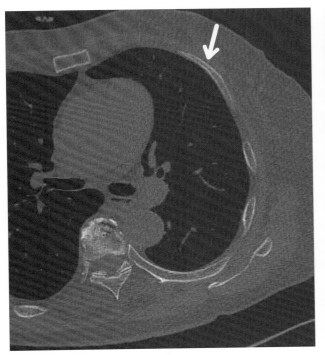

（c）

首次检查，胸部CT轴位，左侧第4肋骨骨折不明显（白箭头）

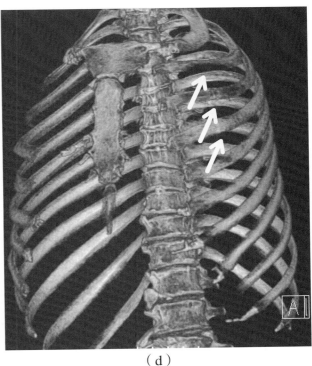

（d）

首次检查，胸部CT VR重建，左侧第2、3、4肋骨折（白箭头）

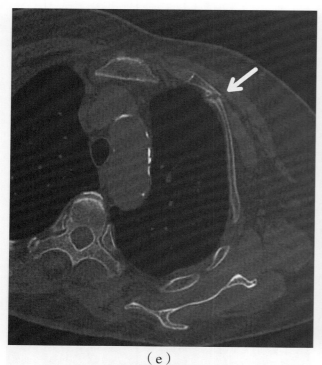

（e）

2月后复查，胸部CT 轴位，左侧第2肋骨折（白箭头），局部骨痂形成

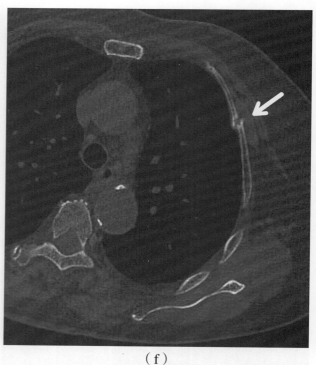

（f）

2月后复查，胸部CT 轴位，左侧第3肋骨折（白箭头），局部骨痂形成

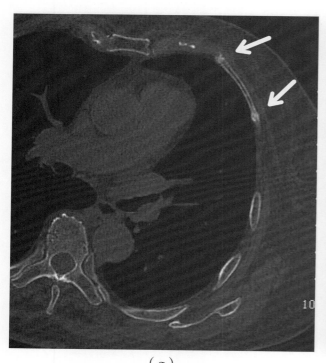

（g）

2月后复查，胸部CT轴位，左侧第4肋2处骨折（白箭头），局部骨痂形成

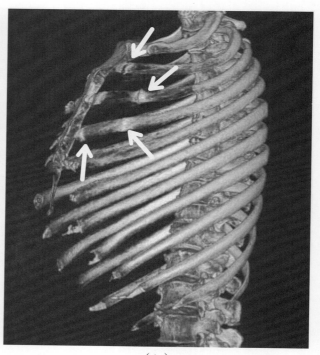

（h）

2月后复查，胸部CT VR重建，左侧第2、3、4肋骨折（白箭头），断端骨痂形成

图 5-21

男，29 岁，肋骨骨折（见图 5-22）

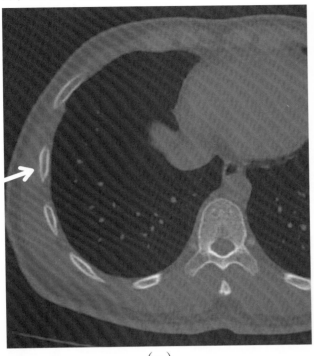

（a）

首次检查，胸部 CT 轴位，显示右侧第 7 肋骨折不明显（白箭头）

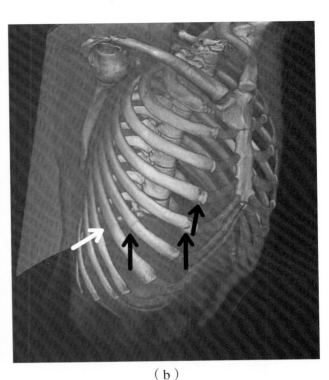

（b）

首次检查，胸部 CT VR 重建斜位，显示右侧第 7 肋骨皮质稍扭曲（白箭头）

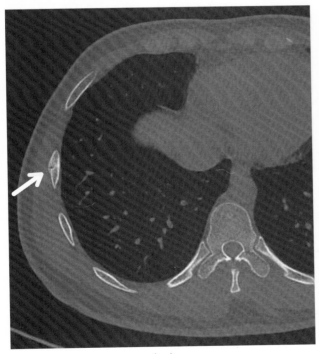

（c）

2 月后复查，胸部 CT 轴位，显示右侧第 7 肋骨折，局部骨痂形成（白箭头）

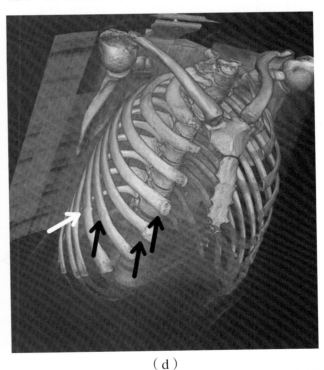

（d）

2 月后复查，胸部 CT VR 重建斜位，显示右侧第 7 肋骨骨折，局部骨痂形成（白箭头）

图 5-22

男，30岁，肋骨骨折（见图5-23）

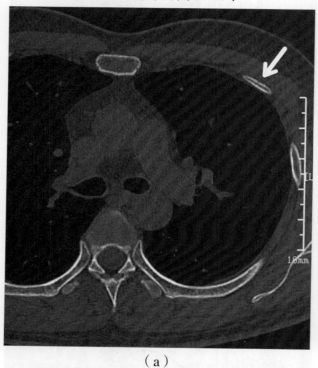

（a）
胸部CT轴位显示左侧第3前肋外缘轻微骨皮质断裂（白箭头），易漏诊

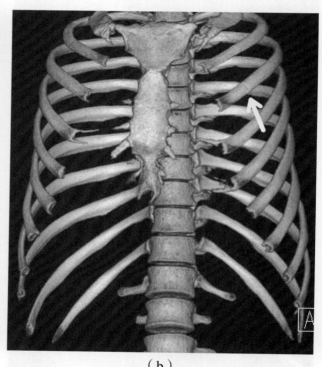

（b）
胸部CT VR重建斜位，清晰显示左侧第3前肋骨折（白箭头）

图5-23

男，60岁，肋骨骨折（见图5-24）

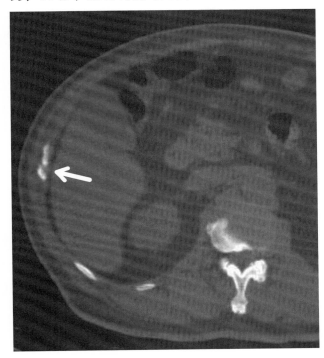

（a）
胸部CT轴位，右侧第10
肋软骨钙化部分断裂（白箭
头），易漏诊

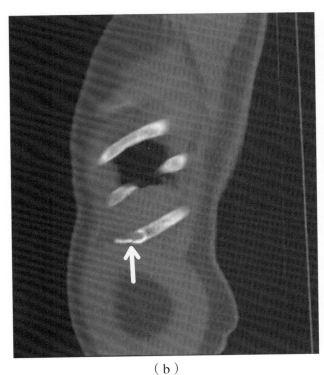

（b）
胸部CT 矢状位重建，右侧第10肋软骨钙
化部分断裂（白箭头）

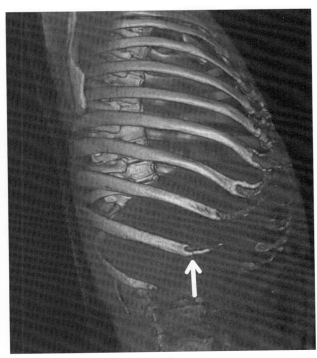

（c）
胸部CT VR重建侧位，清晰显示右侧第10
肋软骨骨折（白箭头）

图 5-24

男，27岁，肋软骨骨折（见图5-25）

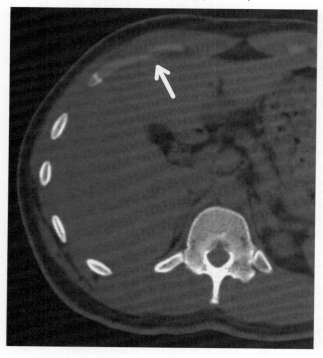

（a）
胸部CT轴位，右侧第7肋软
骨断裂、分离（白箭头），易漏诊

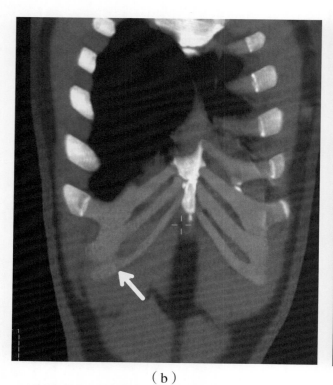

（b）
胸部CT 冠状位重建，右侧第8肋软骨分离
（白箭头）

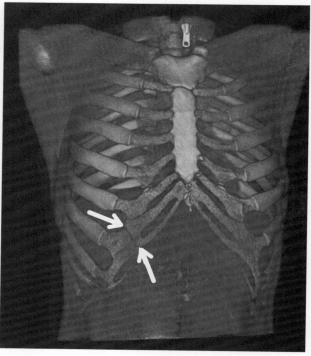

（c）
胸部CT VR重建前面观，清晰显示右侧第
7、8肋软骨骨折（白箭头）

图 5-25

男，58 岁，肋软骨骨折（见图 5-26）

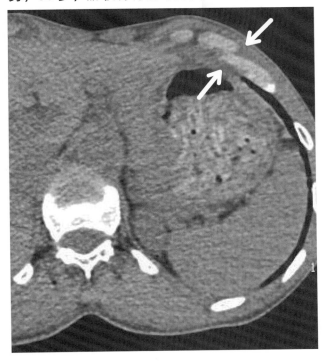

（a）
　　胸部CT轴位，左侧第7肋
软骨断裂、分离（白箭头），易
漏诊

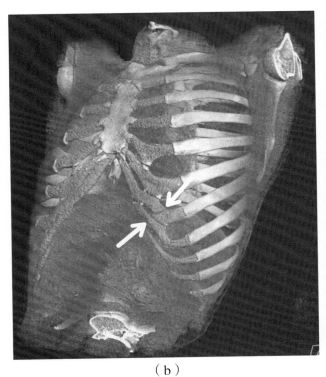

（b）
　　胸部CT VR左前斜，显示左侧第7、8肋软
骨骨折（白箭头）

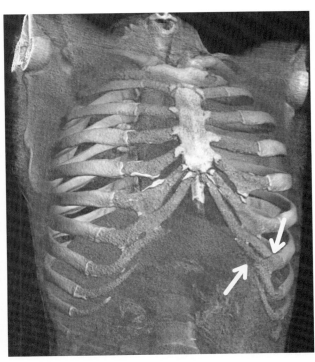

（c）
　　胸部CT VR重建右前斜，显示左侧第7、8
肋软骨骨折（白箭头）

图 5-26

男，61岁，肋软骨骨折（见图5-27）

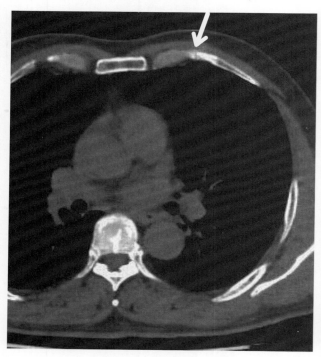

（a）
胸部CT轴位，左侧第4
肋软骨钙化部分断裂（白箭
头），易漏诊

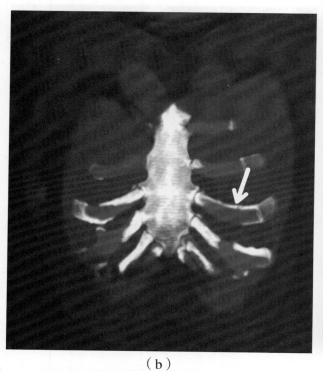

（b）
胸部CT 冠状位重建，显示左侧第4肋软骨
骨折（白箭头）

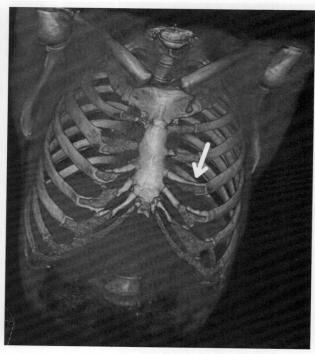

（c）
胸部CT VR重建前后观，显示左侧第4肋软
骨骨折（白箭头）

图5-27

男，55岁，肋软骨骨折（见图5-28）

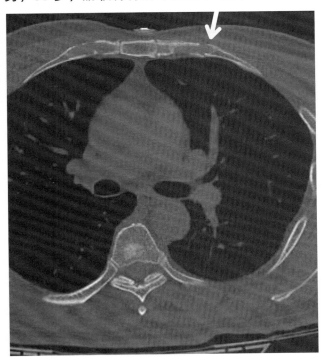

（a）
胸部CT轴位，左侧第3
肋软骨钙化部分断裂、分离
（白箭头）

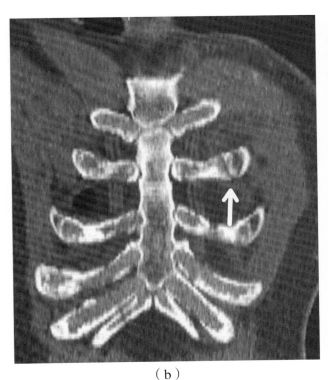

（b）
胸部CT冠状位重建，显示左侧第3肋软骨
骨折（白箭头）

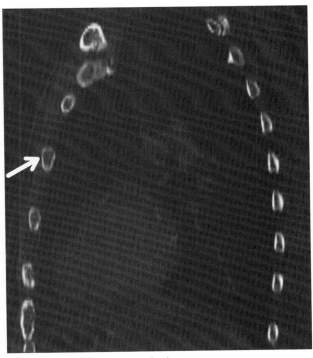

（c）
胸部CT VR矢状位重建，显示左侧第3肋
软骨骨折（白箭头）

图5-28

男，42岁，肋软骨、肋骨、胸骨骨折（见图5-29）

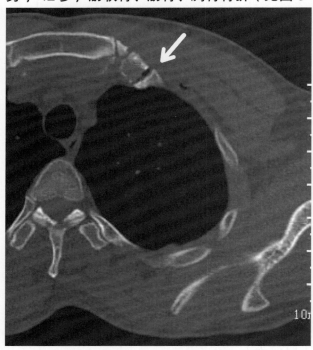

（a）
首次检查，胸部CT轴位，显示左侧第1肋软骨钙化部分骨折（白箭头），局部见少量积气

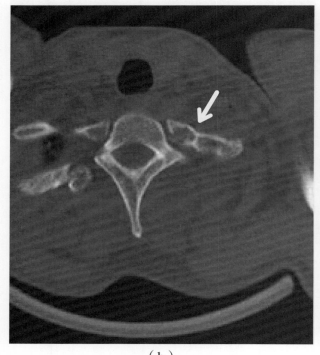

（b）
首次检查，胸部CT轴位，左侧第1后肋骨皮质稍扭曲（白箭头）

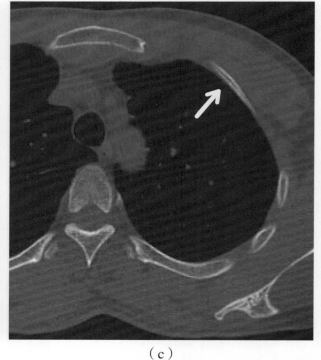

（c）
首次检查，胸部CT轴位，左侧第2肋骨皮质稍扭曲（白箭头）

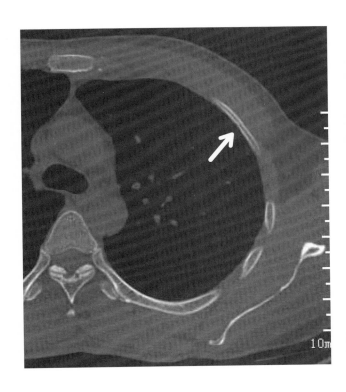

（d）

首次检查，胸部CT 轴位，左侧第3肋骨皮质稍扭曲（白箭头）

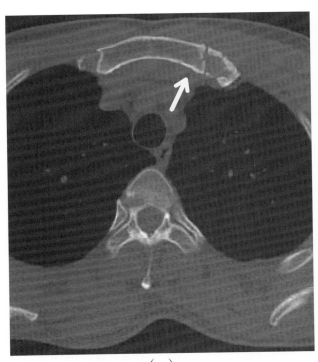

（e）

首次检查，胸部CT 轴位，胸骨柄骨折（白箭头）

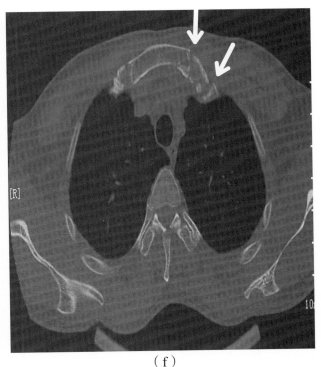

（f）

40天后复查，胸部CT 轴位，左侧第1肋软骨及胸骨柄骨折，（白箭头）骨折断端间隙较首次检查增宽

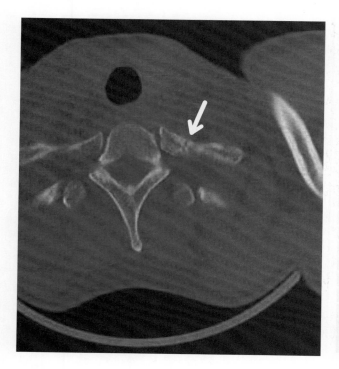

（g）

40天后复查，胸部CT轴位，左侧第1后肋骨折（白箭头），局部骨痂形成

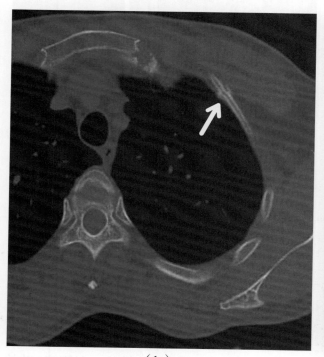

（h）

40天后复查，胸部CT轴位，左侧第2前肋骨折（白箭头），局部骨痂形成

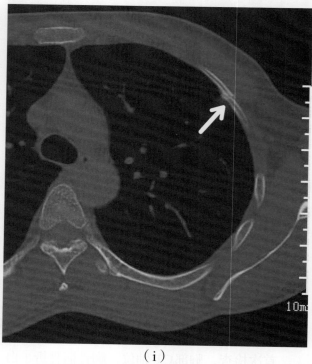

（i）

40天后复查，胸部CT轴位，左侧第3前肋骨折（白箭头），局部骨痂形成

图 5-29

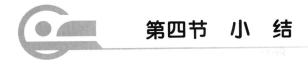

第四节 小 结

一、肋骨骨折

肋骨骨折在胸部外伤中很常见,约占胸廓骨折的 90%。轻度的肋骨或肋软骨骨折大部分是因为斗殴、疲劳造成的,需要进行工伤和法医鉴定。严重的肋骨骨折是创伤后血气胸的重要原因,患者常伴肺、纵隔大血管、心脏、肝脏、脾脏等其他脏器损伤。所以明确肋骨骨折的时间和数目对放射科医生来讲十分重要。多层螺旋 CT（MSCT）采用先进的扫描方法和强大的后处理技术,是肋骨骨折诊断的最佳方法。但很多肋骨骨折在首次平片和 MSCT 检查时难以确诊,容易引起医疗纠纷。所以 CT 也不是诊断肋骨和肋软骨骨折万能的工具。

人体肋骨有 12 对,左右对称,位于胸椎两侧。肋骨分为前段、腋段、后段,前段扁薄、自外上向内下倾斜走行并形成肋弓,后段圆厚,呈水平向外下走行。第 1~7 肋骨前端借肋软骨与胸骨相连接,第 8~10 肋骨前端借肋软骨与上一肋软骨相连接,第 11、12 肋骨前端游离故又称浮肋。第 1、2 肋骨由于有锁骨及肩胛骨保护一般不易骨折,第 11、12 肋骨由于前端游离,骨折发生率也较低,所以肋骨骨折以第 3~10 肋骨多见。

在 X 线正位投照时,大部分肋骨不能贴近胶片,清晰度较差,缺乏良好的对比度,骨折线不易显示。肋软骨由透明软骨构成,常规胸片既不能诊断肋软骨骨折,也不能排除肋软骨骨折。但平片检查是临床肋骨骨折的首选检查,平片检查比较直观,定位比较准确,同时可以观察胸腔积液、气胸或者肺部损伤的情况,X 线平片的缺陷是对创伤部位摄取影像角度不好,以及不能发现某些比较微小的骨折或肋软骨骨折。

肋骨骨折在 MSCT 扫描、高频超声时才有可能检出。在致伤力量较弱、致伤经过不明、轻度肺挫伤等情况下,初诊时往往只行胸部正位片,复查时才可能由 MSCT 检出。MSCT 后处理重建能随时在 VR、MPR、CPR、MIP 等模式间进行转换,可以多角度、全方位观察,任意角度地旋转鉴别损伤部位情况,识别微小的肋骨密度的异常改变,已成为肋骨骨折重要的诊断方法。MSCT 对完全性肋骨骨折首次检查时绝大部分能明确诊断;而对不完全性骨折的诊断,以薄层轴位图像结合 VR、MPR、CPR、MIP 等多种后处理重建图像分析也能显著提高诊断的准确性。但首次 MSCT 检查肋骨骨折的漏诊率为 30.18%、误诊率为 5.88%。造成漏、误诊的客观原因有:①首次检查时肋骨骨折断端无错位或者错位极其细微,超过 MSCT 空间分辨率所能显示的极限;②局部骨小梁中断或压缩而骨皮质并无改变;③骨折线与 MSCT 扫描方向平行时,由于部分容积效应,可以使骨折线显示不清;④肋骨侧面上的滋养孔易误诊为骨折或者把骨折漏诊为滋养孔,尤其是在 VR 图像上;⑤创伤严重和哮喘等患者呼吸不能配合,图像受呼吸运动伪影的干扰容易造成漏诊及误诊;

⑥高龄患者骨质疏松明显，骨密度减低，边缘毛糙，骨皮质会显示为不连续而易误诊为骨折；⑦患者原本有肋骨局部骨质线状、片状密度增高，复查时未前后对比，易误诊为骨折的骨痂影。主观原因包括临床申请单过于简单，没有描述外伤史和重要体征，影像科医生未仔细观察肋骨情况；患者外伤严重，特别是合并严重头部、肺部、腹部重要器官损伤时，影像分析的重点往往放在了这些脏器而忽略了肋骨情况；两侧肋骨共 24 根又不在同一平面，MSCT 连续观察图像和内容太多，容易产生视觉疲劳而导致漏诊。

诊断时应注意肋骨骨折的间接征象，如肋骨周围软组织肿胀、胸膜推移、胸腔积液等，还要在最佳时间合理复查。容易漏诊的大部分是不完全性骨折，不完全性骨折无断端错位，骨膜破坏轻微，血液供给良好，大部分为一期愈合。一期愈合直接由软骨内化骨完成愈合，一般在 4~6 周内实现骨性充填。太早复查时骨痂形成还不充分，太晚复查时骨痂量逐渐减少，同样难以显示，而且还难以排除再次外伤史可能性，因此，影像学报告及临床医生都应该建议患者在受伤后 3~8 周的最佳时间段内复查平片或 MSCT。

二、肋软骨骨折

通常肋软骨不易骨折，但受到直接暴力，尤其是具有一定棱角的物品迅速打击的情况下，可发生骨折，骨折均发生在外力作用的部位，肋软骨弹性大，所以间接暴力不易形成骨折。肋软骨骨折有闭合性与开放性两种，打击、撞击以及锐器、枪弹、爆炸等均可引起着力处骨折，间接暴力（如挤压、高坠、车祸）不易形成肋软骨骨折。高能量胸廓损伤可以同时损伤肋软骨，但无外伤史的运动损伤和剧烈咳嗽同样可以导致肋软骨骨折。第 8~12 肋骨的软骨（"假"肋骨）不直接附着在胸骨上。而是与软骨关节连接，形成软骨内关节。软骨下关节通常是滑膜，软骨间关节位于第 6 和 7 肋骨处的软骨外关节的侧面，并且在每个更下方的肋骨水平处位于更远的侧面。肋软骨是肋间肌和腹部内外斜肌的附着部位。在咳嗽和剧烈活动期间，内侧斜肌的强直收缩向下牵拉胸腔，可导致肋骨或肋软骨骨折，肌肉从肋骨或肋软骨插入处撕裂，或肌肉本身撕裂。

肋软骨骨折的潜在部位是软骨或肋软骨，软骨内或软骨间关节。第 7 肋骨的中间软骨损伤是创伤后最常见的软骨骨折。胸部 X 线平片是初步的影像学检查，用以评估胸部或上腹部疼痛的原因。虽然可以看到相关的气胸或胸腔积液，但除非存在软骨钙化的不连续，否则胸片不能诊断肋软骨骨折，而软骨钙化在大多数患者中并不存在。对于右上腹疼痛的患者，超声检查通常是下一个诊断步骤，但除非特别针对胸壁，否则也不会发现。在 CT 上，肋软骨骨折表现为软骨的不连续性，其 CT 衰减比软组织高，但低于骨。超声和 MRI 用于在 CT 后进一步评估的病例，除气胸或血胸等并发症外，肋软骨骨折应采用保守治疗的方法治愈。

有明显胸外伤史的肋软骨骨折患者中，有 66% 的病例出现气胸，52% 的病例出现血胸；在没有外伤的情况下，必须意识到咳嗽和剧烈运动引起的肋软骨骨折的可能性。识别并准确描述肋软骨骨折具有很大的临床意义，因为它可以防止患者接受额外的影像学检查，如右上腹超声，胆囊闪烁扫描、CT 血管造影或进行额外的心脏工作。正确的诊断也有助于为潜在的延迟并发症如血胸做好准备。

胸部肋软骨骨折在钝性胸部创伤中很常见。也有报道最常见的软骨骨折位于第 1、6 和 7 肋骨中部，位于前胸壁的上下边缘。第 1 肋肋软骨交界处的骨折通常与随后一肋骨骨折相关。第 1 肋骨具有短半径并且通过与胸骨的柄部形成软骨结合部而在解剖学上与其他肋骨不同。第 1 肋骨肋软骨交界中的钙化和（或）骨化的不同阶段以及肋骨关节的经常裂口状外观使得在该位置创伤的诊断较难。第 1 肋软骨骨折常见于高能量的创伤病例中。

第 2 肋骨关节的后脱位与心脏挫伤有关，第 3 和第 4 肋软骨和（或）肋骨的骨折与创伤性主动脉损伤有关。第 6 和第 7 的中间肋软骨骨折与多个连续肋骨骨折和伴随的腹部损伤的病例相关。腹部实质脏器有损伤可能表明肋软骨有损伤。肋下角（第 6 和第 7 肋骨的软骨）的损伤总体上最常见，并且有时表现为由于对下胸部的瞬时局部压缩力而导致的孤立损伤。多个连续肋骨骨折和严重的胸内损伤的患者中，有一半患者有多处软骨骨折。多个连续的后肋骨骨折伴有肋软骨骨折增加了胸廓不稳，可能形成一个大的连枷胸段，从而损害患者的呼吸功能。对临床医师来说，肋软骨骨折的放射学征象可能不像肋骨骨折的影像学表现那么熟悉。肋软骨骨折发生胸腔内和肝脏损伤的风险较高。在存在多个肋骨骨折的情况下，应该怀疑有肋软骨骨折，在评估胸壁不稳定时也应积极寻找肋软骨骨折是否存在。

三、胸骨骨折

胸骨骨折一般是因为胸骨区受到外界暴力的直接作用或者挤压所致，是较为罕见的一类骨折，骨折线一般为横形。多数情况是因为车祸引起的。胸骨骨折的间接因素有：颈椎受撞击后或上段胸廓受到撞击后，经上段的锁骨或肋骨传导至胸骨，从而导致胸骨断裂或应力性骨折。当胸骨骨折同时出现血胸、胸腔脏器等其他部位的伤害时，患者的死亡率会明显提高。胸骨骨折占胸部损伤的 5%，都存在明显的外伤史。一般经胸骨正位片、侧位片、胸部 CT 检查可见明确的骨折影像学表现，但这些常规的影像学检查常因骨折端移位不明显、重叠显示不清而漏诊。临床诊断医师要引起重视，有必要增加胸骨侧位片或 CT 三维重建，确诊一些潜在性骨折。胸骨骨折的诊断要点包含下列 6 点：①有胸部外伤史；②胸骨部位可见畸形胸骨区肿胀，明显压痛；③ X 线检查可显示胸骨骨折和移位；④当骨折发生重叠移位时可触及畸形或发出骨摩擦音；⑤胸骨区肿胀、疼痛，咳嗽无力，呼吸道分泌物增多；⑥常合并胸内脏器或其他部位的损伤。胸骨骨折并发脏器损伤中最常见的是肺挫伤，临床表现为呼吸困难、咯血痰、泡沫痰、缺氧等，胸部 X 线和 CT 检查能确诊。

参考文献

［1］孙海水，马楠楠，郭小立.法医鉴定和胸部外伤中误诊漏诊的关系［J］.中国综合临床，2014，30（1）：100.

［2］钟建，丁鑫良，张兆金，等.肋骨骨折首次MSCT检查漏诊、误诊分析及对策［J］.江西医药，2019，54（9）：1666-1667，1670.

［3］余捷，刘绪明，林达，等.细微肋骨骨折多层螺旋CT鉴定的最佳检查时间［J］.重庆医学，2015，44（7）：3412-3414.

［4］Piccolo CL，Ianniello S，Trinci M，et al. Diagnostic Imaging in pediatric thoracic trauma［M］. Radiol Med，2017.

［5］Miele V，Buquicchio GL，Piccolo CL，et al. Injuries of the pleural spaces，Medical Radiology［M］. Springer Verlag，2017.

［6］Miele V，Buquicchio GL，Piccolo CL，et al. Lung injury，Medical Radiology［M］. Springer Verlag，2017.

［7］Miele V，Di Giampietro I. Diagnostic imaging in emergency［J］. Salute Soc，2014，12（1）：127-141.

［8］Beaunoyer M，St-Vil D，Lallier M，et al.Abdominal injuries associated with thoraco-lumbar fractures after motor vehicle collision［J］. J Pediatr Surg，2001，36（4）：760-762.

［9］Scaglione M，Pinto A，Pinto F，et al. Role of contrast-enhanced helical CT in the evaluation of acute thoracic aortic injuries after blunt chest trauma［J］. Eur Radiol，2001，11（8）：2444-2448.

［10］Ierardi AM，Floridi C，Fontana F，et al. Transcatheter embolisation of iatrogenic renal vascular injuries［J］. Radiol Med，2014，119（3）：261-268.

［11］Schueller G，Scaglione M，Linsenmaier U，et al. The key role of the radiologist in the management of polytrauma patients：indications for MDCT imaging in emergency radiology［J］. Radiol Med，2015，120（4）：641-654.

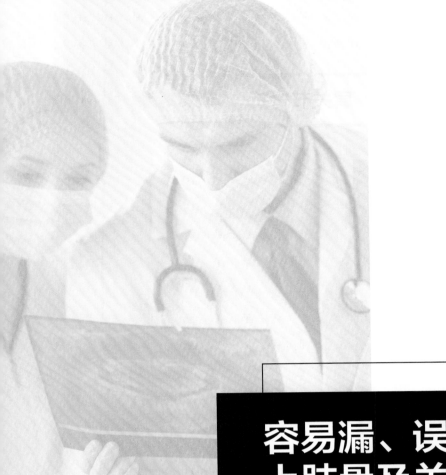

第六章

容易漏、误诊的
上肢骨及关节骨折

第一节　肩关节骨折

男，39 岁，肱骨大结节骨折（见图 6-1）

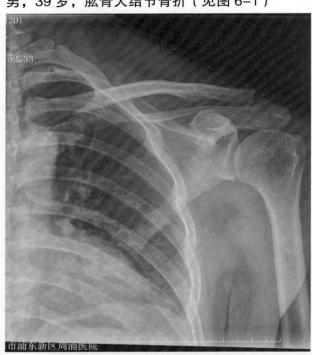

（a）
左肩正位片肱骨大结节未见明显骨折线

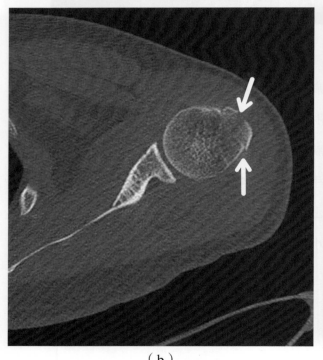

（b）
左肩关节 CT 横断位示左肱骨大结节骨折线（白箭头）

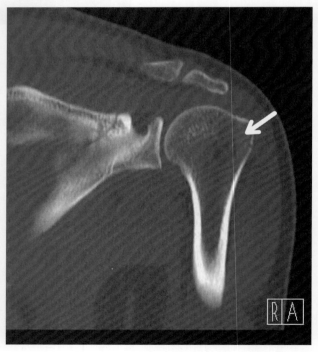

（c）
左肩关节 CT 冠状位重建示左肱骨大结节斜线骨折线（白箭头）

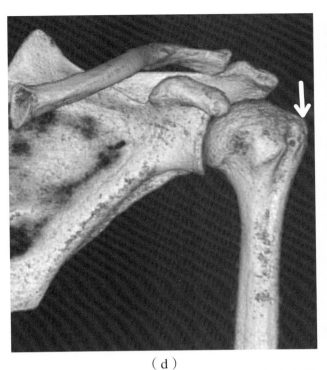
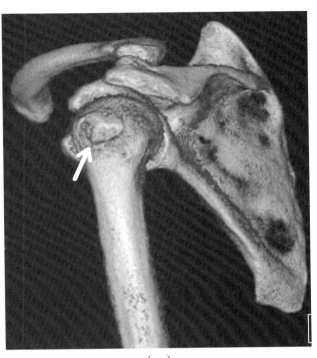

（d）
左肩关节CT三维重建正位示左肱骨大结节隐约可见的骨折线（白箭头）

（e）
左肩关节CT三维重建左侧位示左肱骨大结节撕脱的骨片（白箭头）

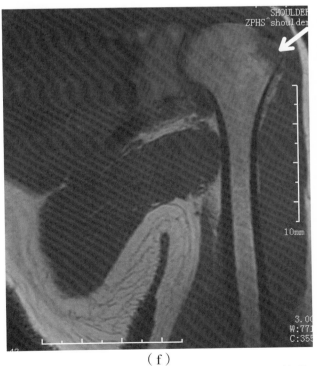
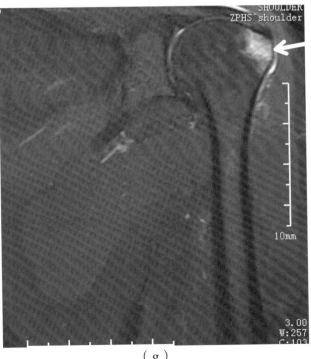

（f）
左肩关节MRI T1加权像示左肱骨大结节骨挫伤，可见片状异常低信号影（白箭头）

（g）
左肩关节MRI PD加权抑脂像示左肱骨大结节骨挫伤，可见片状异常高信号影（白箭头）

图 6-1

肱骨大结节骨折（见图 6-2）

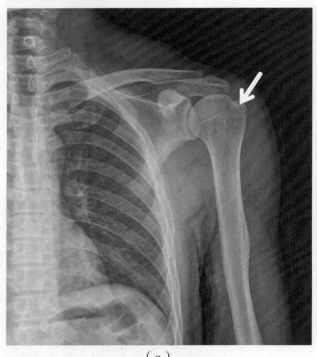

（a）
左肩关节正位片示左肱骨大结节低密度骨折线（白箭头）

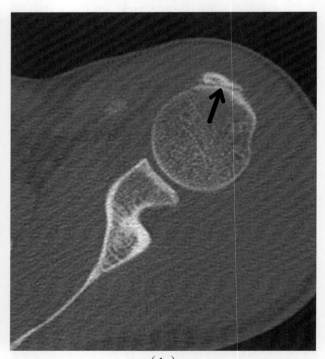

（b）
左肩关节CT横断位，示左肱骨大结节低密度骨折线（黑箭头）

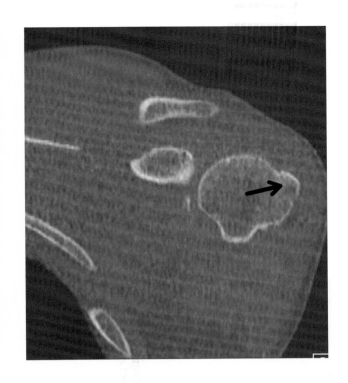

（c）
左肩关节CT冠状位重建
示左肱骨大结节隐约可见低密
度骨折线（黑箭头）

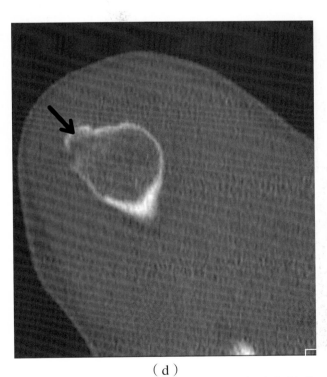

（d）
左肩关节CT冠状位重建示左肱骨大结节
撕脱的骨片（黑箭头）

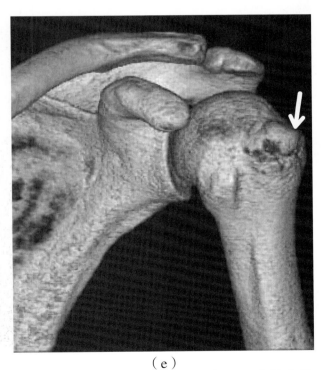

（e）
左肩关节CT三维重建正位示左肱骨大结
节撕脱的骨片（白箭头）

图 6-2

肱骨大结节骨折（见图 6-3）

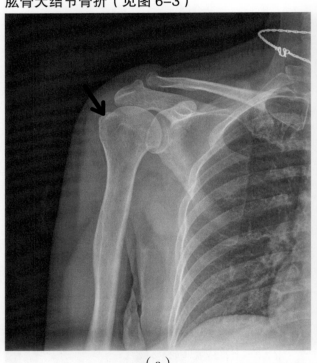

（a）

右肩关节正位片示右肱骨大结节，未见明显骨质断裂（黑箭头）

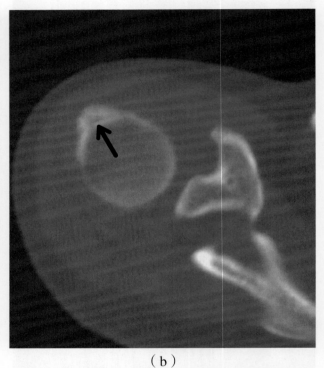

（b）

右肩关节CT横断位示右肱骨大结节低密度纤细骨折线，骨片与肱骨头未见明显分离（黑箭头）

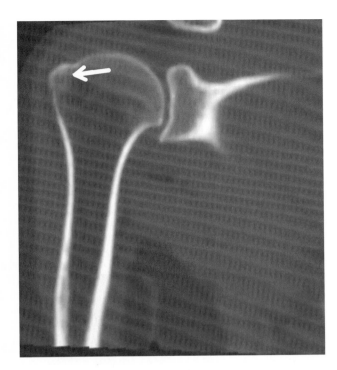

（c）
右肩关节CT冠状位重建
示右肱骨大结节上部隐约可见
的低密度骨折线（白箭头）

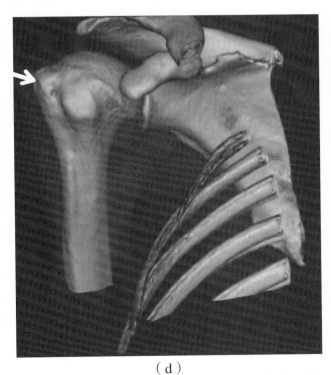

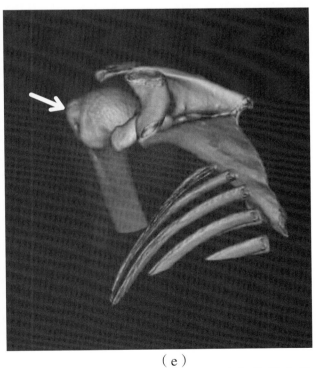

（d）　　　　　　　　　　　（e）
右肩关节CT三维重建正位示左肱骨大结　　右肩关节CT三维重建后上示右肱骨大结
节，未见明显骨质断裂或分离（白箭头）　　节上缘可见线样裂隙影（白箭头）

图 6-3

男，27 岁，肱骨大结节骨折（见图 6-4）

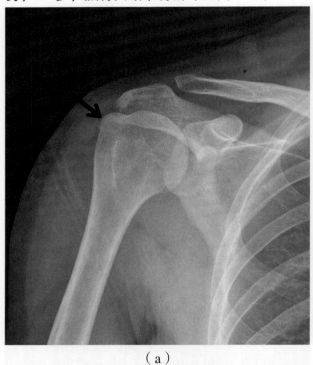

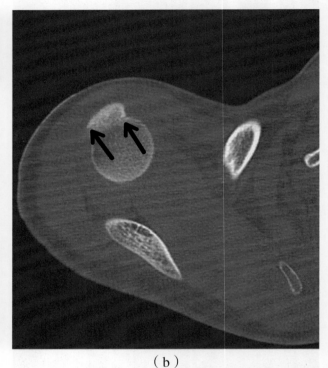

（a）

右肩关节正位片示右肱骨大结节，未见明显骨质断裂（黑箭头）

（b）

右肩关节 CT 横断位示右肱骨大结节低密度纤细骨折线，骨片与肱骨头未见明显分离（黑箭头）

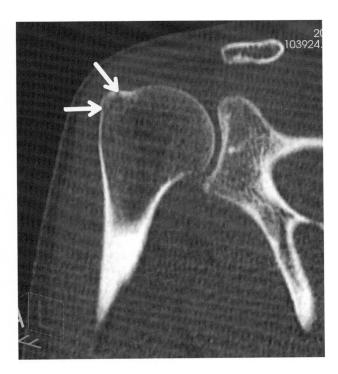

（c）
右肩关节CT冠状位重建
示右肱骨大结节低密度骨折
线（白箭头）

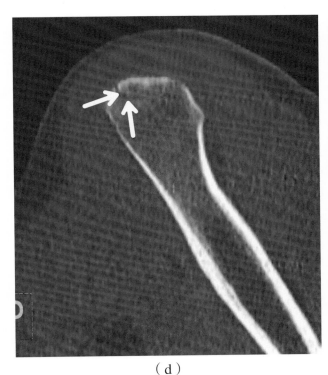

（d）
右肩关节CT矢状位重建示左肱骨大结节
低密度骨折线，骨片与肱骨头未见明显分离
（白箭头）

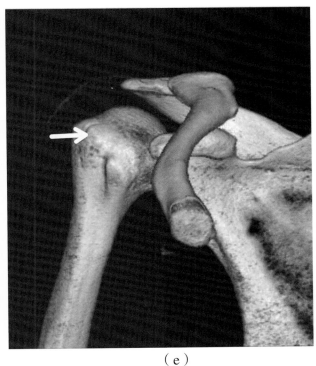

（e）
右肩关节CT三维重建前面观示右肱骨大
结节，未见明显骨质断裂及骨片分离改变（白
箭头）

图 6-4

男，45 岁，肱骨大结节骨折（见图 6-5）

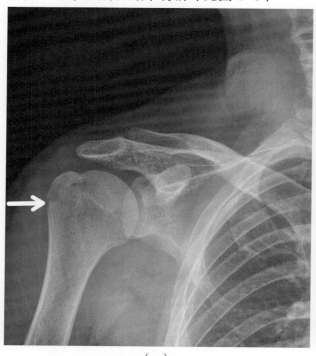

（a）

右肩关节正位片示右肱骨大结节下缘骨质断裂（白箭头）

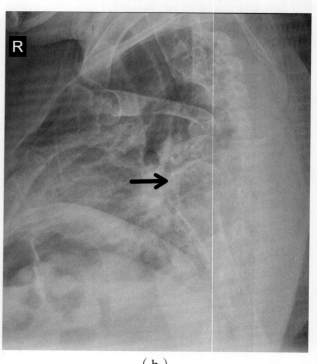

（b）

右肩关节侧位片（穿胸位）示右肱骨大结节，未见明显骨质断裂（黑箭头）

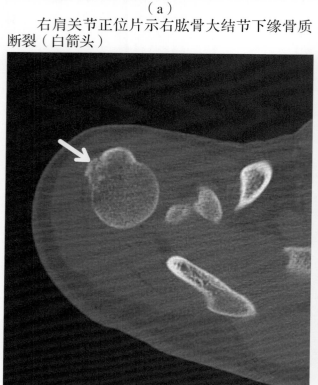

（c）

右肩关节 CT 横断位示右肱骨大结节低密度不规则纤细骨折线，骨片与肱骨头未见明显分离（白箭头）

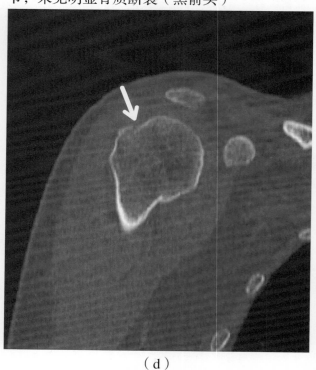

（d）

右肩关节 CT 冠状位重建示右肱骨大结节隐约可见骨质断裂（白箭头）

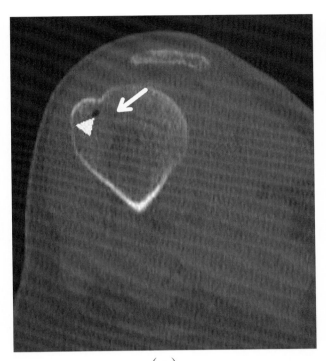

（e）

右肩关节CT矢状位重建示左肱骨大结节低密度骨折线（白箭头），骨片与肱骨头未见明显分离，箭头示左肱骨大结少许积气

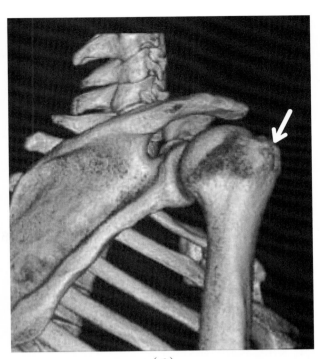

（f）

右肩关节CT三维重建后外侧观示右肱骨大结节线样裂隙影（白箭头）

图 6-5

女，68岁，肱骨大结节骨折伴前脱位（见图6-6）

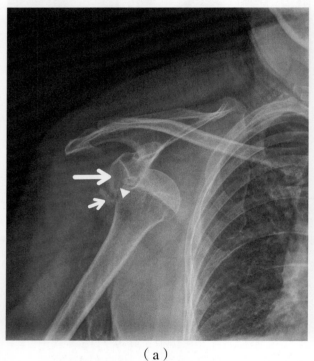
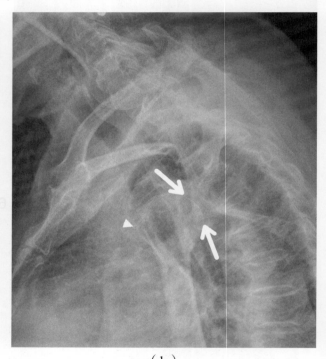

（a）
右肩关节正位片示肩盂（长白箭头），示肩盂下缘右肱骨大结节撕脱骨片（短白箭头），示肱骨大结节骨质缺损（三角）

（b）
右肩关节侧位片（穿胸位）头示右肱骨大结节，未见明显骨质断裂（三角），示肩盂，右肱骨头与肩盂上部间隙增宽，下部间隙未见明显异常（白箭头）

图6-6

第二节　肘关节骨折

桡骨小头骨折（见图 6-7）

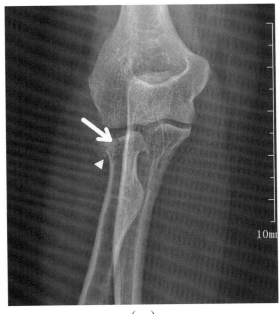

（a）
右肘关节正位片示右桡骨小头纵行骨折线（白箭头），箭头示桡骨小头外侧骨质断裂（三角）

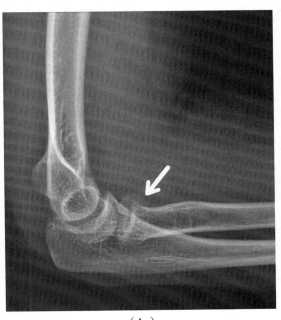

（b）
右肘关节侧位示右桡骨小头外侧骨质断裂（白箭头）

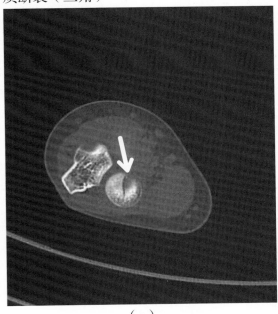

（c）
右肘关节CT横断位示右桡骨小头纵行骨折线（白箭头）

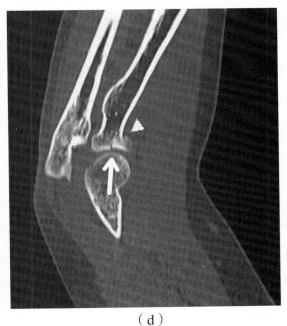

（d）
右肘关节CT矢状位重建示右桡骨小头纵行骨折线（白箭头），桡骨小头前缘骨质断裂（三角）

图 6-7

桡骨小头骨折（见图6-8）

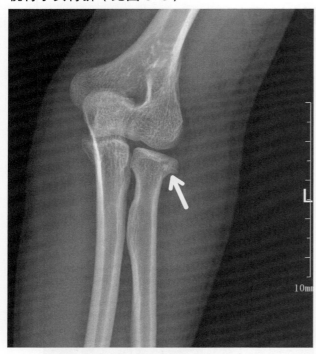

（a）
左肘关节正位片示左桡
骨颈部骨质断裂（白箭头）

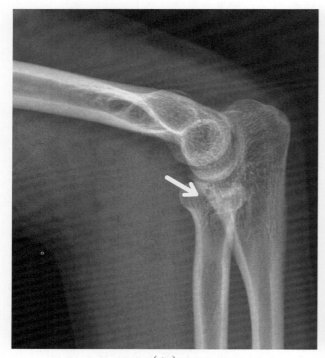

（b）
左肘关节侧位片示左桡骨头纵行的不规则低
密度骨折线（白箭头）

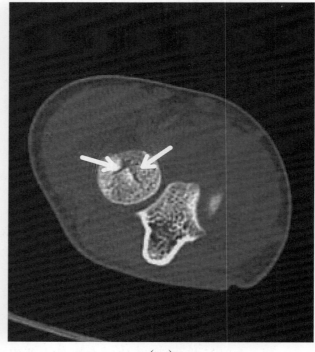

（c）
左肘关节CT横断位示左桡骨头多发的低密
度骨折线（白箭头）

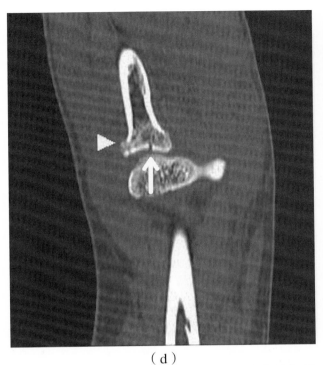

（d）

左肘关节CT冠状位重建示左桡骨头纵行骨折线（白箭头），示桡骨颈骨质断裂（三角）

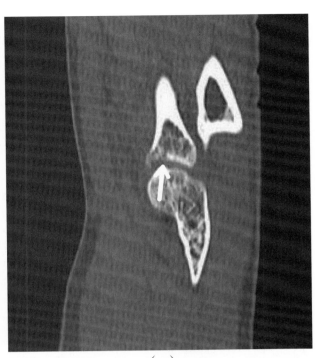

（e）

左肘关节CT矢状位重建示左桡骨头纵行骨折线（白箭头）

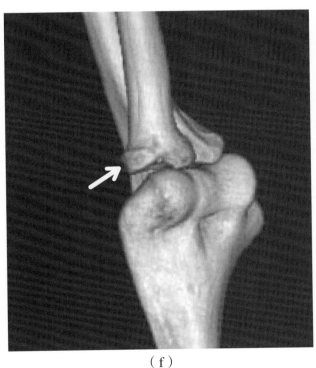

（f）

左肘关节CT三维重建左前侧观示左桡骨颈骨质断裂，桡骨头外侧塌陷下移，肱桡关节间隙增宽（白箭头）

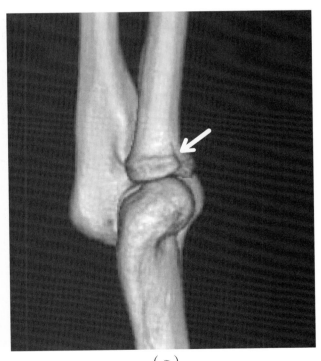

（g）

左肘关节CT三维重建左侧观示左桡骨头纵行骨折线（白箭头）

图6-8

桡骨小头骨折（见图6-9）

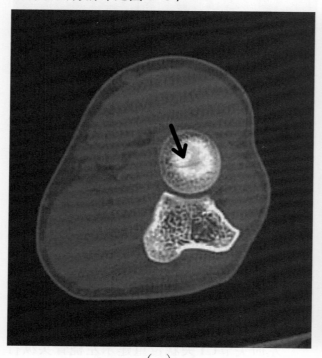

（a）

外伤后即刻，左肘关节CT横断位示左桡骨头隐约可见的纤细骨折线（黑箭头）

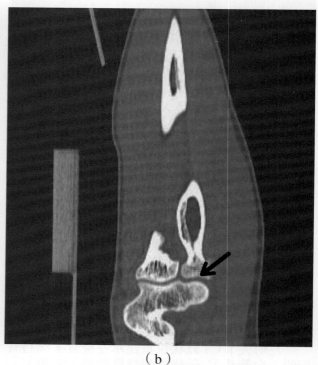

（b）

外伤后即刻，左肘关节CT冠状位重建示左桡骨头纵行纤细低密度骨折线（黑箭头）

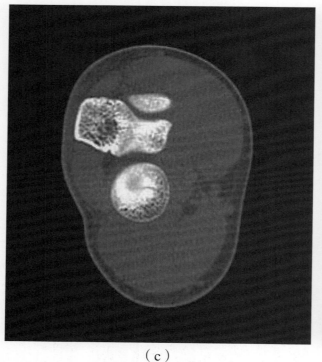

（c）

外伤20天后复查，左肘关节CT横断位示左桡骨头骨折线清晰可见

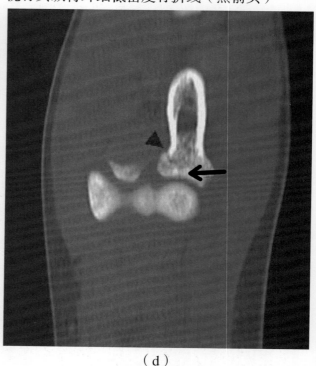

（d）

外伤20天后复查，左肘关节CT冠状位重建示左桡骨头纵行骨折线延续至桡骨颈（黑箭头），桡骨颈骨质断裂（三角）

图6-9

桡骨小头骨折（见图 6-10）

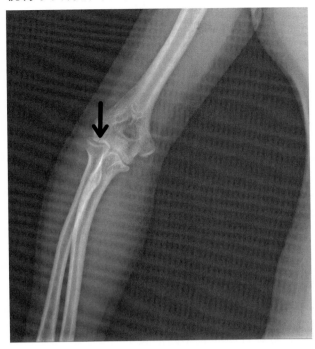

（a）
右肘关节正位片示右
桡骨头隐约可见低密度纵
行骨折线（黑箭头）

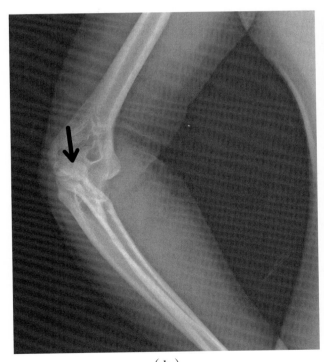

（b）
右肘关节侧位片示右桡骨头隐约可见低密度
纵行骨折线（黑箭头）

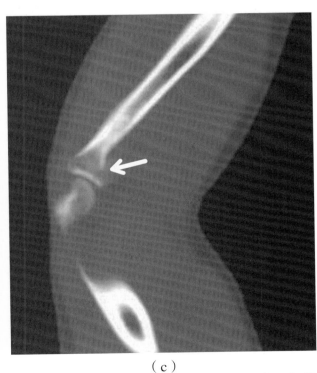

（c）
右肘关节CT矢状位重建示右桡骨头纵行骨
折线延及桡骨颈，肱桡关节间隙正常（白箭头）

图 6-10

桡骨小头骨折（见图 6-11）

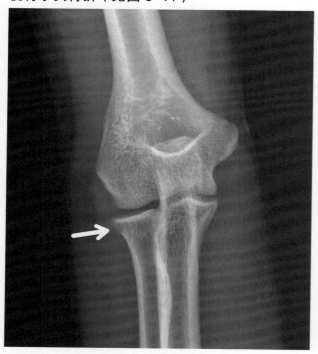

（a）
右肘关节正位片示右桡
骨头可疑骨质断裂（白箭头）

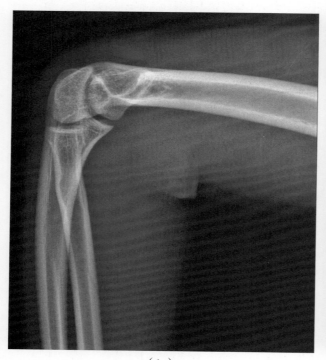

（b）
右肘关节侧位片示右桡骨头未见明显骨折
线及骨质断裂

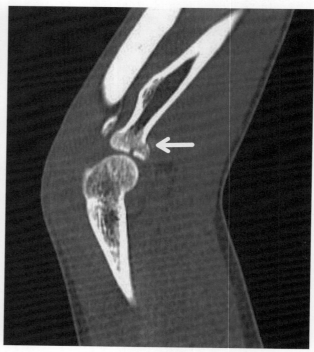

（c）
右肘关节CT矢状位重建示右桡骨头斜行
骨折线延及桡骨颈（白箭头）

图 6-11

女，51 岁，桡骨小头骨折（见图 6-12）

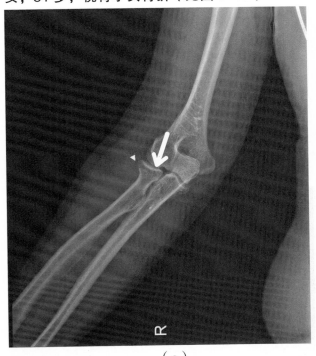

（a）

右肘关节正位DR，示右侧桡骨小头骨折，右桡骨小头可见底密度纵行骨折线（白箭头），桡骨颈彦小骨片撕脱（三角）

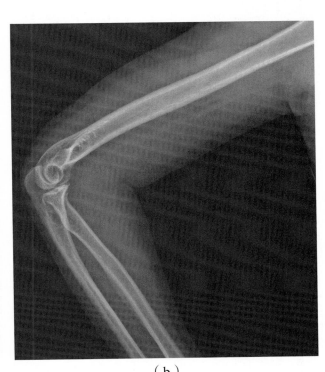

（b）

右肘关节侧位DR，桡骨小头重叠显示不清，骨折线未显示

图 6-12

尺骨鹰嘴骨折（见图6-13）

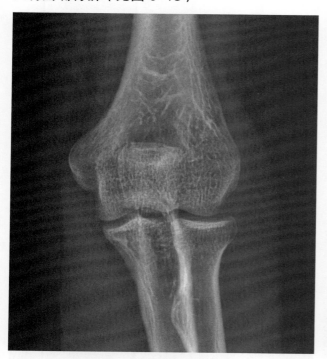

（a）
左肘关节正位片示左
尺骨鹰嘴未见骨折线或骨
质断裂

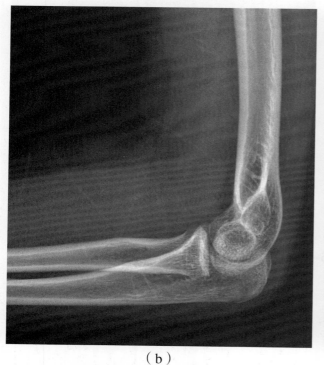

（b）
左肘关节侧位片示左尺骨鹰嘴未见骨折线
或骨质断裂

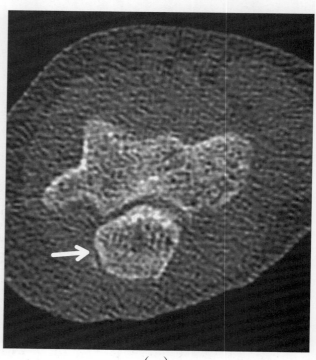

（c）
左肘关节CT横断位示左尺骨鹰嘴边缘小骨
片（白箭头）

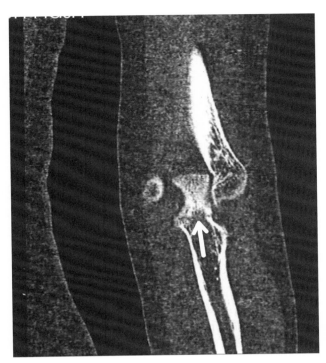

（d）
左肘关节CT冠状位重
建示左尺骨鹰嘴细微骨折线
（白箭头）

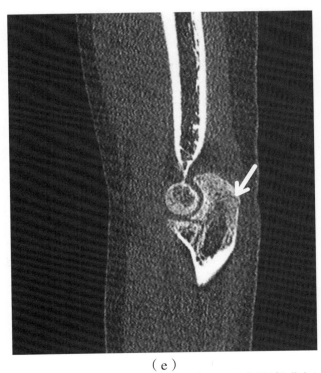

（e）
左肘关节CT矢状位重建示左尺骨鹰嘴细
微骨折线（白箭头）

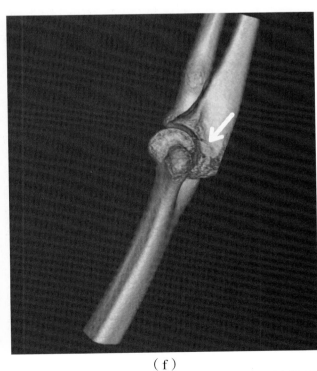

（f）
左肘关节CT三维重建外侧观示左尺骨鹰
嘴线样裂隙影

图 6-13

桡骨小头骨折（见图 6-14）

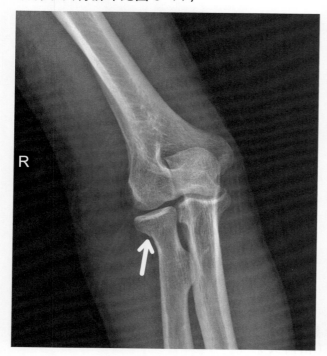

（a）
右肘关节正位片示
右桡骨颈骨质断裂（白
箭头）

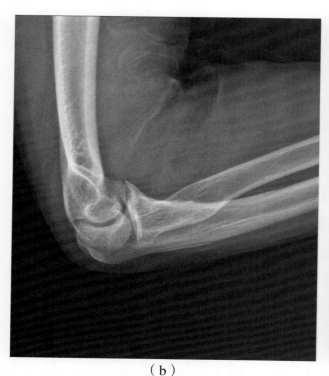

（b）
右肘关节侧位示右桡骨头未见明显骨折线
或骨质断裂

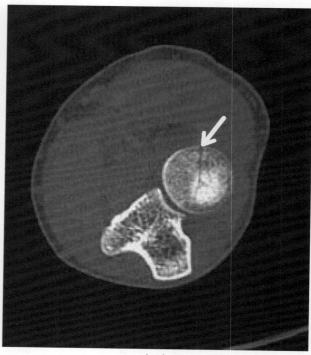

（c）
右肘关节CT横断位示右桡骨头纤细骨折线
（白箭头）

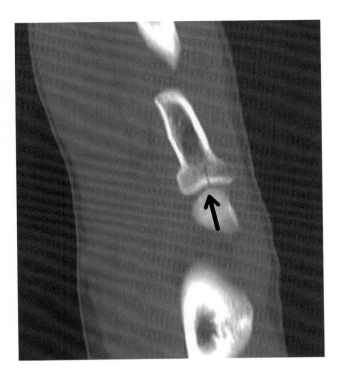

（d）
右肘关节CT矢状位
重建示右桡骨小头纵行
骨折线（黑箭头）

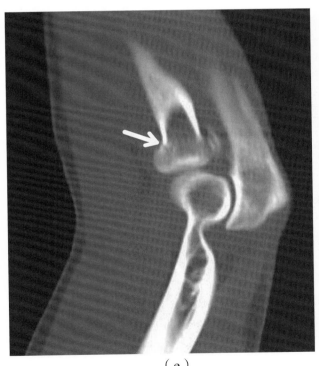

（e）
右肘关节CT矢状位重建示右桡骨颈骨质
断裂（白箭头）

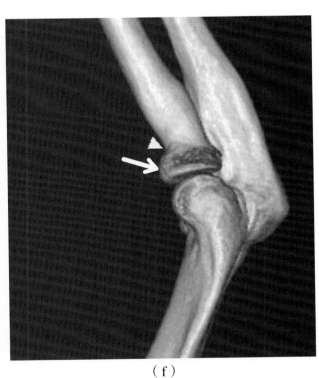

（f）
右肘关节CT三维重建示桡骨头纵行裂隙
影（白箭头），右桡骨颈骨质断裂（三角）

图 6-14

桡骨小头骨折（见图 6-15）

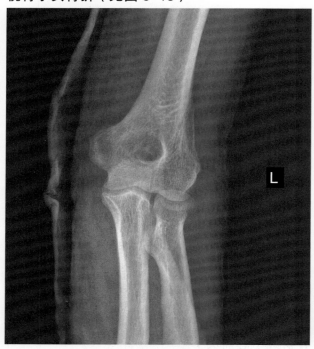

（a）
左肘关节正位片示左桡
骨头未见明显骨折线或骨质
断裂

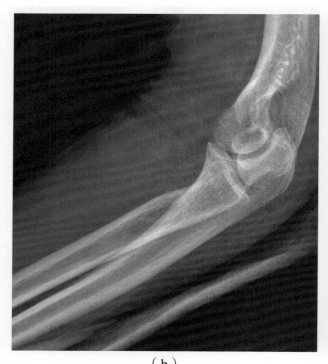

（b）
左肘关节侧位示左桡骨头未见明显骨折线
或骨质断裂

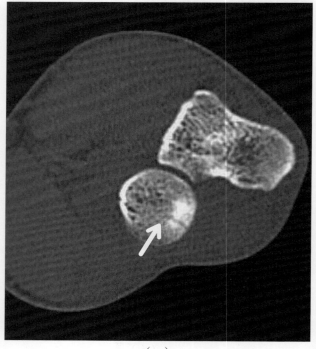

（c）
左肘关节CT横断位示左桡骨头细微骨折线
（白箭头）

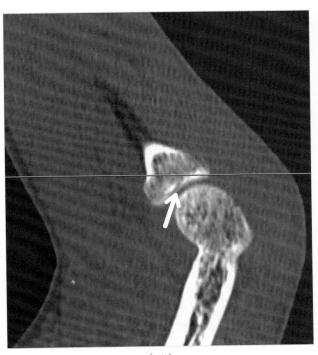

（d）
左肘关节CT矢状位重建示左桡骨小头斜行骨折线（白箭头）

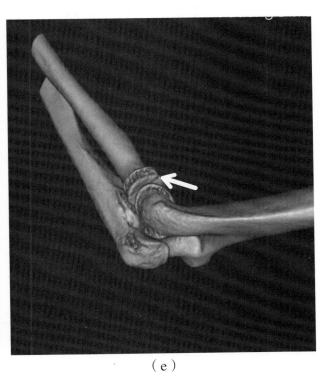

（e）
左肘关节CT三维重建后上观示左桡骨头线样裂隙影（白箭头）

图 6-15

桡骨小头骨折（见图6-16）

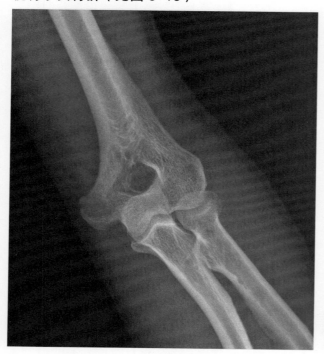

（a）
左肘关节正位片示左桡
骨头未见明显骨折线或骨质
断裂

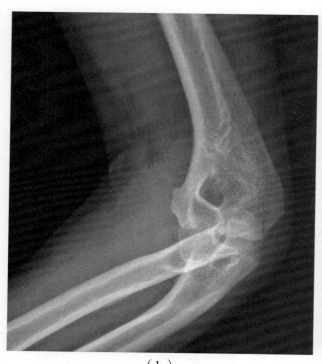

（b）
左肘关节侧位示左桡骨头未见明显骨折线
或骨质断裂

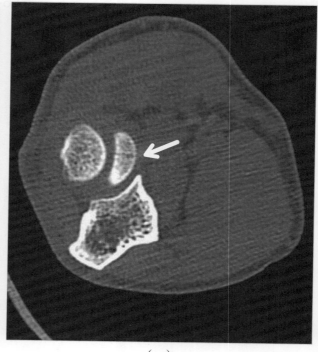

（c）
左肘关节CT横断位示左桡骨头细微骨折线
（白箭头）

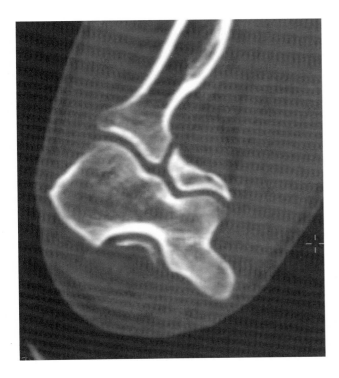

（d）
左肘关节CT冠状位重建
示左桡骨头未见明显骨折线
或骨质断裂

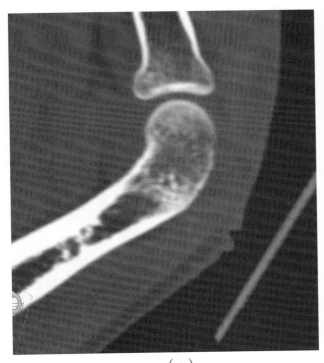

（e）
左肘关节CT矢状位重建示左桡骨头未见
明显骨折线或骨质断裂

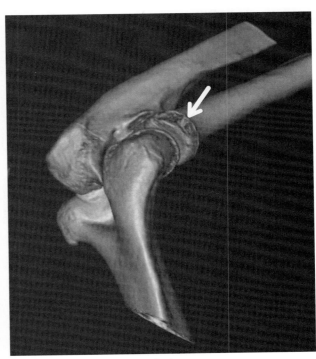

（f）
左肘关节CT三维重建外上观示左桡骨外
侧缘骨质断裂（白箭头）

图 6-16

桡骨小头骨折（见图6-17）

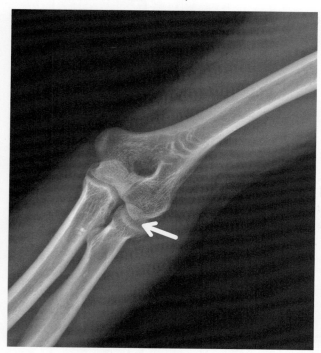

（a）
左肘关节正位片示左桡
骨头隐约可见线样骨折线

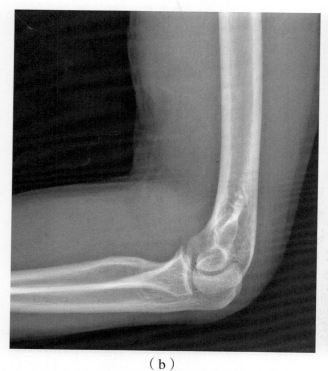

（b）
左肘关节侧位示左桡骨头未见明显骨折线
或骨质断裂

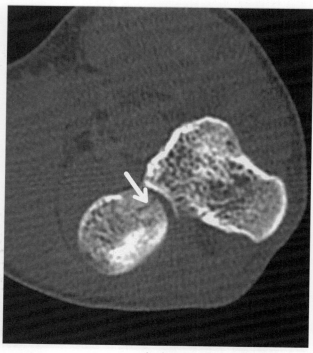

（c）
左肘关节CT横断位示左桡骨头细微骨折线
（白箭头）

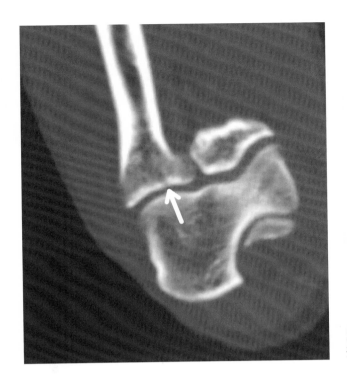

（d）
左肘关节CT冠状位重建示左桡骨头隐约可见纵行骨折线

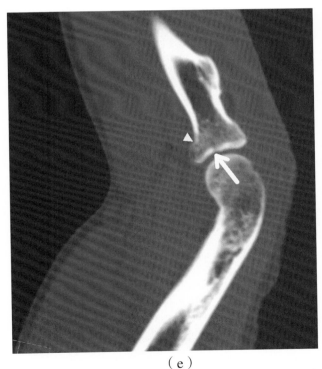

（e）
左肘关节CT矢状位重建示左桡骨头隐约可见纵行骨折线（白箭头）；箭头示左桡骨颈骨质可疑断裂（三角）

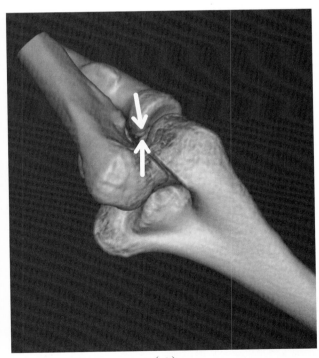

（f）
左肘关节CT三维重建后上观示左桡骨头两条线样裂隙（白箭头）

图 6-17

桡骨小头骨折（见图6-18）

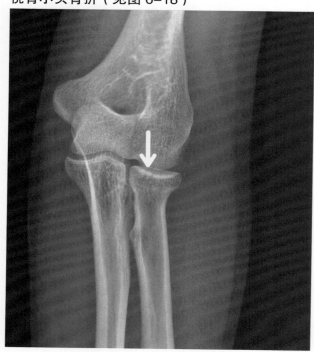

（a）
左肘关节正位片示左桡
骨头隐约可见线样骨折线

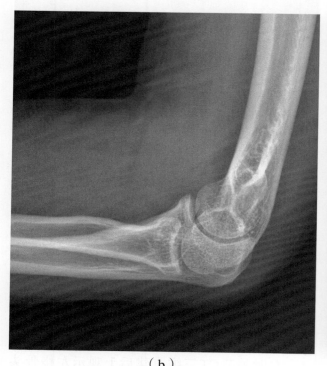

（b）
左肘关节侧位示左桡骨头未见明显骨折线
或骨质断裂

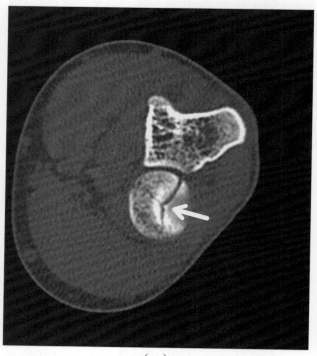

（c）
左肘关节CT横断位示左桡骨头"Y形"骨
折线（白箭头）

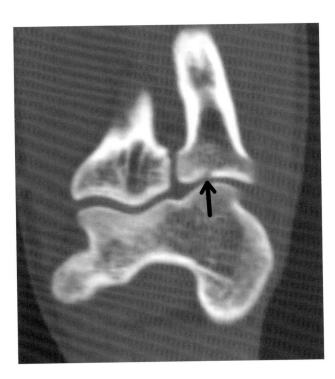

（d）
左肘关节CT冠状位重建
示左桡骨头隐约可见纵行骨
折线

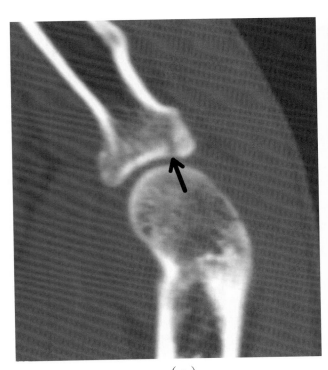

（e）
左肘关节CT矢状位重建，左桡骨头可见
纵行骨折线（黑箭头）

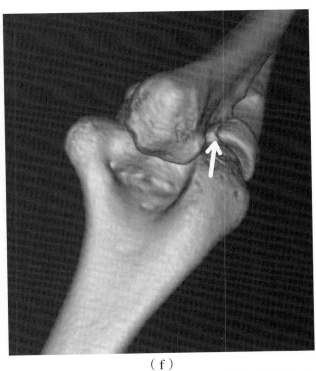

（f）
左肘关节CT三维重建后上观示左桡骨头
线样裂隙（白箭头）

图 6-18

桡骨小头骨折（见图6-19）

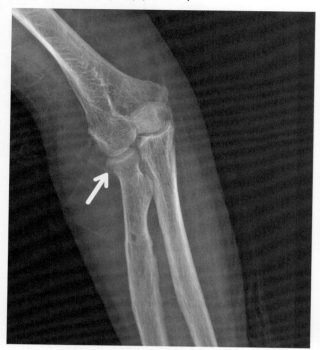

（a）
右肘关节正位片示右桡
骨头外侧缘可疑骨质断裂

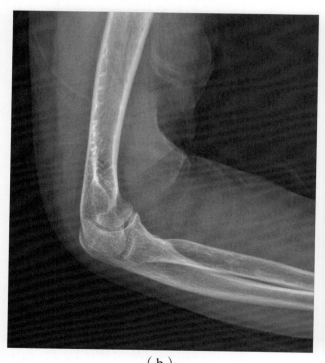

（b）
右肘关节侧位示右桡骨头未见明显骨折线
或骨质断裂

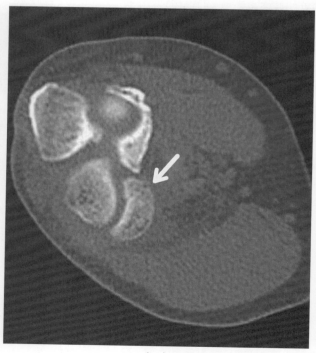

（c）
右肘关节CT横断位示右桡骨头可疑骨折线
（白箭头）

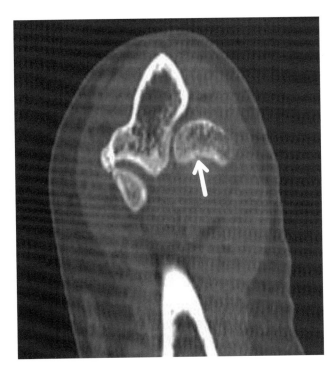

（d）
右肘关节CT冠状位重建
示右桡骨头可疑骨质断裂

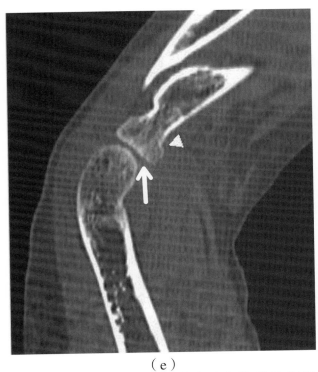

（e）
右肘关节CT矢状位重建示右桡骨头细微
纵行骨折线，右桡骨颈骨质断裂

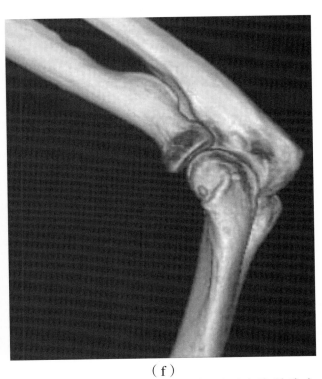

（f）
右肘关节CT三维重建外侧观示右桡骨头未
见明显骨折线或骨质断裂

图 6-19

桡骨小头骨折（见图 6-20）

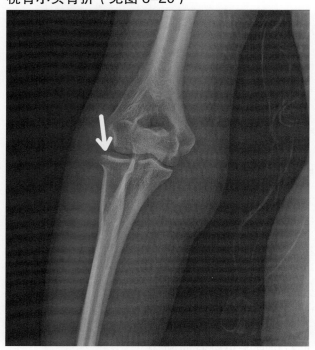

（a）
右肘关节正位片示右桡
骨头纵行骨折线（白箭头）

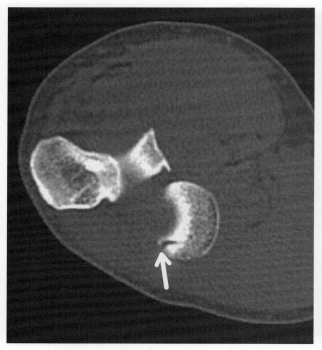

（b）
右肘关节CT横断位示右桡骨头骨折线（白
箭头）

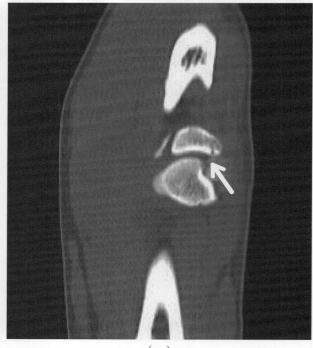

（c）
右肘关节CT冠状位重建示右桡骨头纵行骨
折线（白箭头）

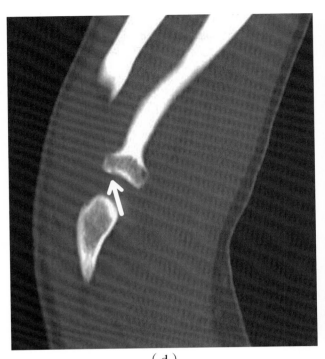

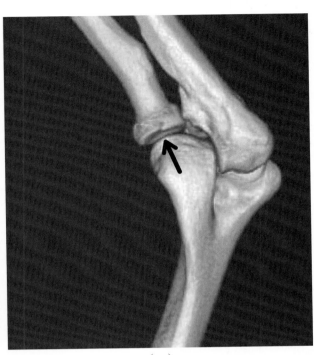

（d）
右肘关节CT矢状位重建示右桡骨头细微
纵行骨折线（白箭头）

（e）
右肘关节CT三维重建后外侧观示右桡骨头
可见线样裂隙（黑箭头）

图 6-20

桡骨小头骨折（见图 6-21）

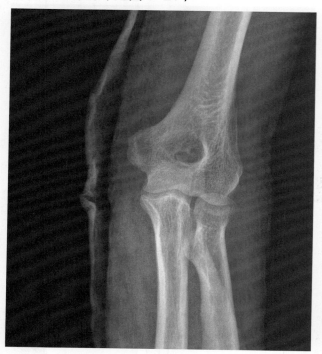

（a）
左肘关节正位片示左桡
骨头未见明显骨折线或骨质
断裂

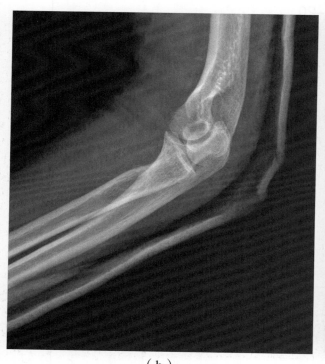

（b）
左肘关节侧位示左桡骨头未见明显骨折线
或骨质断裂

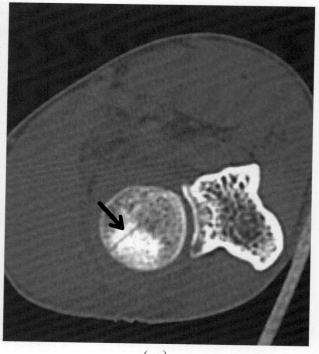

（c）
左肘关节CT横断位示左桡骨头细微骨折线
（黑箭头）

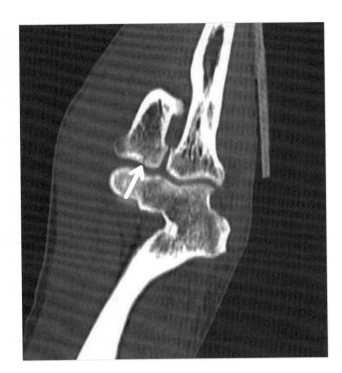

（d）
左肘关节CT冠状位重
建示左桡骨头纵行骨折线
（白箭头）

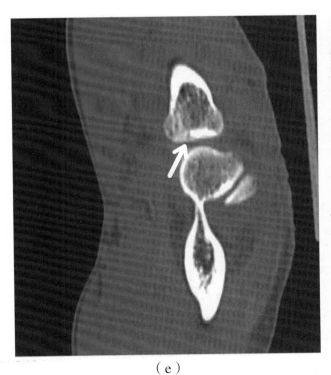

（e）
左肘关节CT矢状位重建示左桡骨头纵行骨
折线（白箭头）

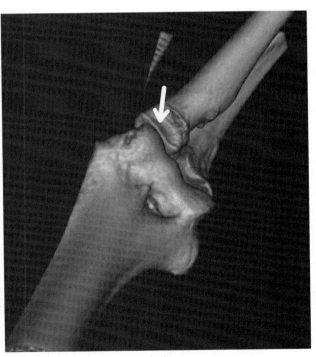

（f）
左肘关节CT三维重建前上侧观示左桡骨
头关节面见线样裂隙影（白箭头）

图6-21

桡骨小头骨折（见图 6-22）

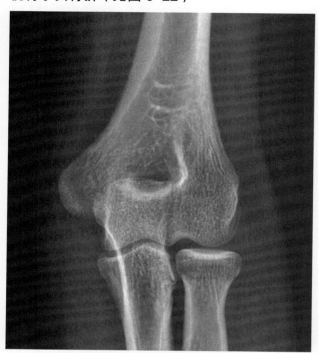

（a）
左肘关节正位片示左桡
骨头未见骨折线或骨质断裂

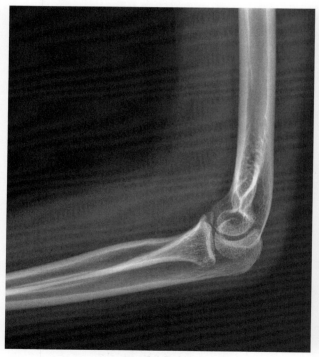

（b）
左肘关节侧位片示左桡骨头未见骨折线或
骨质断裂

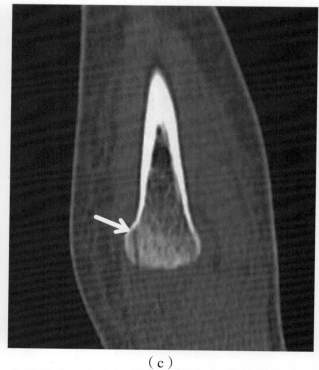

（c）
左肘关节CT矢状位重建示左桡骨头纵行骨
折线延及桡骨颈，肱桡关节间隙正常（白箭头）

图 6-22

尺骨鹰嘴骨折（见图6-23）

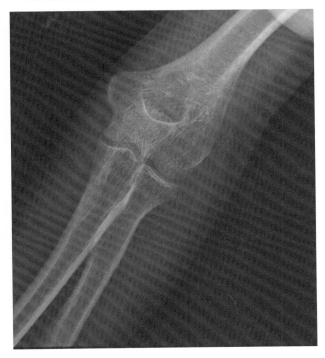

（a）
左肘关节正位片示左尺骨鹰嘴未见骨折线或骨质断裂

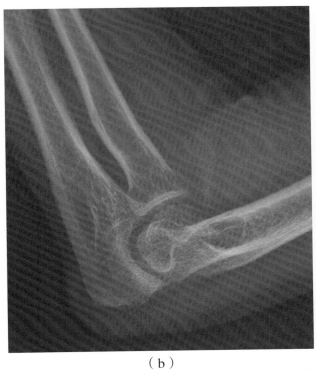

（b）
左肘关节侧位片示左尺骨鹰嘴未见骨折线或骨质断裂

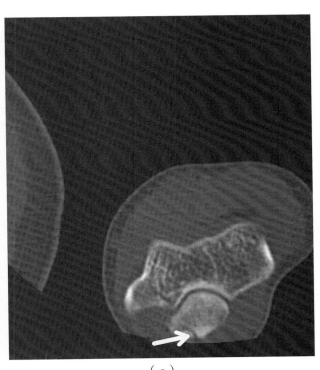

（c）
左肘关节CT横断位示左尺骨鹰嘴线样骨折线（白箭头）

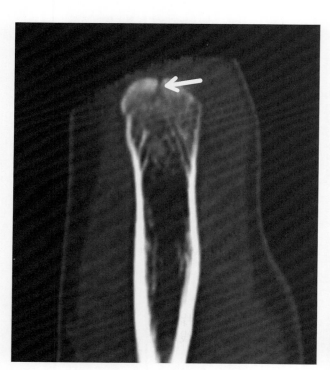

（d）
左肘关节CT冠状位重
建示左尺骨鹰嘴纵行骨折
线（白箭头）

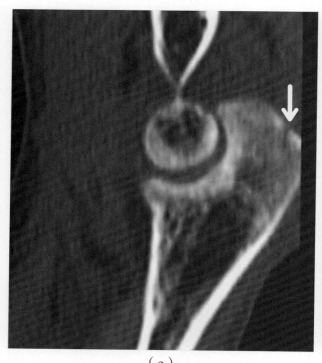

（e）
左肘关节CT矢状位重建示左尺骨鹰嘴线样
骨折线（白箭头）

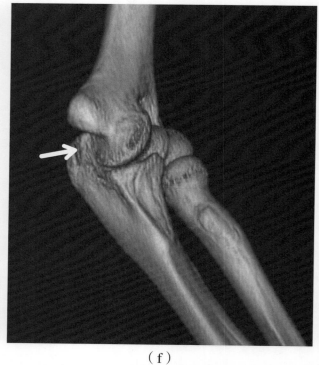

（f）
左肘关节CT三维重建外侧观示左尺骨鹰
嘴线样裂隙影（白箭头）

图 6-23

尺骨鹰嘴骨折（见图6-24）

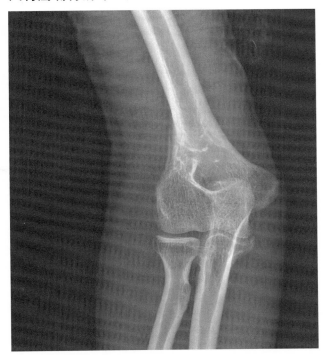

（a）
右肘关节正位片示右
尺骨鹰嘴未见骨折线或骨
质断裂

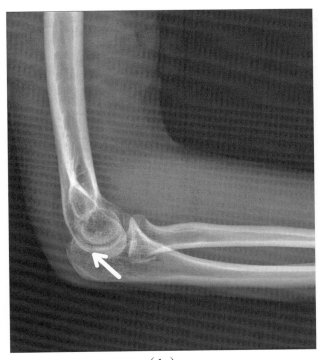

（b）
右肘关节侧位片示右尺骨鹰嘴线样骨折线
（白箭头）

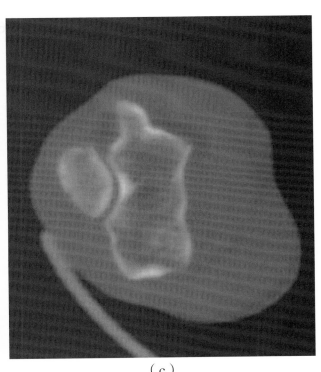

（c）
右肘关节CT横断位示右尺骨鹰嘴未见骨
折线

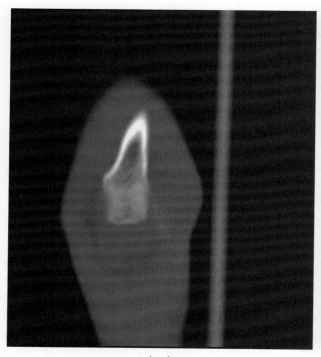

（d）

右肘关节CT冠状位重建示右尺骨鹰嘴未见骨折线

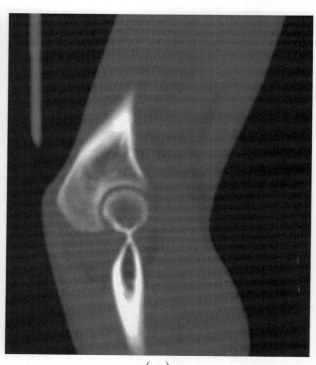

（e）

右肘关节CT矢状位重建示右尺骨鹰嘴未见明显骨折线

图 6-24

第三节　腕关节骨折

女，49岁，舟状骨骨折（见图6-25）

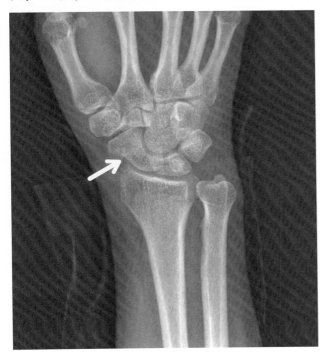

（a）
X线正位平片示右腕舟状骨见骨折透亮线影，断端对位对线良好

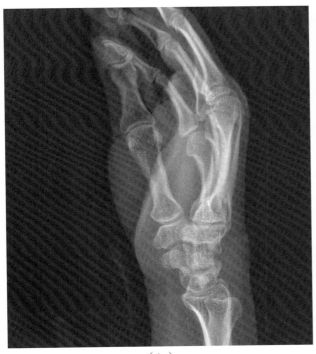

（b）
X线侧位片示腕骨重叠，舟状骨显示不清

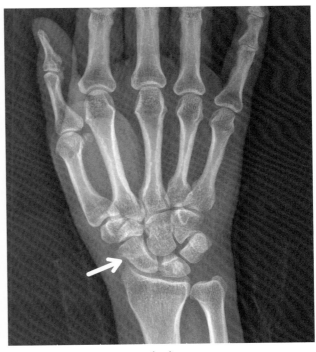

（c）
X线尺偏位片示舟状骨骨折线更明显

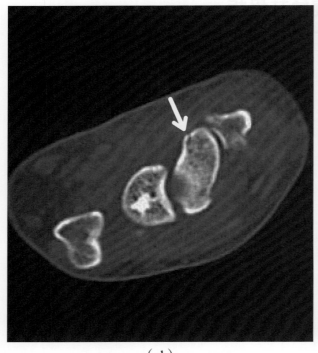

（d）

CT 平扫示舟状骨见骨折透亮线影，断端对位对线可

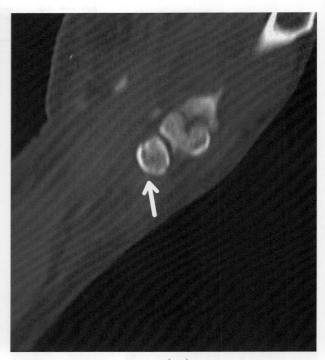

（e）

CT-MPR 像示冠状位重建见舟状骨骨折

图 6-25

男，66 岁，舟状骨骨折（见图 6-26）

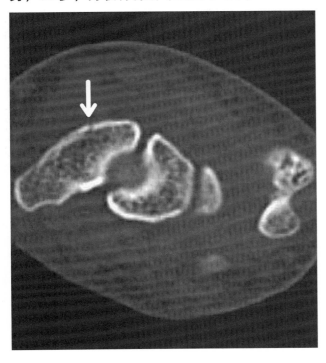

（a）
CT 平扫示右腕舟状
骨见骨折透亮线影，断端
对位对线良好

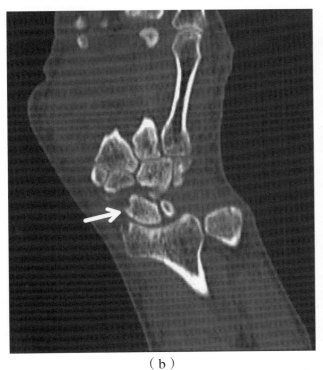

（b）
CT 冠状位重建示右腕舟状骨见骨折透亮
线影，断端对位对线良好

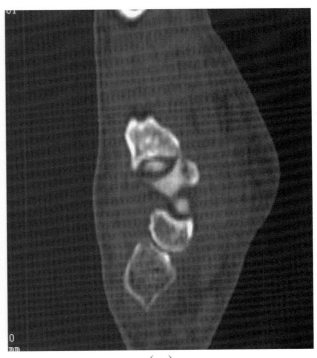

（c）
CT 矢状位重建示矢状位与骨折线平行，骨
折线显示不清

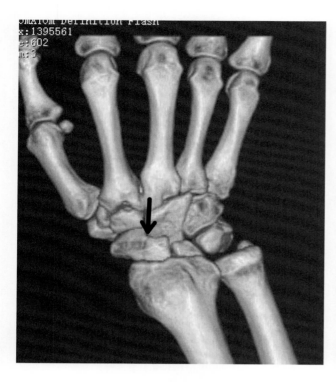

（d）
CT三维VR重建示骨折
线走行近矢状位

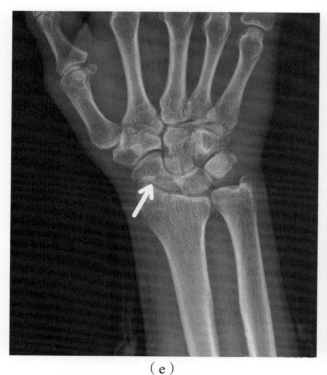

（e）
X线平片正位示右腕舟状骨见骨折透亮线
影，断端对位对线良好

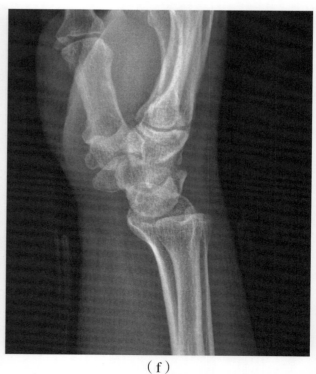

（f）
X线平片侧位示右腕舟状骨与其他腕骨重
叠，显示不清

图 6-26

男，78岁，舟状骨骨折（见图6-27）

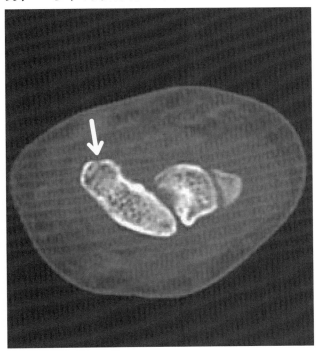

（a）
CT平扫示左腕舟状骨见
骨折透亮线影，断端对位对
线良好

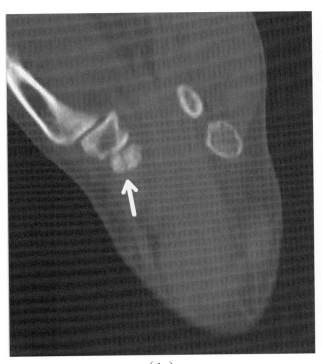

（b）
CT冠状位重建示左腕舟状骨见骨折透亮
线影，断端对位对线良好

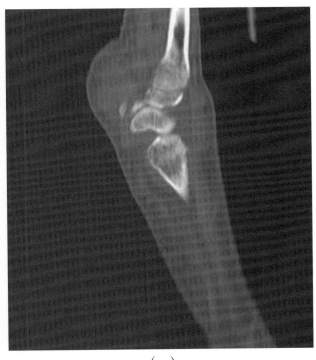

（c）
CT矢状位重建示矢状位与骨折线平行，
骨折线显示不清

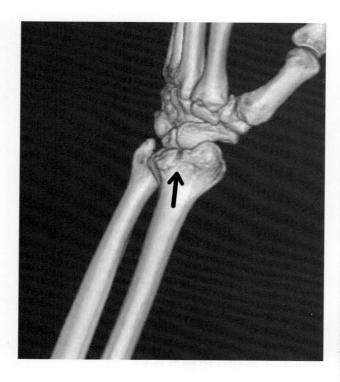

（d）
CT三维VR重建示舟状
骨骨折显示不清，桡骨远端
骨折线清晰

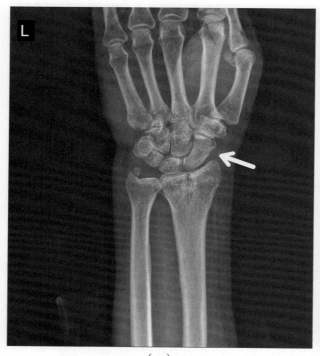

（e）
X线平片正位示左腕舟状骨及桡骨远端见
骨折透亮线影，断端对位对线良好

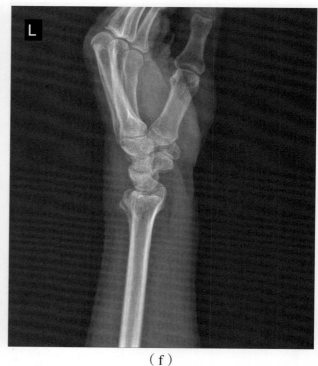

（f）
X线平片侧位示左腕舟状骨与其他腕骨重
叠，显示不清

图 6-27

男，21 岁，舟状骨骨折（见图 6-28）

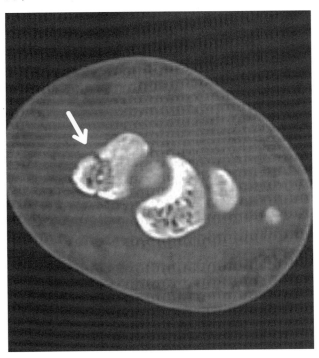

（a）
CT 平扫示右腕舟状骨见
骨折透亮线影，断端对位对
线尚可

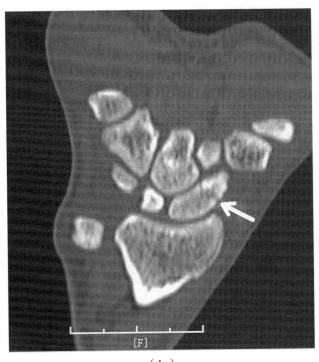

（b）
CT 冠状位重建示右腕舟状骨见骨折透亮线
影，断端对位对线良好

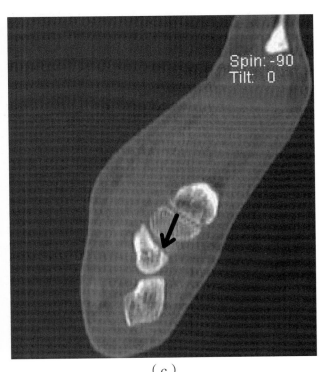

（c）
CT 矢状位重建示舟状骨骨折透亮线影，断
端对位对线良好

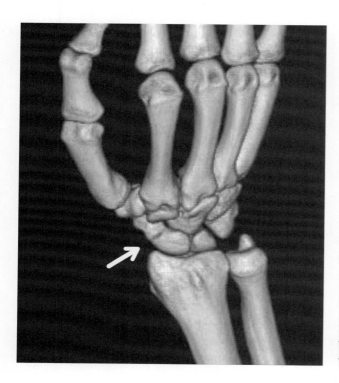

（d）
CT三维VR重建示舟状
骨骨折透亮线清晰，断端对
位对线良好

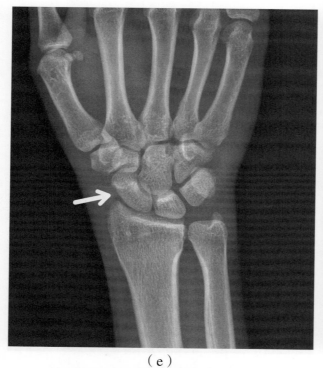

（e）
X线平片正位示右腕舟状骨见骨皮质扭曲

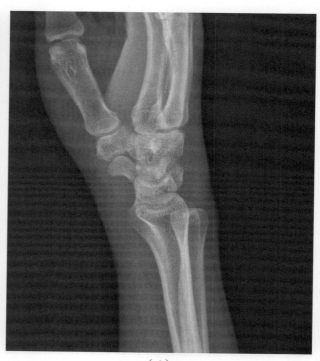

（f）
X线平片侧位示右腕舟状骨与其他腕骨重
叠，显示不清

图 6-28

女，42岁，舟状骨骨折（见图6-29）

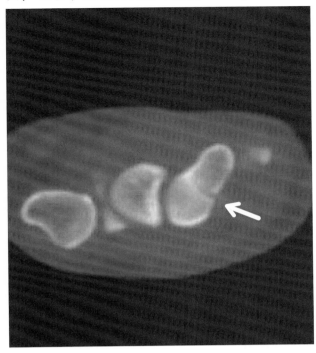

（a）
CT平扫示右腕舟状骨见
骨折透亮线影，断端对位对
线尚良好

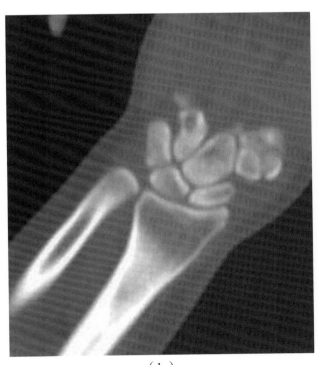

（b）
CT冠状位重建示右腕舟状骨骨折线显示
不清

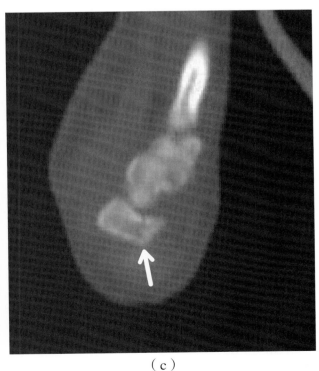

（c）
CT矢状位重建示舟状骨骨折透亮线影，断
端对位对线良好

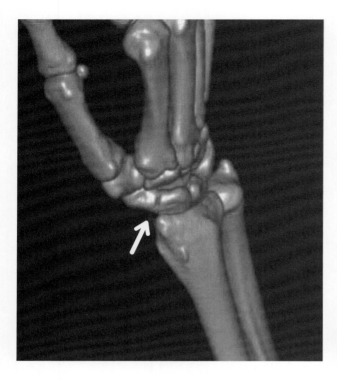

（d）
CT三维VR重建示舟状骨骨折透亮线清晰，断端对位对线良好

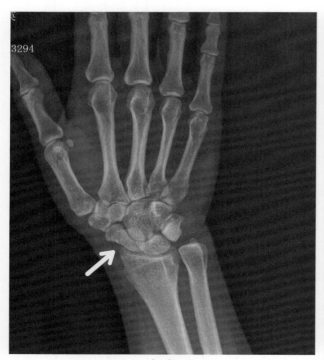

（e）
X线平片正位示右腕舟状骨见骨皮质扭曲

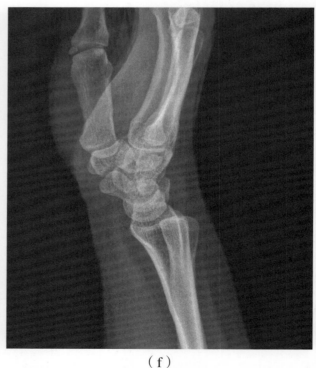

（f）
X线平片侧位示右腕舟状骨与其他腕骨重叠，显示不清

图 6-29

男，31岁，舟状骨骨折（见图6-30）

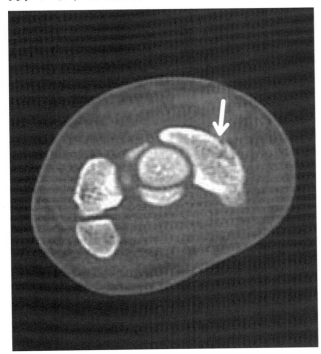

（a）
CT平扫示左腕舟状骨见
骨折透亮线影，断端对位对
线尚良好

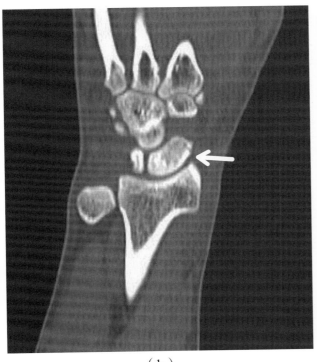

（b）
CT冠状位重建示左腕舟状骨见骨折透亮
线影，断端对位对线尚良好

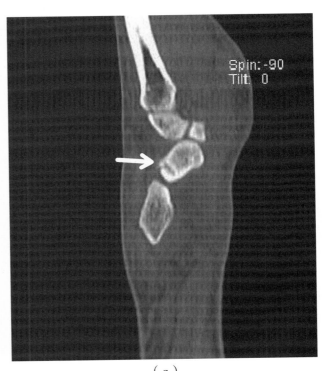

（c）
CT矢状位重建示左腕舟状骨见骨折透亮
线影，断端对位对线尚良好

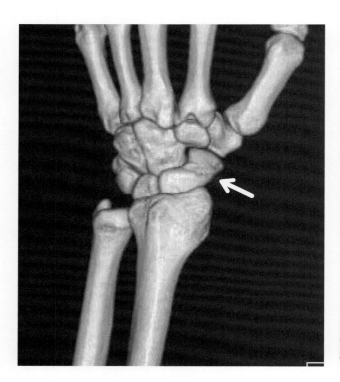

（d）
CT三维VR重建示舟状
骨骨折透亮线清晰，断端对
位对线良好

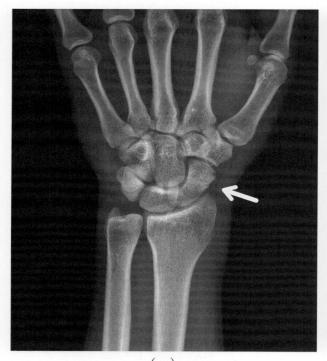

（e）
X线平片正位示左腕舟状骨见骨皮质扭曲

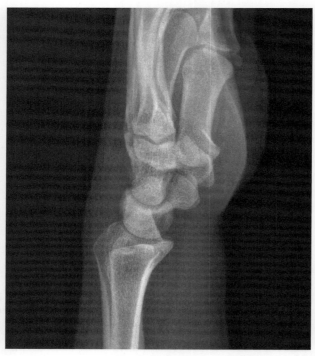

（f）
X线平片侧位示左腕舟状骨与其他腕骨重叠，显示不清

图 6-30

男，66岁，舟状骨骨折（见图6-31）

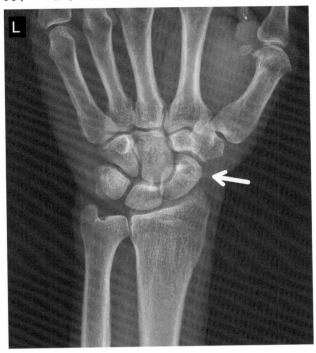

（a）
X线平片正位示左
腕舟状骨见骨皮质扭曲

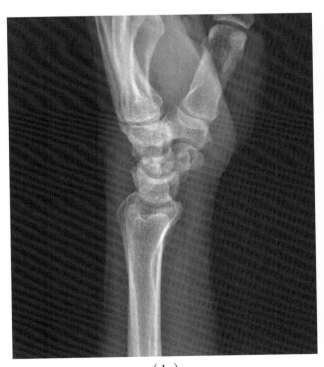

（b）
X线平片侧位示舟状骨与其他腕骨重叠，
显示不清

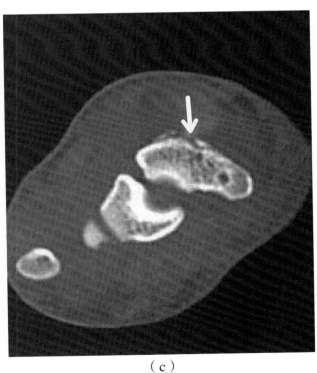

（c）
CT平扫示左腕舟状骨见骨折透亮线影，断
端对位对线尚良好

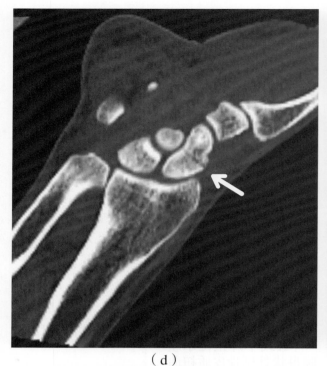

（d）

CT冠状位重建示舟状骨骨折透亮线清晰，断端对位对线良好

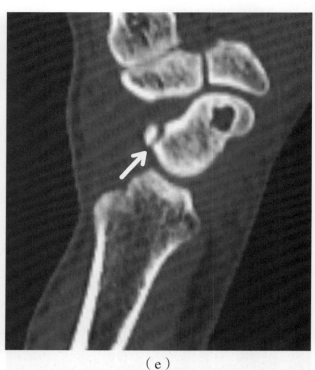

（e）

CT矢状位重建示左腕舟状骨见骨皮质不连续

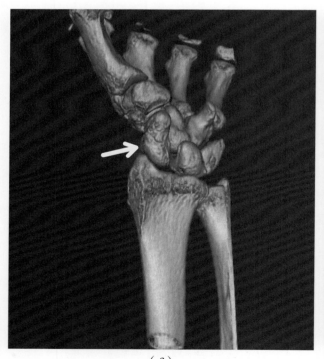

（f）

CT-VR重建示舟状骨骨质断裂，对位对线可

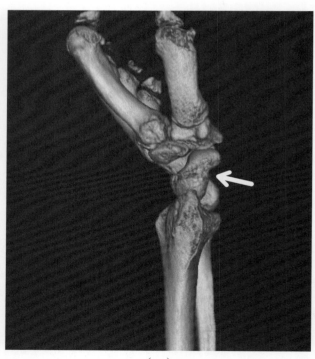

（g）

CT-VR重建另一角度示舟状骨骨质断裂，对位对线可

图 6-31

男，39 岁，舟状骨骨折（见图 6-32）

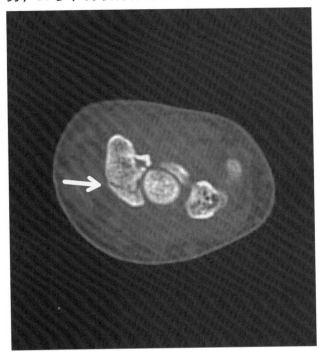

（a）
平扫示左腕舟状骨见骨
折透亮线影，部分小骨片
分离

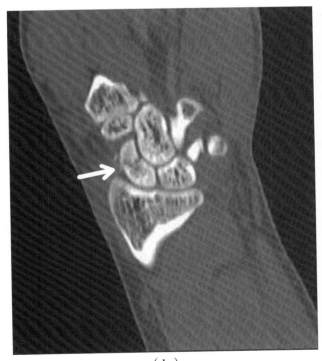

（b）
CT 冠状位重建示左腕舟状骨见骨折透亮线
影，部分小骨片分离

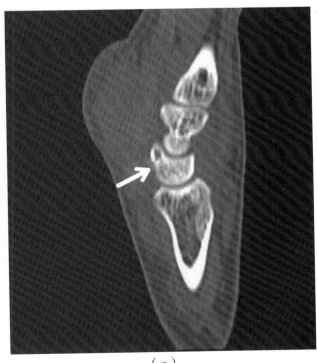

（c）
CT 矢状位重建示左舟状骨骨折透亮线影

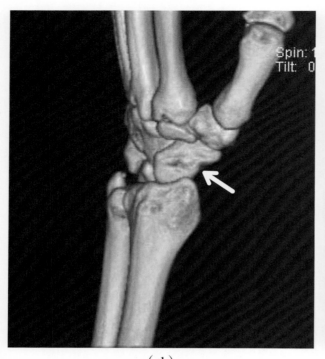

（d）
CT三维VR重建示舟状骨骨皮质扭曲

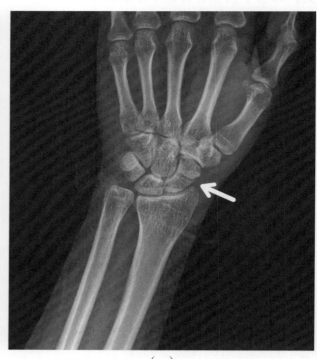

（e）
X线平片正位示左腕舟状骨见骨质透亮线影，断端对位对线可

图 6-32

男，28岁，月骨骨折（见图6-33）

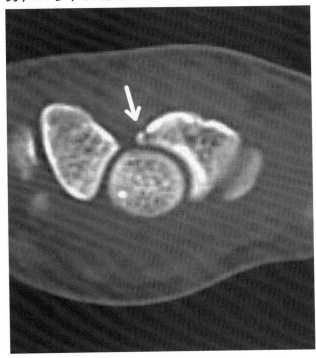

（a）
CT平扫示左侧月
骨见骨皮质不连续，断
端对位对线可

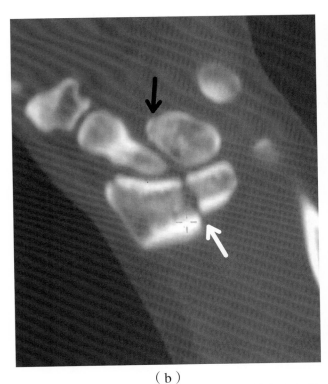

（b）
CT冠状位重建示左腕月骨见骨折透亮线
影（黑箭头），断端对位对线尚可。桡骨远端
骨折（白箭头），断端稍分离

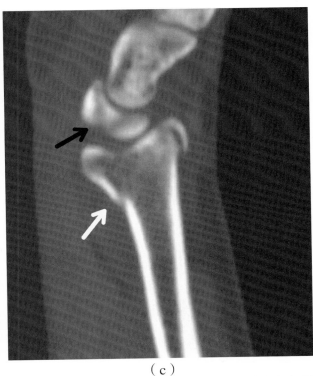

（c）
CT矢状位重建示左腕月骨见骨折透亮线
影（黑箭头），断端对位对线尚可。桡骨远端
骨折（白箭头），断端稍移位

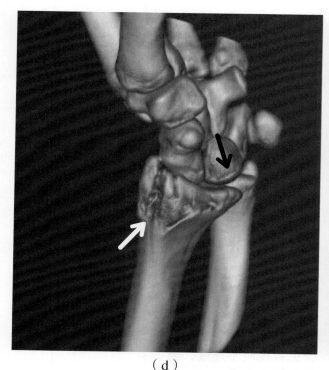

（d）

CT三维VR重建示左腕月骨见骨折透亮线影（黑箭头），断端对位对线尚可。桡骨远端骨折（白箭头），断端稍移位

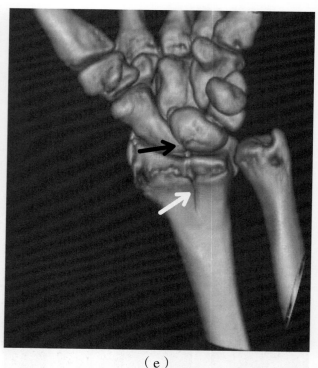

（e）

CT三维VR另一角度重建示左腕月骨见骨折透亮线影（黑箭头），断端对位对线尚可。桡骨远端骨折（白箭头），断端稍移位

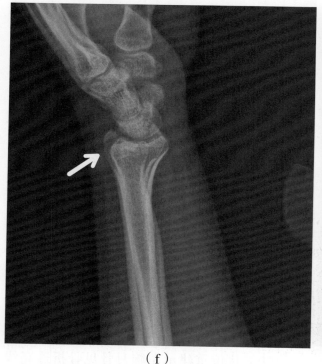

（f）

X线平片侧位示左桡骨远端骨折，小骨片分离，月骨显示不清

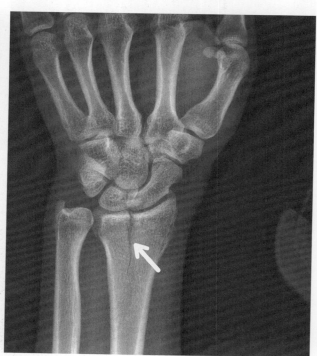

（g）

X线平片正位示左桡骨远端骨折透亮线影，断端稍分离，月骨显示不清

图 6-33

男，36 岁，豌豆骨骨折（见图 6-34）

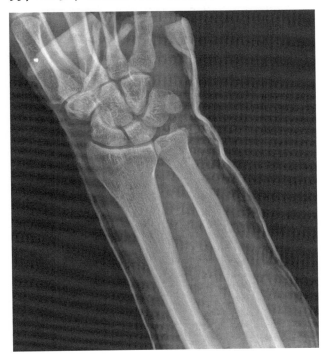

（a）
X 线平片正位左豌豆骨骨
折线重叠，显示不清

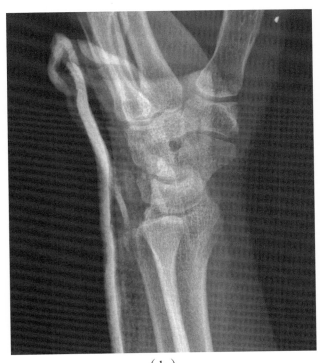

（b）
X 线平片侧位左豌豆骨骨折线重叠，显示
不清

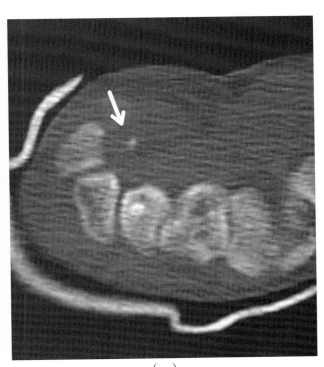

（c）
CT 平扫示左腕豌豆骨见小骨片撕脱游离

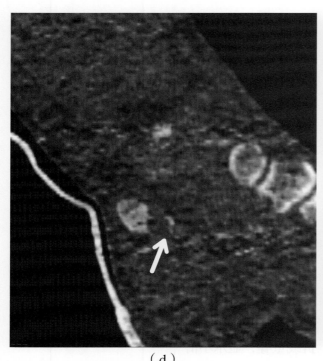

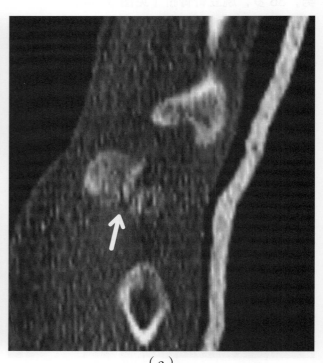

（d）
CT冠状位重建示左腕豌豆骨见小骨片撕脱
游离

（e）
CT矢状位重建示左腕豌豆骨见小骨片撕脱
游离

图 6-34

男，34 岁，月骨骨折（见图 6-35）

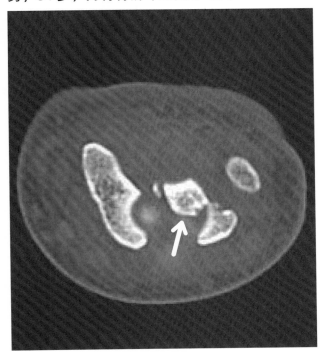

（a）
CT平扫示左侧月骨见骨
皮质不连续，小骨片分离

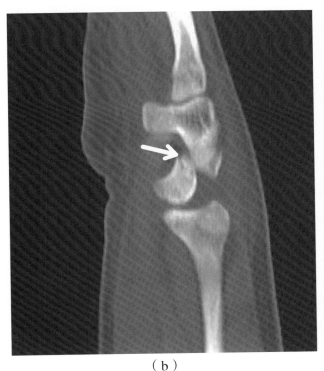

（b）
CT矢状位重建示左腕月骨见骨折透亮线
影，月骨脱位

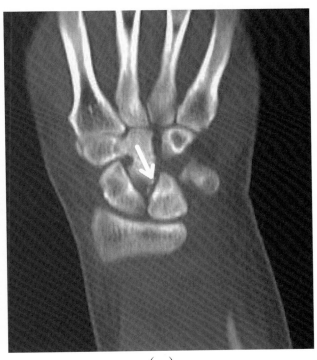

（c）
CT冠状位重建示左腕月骨见小骨片撕脱

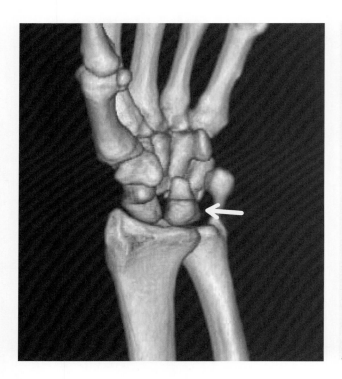

（d）
CT三维VR重建示左腕
月骨见骨质断裂，月骨脱位

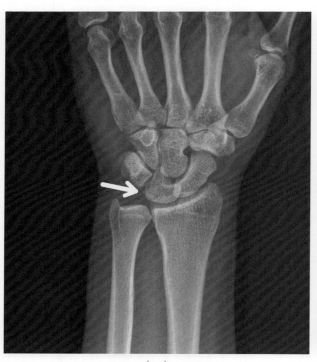

（e）
X线平片正位示左腕月骨骨皮质扭曲

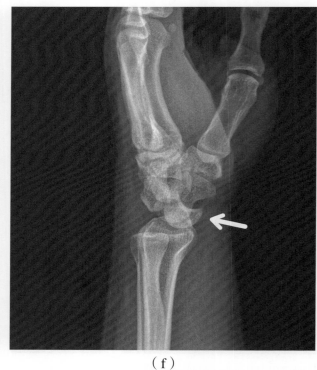

（f）
X线平片侧位示左腕月骨骨皮质扭曲，月
骨脱位

图 6-35

男，56岁，桡骨远端、尺骨茎突、大多角骨、月骨骨折（见图6-36）

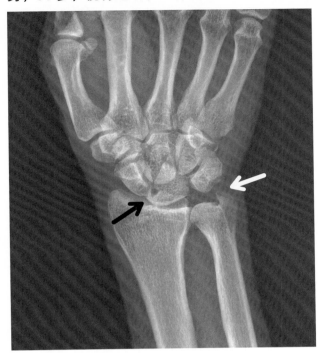

（a）
X线平片正位示右尺
骨茎突骨折（白箭头），
月骨骨折（黑箭头）

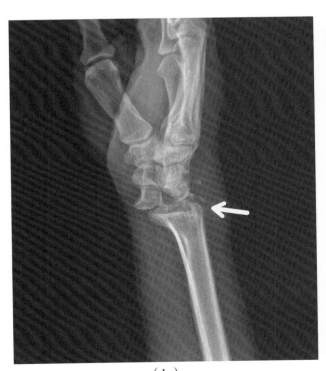

（b）
X线平片侧位示右桡骨远端骨折，小骨片
游离，月骨脱位

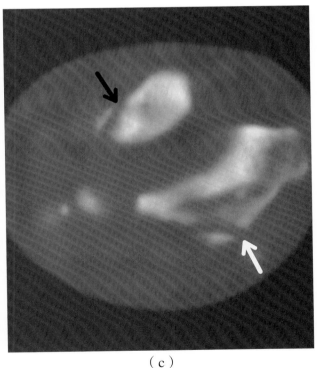

（c）
CT平扫示右桡骨远端骨折（白箭头），月
骨骨折（黑箭头）

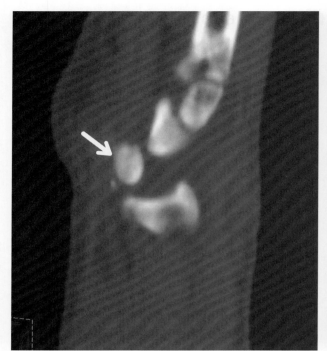

（d）
CT矢状位重建示右腕月骨撕脱骨折，月骨脱位

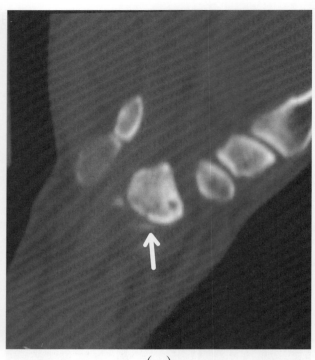

（e）
CT冠状位重建示右腕月骨撕脱性骨折

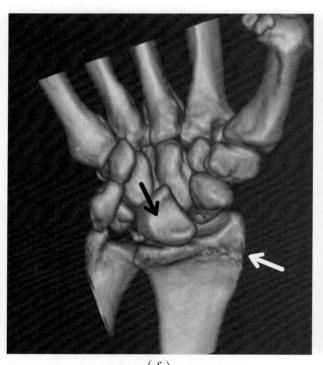

（f）
CT-VR重建示桡骨远端骨折（白箭头），月骨骨皮质扭曲伴脱位（黑箭头）

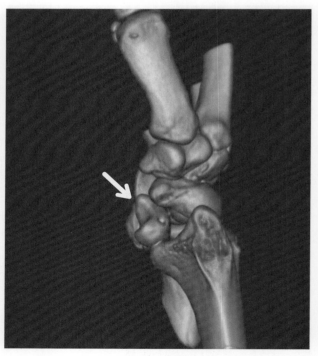

（g）
CT-VR另一角度重建示月骨脱位

图 6-36

男，21 岁，三角骨骨折（见图 6-37）

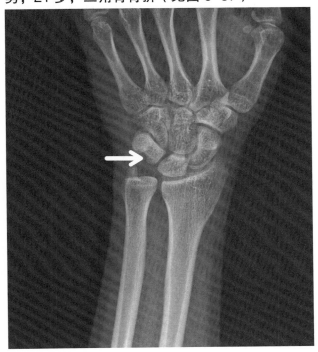

（a）
X线平片正位示左腕三
角骨骨皮质扭曲

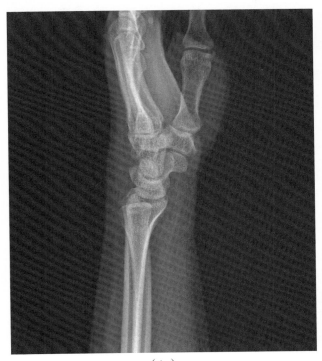

（b）
X线平片侧位示左腕三角骨显示不清

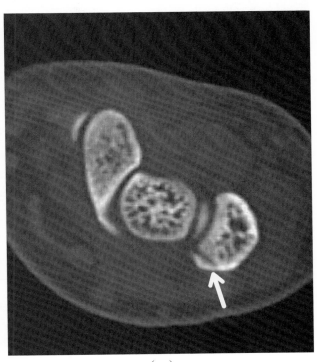

（c）
CT平扫示左腕三角骨骨折，小骨片稍分离

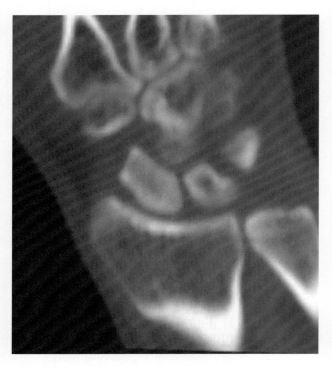

（d）
CT冠状位重建示左腕三角骨显示不清

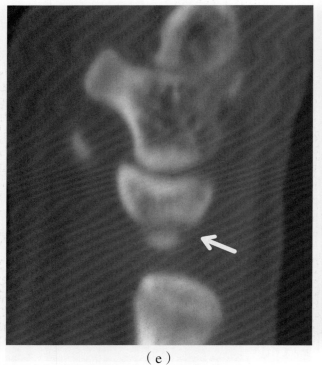

（e）
CT矢状位重建示左腕三角骨骨折，小骨片稍分离

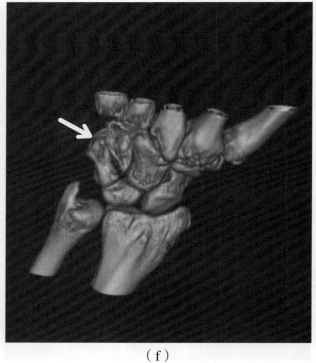

（f）
CT-VR重建示左腕三角骨骨皮质扭曲

图 6-37

男，20岁，三角骨骨折（见图6-38）

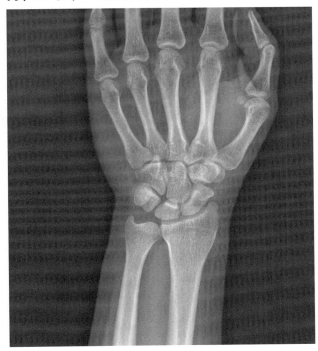

（a）
X线平片正位示左腕三
角骨骨折线显示不清

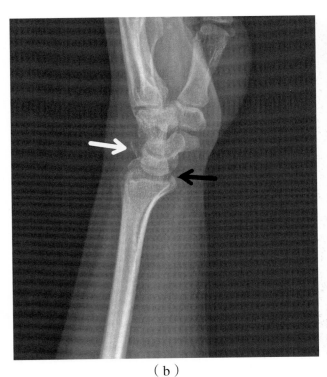

（b）
X线平片侧位示左腕三角骨骨折（白箭头），
骨片分离；桡骨远端撕脱性骨折（黑箭头）

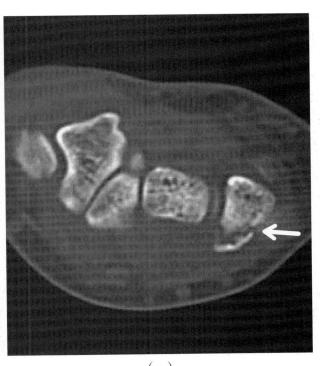

（c）
CT平扫示左腕三角骨骨折，小骨片分离

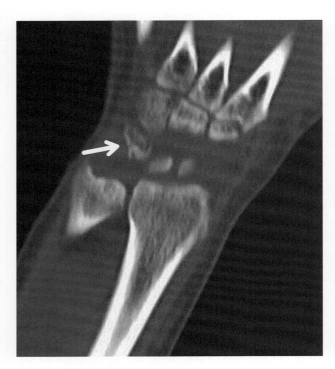

（d）
CT冠状位重建示左腕三
角骨骨折，小骨片分离

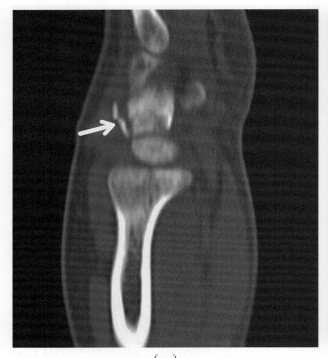

（e）
CT矢状位重建示左腕三角骨骨折，小骨片
分离

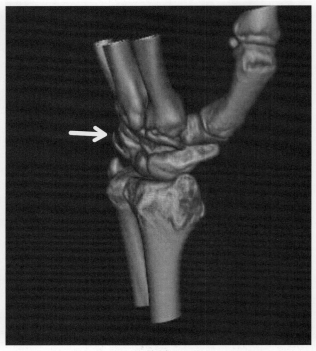

（f）
CT-VR重建示左腕三角骨骨皮质撕脱，
小骨片游离

图 6-38

男，65 岁，三角骨骨折（见图 6-39）

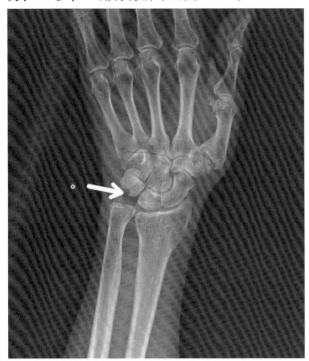

（a）
X线平片正位示左腕
三角骨骨皮质扭曲

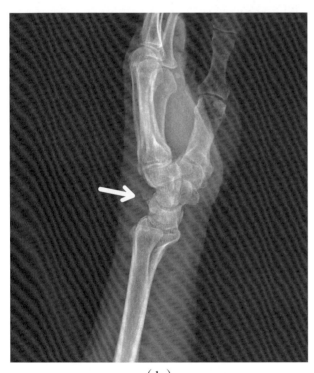

（b）
X线平片侧位示左腕三角骨撕脱性骨折

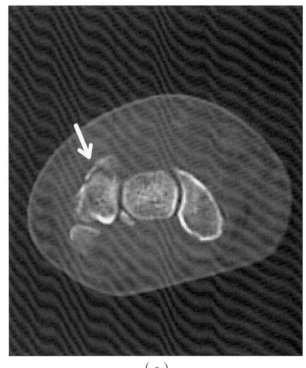

（c）
CT平扫示左腕三角骨骨折，小骨片分离

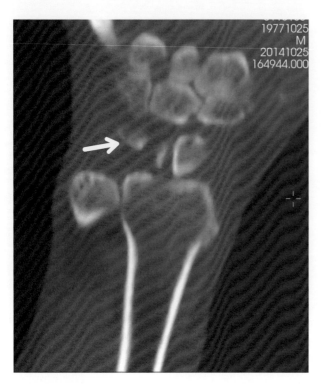

（d）
CT冠状位重建示左腕三角骨骨折，断端分离

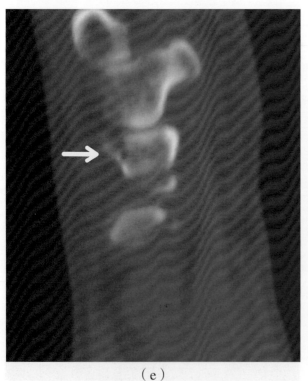

（e）
CT矢状位重建示左腕三角骨骨折，断端移位

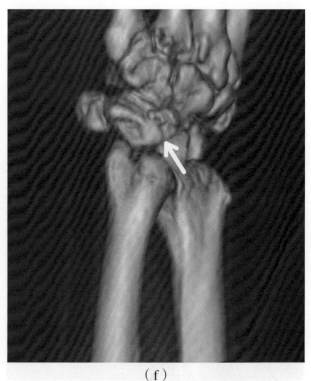

（f）
CT-VR重建示左腕三角骨骨皮质扭曲

图 6-39

男，55岁，三角骨骨折（见图6-40）

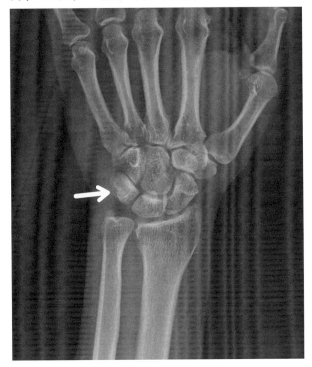

（a）
X线平片正位示左腕三
角骨骨皮质扭曲

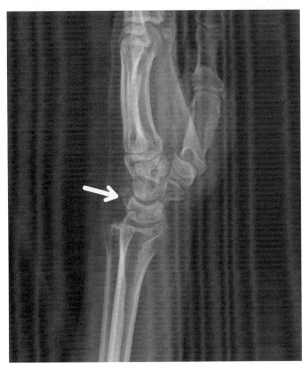

（b）
X线平片侧位示左腕三角骨撕脱性骨折

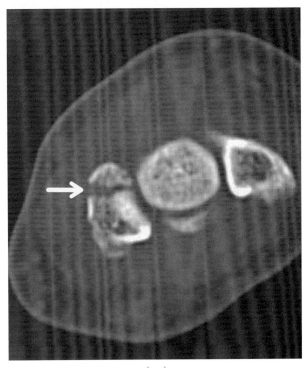

（c）
CT平扫示左腕三角骨骨折，小骨片分离

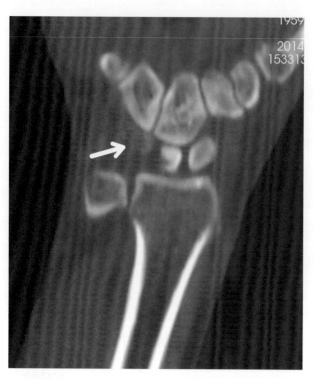

（d）
CT冠状位重建示左腕三
角骨骨折，断端分离

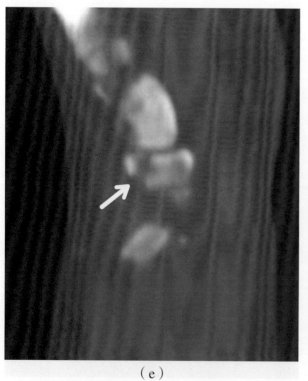

（e）
CT矢状位重建示左腕三角骨骨折，断端
移位

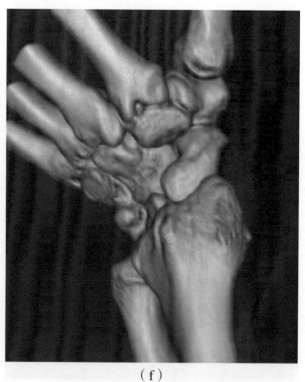

（f）
CT-VR重建示左腕三角骨骨皮质扭曲

图 6-40

男，51岁，三角骨骨折（见图6-41）

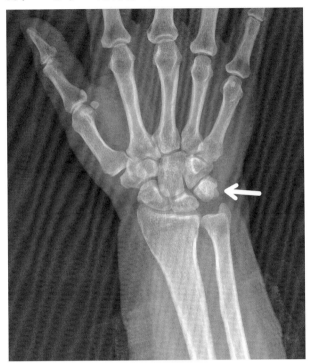

（a）
X线平片正位示右腕
三角骨骨皮质扭曲

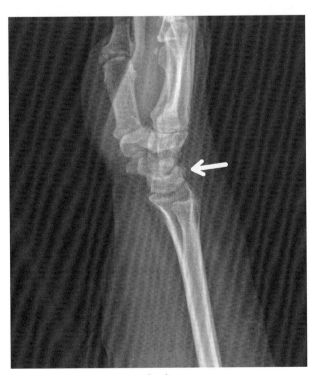

（b）
X线平片侧位示右腕三角骨撕脱性骨折

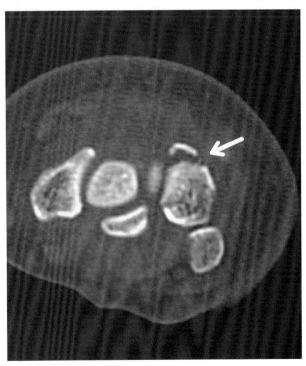

（c）
CT平扫示右腕三角骨骨折，小骨片分离

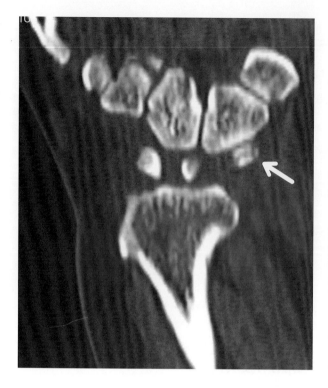

（d）
CT冠状位重建示右
腕三角骨见骨折透亮线影

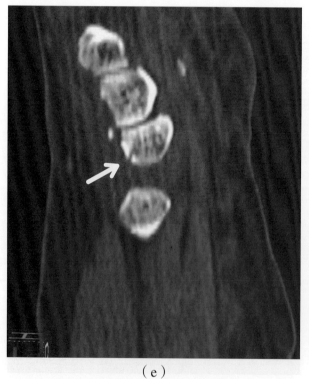

（e）
CT矢状位重建示右腕三角骨骨折，小骨片
撕脱

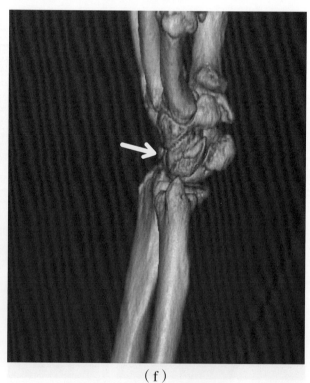

（f）
CT-VR重建示右腕三角骨骨折，小骨片撕脱

图 6-41

男，47 岁，三角骨骨折（见图 6-42）

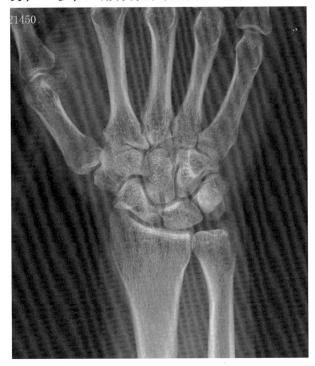

（a）
X 线平片正位示右腕三
角骨骨折线显示不清

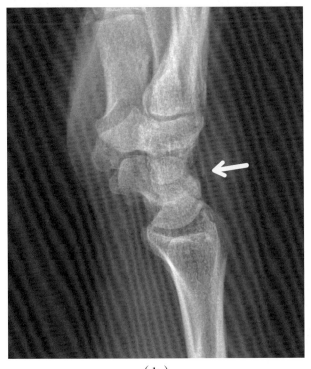

（b）
X 线平片侧位示右腕三角骨撕脱性骨折

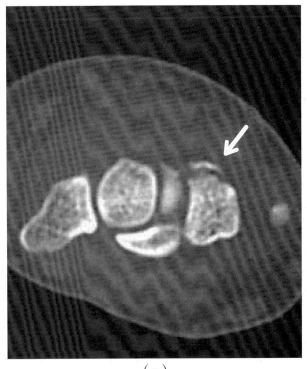

（c）
CT 平扫示右腕三角骨骨折，小骨片分离

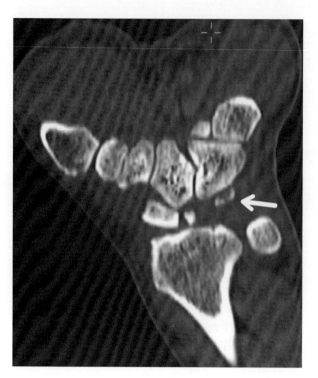

（d）
CT冠状位重建示右腕三
角骨见骨折透亮线影

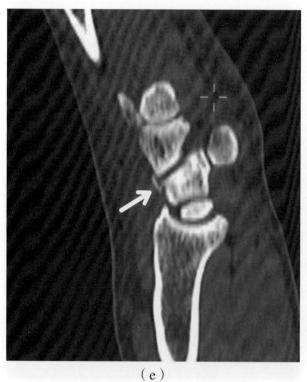

（e）
CT矢状位重建示右腕三角骨骨折，小骨
片撕脱

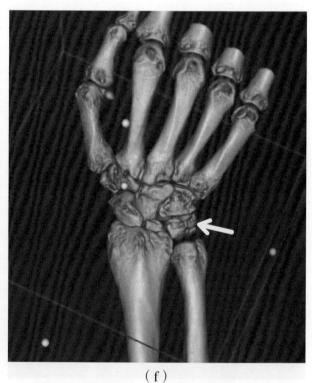

（f）
CT-VR重建示右腕三角骨骨皮质扭曲

图 6-42

男，45岁，三角骨、桡骨远端、食指近节指骨基底部骨折（见图6-43）

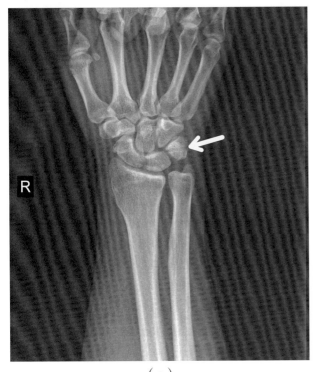

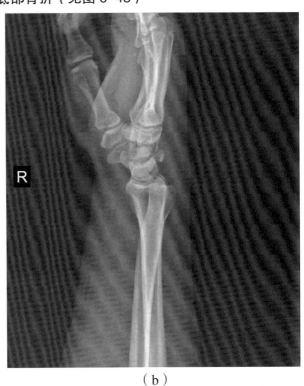

（a）
X线平片正位示右腕三角骨骨质不连续，断端对位对线可

（b）
X线平片侧位示骨折透亮线显示不清

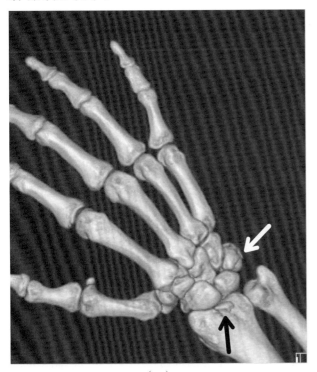

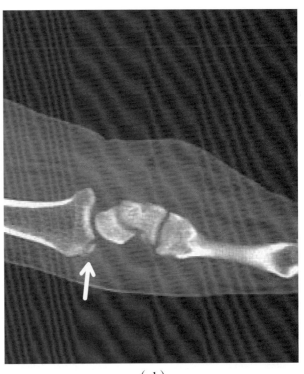

（c）
CT-VR重建示右腕三角骨骨折（白箭头），桡骨远端骨折（黑箭头）

（d）
CT矢状位重建示右桡骨远端撕脱性骨折

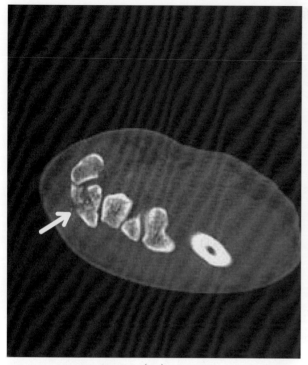

（e）

CT平扫示右腕三角骨骨折，断端移位

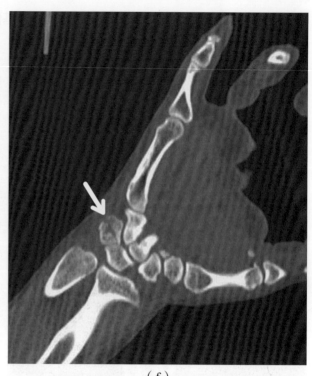

（f）

（f）CT冠状位重建示右腕三角骨骨折，断端分离

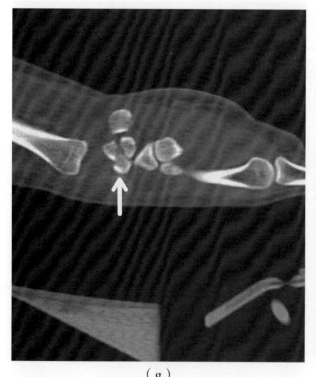

（g）

CT矢状位重建示右腕三角骨骨折，断端分离

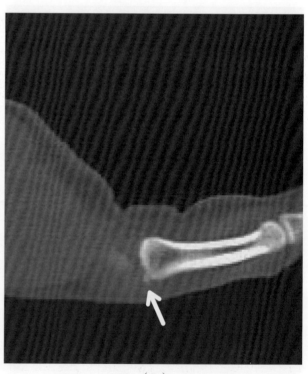

（h）

CT矢状位重建示右手食指近节指骨基底部撕脱性骨折

图 6-43

男，42岁，头状骨骨折（见图6-44）

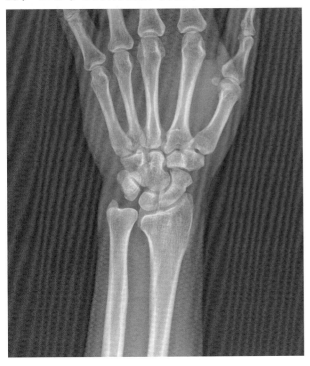

（a）
X线平片正位示左
腕诸骨骨折线显示不清

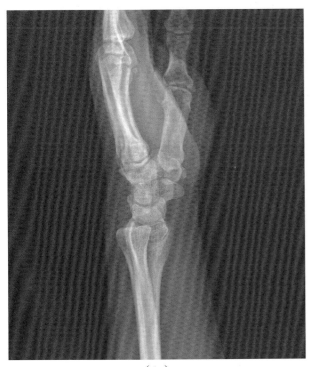

（b）
X线平片侧位示左腕诸骨骨折线显示不清

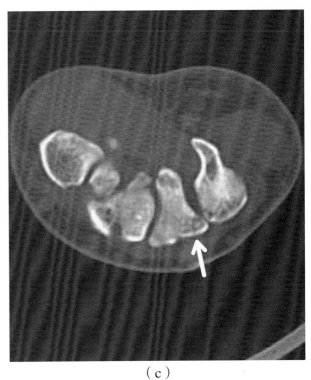

（c）
CT平扫示左腕头状骨骨折，断端对位对
线可

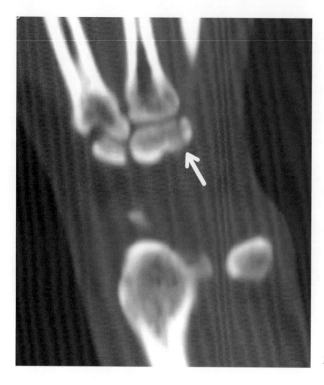

（d）
CT冠状位重建示左腕头
状骨骨折，断端对位对线可

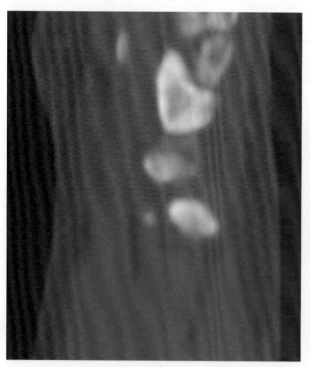

（e）
CT矢状位重建示骨折线与矢状位平行，未
见显示

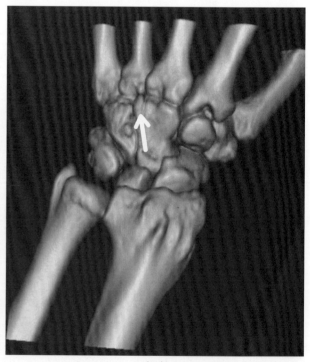

（f）
CT-VR重建示左腕头状骨骨皮质不连续

图 6-44

男，27岁，豌豆骨骨折（见图6-45）

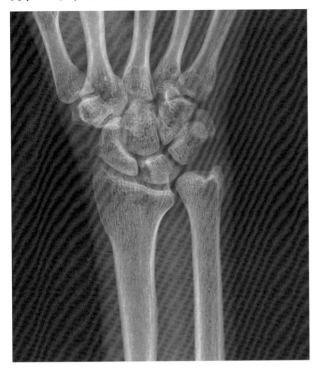

（a）
X线平片正位示右腕豌
豆骨骨折线显示不清

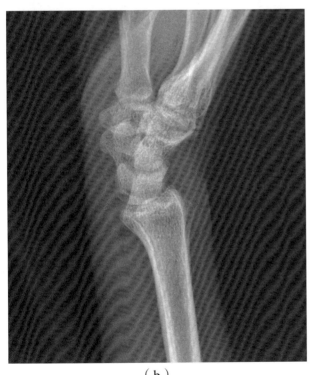

（b）
X线平片侧位示腕骨重叠，豌豆骨显示不清

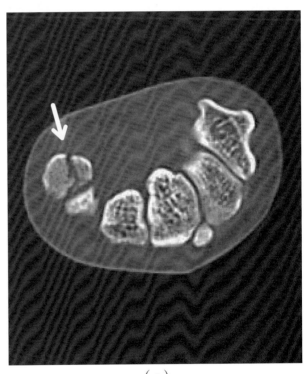

（c）
CT平扫示右豌豆骨骨折，断端稍分离

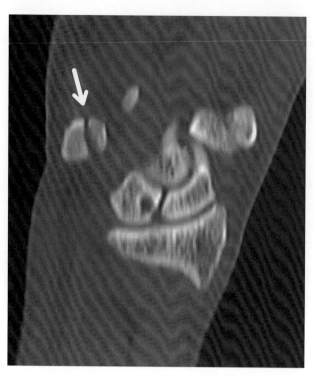

（d）
CT冠状位重建示右腕
豆骨骨折，断端稍分离

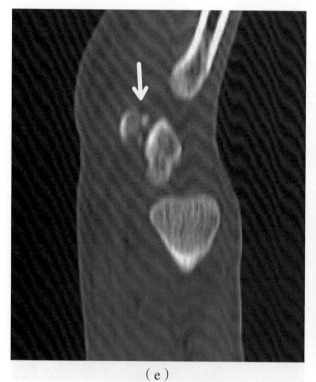

（e）
CT矢状位重建示右腕豆骨骨折，小骨片
撕脱

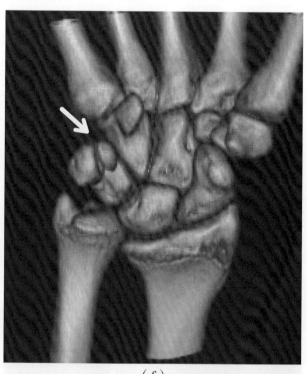

（f）
CT-VR重建示右腕豆骨骨折，断端稍分离

图 6-45

女，57 岁，豌豆骨骨折（见图 6-46）

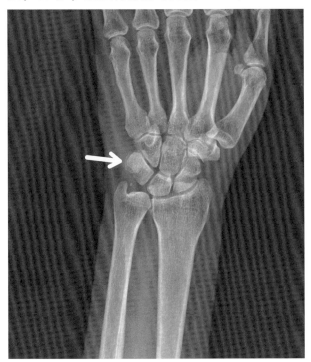

（a）
X 线平片正位示左腕
豌豆骨骨皮质扭曲

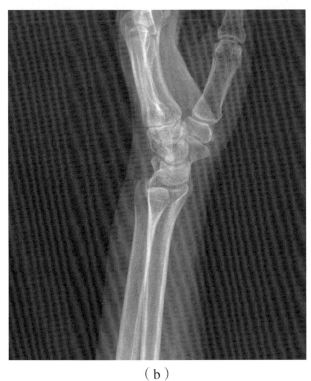

（b）
X 线平片侧位示腕骨重叠，豌豆骨显示不清

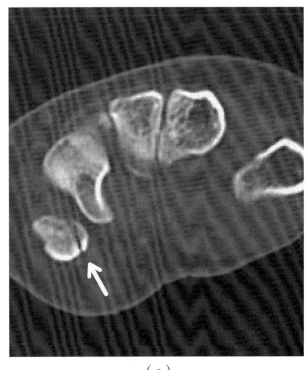

（c）
CT 平扫示左豌豆骨骨折，断端对位对线可

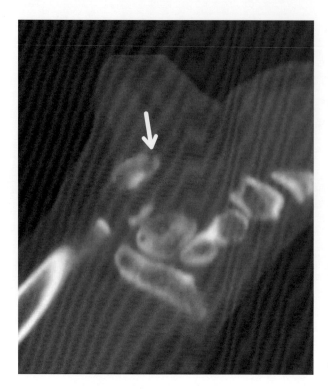

（d）
CT冠状位重建示左豌豆
骨骨折，断端对位对线可

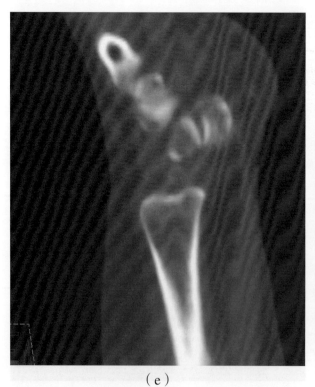

（e）
CT矢状位重建示骨折线于矢状位平行，无
法显示

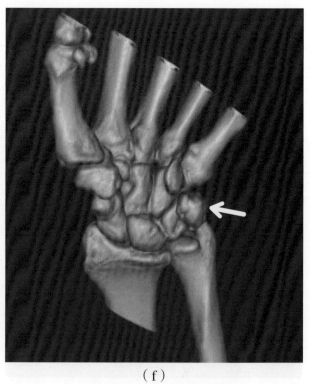

（f）
CT-VR重建示左豌豆骨骨折，断端对位
对线可

图 6-46

女，72岁，豌豆骨骨折（见图6-47）

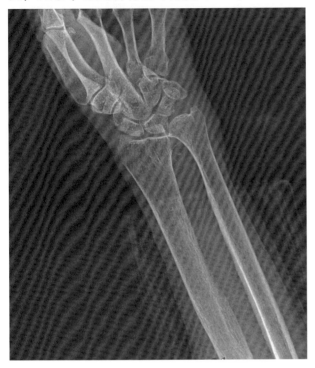

（a）
X线平片正位示右腕
豌豆骨骨折线显示不清

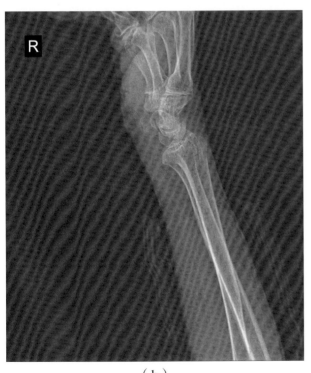

（b）
X线平片侧位示右腕豌豆骨骨折线显示不清

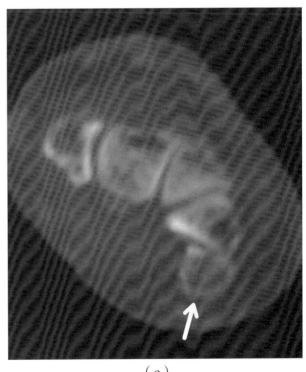

（c）
CT平扫示右豌豆骨骨折，断端对位对线可

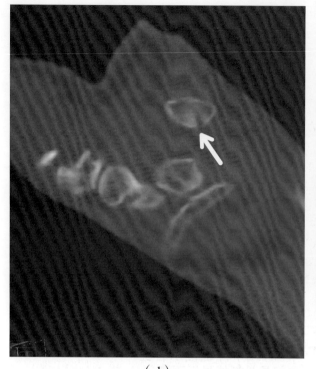

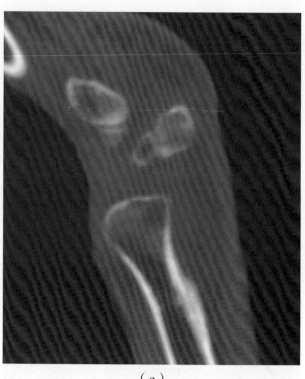

（d）
CT冠状位位重建示右豌豆骨骨折，断端对位对线可

（e）
CT矢状位重建示骨折线与矢状位平行，无法显示

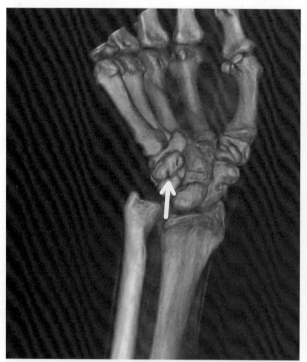

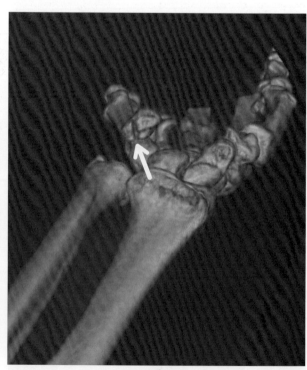

（f）

（g）

（f）（g）CT-VR重建不同角度示右豌豆骨骨折，断端对位对线可

图 6-47

男，22岁，右手第1掌骨基底部、大多角骨、小多角骨及豌豆骨骨折（见图6-48）

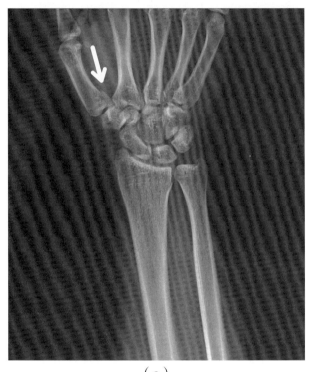

（a）
X线平片正位示右手第1掌骨基底部骨折，对位对线可

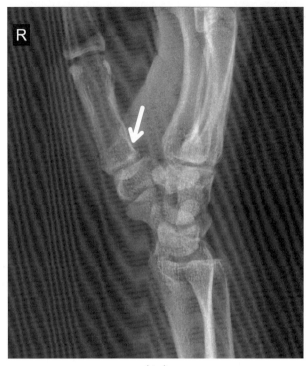

（b）
X线平片侧位示右手第1掌骨基底部骨折，对位对线可

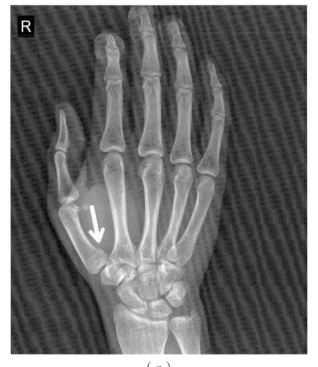

（c）
X线平片正位示右手第1掌骨基底部骨折，对位对线可

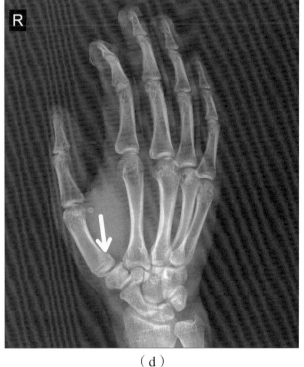

（d）
X线斜位平片示右手第1掌骨基底部骨折，对位对线可

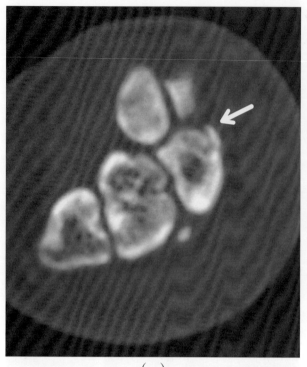

（e）
CT平扫示右腕小多角骨骨折，小骨片撕脱

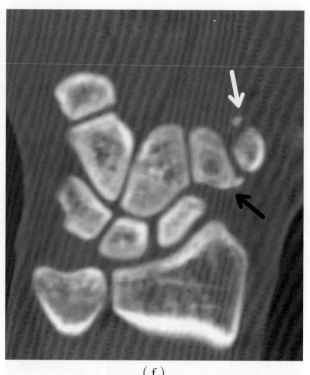

（f）
CT冠状位重建示右腕大多角骨骨折（白箭头），小多角骨骨折（黑箭头）

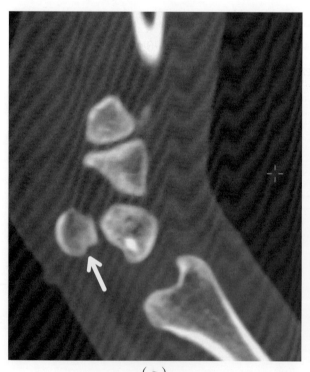

（g）
CT矢状位重建示右腕豌豆骨骨折，对位对线可

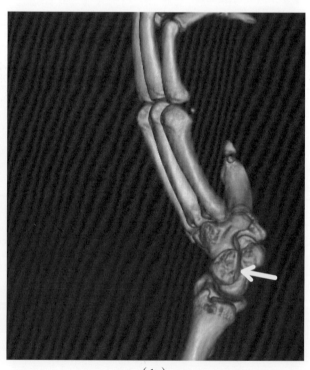

（h）
CT-VR重建示右豌豆骨骨折，断端对位对线可

图 6-48

男，31岁，大多角骨骨折（见图6-49）

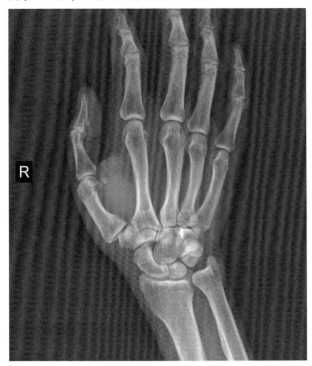

（a）
X线平片正位示右腕骨
重叠，大多角骨显示不清

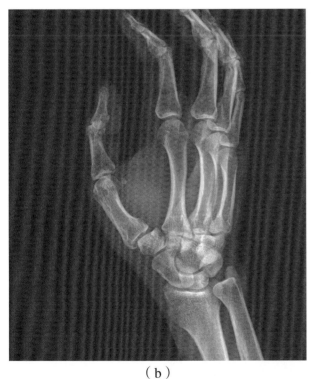

（b）
X线平片侧位示右腕骨重叠，大多角骨显
示不清

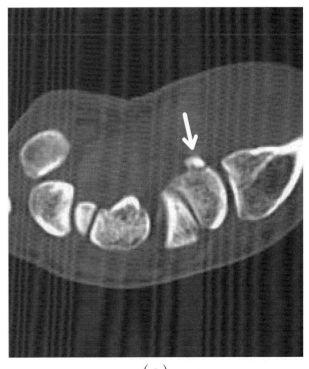

（c）
CT平扫示右腕大多角骨撕脱性骨折

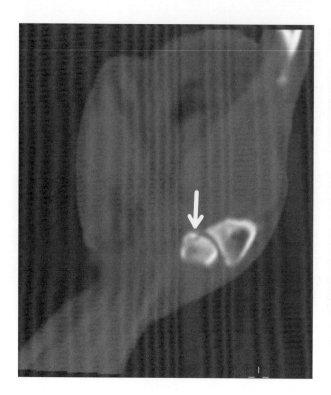

（d）
CT冠状位重建示右
腕大多角骨撕脱性骨折

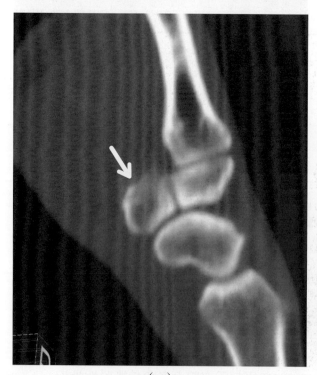

（e）
CT矢状位重建示右腕大多角骨撕脱性骨折

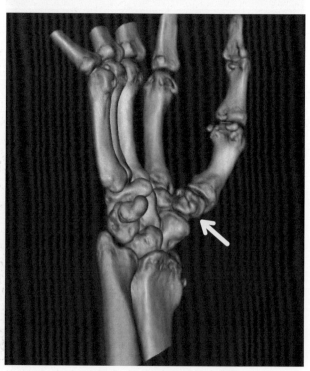

（f）
CT-VR重建示大多角骨骨皮质扭曲

图 6-49

男，26岁，大多角骨骨折（见图 6-50）

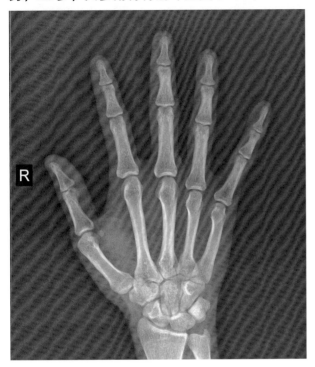

（a）
X线平片正位示
右腕骨重叠，大多角
骨显示不清

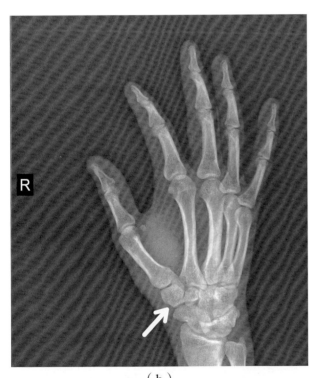

（b）
X线平片侧位示右腕大多角骨皮质扭曲

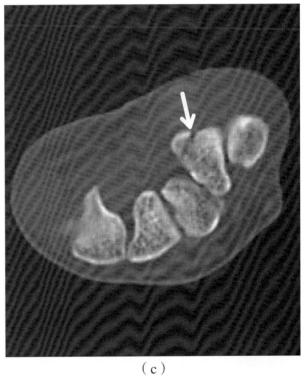

（c）
CT平扫示右腕大多角骨骨折，断端对位
对线尚可

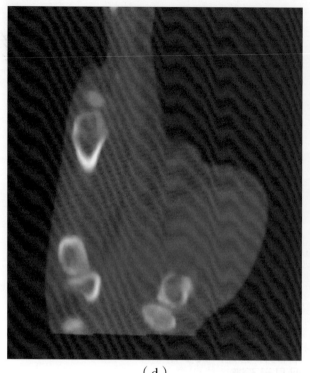

（d）

CT冠状位重建示右腕大多角骨折线显示不清

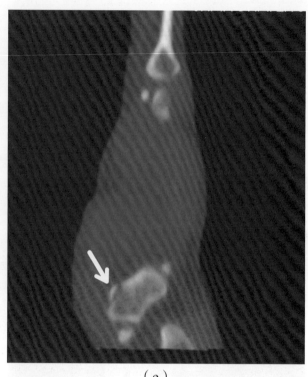

（e）

CT矢状位重建示右腕大多角骨骨折，断端对位对线可

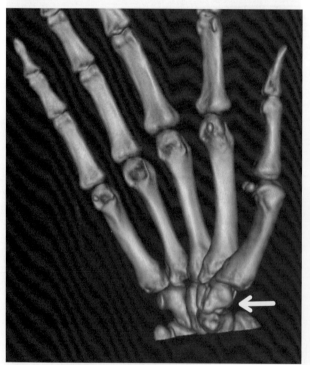

（f）

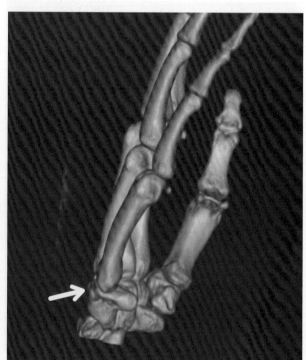

（g）

（f）（g）CT-VR重建不同角度示大多角骨骨皮质扭曲

图 6-50

男，60岁，大多角骨骨折（见图6-51）

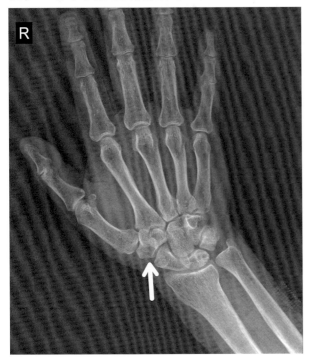

（a）
X线平片正位示右腕
大多角骨骨皮质扭曲

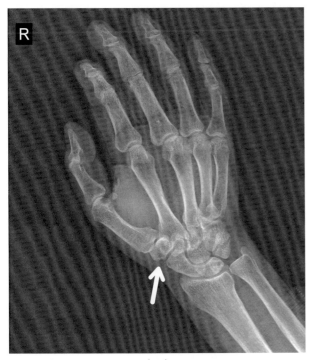

（b）
X线平片斜位示右腕大多角骨骨皮质扭曲

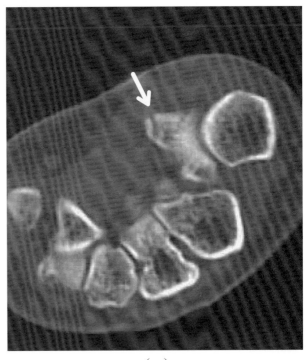

（c）
CT平扫示右腕大多角骨骨折，断端对位对线可

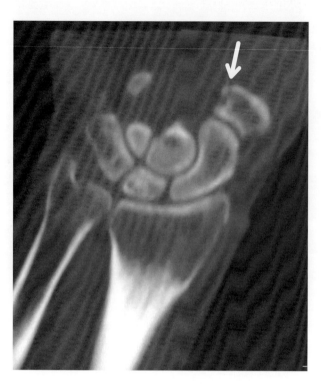

（d）
CT冠状位重建示右腕
大多角骨骨折，断端对位
对线可

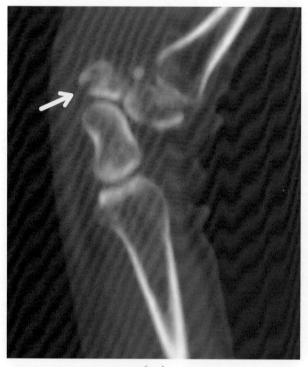

（e）
CT矢状位重建示右腕大多角骨骨折，断端
对位对线可

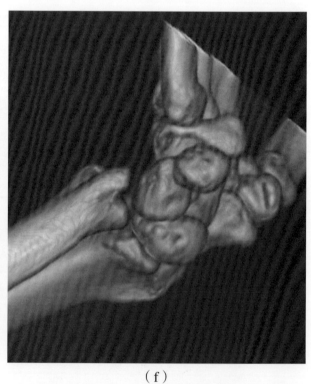

（f）
CT-VR重建示大多角骨骨折线显示不清

图 6-51

男，40岁，舟状骨、大多角骨、小多角骨、钩骨骨折（见图6-52）

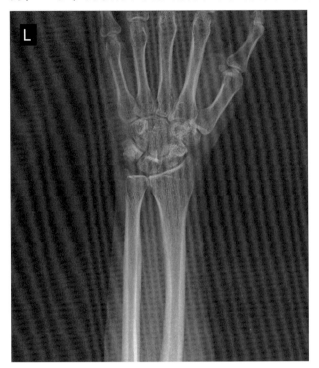

（a）
X线平片正位示左腕诸
骨骨折线显示不清

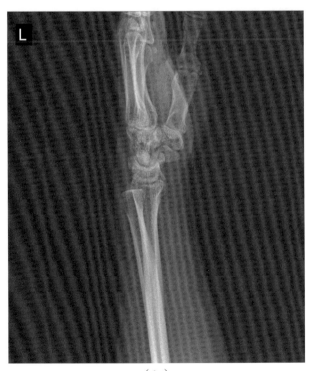

（b）
X线平片侧位示左腕诸骨骨折线显示不清

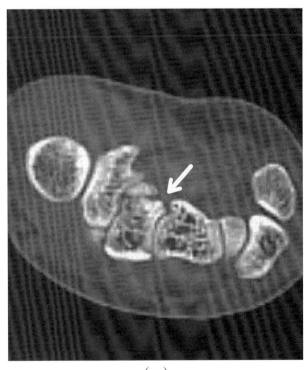

（c）
CT平扫示左腕小多角骨骨折，断端对位对线可

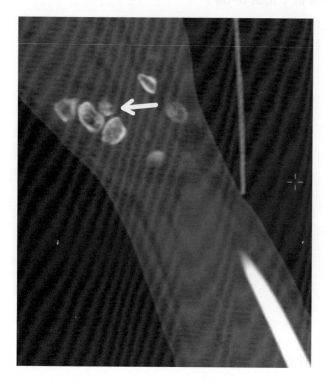

（d）
CT冠状位重建示左腕小多角骨骨折，断端对位对线可

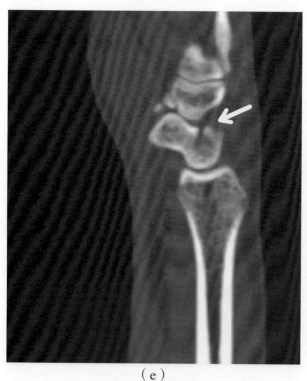

（e）
CT矢状位重建示左腕小多角骨骨折，断端对位对线可

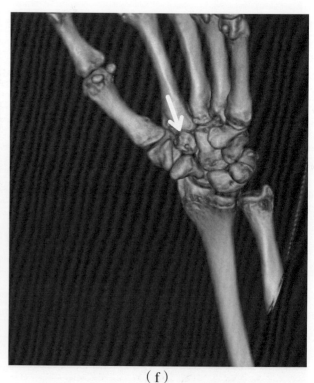

（f）
CT-VR重建示小多角骨骨皮质扭曲

图 6-52

男，40岁，舟状骨、大多角骨、小多角骨、钩骨骨折（见图6-53）

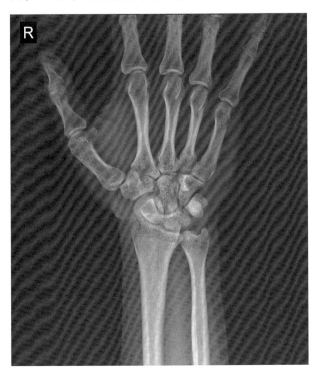

（a）
X线平片正位示右腕
诸骨骨折线显示不清

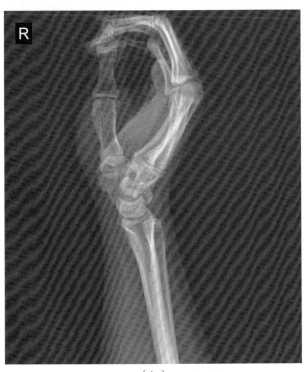

（b）
X线平片侧位示右腕诸骨骨折线显示不清

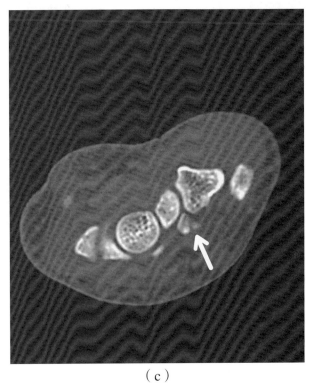

（c）
CT平扫示右腕小多角骨骨折，小骨片撕脱

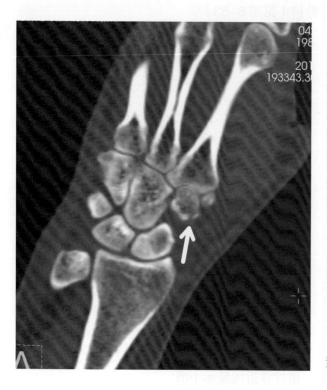

（d）
CT冠状位重建示右腕小
多角骨骨折，小骨片撕脱

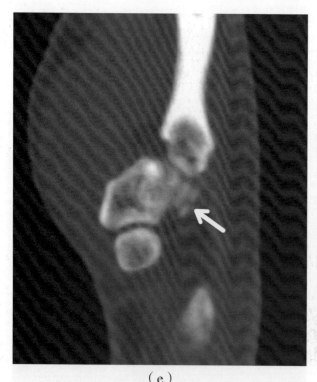

（e）
CT矢状位重建示右腕小多角骨骨折，小
骨片撕脱

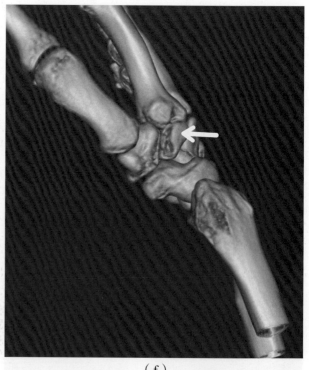

（f）
CT-VR重建示小多角骨骨皮质扭曲

图 6-53

男，53 岁，头状骨骨折（见图 6-54）

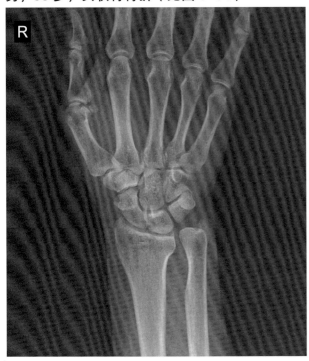

（a）
X 线平片正位示右腕诸
骨骨折线显示不清

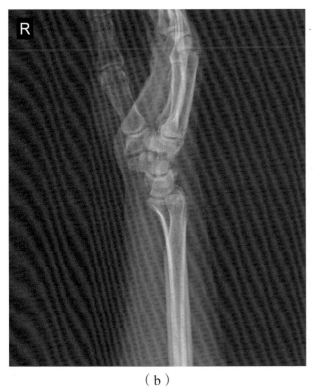

（b）
X 线平片侧位示右腕诸骨骨折线显示不清

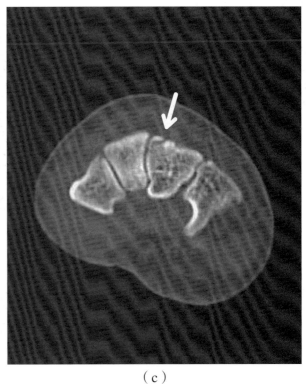

（c）
CT 平扫示右腕头状骨骨折，断端对位对
线可

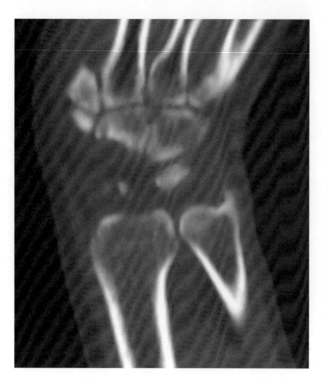

（d）
CT冠状位重建示右腕头
状骨骨折线与冠状位平行，
未见显示

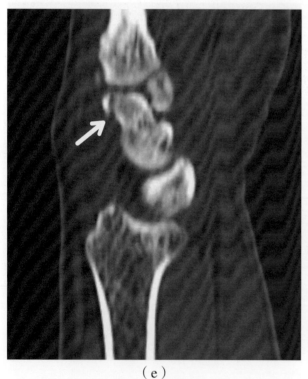

（e）
CT矢状位重建示右腕头状骨骨折，断端对
位对线可

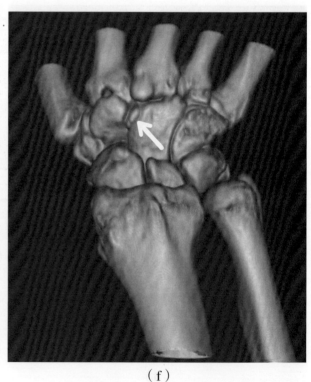

（f）
CT-VR重建示右腕头状骨骨皮质不连续

图 6-54

男，38岁，头状骨骨折（见图6-55）

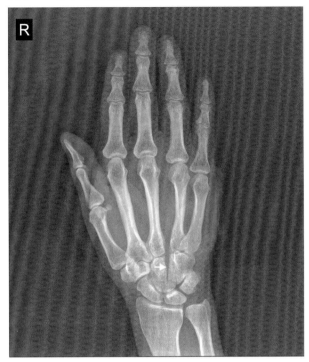

（a）
X线平片正位示右腕头
状骨骨质断裂，断端分离

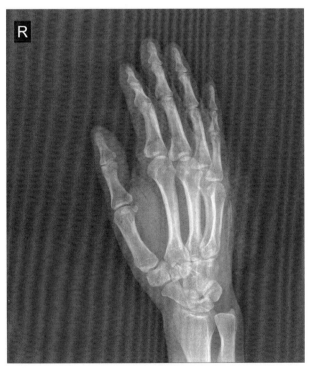

（b）
X线斜位平片示右腕腕骨重叠，骨折线显
示不清

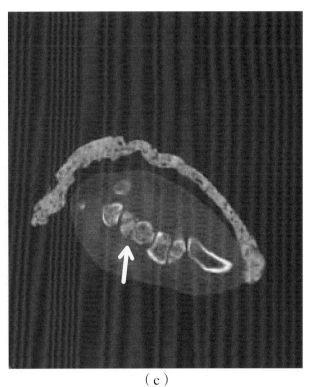

（c）
CT平扫示右腕头状骨骨折，断端对位对
线可，石膏外固定中

图 6-55

男，33岁，钩状骨骨折（见图6-56）

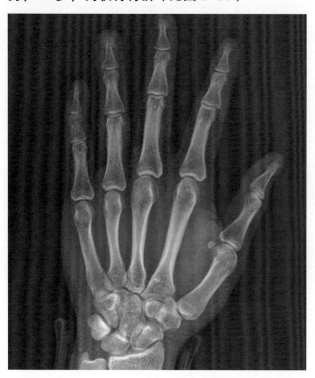

（a）
X线平片正位示右腕钩
状骨骨折线显示不清

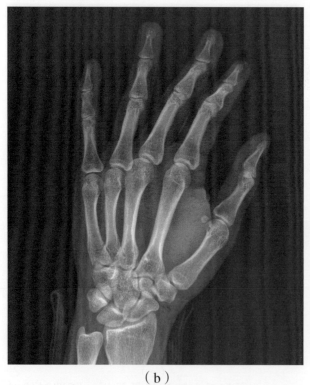

（b）
X线平片斜位示右腕钩状骨骨折线显示不清

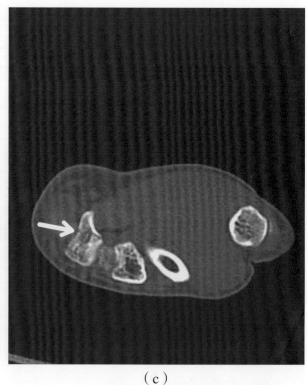

（c）
CT平扫示右腕钩状骨骨折，断端对位对线可

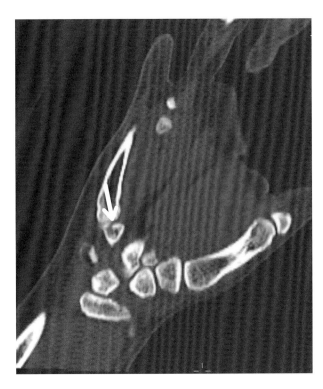

（d）
CT冠状位重建示右腕钩
状骨骨折，断端对位对线可

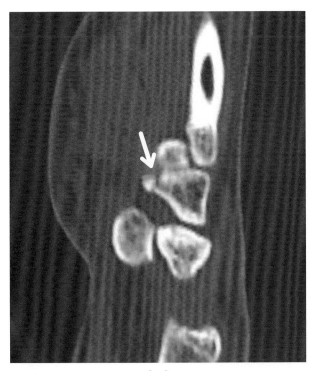

（e）
CT矢状位重建示右腕钩状骨骨折，小骨片
稍分离

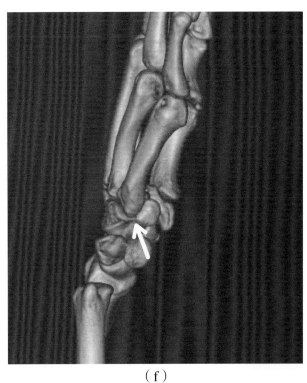

（f）
CT-VR重建示右腕钩状骨骨皮质不连续

图 6-56

男，33 岁，钩状骨骨折（见图 6-57）

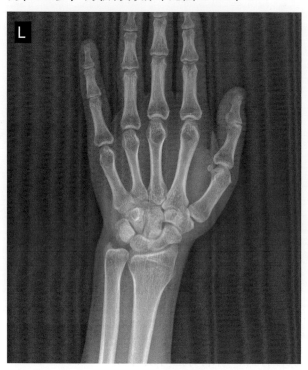

（a）
X线平片正位示左腕
钩状骨骨折线显示不清

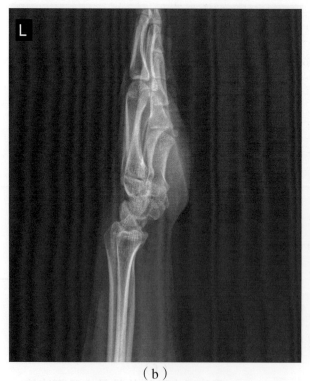

（b）
X线平片侧位示左腕钩状骨骨折线显示
不清

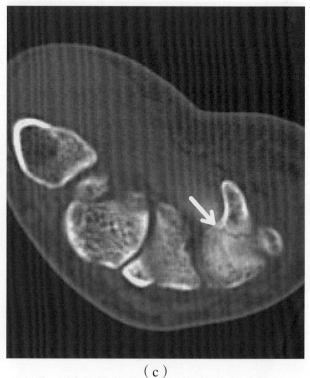

（c）
CT平扫示左腕钩状骨骨折，断端对位对
线可

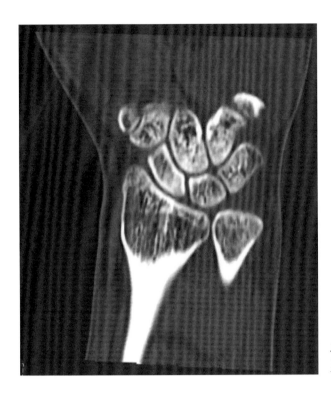

（d）
CT冠状位重建示左腕钩
状骨骨折线与冠状位平行，
显示不清

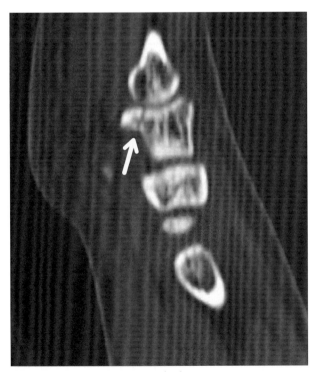

（e）
CT矢状位重建示左腕钩状骨骨折，断端对
位对线可

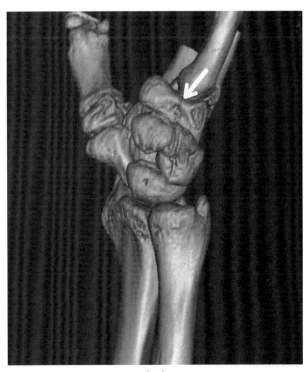

（f）
CT-VR重建示左腕钩状骨骨皮质不连续

图 6-57

男，23 岁，钩状骨骨折（见图 6-58）

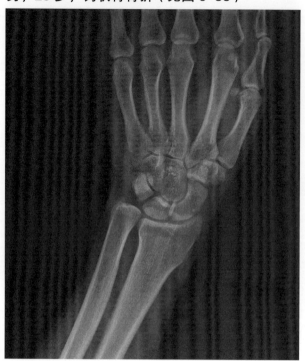

（a）
X 线平片正位示左腕钩状骨骨折线显示不清

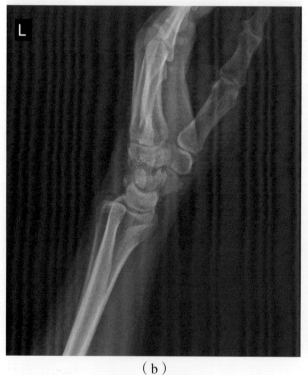

（b）
X 线平片侧位示左腕钩状骨骨折线显示不清

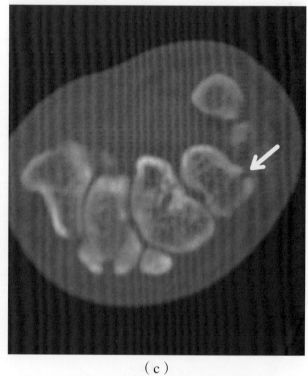

（c）
CT 平扫示左腕钩状骨骨折，断端对位对线可

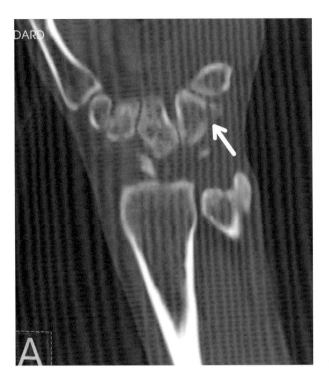

（d）
CT冠状位重建示左腕钩
状骨骨折，断端对位对线可

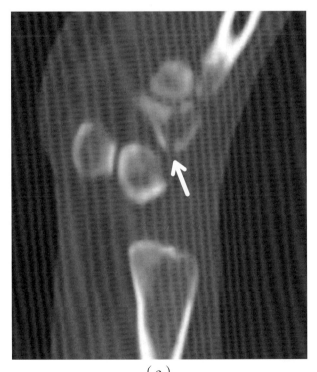

（e）
CT矢状位重建示左腕钩状骨骨折，断端对
位对线可

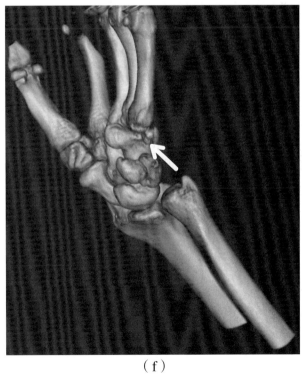

（f）
CT-VR重建示左腕钩状骨骨皮质不连续

图 6-58

男，24 岁，钩状骨骨折（见图 6-59）

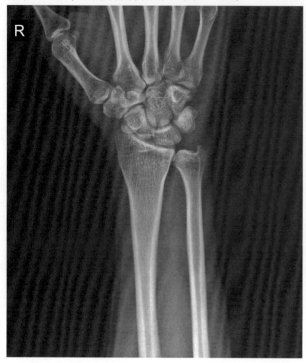

（a）
X线平片正位示右腕
钩状骨骨折线显示不清

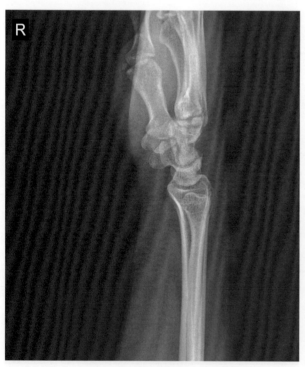

（b）
X线平片侧位示右腕钩状骨骨折线显示
不清

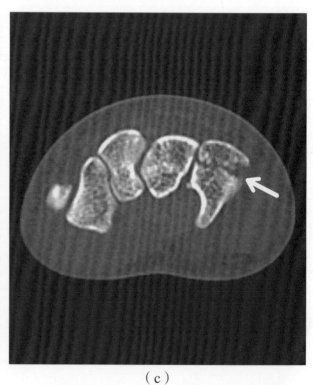

（c）
CT平扫示右腕钩状骨骨折，断端稍分离

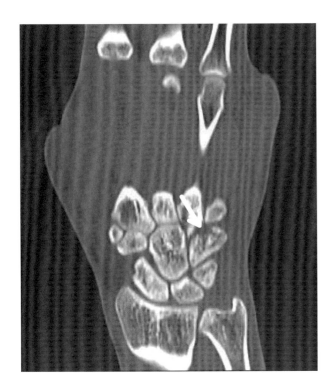

（d）
CT冠状位重建示右腕钩
状骨骨折，断端稍分离

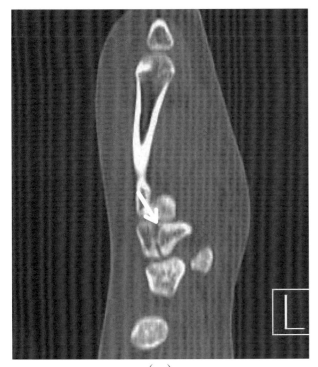

（e）
CT矢状位重建示右腕钩状骨骨折，断端
稍分离

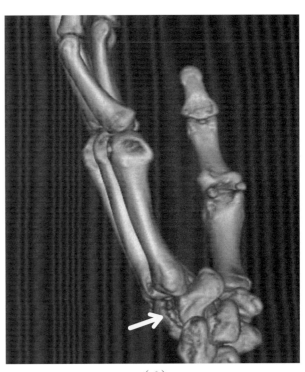

（f）
CT-VR重建示右腕钩状骨骨皮质不连续

图 6-59

男，44 岁，钩状骨骨折（见图 6-60）

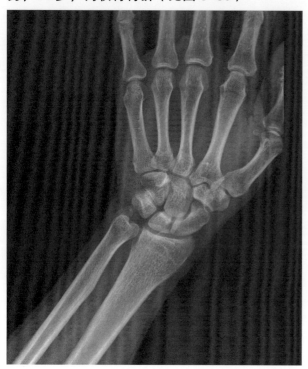

（a）
X线平片正位示左腕
钩状骨骨折线显示不清

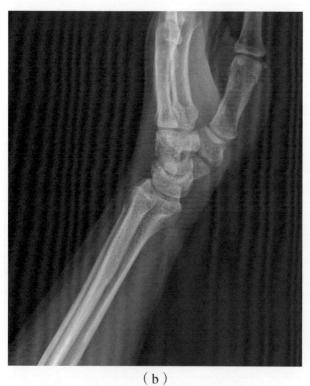

（b）
X线平片侧位示左腕钩状骨骨折线显示不清

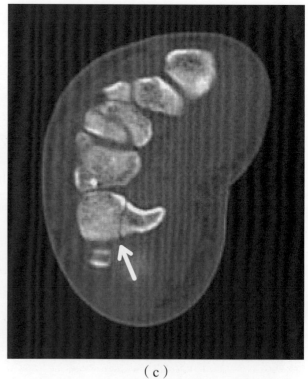

（c）
CT平扫示左腕钩状骨骨折，断端对位对线可

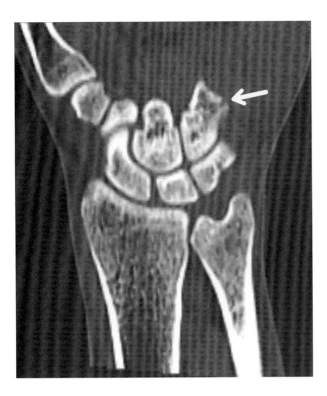

（d）
CT冠状位重建示左腕钩
状骨骨折，断端对位对线可

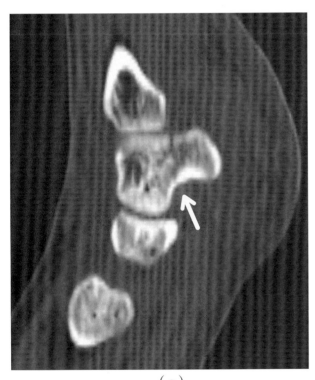

（e）
CT矢状位重建示左腕钩状骨骨折，断端
对位对线可

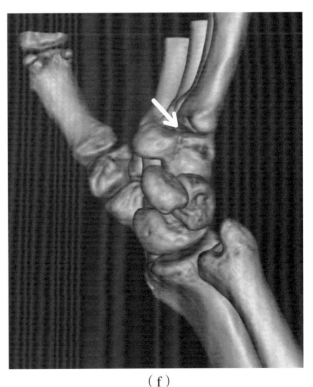

（f）
CT-VR重建示左腕钩状骨骨皮质不连续，
断端对位对线可

图 6-60

男，22岁，第1掌骨基底部、大多角骨骨折（见图6-61）

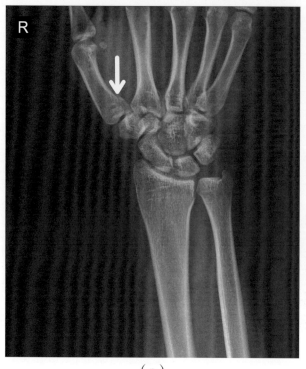

（a）

X线平片正位示右手第1掌骨基底部骨皮
质不连续，断端对位对线尚可

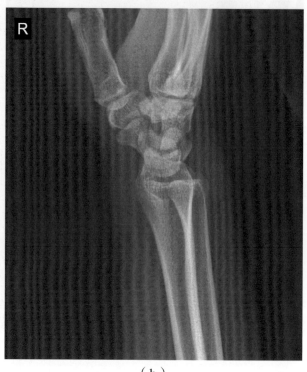

（b）

X线平片侧位示右腕诸骨骨折线显示不清

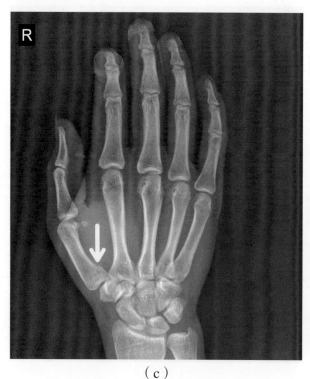

（c）

X线平片正位示右手第1掌骨基底部骨皮
质不连续，断端对位对线尚可

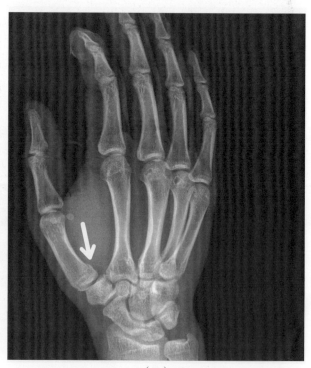

（d）

X线平片正位示右手第1掌骨基底部骨皮
质不连续，断端对位对线尚可

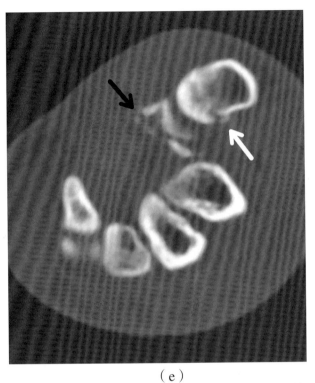

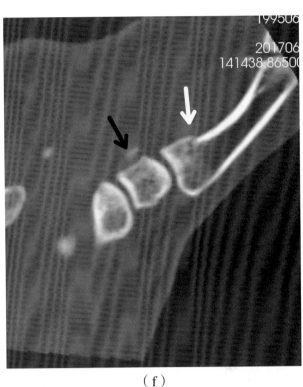

（e）

CT平扫示右手第1掌骨基底部骨折（白箭头），断端对位对线可，大多角骨粉碎性骨折（黑箭头）

（f）

CT冠状位重建示右手第1掌骨基底部骨折（白箭头），断端对位对线可，大多角骨骨折（黑箭头）

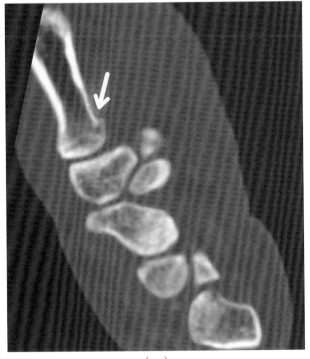

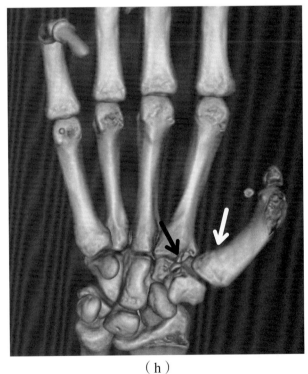

（g）

CT矢状位重建示右手第1掌骨基底部骨折，断端对位对线可

（h）

CT-VR重建示右手第1掌骨基底部骨折（白箭头），断端对位对线可，大多角骨粉碎性骨折（黑箭头）

图 6-61

男，58岁，第5掌骨远段、第4指近节指骨近端骨折（见图6-62）

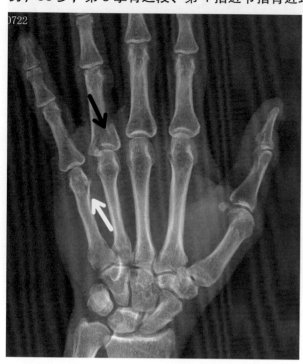

（a）

X线平片正位示右手第5掌骨远段骨皮质不连续（白箭头），对位对线良好；第4指近节指骨近端骨折（黑箭头），断端移位

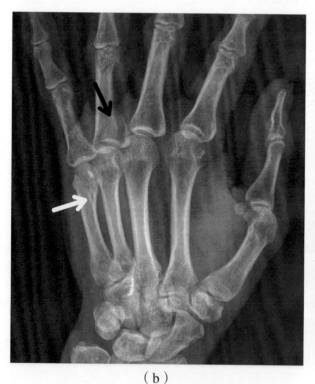

（b）

X线平片侧位示右手第5掌骨远段骨皮质不连续（白箭头），对位对线良好；第4指近节指骨近端骨折（黑箭头），断端移位

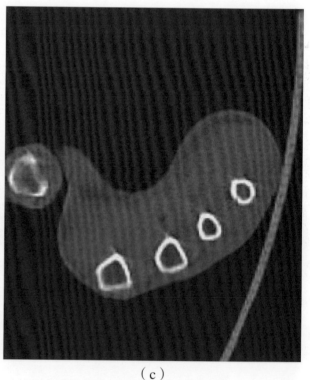

（c）

CT平扫示右手第5掌骨远段因少许运动伪影而骨折线显示不清

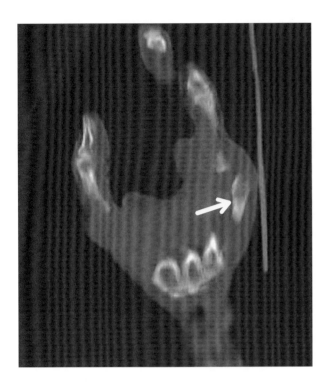

（d）
CT冠状位重建示右手
第5掌骨远段骨皮质不连续，
对位对线良好

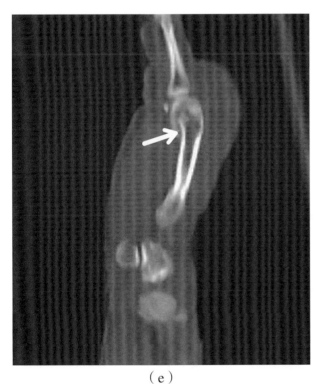

（e）
CT矢状位重建示右手第5掌骨远段骨皮质
不连续，对位对线可

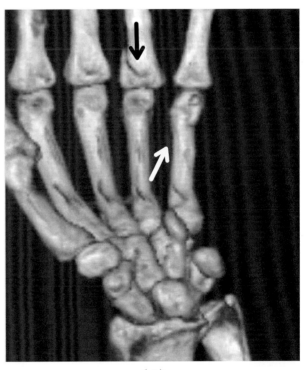

（f）
CT-VR重建示右手第5掌骨远段骨皮质不
连续（白箭头），对位对线良好；第4指近节指
骨近端骨折（黑箭头），断端移位

图 6-62

男，24岁，第5掌骨远端骨折（见图6-63）

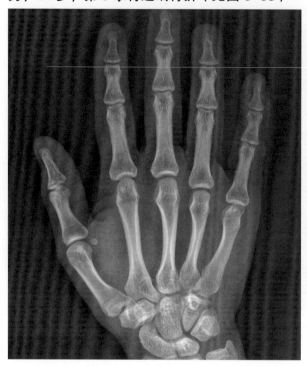

（a）

X线平片正位示骨折线被遮挡，显示不清

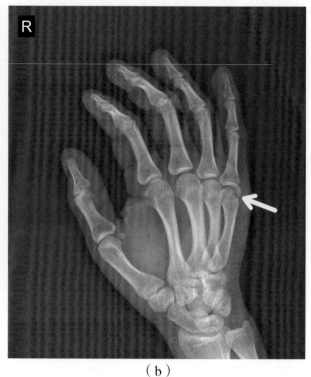

（b）

X线平片侧位示右手第5掌骨远段骨质断裂，断端移位

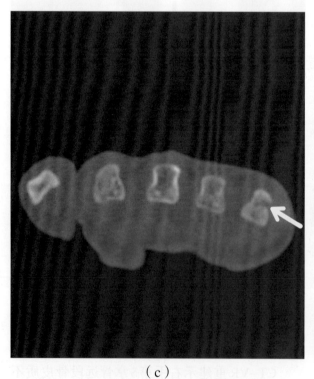

（c）

CT平扫示右手第5掌骨远段骨质断裂，断端移位

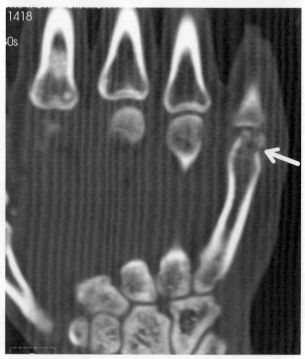

（d）

CT冠状位位重建示右手第5掌骨远段骨质断裂，断端移位

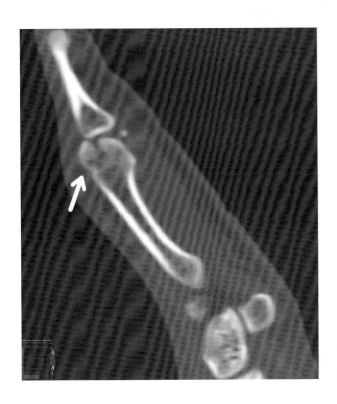

（e）
CT矢状位重建示
右手第5掌骨远段骨
质断裂，断端移位

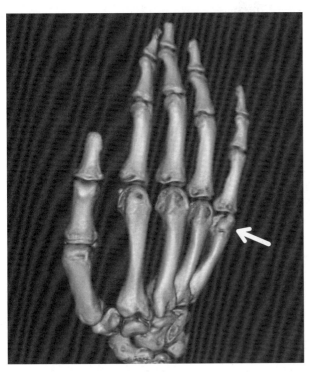

（f）

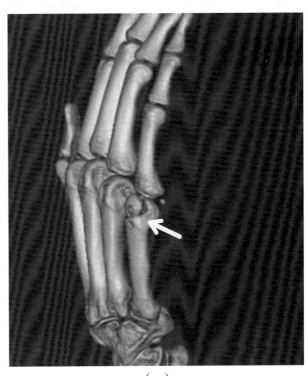

（g）

（f）（g）CT-VR重建不同角度示右手第5掌骨远段骨质断裂，断端移位

图 6-63

男，59岁，第4掌骨中段骨折（见图6-64）

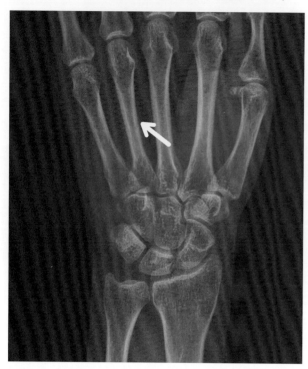

（a）

X线平片正位示左手第4掌骨中段骨皮质不连续，对位对线良好

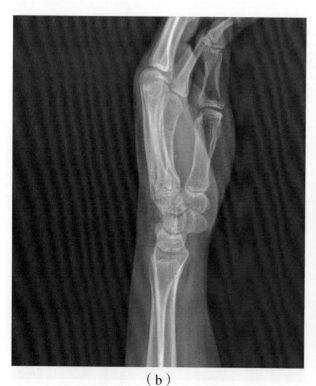

（b）

X线平片侧位示多块掌骨重叠，骨折线显示不清

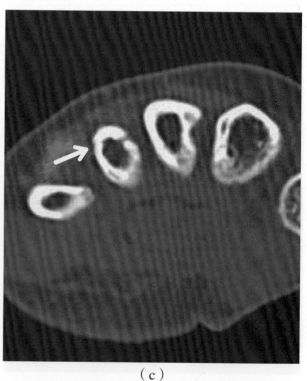

（c）

CT平扫示左手第4掌骨中段骨质断裂，对位对线良好

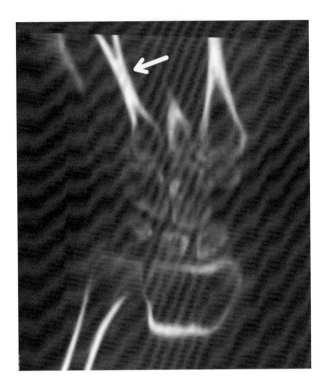

（d）
CT冠状位重建示左手第
4掌骨中段骨质断裂，对位
对线良好

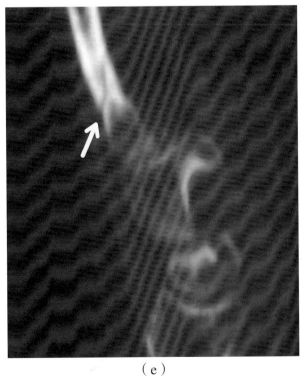

（e）
CT矢状位重建示左手第4掌骨中段骨质断
裂，对位对线良好

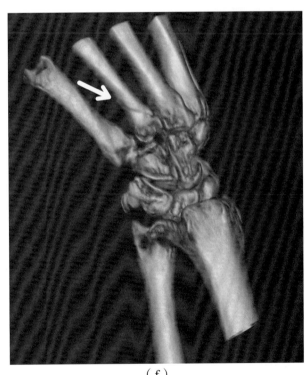

（f）
CT-VR重建示左手第4掌骨中段骨皮质不
连续，对位对线良好

图 6-64

男，51岁，桡骨远端、舟状骨骨折（见图6-65）

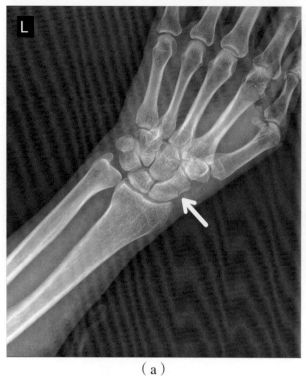

（a）
X线平片正位仅见左腕舟状骨骨皮质不连续，对位对线良好

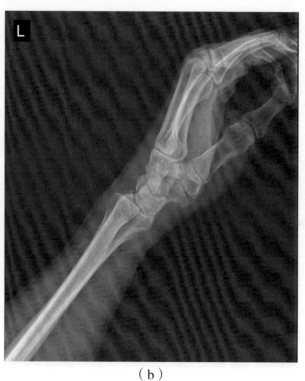

（b）
X线平片侧位示诸骨重叠，骨折线显示不清

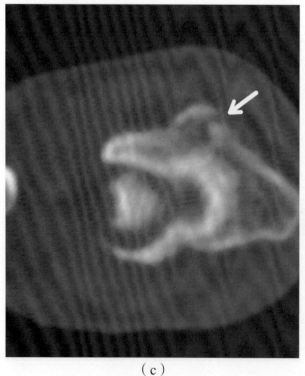

（c）
CT平扫示左桡骨远端骨折，小骨片撕脱

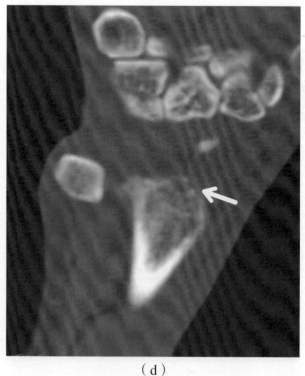

（d）
CT冠状位重建示左桡骨远端骨折，小骨片撕脱

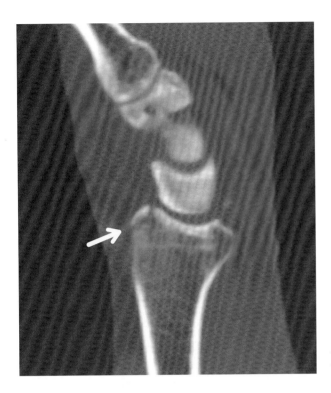

（e）
CT矢状位重建示
左桡骨远端骨折，小
骨片撕脱

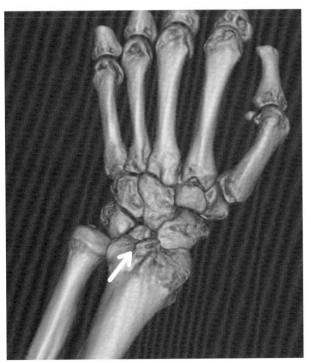

（f）

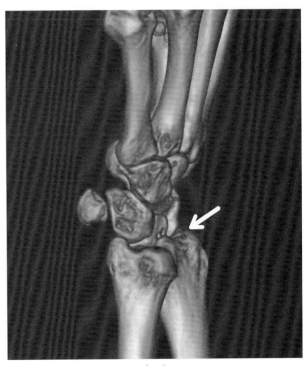

（g）

（f）（g）CT-VR重建示左桡骨远端骨折，小骨片撕脱

图 6-65

男，68 岁，桡骨远端骨折（见图 6-66）

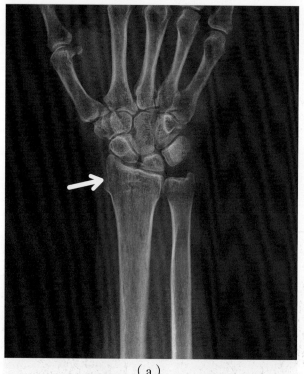

（a）
X线平片正位示右桡骨远端骨皮质扭曲

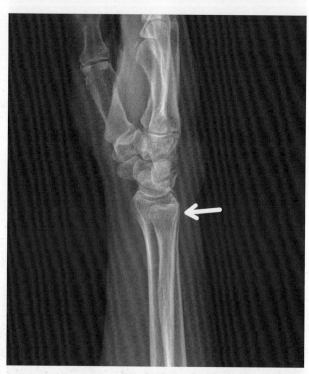

（b）
X线平片侧位示右桡骨远端骨皮质扭曲

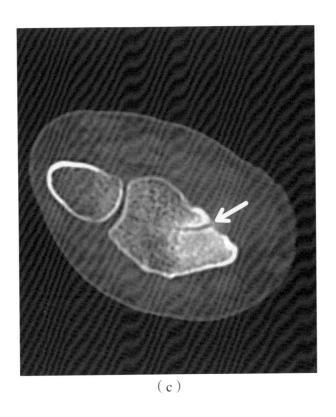

（c）

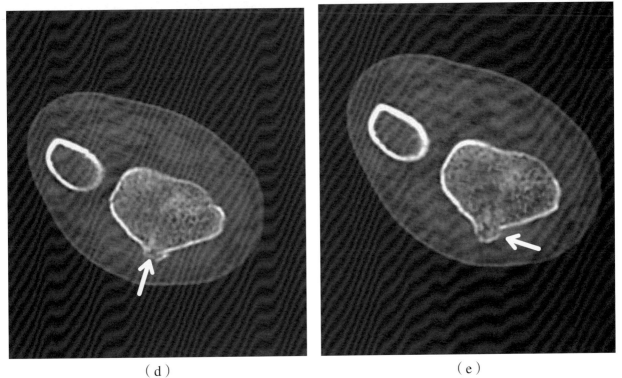

（d）　　　　　　　　　　　　　　　　　　（e）

（c）（d）（e）CT平扫示右桡骨远端骨皮质不连续，部分小骨片分离

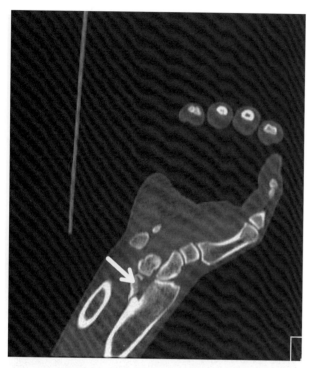

（d）
CT冠状位重建示右桡骨
远端骨质断裂，断端稍分离，
骨折线累及腕关节面

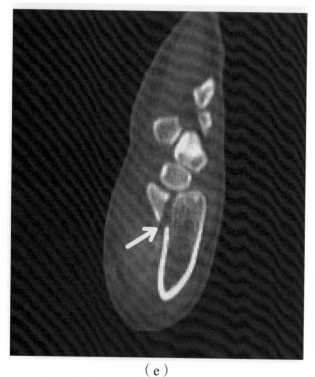

（e）
CT矢状位重建示右桡骨远端骨质断裂，
断端稍分离，骨折线累及腕关节面

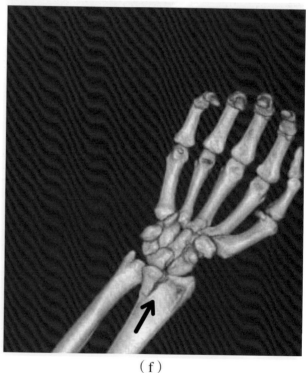

（f）
CT-VR重建示右桡骨远端骨质断裂，断端
稍分离，骨折线累及腕关节面

图 6-68

第四节　手部骨折

指骨骨折（见图 6-69）

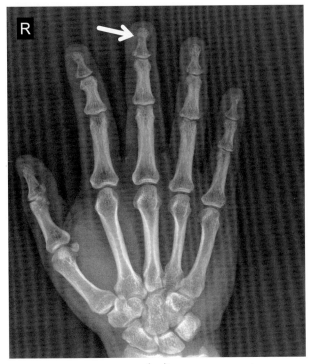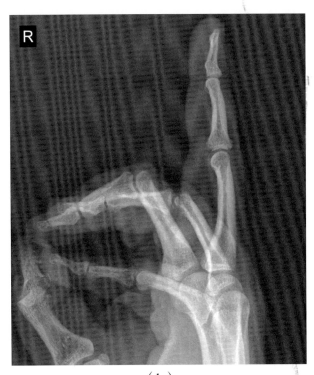

（a）
右手正位片示右手中指远节指骨粗隆骨质断裂（白箭头）

（b）
右中指侧位片示中指未见明显骨质断裂

图 6-69

指骨骨折（见图6-70）

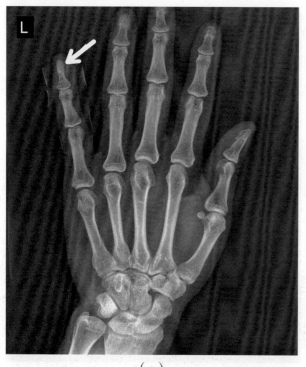

（a）
左手正位片示左手小指远节指骨粗隆骨质断裂（白箭头）

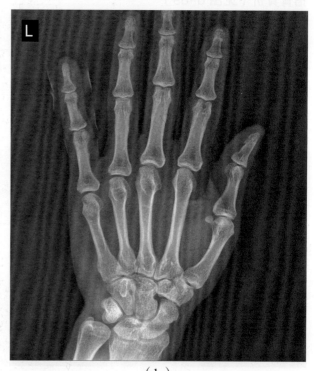

（b）
左小指侧位片示左手小指未见明显骨质断裂

图6-70

掌骨骨折（见图 6-71）

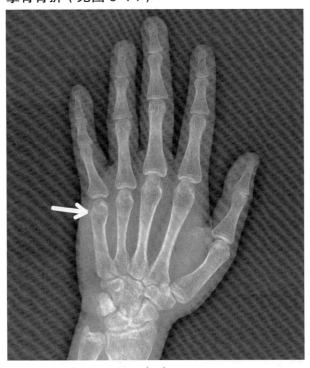

（a）
左手正位片示左第5掌骨远段骨皮质扭曲，
是否骨折尚不明确（白箭头）

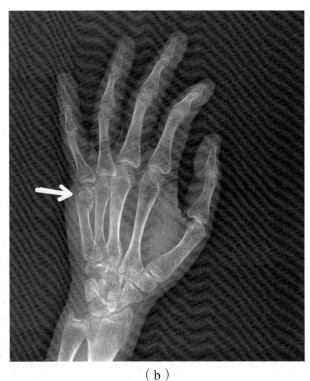

（b）
左手斜位片示左第5掌骨远段骨质断裂，
骨折端向背侧成角（白箭头）

图 6-71

男，14 岁，指骨骨折（见图 6-72）

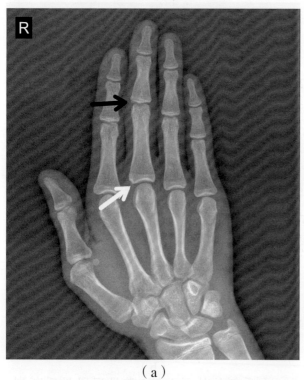

（a）

右手正位片示右手中指近节指骨基底部小骨片（白箭头），右手中指中节指骨基底部隐约可见小骨片（黑箭头）

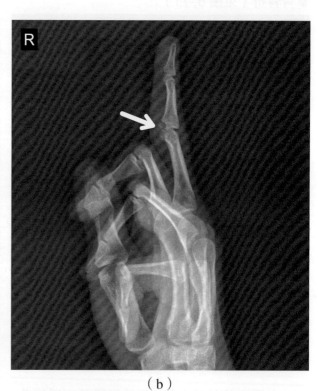

（b）

右中指侧位片示右手中指中节指骨基底部可见小骨片（白箭头）

图 6-72

女，21 岁，指骨骨折（见图 6-73）

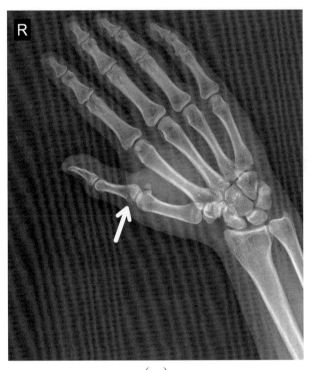
（a）

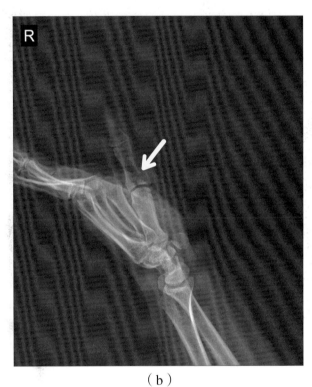
（b）

右手正位片示右手拇指近节指骨基底部隐约可见骨质断裂（白箭头）

右拇指侧位片示右手拇指近节指骨基底部骨质断裂，断端向掌侧移位（白箭头）

图 6-73

男，27 岁，指骨骨折（见图 6-74）

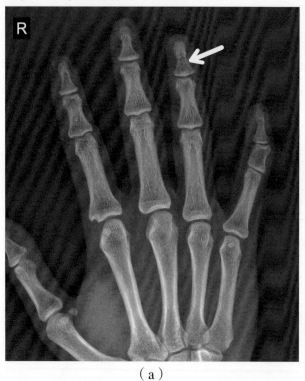

（a）
右手正位片示右手环志远节指骨横行骨折线（白箭头）

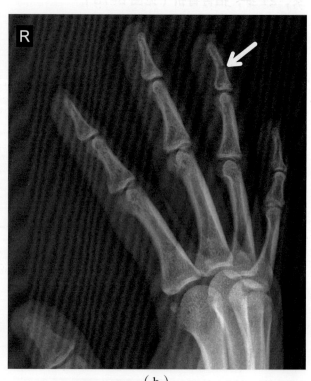

（b）
右手斜位片示右手环指远节指骨横行骨折线（白箭头）

图 6-74

男，49 岁，指骨骨折（见图 6-75）

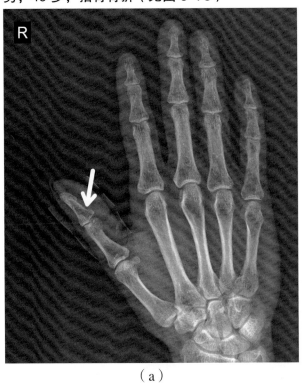 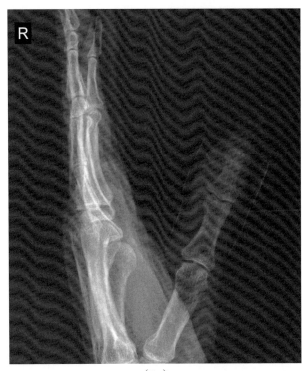

（a）
右手正位片示右手拇指远节指骨基底部隐约可见骨折线（白箭头）

（b）
右手拇指侧位片示右手拇指远节指骨基底部未见明显骨折线

图 6-75

手部骨折（见图 6-76）

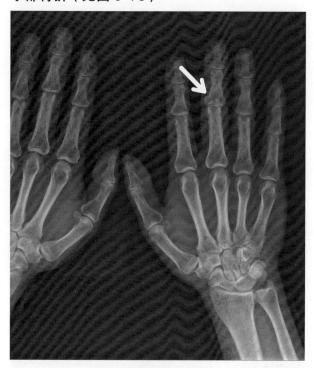

（a）
双手正位片示左手中指
中节指骨基底部骨质断裂
（白箭头）

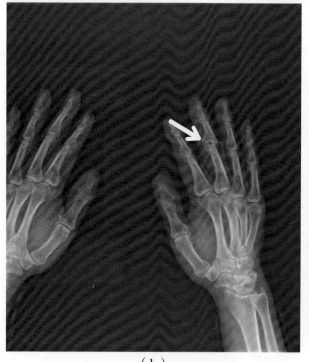

（b）
双手斜位片示左手中指中节指骨基底部骨
质断裂，断端移位（白箭头）

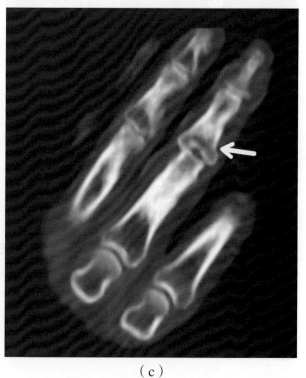

（c）
左手中指CT冠状位重建示左手中指中节
指骨基底部骨质断裂

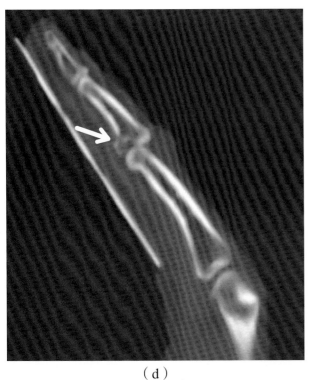

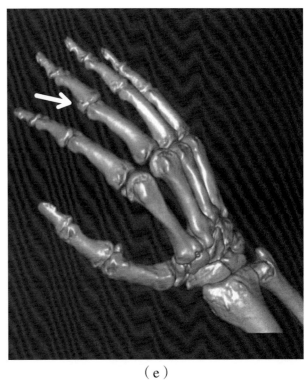

（d）
左手中指CT矢状位重建示左手中指中节
指骨基底部骨质断裂，断端向掌侧移位

（e）
左手CT三维重建示左手中指中节指骨基
底部骨质断裂，断端向掌侧移位

图 6-76

手部骨折（见图6-77）

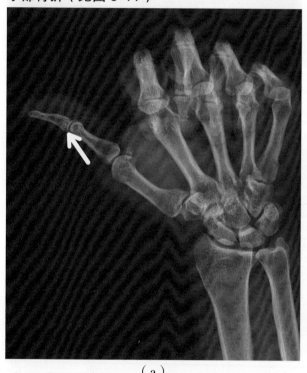

（a）

左手正位片示左手拇指远节指骨基底部纵行骨折线（白箭头）

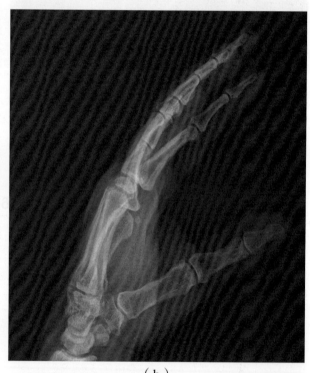

（b）

左手拇指侧位片示左手拇指远节指骨基底部未见明显骨质断裂

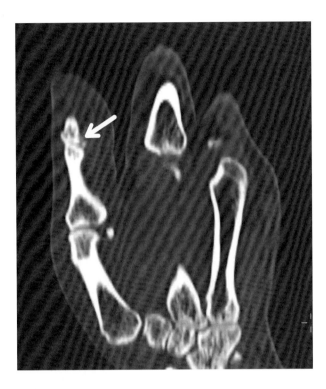

（c）
左手拇指CT冠状位重
建示左手拇指远节指骨基
底部骨质断裂（白箭头）

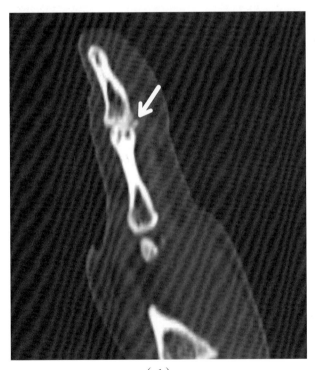

（d）
左手拇指CT矢状位重建示左手拇指远节
指骨基底部骨质断裂（白箭头）

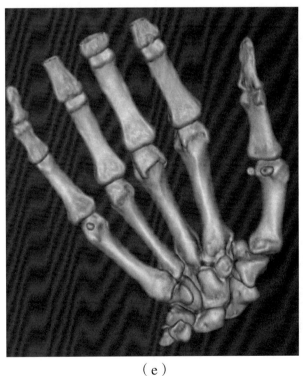

（e）
左手CT三维重建示左手拇指远节指骨基
底部未见明显骨质断裂

图 6-77

手部骨折（见图6-78）

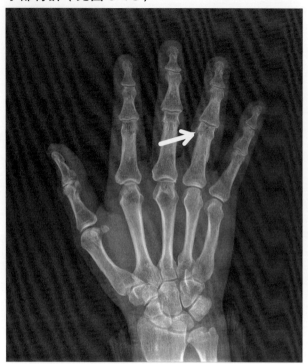

（a）
左手正位片示左手无名指近节指骨远段可疑骨质断裂（白箭头）

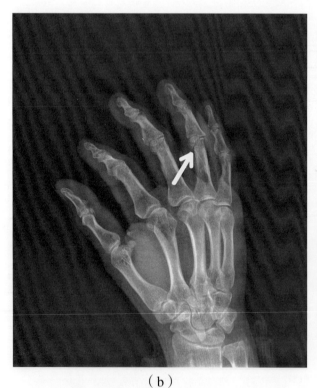

（b）
左手斜位片示左手无名指近节指骨远段可见斜行骨折线（白箭头）

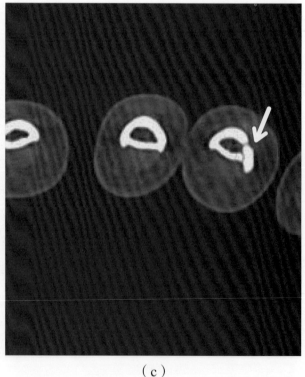

（c）
左手CT横断位示左手无名指近节指骨远段骨质断裂（白箭头）

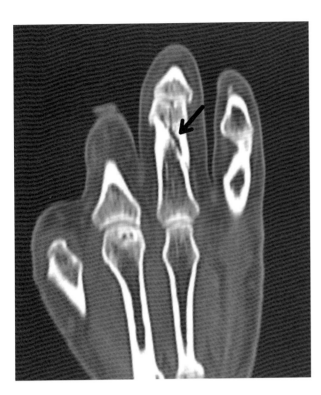

（d）
左手CT冠状位重建示左
手无名指近节指骨远段可见
斜行骨折线（黑箭头）

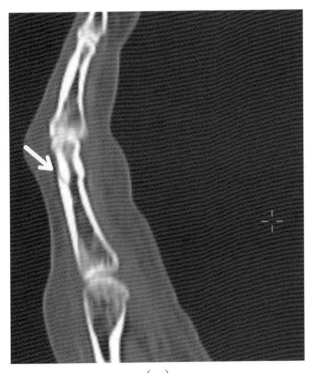

（e）
左手CT无名指矢状位重建示左手无名指
近节指骨远段可见斜行骨折线（白箭头）

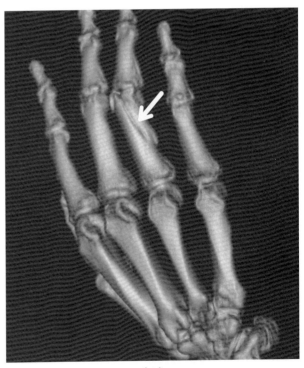

（f）
左手CT三维重建示左手无名指近节指骨
远段可见斜行骨折线（白箭头）

图 6-78

手部骨折（见图6-79）

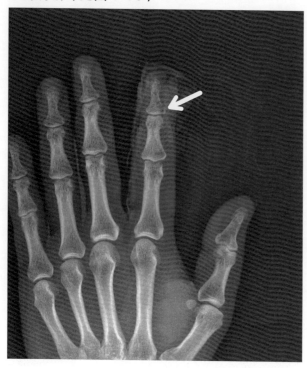

（a）
右手正位片示右手食指
远节指骨基底部骨质断裂
（白箭头）

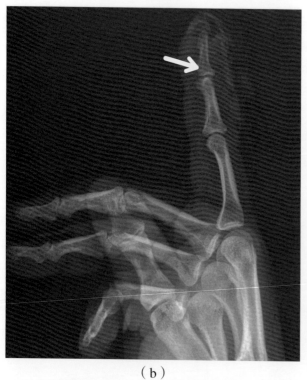

（b）
右手食指侧位片示右手食指远节指骨基底部
纵行骨折线（白箭头）

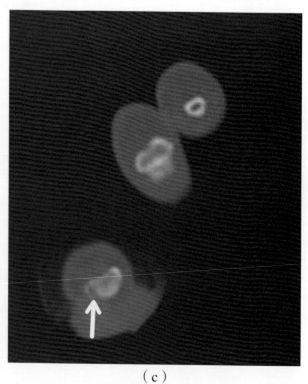

（c）
右手食指CT横断位示右手食指远节指骨基
底部骨质断裂（白箭头）

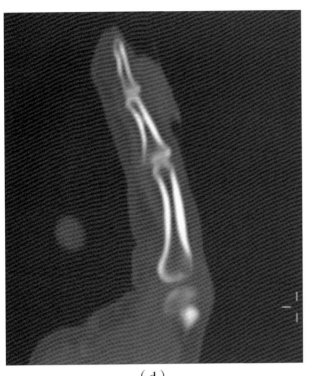

（d）
右手食指CT矢状位重建示右手食指远节指骨未见明显骨质断裂

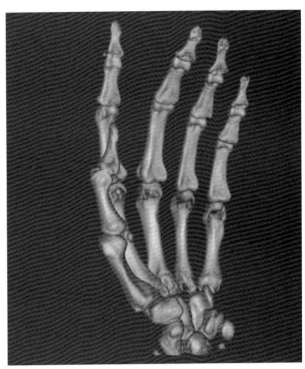

（e）
右手CT三维重建示右手食指远节指骨基底部未见明显骨质断裂

图 6-79

手部骨折（见图 6-80）

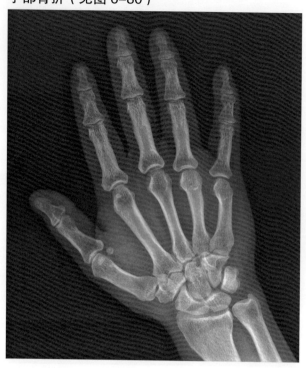

（a）
左手正位片示左手
诸骨未见明显骨质断裂

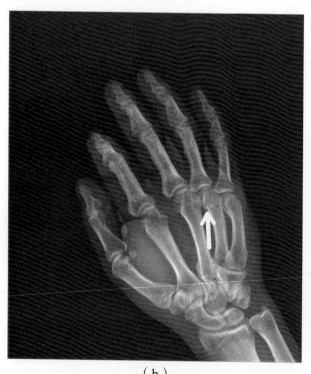

（b）
左手斜位片示左手第4掌骨远端骨皮质似
有断裂（白箭头）

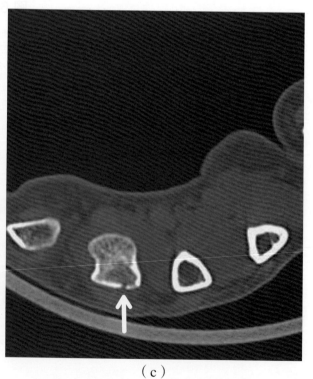

（c）
左手CT横断位示左手第4掌骨远端骨皮质
断裂（白箭头）

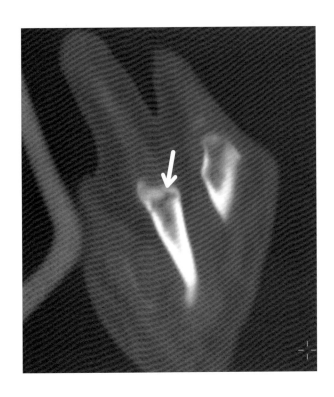

（d）
左手CT冠状位重建示
左手第4掌骨远端骨折线
（白箭头）

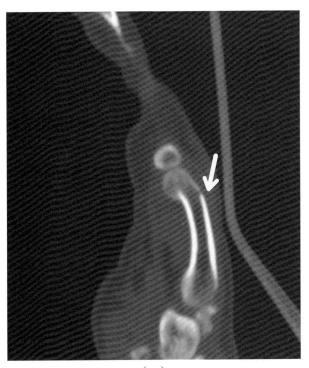

（e）
左手CT矢状位重建示左手第4掌骨远端
骨质断裂，断端轻度向背侧成角（白箭头）

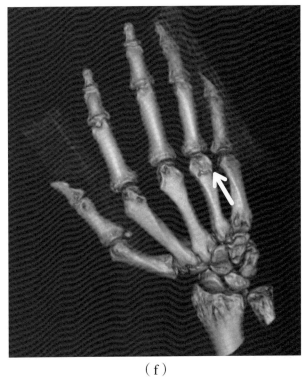

（f）
左手CT三维重建示左手第4掌骨远端骨
质断裂（白箭头）

图 6-80

手部骨折（见图6-81）

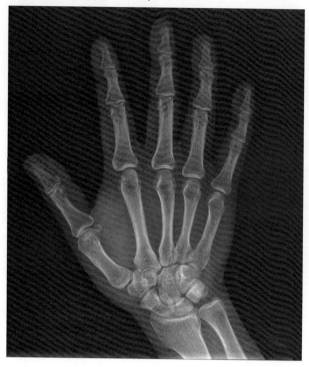

（a）
左手正位片示左手诸
骨未见明显骨质断裂

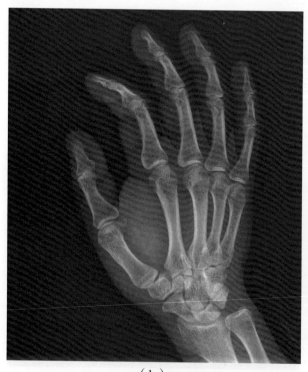

（b）
左手斜位片示左手诸骨未见明显骨质断裂

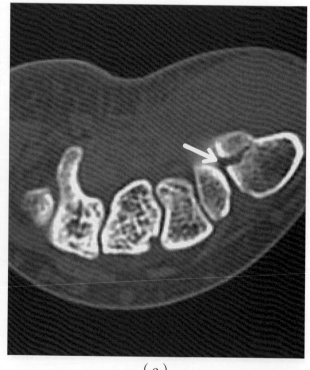

（c）
左手CT横断位示左手第1掌骨基底部骨质
断裂（白箭头）

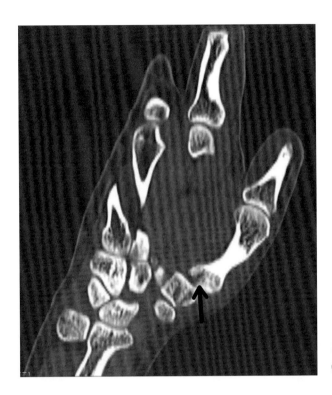

（d）
左手CT冠状位重建示左
手第1掌骨基底部骨质断裂
（黑箭头）

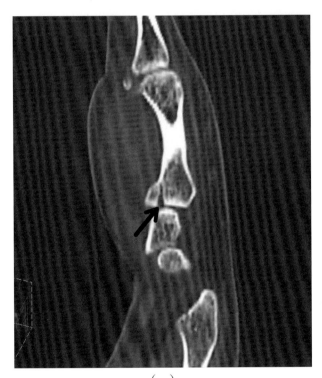

（e）
左手CT矢状位重建示左手第1掌骨基底部
骨质断裂，断端稍向掌侧移位（黑箭头）

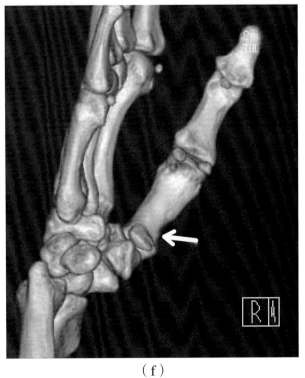

（f）
左手CT三维重建示左手第1掌骨基底部骨
质断裂（白箭头）

图 6-81

第五节　上肢骨骨干骨折

上肢骨骨干骨折（见图6-82）

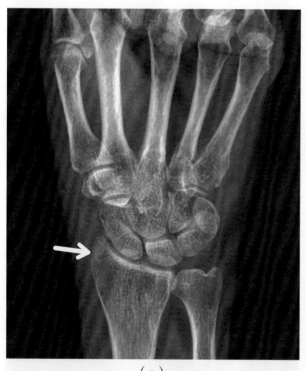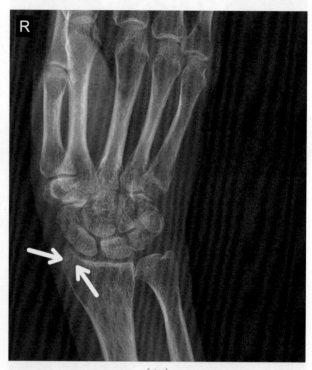

（a）
右腕后前位片示右桡骨远端细微骨折线（白箭头）

（b）
右腕舟骨后前位片示右桡骨远端隐约可见的骨折线（白箭头）

图6-82

上肢骨骨干骨折（见图 6-83）

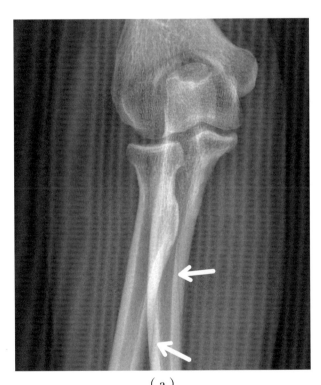

（a）
右肘关节正位片示右尺骨近段线样骨折线
（白箭头）

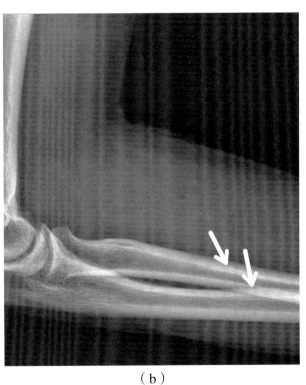

（b）
右肘关节侧位片示右尺骨近段线样骨折线
（白箭头）

图 6-83

第六节　小　结

一、手部骨折及其漏、误诊分析

手部外伤首选摄片可行手部正斜位片，包含信息量大，但其随意性较大、遮蔽部位较多，所以在手指指骨骨折及手指异物等评判上难度较大，不能作为手指部位骨折的最终评价，需要进一步行手指正侧位片检查，全方位、清晰地呈现骨折的本来面目。正侧位摄片位置方便、可重复性强、定位准确，确定手指部位伤情更加准确。对于对称性结构，在损伤后如果拿不准的情况下，不妨做个双侧片或健侧对比片。指间关节脱位有时在一个投照位置显示不出，需要另一个投照位置印证。手部腕掌关节损伤临床比较少见，部分患者临床体征不明显，X线片检查表现隐匿，极易漏诊。腕掌关节的损伤脱位类型是由暴力大小和方向、腕掌关节屈伸位置及韧带强弱等因素决定的，掌背侧脱位均可发生。其中第4掌骨基底部骨折合并第5腕掌关节脱位最为常见，其次为第5腕掌关节孤立型单纯性脱位。用拳击打硬物是本病的主要致伤原因，即暴力作用于掌骨头，沿掌骨向近侧传至基底，致腕掌关节骨折、脱位。单独第4掌骨基底部骨折较少见，多与第5掌骨基底部骨折、脱位伴随出现。当暴力作用于第4掌骨头并沿掌骨向近侧传导时，使第4掌骨基底部与钩骨关节面撞击，导致基底骨折，暴力继续向尺侧传导，致第5掌骨基底部骨折脱位；当暴力作用于第5掌骨头时，暴力沿掌骨传导的应力分解为垂直于关节面的压力及与关节面相切的下滑力。如果钩骨强度小于压力，则出现骨折；下滑力可致掌骨基底撕脱骨折或掌骨间韧带断裂；如果掌骨的强度小于骨间韧带，则发生撕脱骨折；反之，发生韧带断裂。损伤后第5掌骨基底在尺侧腕伸肌和小指外展肌的作用下向近端尺侧和背侧移位。漏诊原因主要是对第4、5掌骨基底部骨折、脱位损伤缺乏认识。在诊治该部位损伤时，只想到骨折而忽略了脱位，尤其是半脱位，具有未脱位的假象。由于损伤的隐匿性，首诊漏诊率非常高；CT扫描及3D重建有助于隐匿骨折的发现；在诊断时要以临床为主，借助但不依赖X线诊断，尽管X线检查对于骨与关节损伤的诊断和治疗具有重要意义，但X线片与临床不符时，应以临床为主；早期给予制动，定期复查，以便日后加以证实或排除；诊断既要及时，又要作为一个过程，治疗的开始并不表示诊断的结束，相反展开治疗意味着诊断正在被验证、被继续探索、修正和补充。

二、Bardom 骨折的诊断与鉴别

Barton 骨折是桡骨远端关节面冠状走行的斜行骨折，可伴腕关节半脱位，其发生率约占桡骨远端骨折的 1/10，较为少见，在实际工作中如不仔细分析多误诊为 Smith 骨折或 Colles 骨折。

Barton 骨折是桡骨远端关节面掌侧缘或背侧缘的骨折，可继发手和腕部掌侧或背侧半脱位。掌侧 Barton 骨折等同于骨拆线延伸入桡腕关节的 Smith 骨折。背侧型 Barton 骨折与骨折伸入腕关节面的 Colles 骨折相类似。

Barton 骨折由美国外科医生 Johnrhea Barton 于 1918 年首先描述，此类骨折的前臂远端创伤绝大多数是由于跌倒时伸出的手着地（占 90%）引起，各年龄均常见，但最常见于老年人。所受创伤的常见类型为桡骨或尺骨远端骨折，其发生率超过下尺桡关节脱位与桡腕关节脱位。尽管病史与体检通常可提供关于创伤类型的重要信息，X 线片在确定创伤的确切部位与范围上仍是必不可少的，对某些类型的骨折，只有正确的放射学检查才能作出正确的诊断。

掌侧 Barton 骨折可分为 2 种类型：Ⅰ型为腕关节极度过伸位时受伤，桡骨远端掌侧缘撕脱骨折的骨折块小，累及关节面的 1/5 左右，腕骨向掌侧脱位或半脱位；Ⅱ型是腕关节屈曲位受伤，桡骨远端掌侧缘骨折，骨折块较大，累及关节面 1/3 左右，腕骨向掌侧脱位或半脱位。背侧 Barton 骨折的 2 种类型为：Ⅰ型为腕关节极度屈曲受伤，桡骨远端背侧缘撕脱骨折，骨折块小，累及关节面 1/5，腕骨向背侧脱位或半脱位；Ⅱ型为腕关节背伸受伤，桡骨远端脊侧缘骨折，骨折块较大，累及关节面 1/3 左右，腕骨向背侧脱位或半脱位。掌侧 Barton 骨折Ⅰ、Ⅱ亚型均为桡骨远端掌侧骨折，而背侧 Barton 骨折Ⅰ、Ⅱ亚型为桡骨远端背侧骨折。各型骨折均伴有和骨折块移位方向一致的桡腕关节脱位或半脱位，脱位程度与骨折块大小相关。有作者把桡骨茎突骨折伴随腕骨向背侧脱位，称为 Barton 骨折Ⅲ型（茎突型）。许多病例的远端骨折片向桡侧与背侧移位并向背侧成角。经常会合并有尺骨茎突骨折。必须注意到，一些作者将骨折线延伸至关节内，以及合并的尺骨远端骨折都归于 Colles 骨折名下。后前位与侧位投照 X 线片可充分显示 Colles 骨折。在这两种体位的 X 线片上观察骨折应注意桡骨角与掌侧倾斜角的状态，以及桡骨继发于嵌入或刺刀型移位而短缩的程度。CT 扫描可以提供关于移位骨折片确切位置的补充信息。Smith 骨折包括桡骨远端骨折，骨折有时延伸入桡腕关节，远侧骨折片向掌侧移位并成角。由于这种骨折的畸形与在 Colles 创伤时所见相反，因而又称为反 Colles 骨折；此种骨折较 Colles 骨折要少见得多。Smith 骨折有 3 种类型，分型依据为骨折线的倾斜程度，侧位片观察最佳 Barton 骨折为桡骨远端关节内骨折。典型 Barton 骨折累及桡骨远端的掌侧缘或背侧缘，并延伸入桡腕关节，通常折块呈三角形，骨折线呈斜形，折块越大，移位越明显，伴发关节半脱位或脱位的概率越高。由于这种类型骨折线均走行于冠状面内，因此在侧位或斜位片上显示最佳。

三、腕舟骨骨折的漏、误诊

明显的腕舟状骨骨折可通过常规 X 线做出诊断，但是由于腕舟状骨的解剖因素及其他因素，有些骨折不易被发现，易漏、误诊。漏诊原因大致如下：腕舟状骨位置隐蔽；部分患者早期缺乏典型临床症状及体征，局部肿胀及畸形不明显，对腕部屈伸活动影响不大；X 线片不明显或不全面且质量差，多方位摄 X 线片配合不及时，阅片者临床及阅片经验不足。

常规腕关节正侧位片、腕舟状骨位 X 线片可以清晰显示关节间隙，腕骨夹角以及其他腕骨结构，对诊断腕舟状骨骨折很有意义。稳定型骨折因骨折端嵌插，其 X 线平片常呈高密度影，未见低密度骨折线而漏诊。合并其他部位骨折而掩盖了腕舟状骨骨折的临床表现，特别是合并 Colles 骨折时，由于两者具有相同的致伤机制，故而不易引起临床上的注意。当腕部损伤常规治疗 1 周后症状仍不消失时，应及时摄 X 线片检查，腕部过伸或背屈位损伤时，如出现鼻咽窝肿胀压痛、腕舟状骨结节压痛合并腕桡偏痛，沿第 1、2 掌骨头向腕部叩击时疼痛加剧，需高度怀疑腕舟状骨骨折。腕舟状骨移动试验是诊断腕舟状骨骨折的特殊检查方法。常规腕关节正位 X 线片由于腕舟状骨与桡骨远端重叠较多，腕舟状骨头与腰部重影，不能显示腕舟状骨全长。如加摄腕关节侧位及腕舟状骨位 X 线片，多能显示骨折线，可消除影响因素，减少漏诊率。加强对腕舟状骨正常 X 线解剖和变异的认识，也是减少对骨折漏、误诊的重要基础。CT 检查对腕关节骨折及脱位具有较高的分辨能力，尤其对临床症状、体征有怀疑者，而普通 X 线片又不能明确诊断的病例尤为重要，怀疑骨折时应按骨折治疗，2 周后再摄 X 线片，此时由于骨折端的骨质吸收以及脱钙等原因，就能较清楚地显示出骨折线。

四、肱骨小头骨折的漏诊

肱骨小头骨折由 Hahn 于 1853 年首先提出。其发生常是由于肘关节在外翻力量作用下，桡骨头对肱骨小头活塞样剪切所致，骨折线大部分位于冠状面，多可合并桡骨小头骨折。其易于漏、误诊原因是由于骨折发生后，早期前半骨块移位不显著，粉碎性骨折常呈轻度压缩，故正位 X 线片常无明显改变；侧位 X 线，常由于患者疼痛难于配合放射医生摆放正确体位，而呈现斜位影像，易于掩盖骨折变化。医生对该病的认知与重视程度不够也是原因。肱骨小头骨折为关节内骨折，常由于对肘关节三维解剖结构认知不够，加之该骨折早期局部肿痛不甚严重，而易于忽视。医生过于依赖普通 X 线平片仓促做出诊断，而忽视了诊断的规范性与完整性。

肱骨小头骨折为关节内骨折，其骨折块常无软组织附着，易发生缺血坏死。如漏、误诊延误治疗，势必难以满足关节内骨折所需的良好复位与可靠固定，同时易加大骨块缺血坏死发生概率，严重影响关节功能。骨科患者切忌单纯据 X 线影像做出结论，放射科医生应高度认识肱骨小头骨折的易于误诊特性，对于手掌着地肘关节外翻位损伤患者和肘外侧肱骨小头部位明显压痛者，应进一步追踪检查分析避免漏、误诊。尽管 X 线检查难以早期发现部分肱骨小头骨折，但仍应反复读片寻找疑点，如见正位像肱骨小头部骨质有不规则密度减低影，侧位像肱骨远端有可疑"双弧征"，应及时行 CT 三维重建，骨折及移位即可完全显示。CT 三维重建检查对复杂关节内骨折的正确诊断具有十分重要的意义。

五、肱骨近端骨折的漏、误诊

肱骨近端骨折是临床常见骨折，约占全身骨折的 5%。肱骨近端由肱骨头、大结节、小结节、解剖颈、外科颈和肱骨骨干上端组成，肱骨近端骨折往往合并多部位骨折。若肱骨头骨折断端无明显移位，因病变部位常较深，临床症状不典型，加上 X 线检查时由于多种原因导致阴性表现，给临床诊断带来一定困难，易引起漏、误诊。肱骨近端分为大结节、小结节、肱骨头 3 个基本解剖结构。肱骨头的骨小梁在关节面软骨下骨部位最高，肱骨头中央和颈部骨小梁较疏松，大结节后侧骨密度较前侧大。肱骨近端骨折中肱骨头骨折发生率较高，骨小梁疏松时对于隐匿性肱骨头骨折 X 线检查难以发现。肱骨近端骨折多见于老年人，早期诊断及治疗不及时，可造成肩关节功能障碍。

肱骨头骨折局部可出现肿胀，肩关节周围存在触压痛，上臂纵轴叩击时可有疼痛，肩关节活动受限，上举活动受限较明显，可出现骨擦音。肱骨近端骨折可合并腋动脉损伤，肱骨近端骨折多见于老年人，老年人由于血管硬化、血管壁弹性较差，较易发生血管损伤，当患者动脉损伤后局部形成血肿，疼痛明显，肢体苍白或发绀、皮肤感觉异常。合并臂丛神经损伤以腋神经受累常见，肩胛上神经、肌皮神经和桡神经损伤也偶有发生。临床表现为肩外侧皮肤感觉丧失。高能量损伤所致肱骨近端骨折常为多发伤，应注意除外肋骨骨折、血气胸等。

X 线检查对肱骨头骨折诊断帮助较大，若显示肱骨近端骨折成角畸形与移位情况，大多可明确诊断。X 线检查也具有局限性，肩关节周围结构复杂，骨质或与脂肪层重叠，导致图像显示不全或质量差。隐匿性骨折患者可行 CT 三维重建进一步诊断。另外，个体差异及健侧对比也很重要。因投照位置及角度的差异，X 线片呈现的是不同观察角度的影像。单侧肩关节正位前后位摄影是将 X 线束由肩关节腔和肩峰下间隙平行射入，受检侧肩关节的背面紧贴胶片盒，呈轻微斜位，背部稍抬高，使肩胛冈后缘与胶片呈 10°、以关节腔为中心射入。双侧肩关节正位片实际上可以理解为双侧肩关节对比片，投照自胸部正中投入，对于观察肩关节详细结构不利，但观察双侧结构对比的效果明显。

无移位的外科颈、解剖颈骨皮质断裂，大结节小的撕脱性骨折，肩胛盂撕脱性骨折，均是非常容易漏诊的骨折，平片后进一步行不同角度的 CT 二维或三维重建有助于发现小的骨折碎片，隐匿性骨挫伤、关节面软骨骨折、骨软骨骨折及肩胛盂唇撕脱需要行 MRI 进一步检查确诊。

参考文献

［1］马长生，苏驰.Bado Ⅲ 型儿童孟氏骨折的误诊分析及防治体会［J］.临床骨科杂志，2013，16（5）：564-565.

［2］史继学，胡军宝，卢卫疆，等.Barton 骨折的 X 线表现及误诊分析［J］.现代医用影像学，2018，27（6）：1881-1883.

［3］左玉明，马松立，王月光，等.儿童尺骨冠状突骨折的漏诊原因分析及对策［J］.中国矫形外科杂志，2006，14（6）：794-795.

［ 4 ］林伟枫，刘玉昌，赵跃江，等.儿童肱骨远端骨骺分离误诊为肱骨外髁骨折［J］.临床误诊误治，2008，21（2）：25–26.

［ 5 ］杨生敏.儿童肘关节损伤的X线诊断漏诊原因分析［J］.中国伤残医学，2014，22（9）：185–186.

［ 6 ］张文琮，章小平，吴法强，等.肱骨小头骨折漏诊误诊分析与防范［J］.中国现代医生，2009，47（1）：100.

［ 7 ］智丰，王龙虎，梁高峰，等.腕掌关节骨折、脱位误漏诊原因分析［J］.中华手外科杂志，2018，34（5）：381–382.

［ 8 ］王焯，丁晟，宋国全.腕舟状骨骨折漏诊分析［J］.中国骨与关节损伤杂志，2007，22（7）：605–606.

［ 9 ］伍静.小儿孟氏骨折13例误诊原因分析［J］.中国伤残医学，2013，21（10）：241–242.

［10］帅明，徐敏，李汉涛，等.隐匿性肱骨头骨折误漏诊七例分析［J］.临床误诊误治，2018，31（7）：64–67.

［11］Berlin L, Berlin JW. Malpractice and radiologists in Cook County, IL: trends in 20 years of litigation［J］. AJR Am J Roentgenol, 1995, 165（4）：781–788.

［12］Wei CJ, Tsai WC, Tiu CM, et al. Systematic analysis of missed extremity fractures in emergency radi– ology［J］. Acta Radiol, 2006, 47（7）：710–717.

［13］Whang JS, Baker SR, Patel R, et al. The causes of medical malpractice suits against radiologists in the United States［J］. Radiology, 2013, 266（2）：548–554.

［14］Berlin L. Defending the "missed" radiographic diagnosis［J］. AJR Am J Roentgenol, 2001, 176（2）：317–322.

［15］Berlin L, Hendrix RW. Perceptual errors and negligence［J］. AJR Am J Roentgenol, 1998, 170（4）：863–867.

［16］Leeper WR, Leeper TJ, Vogt KN, et al. The role of trauma team leaders in missed injuries: does spe– cialty matter?［J］J Trauma Acute Care Surg, 2013, 75（3）：387–390.

［17］Er E, Kara PH, Oyar O, et al. Overlooked extremity fractures in the emergency department［J］. Ulus Travma Acil Cerrahi Derg, 2013, 19（1）：25–28.

［18］Kung JW, Melenevsky Y, Hochman MG, et al. On– call musculoskeletal radiographs: discrepancy rates between radiology residents and musculoskeletal radiologists［J］. AJR Am J Roentgenol, 2013, 200（4）：856–859.

［19］Berlin L. Malpractice issues in radiology. Perceptual errors［J］. AJR Am J Roentgenol, 1996, 167（3）：587–590.

［20］Itri JN, Kang HC, Krishnan S, et al. Using focused missed–case conferences to reduce discrep– ancies in musculoskeletal studies interpreted by residents on call［J］. AJR Am J Roentgenol, 2011, 197（4）：696–705.

［21］Gruson KI, Ruchelsman DE, Tejwani NC. Isolated tu– berosity fractures of the proximal humeral: current concepts［J］. Injury, 2008, 39（3）：284–298.

［22］Kristiansen B, Barfod G, Bredesen J, et al. Epidemi– ology of proximal humerus fractures［J］. Acta Orthop Scand, 1987, 58（1）：75–77.

［23］Kim SH, Szabo RM, Marder RA. Epidemiology of humerus fractures in the United States：2008 nationwide emergency department sample［J］. Arthritis Care Res（Hoboken）, 2012, 64（3）: 407–414.

［24］George MS. Fractures of the greater tuberosity of the humerus［J］. J Am Acad Orthop Surg, 2007, 15（5）: 607–613.

［25］Ogawa K, Yoshida A, Ikegami H. Isolated fractures of the greater tuberosity of the humerus: solutions to recognizing a frequently overlooked fracture［J］. J Trauma , 2003, 54（4）: 713–717.

［26］Reinus WR, Hatem SF. Fractures of the greater tu– berosity presenting as rotator cuff abnormality: mag– netic resonance demonstration［J］. J Trauma, 1998, 44（4）: 670–675.

［27］Platzer P, Kutscha–Lissberg F, Lehr S, et al. The influ– ence of displacement on shoulder function in pa– tients with minimally displaced fractures of the greater tuberosity［J］. Injury, 2005, 36（6）: 1185–1189.

［28］De Smet AA. Anterior oblique projection in radiog– raphy of the traumatized shoulder［J］. AJR Am J Roent– genol , 1980, 134（3）: 515–518.

［29］Radin EL, Riseborough EJ. Fractures of the radial head. A review of eighty–eight cases and analysis of the indications for excision of the radial head and non–operative treatment［J］. J Bone Joint Surg Am , 1966, 48（6）: 1055–1064.

［30］Sonin A. Fractures of the elbow and forearm［J］. Semin Musculoskelet Radiol , 2000, 4（2）: 171–191.

［31］McGinley JC, Roach N, Hopgood BC, et al. Nondis– placed elbow fractures: a commonly occurring and difficult diagnosis［J］. Am J Emerg Med , 2006, 24（5）: 560–566.

［32］Grundy A, Murphy G, Barker A, et al. The value of the Radial Head–Capitellum view in radial head trauma［J］. Br J Radiol, 1985, 58（6）: 965–967.

［33］Greenspan A, Norman A, Rosen H. Radial head– capitellum view in elbow trauma: clinical application and radiographic–anatomic correlation［J］. AJR Am J Roentgenol , 1984, 143（2）: 355–359.

［34］Manns RA, Lee JR. Critical evaluation of the radial head–capitellum view in acute elbow with an effusion［J］. Clin Radiol, 1990, 42（6）: 433–436.

［35］Norell HG. Roentgenologic visualization of the ex– tracapsular fat; its importance in the diagnosis of traumatic injuries to the elbow［J］. Acta Radio , 1954, 42（3）: 205–210.

［36］Bohrer SP. The fat pad sign following elbow trauma. Its usefulness and reliability in suspecting "invisible" fractures［J］. Clin Radiol, 1970, 21（1）: 90–94.

［37］O'Dwyer H, O'Sullivan P, Fitzgerald D, et al. The fat pad sign following elbow trauma in adults: its usefulness and reliability in suspecting occult fracture［J］. J Comput Assist Tomogr, 2004, 28（3）: 562–565.

［38］Owen RA, Melton LJ, Johnson KA, et al. Incidence of Colles' fracture in a North American community［J］. Am J Public Health, 1982, 72（4）: 605–607.

［39］Herzberg G, Comtet JJ, Linscheid RL, et al. Perilunate dislocations and fracture–dislocations: a

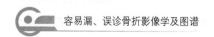
multi–center study［J］. J Hand Surg Am, 1993, 18（5）: 768–779.

［40］Mayfield JK. Wrist ligament anatomy and biome– chanics. In: Gilula LA, editor. The traumatized hand and wrist: radiographic and anatomic correlation［M］. Philadelphia: W B Saunders Co, 1992, p. 335.

［41］Goldfarb CA, Yin Y, Gilula LA, et al. Wrist fractures: what the clinician wants to know［J］. Radiology, 2001, 219（1）: 11–28.

［42］Knirk JL, Jupiter JB. Intra–articular fractures of the distal end of the radius in young adults［J］. J Bone Joint Surg Am, 1986, 68（5）: 647–659.

［43］Dobyns JH, Linscheid RL, Cooney WP 3rd. Fractures and dislocations of the wrist and hand, then and now［J］. J Hand Surg Am, 1983, 8（5）: 687–690.

［44］Perron AD, Brady WJ, Keats TE, et al. Orthopedic pitfalls in the ED: scaphoid fracture［J］. Am J Emerg Med, 2001, 19（4）: 310–316.

［45］Ahn JM, El–Khoury GY. Occult fractures of extremities［J］. Radiol Clin North Am, 2007, 45（3）: 561–579.

［46］Cooney WP, Linsheid RL, Dobyns JH. Fractures and dislocations of the wrist. In: Rockwood CA, Green DP, editors［M］. Fractures in adults. Philadelphia: Lippincott, 1996, 745–867.

［47］Terry DW, Ramin JE. The navicular fat stripe: a useful roentgen feature for evaluating wrist trauma［J］. Am J Roentgenol Radium Ther Nucl Med, 1975, 124（1）: 25–28.

［48］Annamalai G, Raby N. Scaphoid and pronator fat stripes are unreliable soft tissue signs in the detection of radiographically occult fractures［J］. Clin Radiol, 2003, 58（5）: 798–800.

［49］Hunter JC, Escobedo EM, Wilson AJ, et al. MR imaging of clinically suspected scaphoid fractures［J］. AJR Am J Roentgenol, 1997, 168（8）: 1287–1293.

［50］Welling RD, Jacobson JA, Jamadar DA, et al. MDCT and radiography of wrist fractures: radiographic sensitivity and fracture patterns［J］. AJR Am J Roent– genol, 2008, 190（1）: 10–16.

［51］Nance EP, Kaye JJ, Milek MA. Volar plate fractures［J］. Radiology, 1979, 133（2）: 61–64.

［52］Tornetta P III, Court–Brown C, Heckman JD, et al. Rockwood and Green's fractures in adults: two volumes plus integrated content website（Rock– wood, Green, and Wilkins' Fractures）, 7th edition［M］. Philadelphia: Lippincott Williams & Wilkins, 2009.

［53］Kaplan PA, Dussault R, Helms CA, et al. Musculo–skeletal MRI［M］. Philadelphia: Saunders, 2001.

［54］Goss TP. The scapula: coracoid, acromial, and avul– sion fractures［J］. Am J Orthop（Belle Mead NJ）, 1996, 25（2）: 106–115.

［55］McGinnis M, Denton JR. Fractures of the scapula: a retrospective study of 40 fractured scapulae［J］. J Trauma, 1989, 29（10）: 1488–1493.

［56］Gulec A, Kutahya H, Goncu RG, et al. Isolated fracture of the coracoid process［J］. Case Rep Orthop, 2014, 2014（3）: 482130.

［57］Goud A, Segal D, Hedayati P, et al. Radiographic eval– uation of the shoulder［J］. Eur J Radiol, 2008, 68（1）: 2–15.

［58］Garcia-Elias M, Salo J. Non-union of a fractured coracoid process after dislocation of the shoulder［J］. A case report. J Bone Joint Surg Br, 1985, 67（3）: 722-723.

［59］Kurdy NM, Shah SV. Fracture of the acromion associated with acromioclavicular dislocation ［J］. Injury, 1995, 26（4）: 636-637.

［60］Ogawa K, Naniwa T. Fractures of the acromion and the lateral scapular spine［J］. J Shoulder Elbow Surg , 1997, 6（3）: 544-548.

［61］Kuhn JE, Blasier RB, Carpenter JE. Fractures of the acromion process: a proposed classification system［J］. J Orthop Trauma , 1994, 8（1）: 6-13.

［62］Gurland M. Carpometacarpal joint injuries of the fingers［J］. Hand Clin, 1992, 8（4）: 733-744.

［63］Fisher MR, Rogers LF, Hendrix RW, et al. Carpome- tacarpal dislocations［J］. Crit Rev Diagn Imaging, 1984, 22（2）: 95-126.

［64］Hodgson PD, Shewring DJ. The "metacarpal cascade lines"; use in the diagnosis of dislocations of the carpometacarpal joints［J］. J Hand Surg Eur Vol , 2007, 32（3）: 277-281.

［65］Parkinson RW, Paton RW. Carpometacarpal dislocation: an aid to diagnosis［J］. Injury, 1992, 23（3）: 187-188.

［66］Suh N, Ek ET, Wolfe SW. Carpal fractures［J］. J Hand Surg Am, 2014, 39（4）: 785-791

［67］Cohen MS. Fractures of the carpal bones. Hand Clin 1997; 13（4）: 587-99.

［68］Failla JM. Hook of hamate vascularity: vulnerability to osteonecrosis and nonunion［J］. J Hand Surg Am, 1993, 18（6）: 1075-1079.

［69］Carroll RE, Lakin JF. Fracture of the hook of the hamate: acute treatment［J］. J Trauma, 1993, 34（6）: 803-805.

［70］Akahane M, Ono H, Sada M, et al. Fracture of hamate hook-diagnosis by the hamate hook lateral view［J］. Hand Surg, 2000, 5（2）: 131-137.

［71］Norman A, Nelson J, Green S. Fractures of the hook of hamate: radiographic signs［J］. Radiology, 1985, 154（1）: 49-53.

［72］Papilion JD, DuPuy TE, Aulicino PL, et al. Radiographic evaluation of the hook of the hamate: a new technique［J］. J Hand Surg Am, 1988, 13（3）: 437-439.

［73］Levy M, Fischel RE, Stern GM, et al. Chip fractures of the os triquetrum: the mechanism of injury［J］. J Bone Joint Surg Br , 1979, 61（2）: 355-357.

［74］Garcia-Elias M. Dorsal fractures of the triquetrum- avulsion or compression fractures?［J］J Hand Surg Am, 1987, 12（2）: 266-268.

［75］Bryan RS, Dobyns JH. Fractures of the carpal bones other than lunate and navicular［J］. Clin Orthop Relat Res, 1980, 12（1）: 107-111.

［76］Kroner K, Lind T, Jensen J. The epidemiology of shoulder dislocations［J］. Arch Orthop Trauma Surg, 1989, 108（5）: 288-290.

［77］Robinson CM, Shur N, Sharpe T, et al. Injuries associated with traumatic anterior glenohumeral dislocations［J］. J Bone Joint Surg Am, 2012, 94（1）: 18-26.

［78］Ridpath CA, Wilson AJ. Shoulder and humerus trauma［J］. Semin Musculoskelet Radiol,

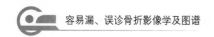

2000, 4（2）: 151-170.

[79] Shuster M, Abu–Laban RB, Boyd J. Prereduction radiographs in clinically evident anterior shoulder dislocation［J］. Am J Emerg Med , 1999, 17（7）: 653-658.

[80] Shuster M, Abu–Laban RB, Boyd J, et al. Prospective evaluation of a guideline for the selective elimi– nation of pre–reduction radiographs in clinically obvious anterior shoulder dislocation［J］. CJEM, 2002, 4（4）: 257-262.

[81] Bankart AS. Recurrent or habitual dislocation of the shoulder–joint［J］. Br Med J, 1923, 2（5）: 1132-1133.

[82] Hendey GW, Kinlaw K. Clinically significant abnormalities in postreduction radiographs after anterior shoulder dislocation［J］. Ann Emerg Med, 1996, 28（4）: 399-402.

[83] Kahn JH, Mehta SD. The role of post–reduction ra– diographs after shoulder dislocation［J］. J Emerg Med, 2007, 33（2）: 169-173.

[84] Sheehan SE, Dyer GS, Sodickson AD, et al. Traumatic elbow injuries: what the orthopedic surgeon wants to know［J］. Radiographics, 2013, 33（3）: 869-888.

[85] Jungbluth P, Frangen TM, Arens S, et al. The undiagnosed Essex–Lopresti injury［J］. J Bone Joint Surg Br, 2006, 88（6）: 1629-1633.

[86] Nakamura R, Horii E, Imaeda T, et al. Distal radioulnar joint subluxation and dislocation diagnosed by standard roentgenography［J］. Skeletal Radiol, 1995, 24（1）: 91-94.

[87] Perron AD, Brady WJ, Keats TE, et al. Orthopedic pitfalls in the ED: lunate and perilunate injuries［J］. Am J Emerg Med, 2001, 19（1）: 157-162.

[88] Mayfield JK, Johnson RP, Kilcoyne RK. Carpal dislocations: pathomechanics and progressive perilunar instability［J］. J Hand Surg Am , 1980, 5（3）: 226-241.

[89] Johnson RP. The acutely injured wrist and its residuals［J］. Clin Orthop Relat Res, 1980, 15（1）: 33-44.

[90] Scalcione LR, Gimber LH, Ho AM, et al. Spectrum of carpal dislocations and fracture–dislocations: imag– ing and management［J］. AJR Am J Roentgenol , 2014, 203（3）: 541-550.

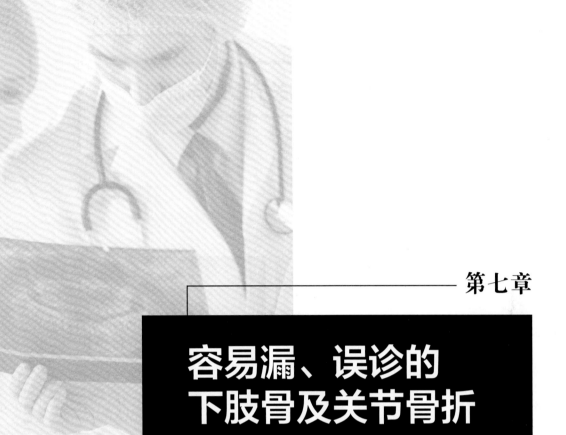

第七章

容易漏、误诊的
下肢骨及关节骨折

第一节　髋关节骨折与脱位

女性，99 岁，股股骨颈骨折（见图 7-1）

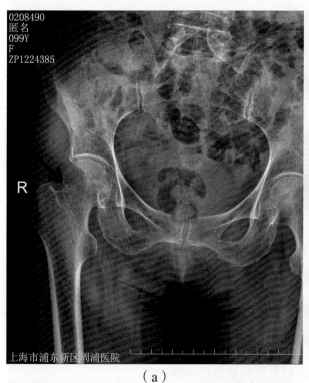

（a）

骨盆正位示右侧股骨颈骨皮质局部稍凹陷

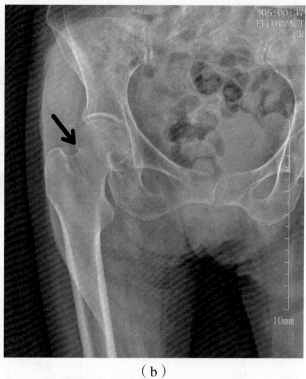

（b）

右髋关节正位示右侧股骨颈骨皮质局部稍凹陷

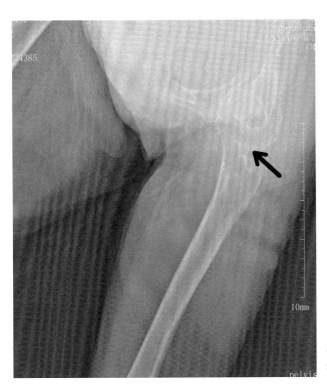

（c）

右髋关节侧位示
右侧股骨颈骨皮质局
部稍凹陷

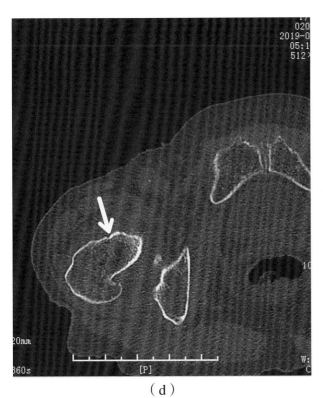

（d）

右髋关节CT平扫示右侧股骨颈骨皮质断裂

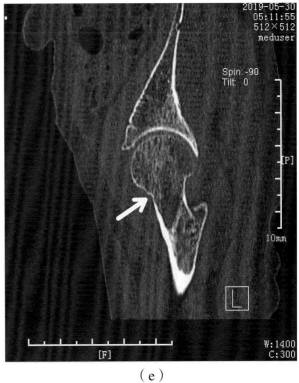

（e）

右髋关节CT矢状位重建示右侧股骨颈骨
皮质断裂

图 7-1

股骨头下骨折（见图7-2）

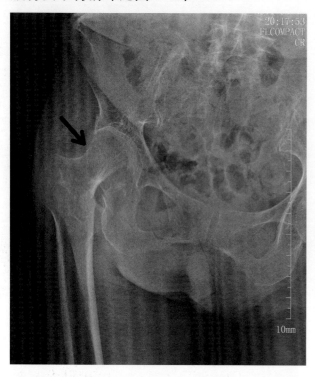

（a）
右髋关节正位示右股骨颈缩短，股骨头下可见骨皮质断裂

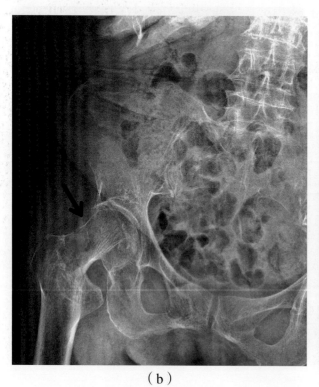

（b）
骨盆正位示右股骨颈缩短，股骨头下可见骨皮质断裂

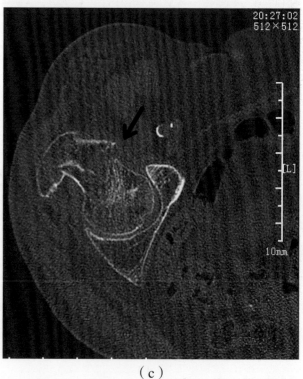

（c）
右髋关节CT平扫示右股骨头下骨皮质断裂，断端移位，局部嵌插，股骨头局部密度增高

图7-2

股骨大粗隆骨折（见图7-3）

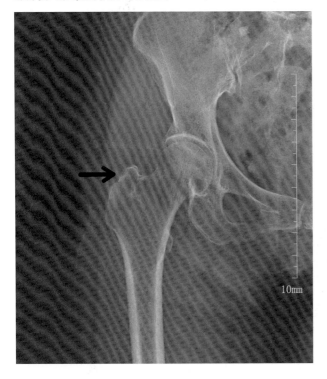

（a）

右髋正位示右侧股骨大粗隆骨皮质断裂，可见曲线样透亮影，断端未见明显错位

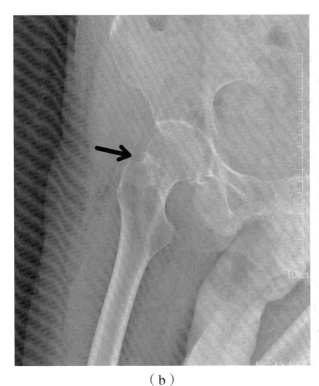

（b）

右髋斜位示右侧股骨大粗隆骨皮质断裂，可见曲线样透亮影，断端未见明显错位

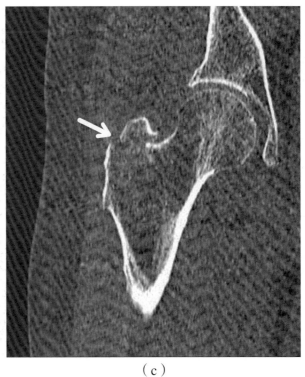

（c）

右髋CT冠状位重建示右侧股骨大粗隆骨皮质断裂，可见透亮骨折影，可见小骨片分离

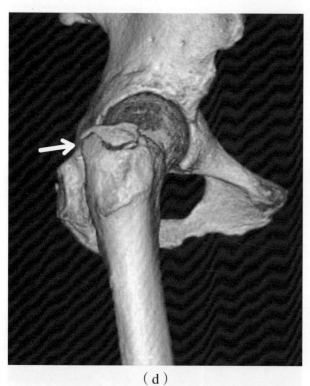

（d）

右髋CT三维重建示右侧股骨大粗隆骨皮质断裂，可见透亮骨折影，可见小骨片分离

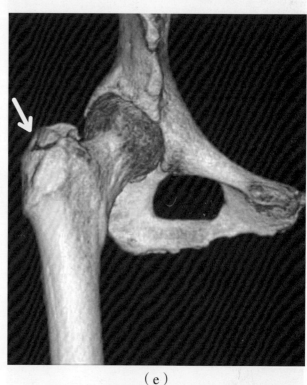

（e）

右髋CT三维重建示右侧股骨大粗隆骨皮质断裂，可见透亮骨折影和小骨片分离

图 7-3

股股骨颈骨折（见图7-4）

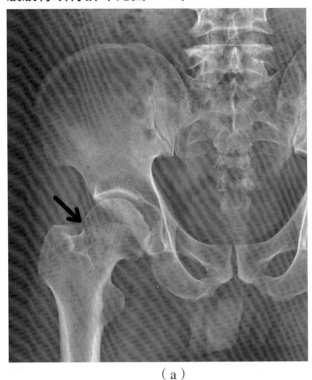

（a）

骨盆正位示右股骨颈骨皮质断裂，可见透亮骨折，股骨头可见局部密度增高

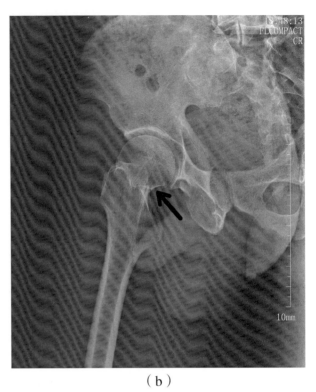

（b）

右髋关节侧位片示右股骨颈骨皮质断裂，可见透亮骨折，股骨头可见局部密度增高

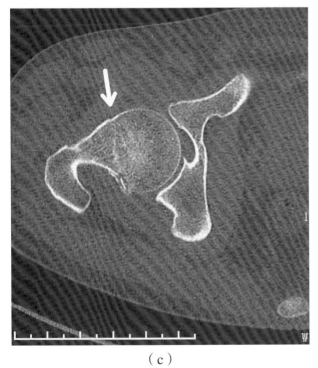

（c）

右髋关节CT平扫示右股骨颈骨皮质断裂，可见透亮骨折，股骨头可见局部密度增高

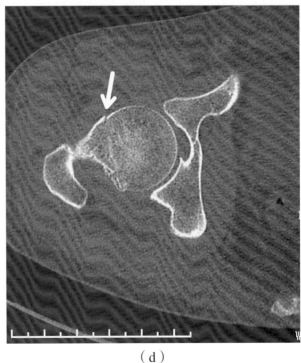

（d）

右髋关节CT平扫示右股骨颈骨皮质断裂，可见透亮骨折，股骨头可见局部密度增高

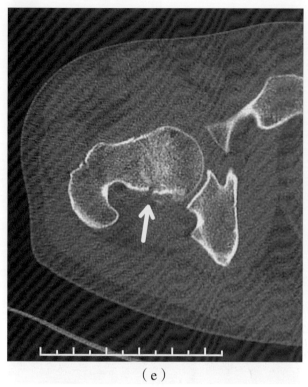

（e）

右髋关节CT平扫示右股骨颈骨皮质断裂，可见透亮骨折，股骨头可见局部密度增高

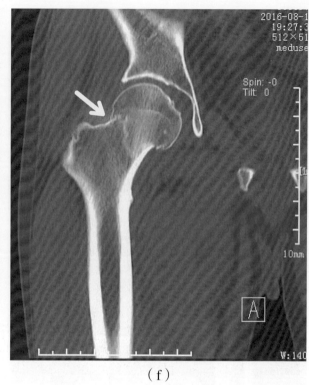

（f）

右髋关节CT冠状位重建示右股骨颈骨皮质断裂，可见透亮骨折，股骨头可见局部密度增高

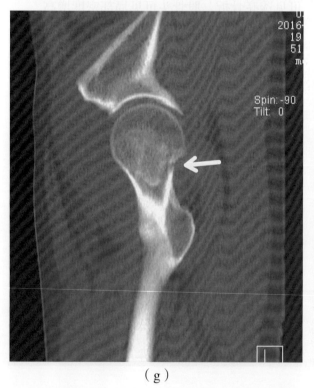

（g）

右髋关节CT矢状位重建示右股骨颈骨皮质断裂，可见透亮骨折，股骨头可见局部密度增高

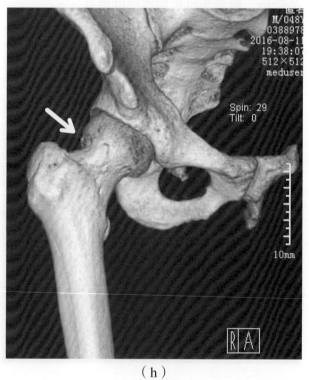

（h）

右髋关节CT三维重建示右股骨颈骨皮质断裂

图 7-4

股股骨颈骨折（见图 7-5）

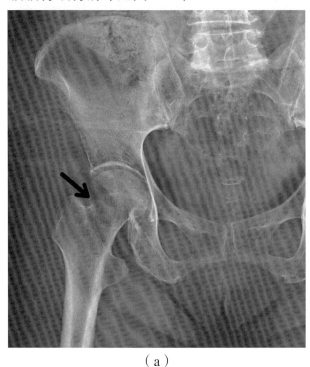

（a）

骨盆正位示右侧股骨颈可见高密度线影

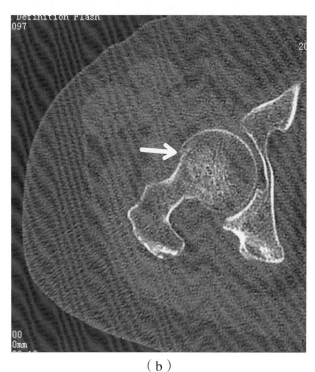

（b）

右髋关节CT平扫示右股骨颈骨皮质断裂，局部嵌插，股骨头局部密度增高

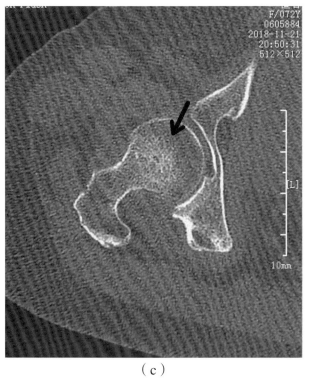

（c）

右髋关节CT平扫示右股骨颈骨皮质断裂，局部嵌插，股骨头局部密度增高

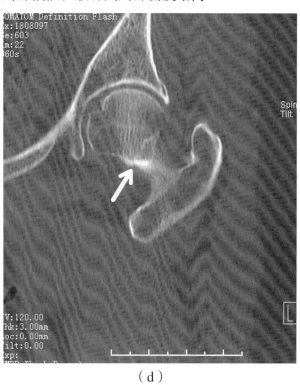

（d）

右髋关节CT冠状位示右股骨颈骨皮质断裂，局部嵌插，可见高密度线影

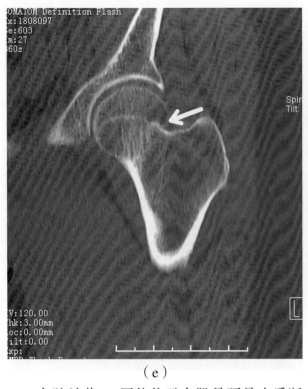

（e）

右髋关节CT冠状位示右股骨颈骨皮质断裂，局部嵌插

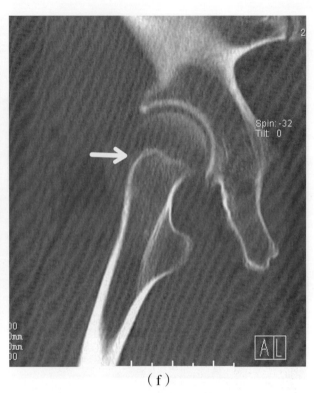

（f）

右髋关节CT矢状位示右股骨颈骨皮质断裂，局部嵌插，可见高密度线影

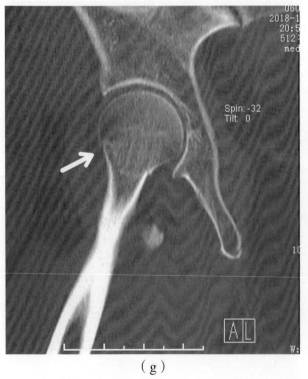

（g）

右髋关节CT矢状位示右股骨颈骨皮质断裂，局部嵌插，股骨头局部密度增高

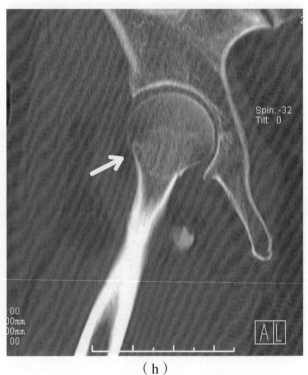

（h）

右髋关节CT矢状位示右股骨颈骨皮质断裂，局部嵌插，股骨头局部密度增高

图 7-5

股骨颈骨折（见图 7-6）

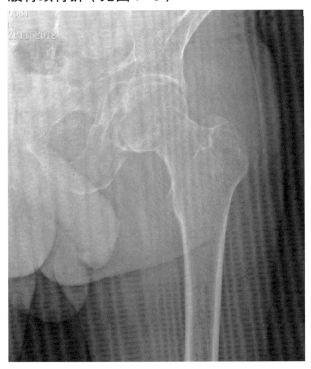

（a）
左髋关节正位未见明
显骨折

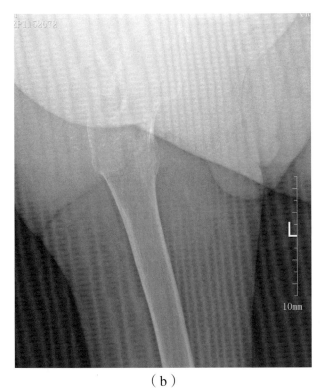

（b）
左髋关节侧位未见明显骨折

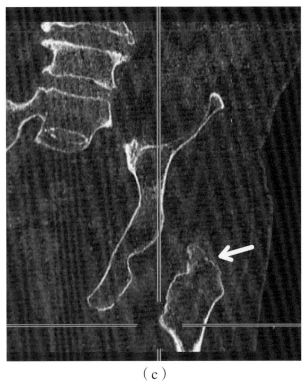

（c）
左髋关节冠状位重建示股骨大粗隆骨皮质
断裂，可见小骨片分离

图 7-6

股骨颈骨折（见图 7-7）

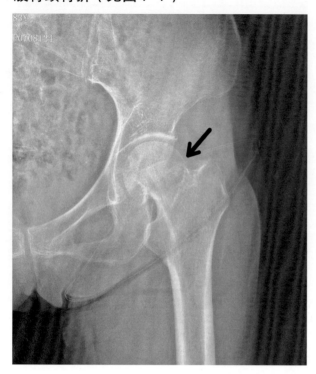

（a）

左髋关节正位示左
股骨颈骨皮质断裂

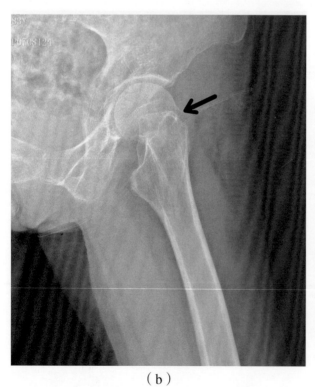

（b）

左髋关节侧位示左股骨颈骨皮质断裂

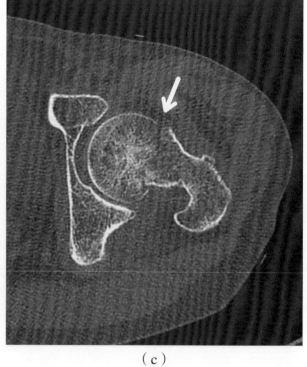

（c）

左髋关节 CT 平扫示左股骨颈骨皮质断裂，
局部嵌插

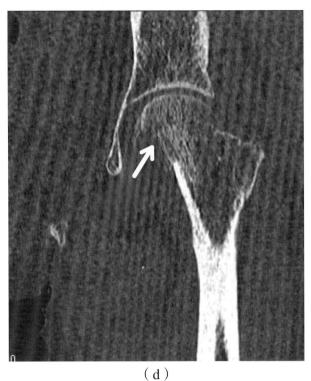

（d）

左髋关节CT冠状位重建示左股骨颈骨皮
质断裂，局部嵌插

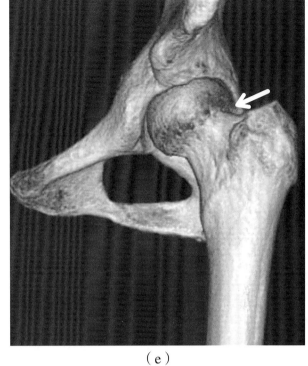

（e）

左髋关节CT三维重建示左股骨颈骨皮质
断裂，局部嵌插

图 7-7

女，53 岁，股骨颈骨折（见图 7-8）

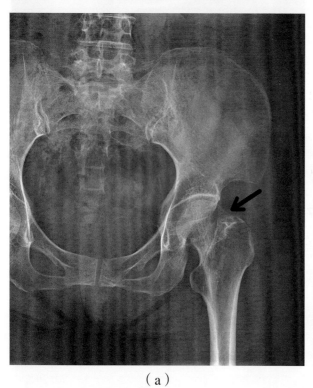

（a）

骨盆正位示左侧股骨颈缩短，可见线样高密度影

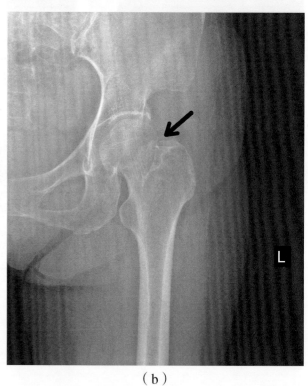

（b）

左髋关节正位示左侧股骨颈缩短，可见线样高密度影

图 7-8

女，63 岁，股骨颈骨折（见图 7-9）

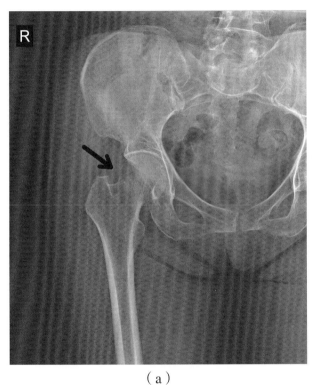

（a）

右髋关节正位示右侧股骨颈骨皮质连续性欠佳

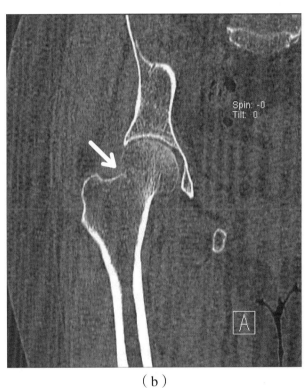

（b）

右髋关节CT冠状位重建示右股骨颈骨皮质断裂

图 7-9

女，97 岁，股骨颈骨折（见图 7-10）

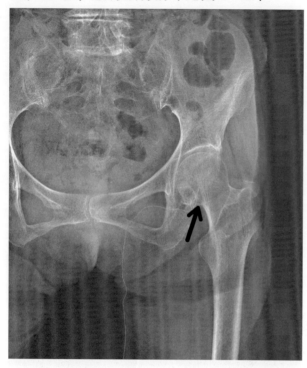

（a）
左髋关节正位示左侧
股骨颈局部嵌插，内侧骨
皮质连续性欠佳

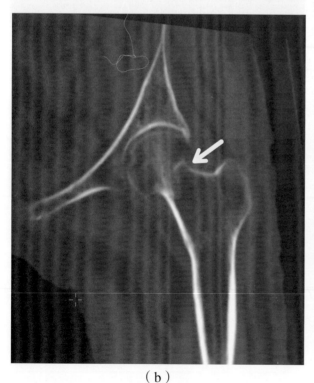

（b）
CT 冠状位重建示左侧股骨颈骨皮质断裂，
局部嵌插

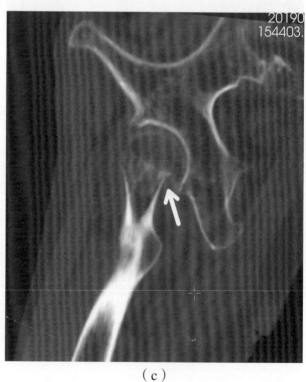

（c）
CT 矢状位重建示左侧股骨颈骨皮质断裂，
局部嵌插

图 7-10

第二节　膝关节骨折与脱位

女，37岁，髌骨骨折（见图7-11）

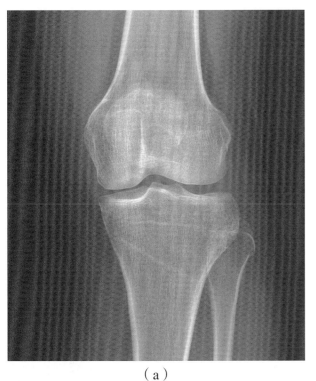 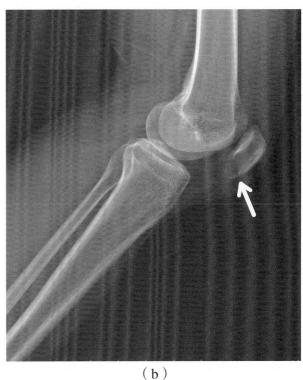

（a）	（b）
左膝关节正位未见明显骨折	左膝关节侧位示左髌骨下缘骨皮质断裂，可见透亮骨折线

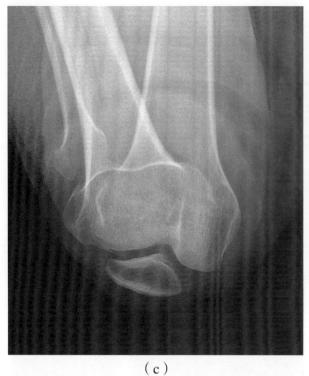

（c）

左膝关节轴位未见明显骨折

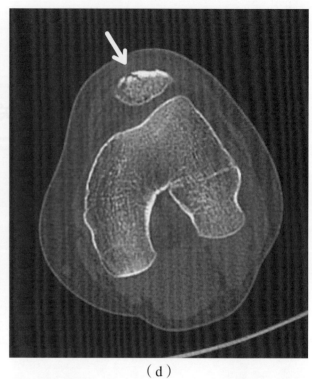

（d）

左膝关节CT平扫示左髌骨前缘骨皮质断裂，可见透亮骨折线

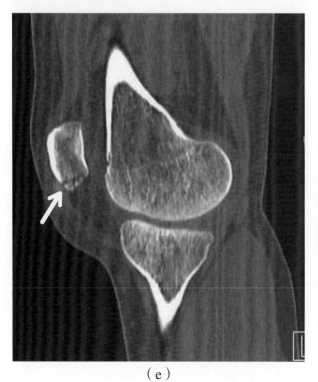

（e）

左膝关节CT矢状位重建示左髌骨下缘骨皮质断裂，可见透亮骨折线

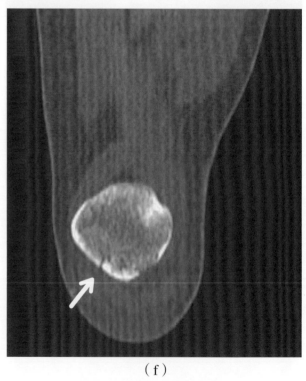

（f）

左膝关节CT冠状位重建示左髌骨内侧缘骨皮质断裂，可见透亮骨折线

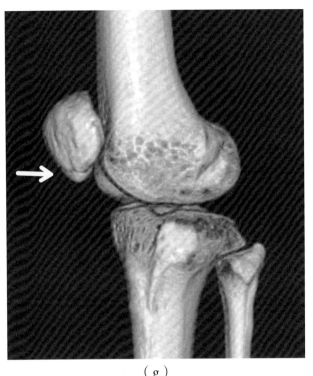

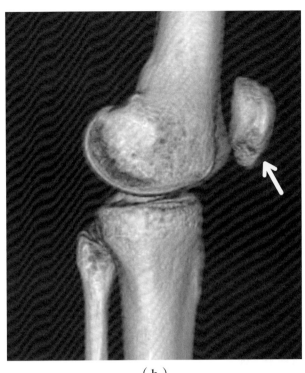

（g）

左膝关节CT三维重建示左髌骨前下缘骨皮质断裂；

（h）

左膝关节CT三维重建示左髌骨前下缘骨皮质断裂。

图 7-11

男，53岁，髌骨骨折（见图7-12）

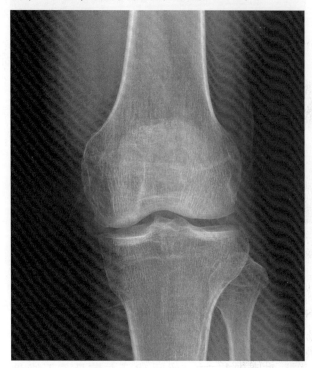

（a）
左膝关节正位未见
明显骨折

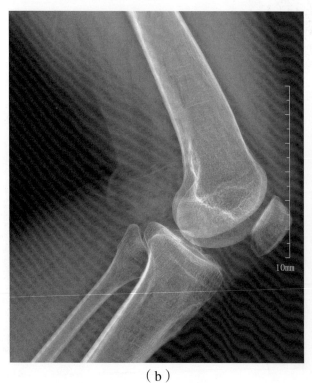

（b）
左膝关节侧位未见明显骨折

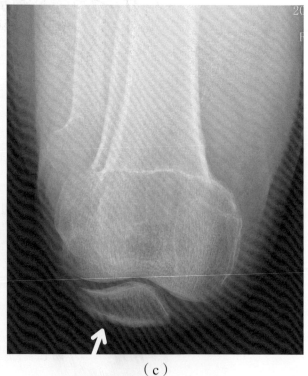

（c）
左膝关节轴位示左髌骨外侧缘可见透亮骨
折线

图7-12

髌骨骨折（见图7-13）

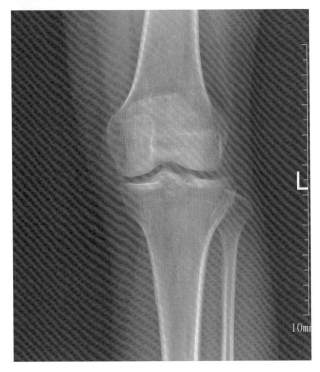

（a）
左膝关节正位未
见明显骨折

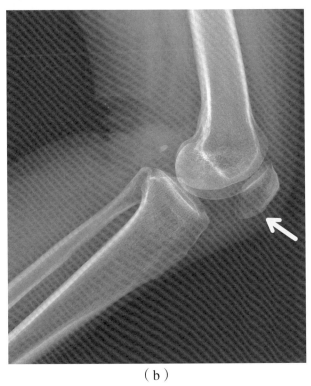

（b）
左膝关节侧位示左髌骨下缘骨皮质断裂，
可见透亮骨折线

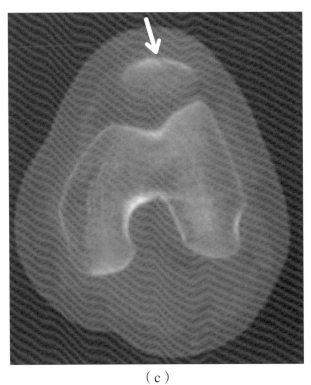

（c）
左膝关节CT平扫示左髌骨前缘骨皮质断
裂，可见透亮骨折线

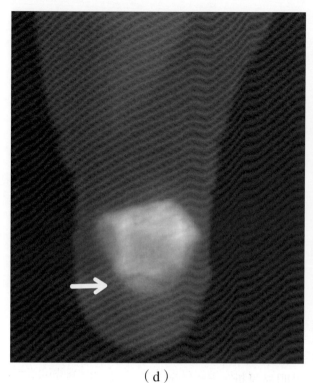

（d）

左膝关节CT冠状位重建示左髌骨下缘骨皮质断裂，可见透亮骨折线

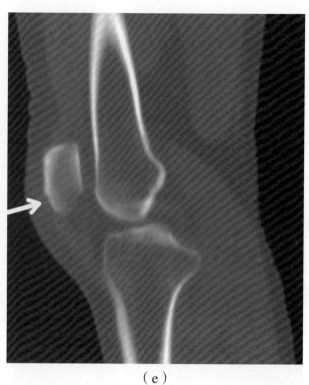

（e）

左膝关节CT矢状位重建示左髌骨前下缘骨皮质断裂，可见透亮骨折线

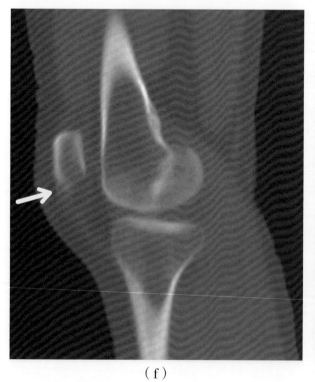

（f）

左膝关节CT矢状位重建示左髌骨前下缘骨皮质断裂，可见透亮骨折线

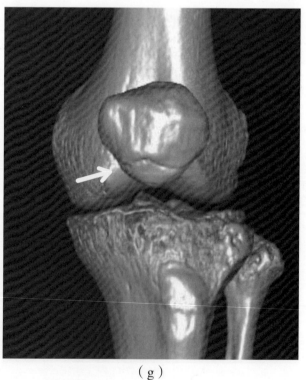

（g）

左膝关节CT三维重建示左髌骨前下缘骨皮质断裂，可见骨折线

图 7-13

女，29岁，股骨远端骨折（见图7-14）

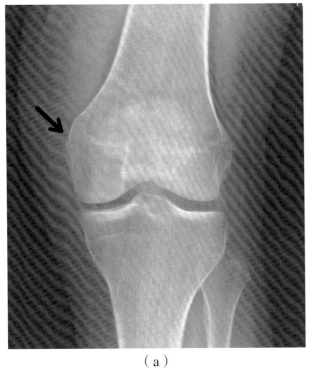

（a）

左膝关节正位示左股骨内侧髁骨皮质连续性欠佳

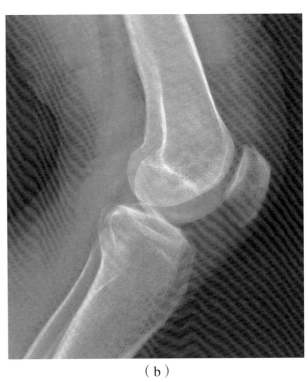

（b）

左膝关节正位示左膝关节未见明显骨折

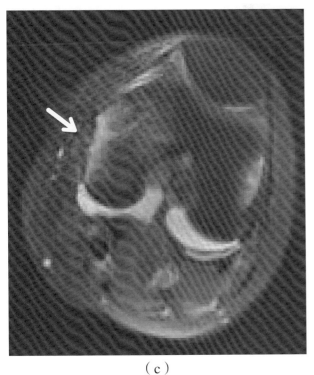

（c）

MRI TRA T2WI-FS示左股骨内侧髁骨皮质断裂，左股骨内侧髁骨挫伤，左膝关节积液

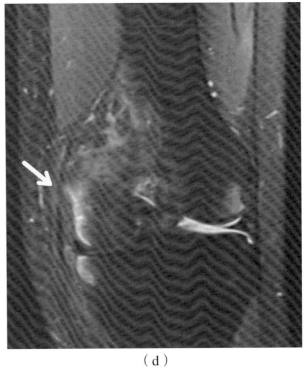

（d）

MRI COR PDWI-FS示左股骨内侧髁骨皮质断裂，左股骨内侧髁骨挫伤，左膝关节积液

图7-14

男，34 岁，股骨远端骨折（见图 7-15）

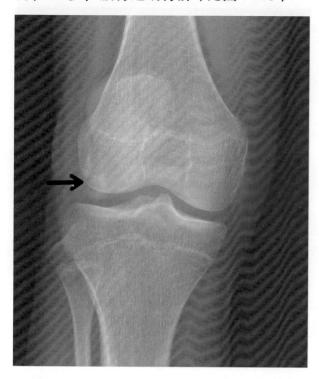

（a）

右膝关节正位示右
股骨外侧髁骨皮质断裂，
可见透亮骨折线

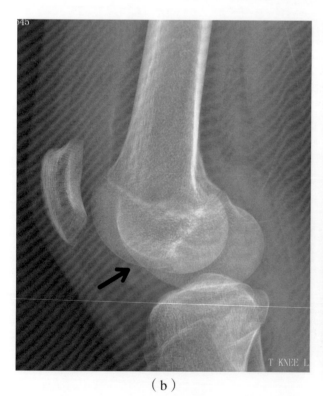

（b）

右膝关节侧位示右股骨外侧髁骨皮质连续
性欠佳，前缘可见小骨片影

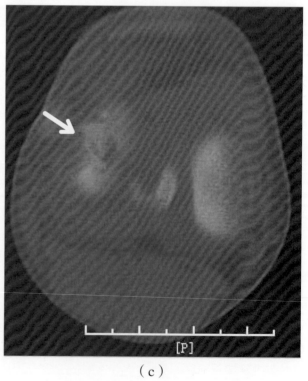

（c）

右膝关节 CT 平扫示右股骨外侧髁骨皮质
断裂，可见骨折线

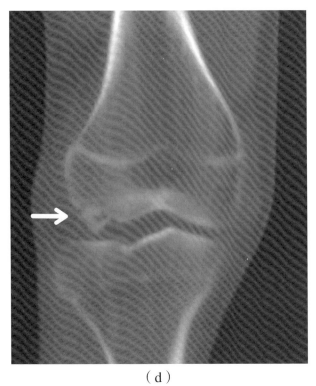

（d）

右膝关节CT冠状位重建示右股骨外侧髁
骨皮质断裂，可见骨折线

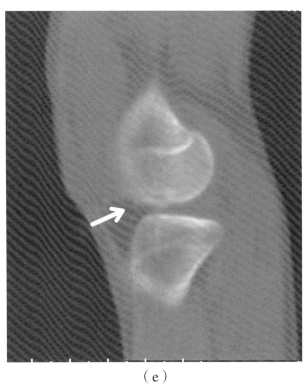

（e）

右膝关节CT矢状位重建示右股骨外侧髁
骨皮质断裂，可见骨折线

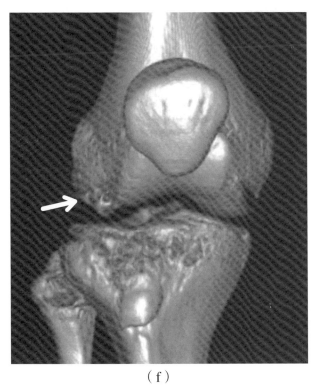

（f）

右膝关节CT三维重建示右股骨外侧髁骨
皮质断裂

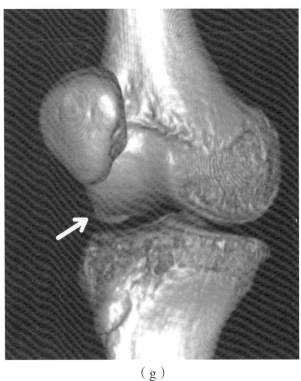

（g）

右膝关节CT三维重建示右股骨外侧髁骨
皮质断裂

图 7-15

男，25岁，髁间突骨折（见图7-16）

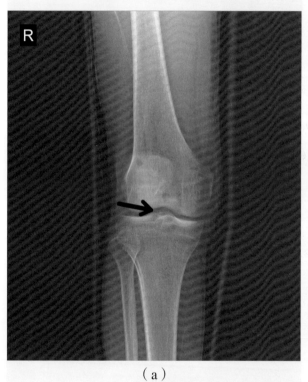

（a）

右膝关节正位示右髁间突骨皮质连续性欠佳

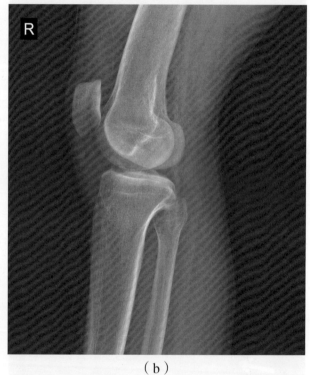

（b）

右膝关节侧位未见明显骨折

图 7-16

女，62 岁，髁间突骨折（见图 7-17）

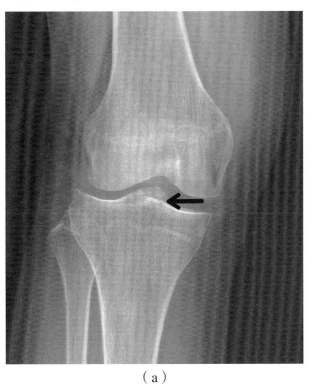

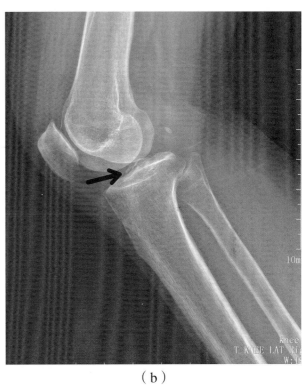

（a）

右膝关节正位示右胫骨髁间突骨皮质断裂，可见透亮骨折线

（b）

右膝关节侧位示右胫骨髁间突骨皮质断裂，可见透亮骨折线

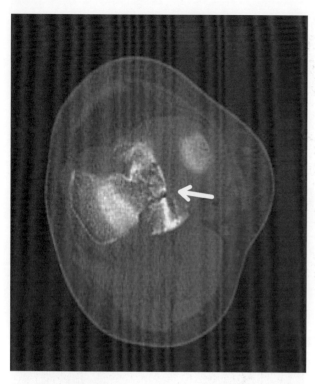

（c）

右膝关节CT平扫示右胫骨髁间突骨皮质断裂，可见透亮骨折线

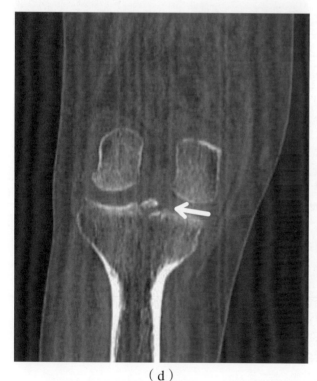

（d）

右膝关节CT冠状位重建示右胫骨髁间突骨皮质断裂，可见透亮骨折线

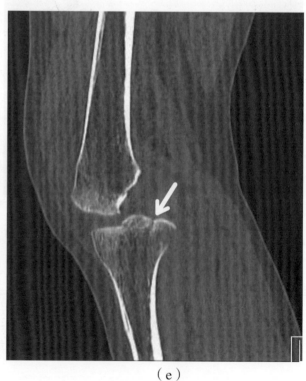

（e）

右膝关节CT矢状位重建示右胫骨髁间突骨皮质断裂，可见透亮骨折线

图 7-17

男，55 岁，胫骨平台骨折（见图 7-18）

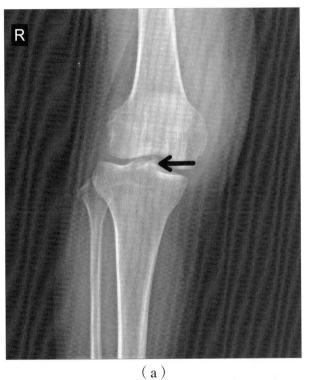 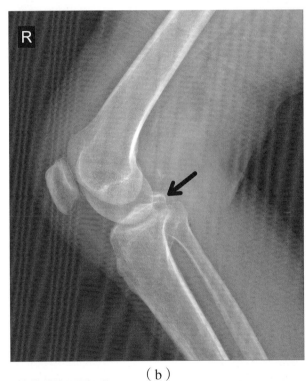

（a）

右膝关节正位示右胫骨平台骨皮质断裂

（b）

右膝关节侧位示右胫骨平台后缘骨皮质断裂，可见小骨片分离

图 7-18

胫骨平台骨折（见图 7-19）

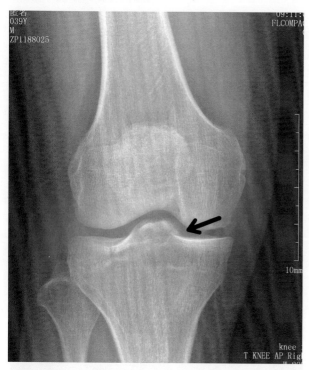

（a）
右膝关节正位示右胫骨平
台骨皮质断裂，可见骨折线

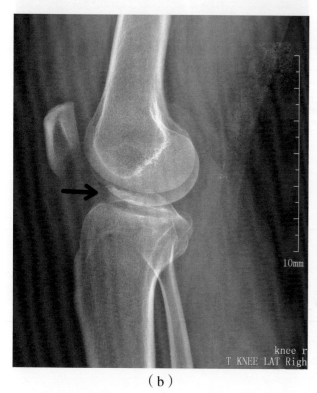

（b）
右膝关节侧位示右胫骨平台骨皮质断裂，
可见骨折线

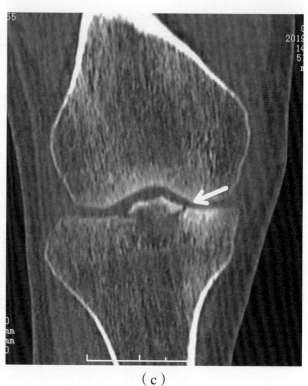

（c）
右膝关节CT冠状位重建示右胫骨平台骨
皮质断裂，可见骨折线

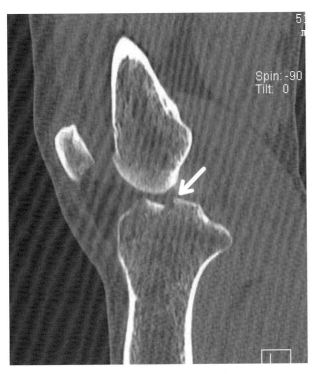

（d）
右膝关节CT矢状位重建
示右胫骨平台骨皮质断裂，
局部凹陷，可见骨折线

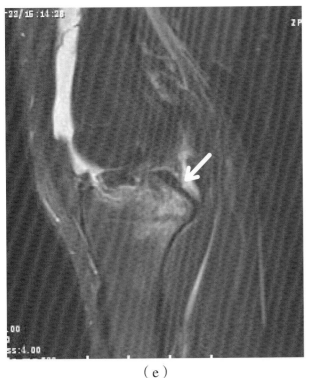

（e）
MRI PDWI 矢状位示右胫骨平台骨挫伤，
右膝关节积液

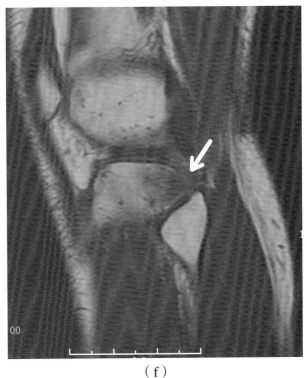

（f）
右膝关节MRI T1WI 矢状位示右胫骨平台
可见多发骨折线，右胫骨平台骨挫伤，右膝关
节积液

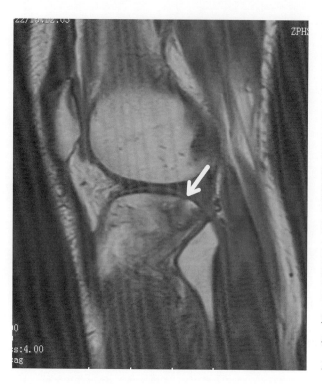

（g）

右膝关节MRI T1WI 矢状位示右胫骨平台可见多发骨折线，右胫骨平台骨挫伤，右膝关节积液

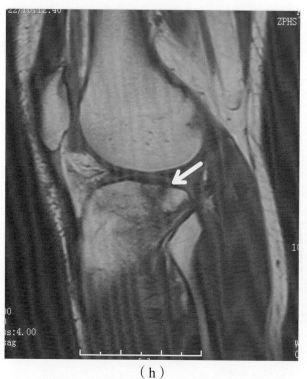

（h）

右膝关节MRI T1WI 矢状位示右胫骨平台可见多发骨折线，右胫骨平台骨挫伤，右膝关节积液

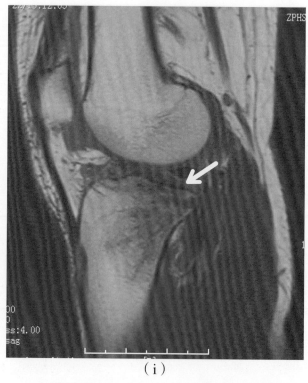

（i）

右膝关节MRI T1WI 矢状位示右胫骨平台可见多发骨折线，右胫骨平台骨挫伤，右膝关节积液

图 7-19

胫骨平台骨折（见图 7-20）

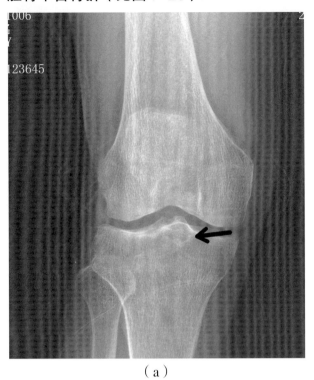

（a）

右胫骨正位示右胫骨平台可见曲线样稍低密度影

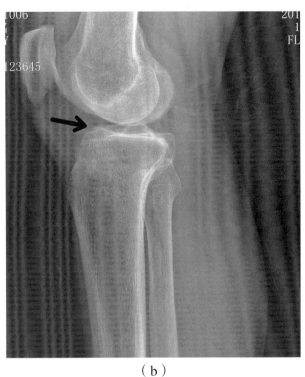

（b）

右胫骨侧位示右胫骨平台前缘骨皮质连续性欠佳

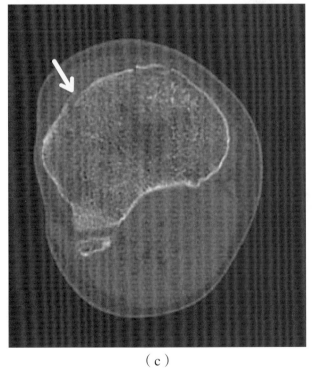

（c）

右膝关节CT平扫示右胫骨平台骨皮质断裂，可见骨折线

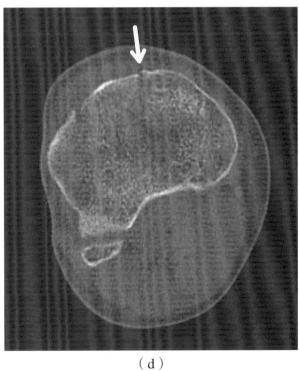

（d）

右膝关节CT平扫示右胫骨平台前缘骨皮质断裂，可见骨折线

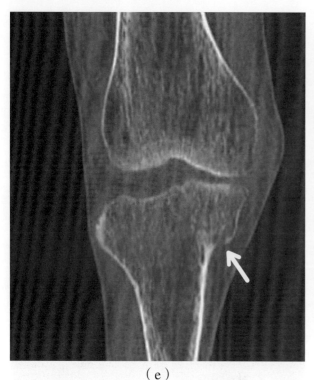

（e）

右膝关节CT冠状位重建示右胫骨平台骨
皮质断裂，可见骨折线

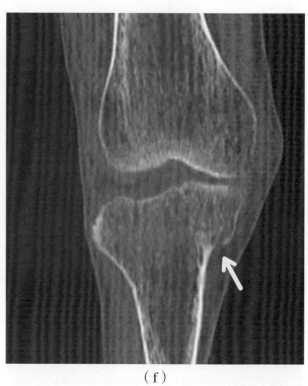

（f）

右膝关节CT冠状位重建示右胫骨平台骨
皮质断裂，可见骨折线

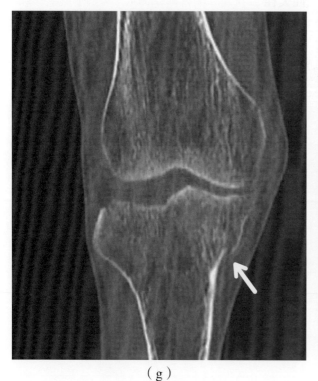

（g）

右膝关节CT冠状位重建示右胫骨平台骨
皮质断裂，可见骨折线

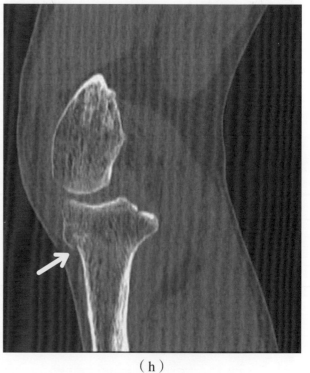

（h）

右膝关节CT矢状位重建示右胫骨平台骨
皮质断裂，可见骨折线

图 7-20

胫骨平台骨折（见图 7-21）

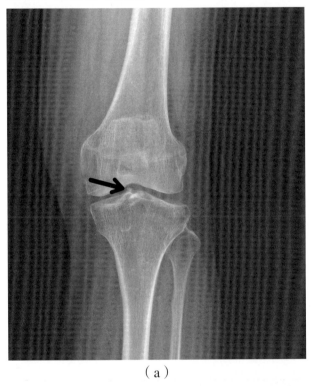

（a）

左膝关节正位示左胫骨髁间突重叠处可见小片高密度影

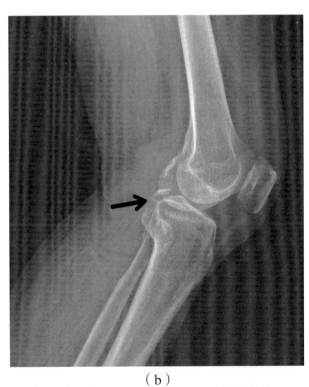

（b）

左膝关节侧位示左胫骨平台后缘可见小骨片撕脱

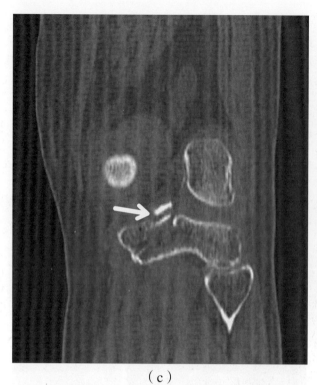

（c）

左膝关节CT冠状位重建示左胫骨平台可见小骨片撕脱

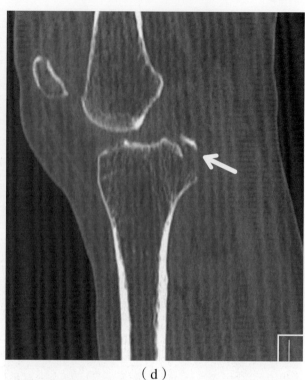

（d）

左膝关节CT矢状位重建示左胫骨平台后缘可见小骨片撕脱

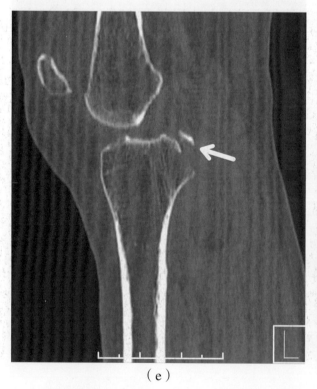

（e）

左膝关节CT矢状位重建示左胫骨平台后缘可见小骨片撕脱

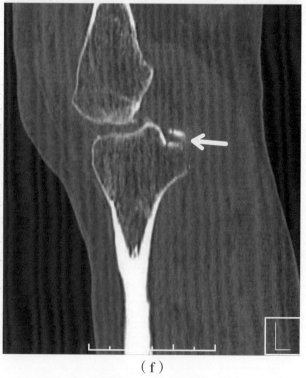

（f）

左膝关节CT矢状位重建示左胫骨平台后缘可见小骨片撕脱

图7-21

胫骨平台骨折（见图 7-22）

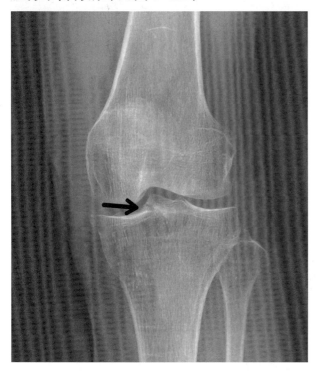

（a）
左膝关节正位示左胫骨
平台可见低密度线影

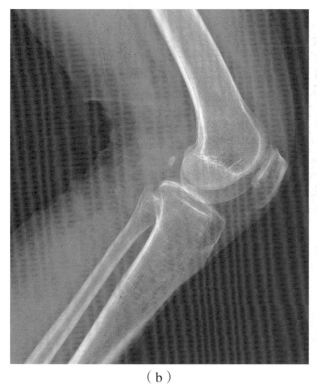

（b）
左膝关节侧位未见明显骨折

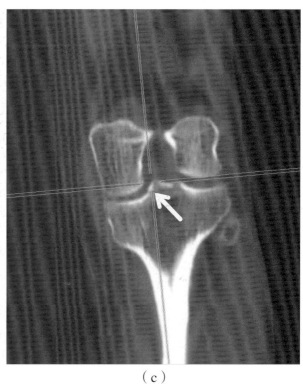

（c）
左膝关节CT冠状位重建示左胫骨平台骨
皮质断裂，可见骨折线

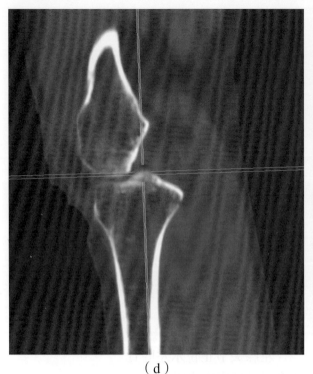

（d）

左膝关节CT矢状位重建示左胫骨平台骨皮质断裂，可见骨折线

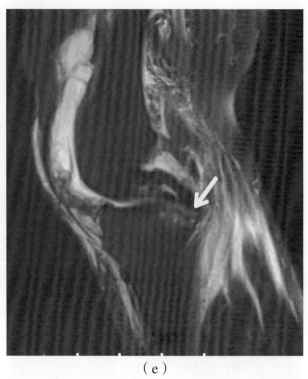

（e）

左膝关节MRI T2WI FS 矢状位示左胫骨平台可见骨挫伤及低信号骨折线，右膝关节积液，右膝关节周围软组织肿胀

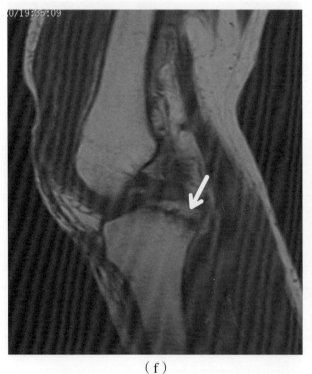

（f）

左膝关节MRI T1WI 矢状位示左胫骨平台可见骨挫伤及低信号骨折线，右膝关节积液

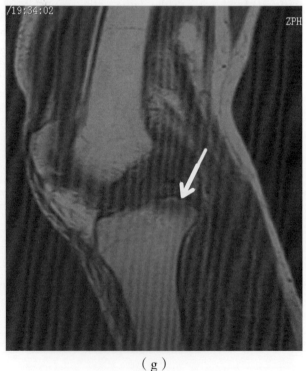

（g）

左膝关节MRI T1WI示矢状位示左胫骨平台可见骨挫伤及低信号骨折线，右膝关节积液

图 7-22

胫骨平台骨折（见图 7-23）

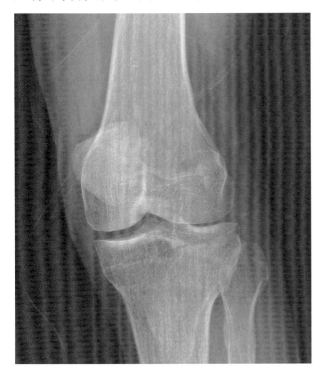

（a）
左膝关节正位未见明显
骨折

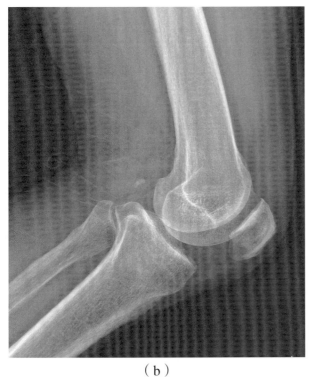

（b）
左膝关节侧位未见明显骨折

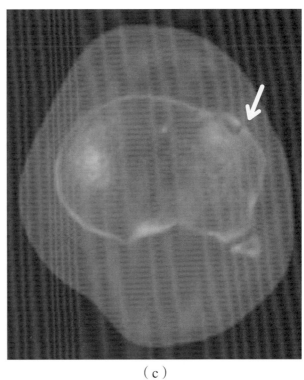

（c）
左膝关节CT平扫示左胫骨平台前外缘骨
皮质断裂，局部骨质压缩，密度增高

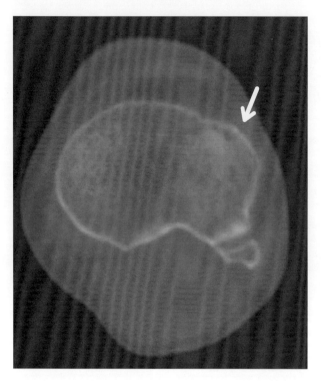

（d）

左膝关节CT平扫示左胫骨平台前外缘骨皮质断裂，局部骨质压缩，密度增高

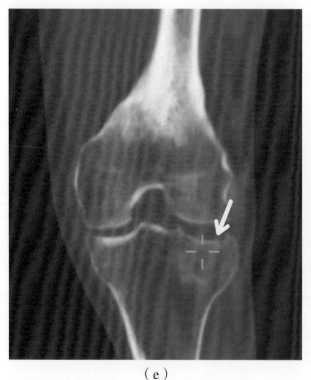

（e）

左膝关节CT冠状位重建示左胫骨平台外侧缘骨皮质断裂，局部凹陷，密度增高

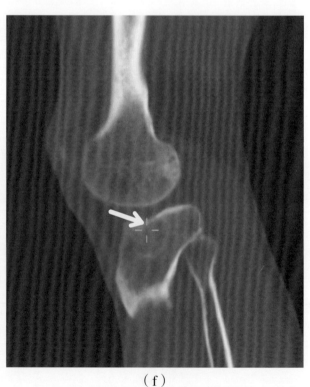

（f）

左膝关节CT矢状位重建示左胫骨平台外侧缘骨皮质断裂，局部凹陷，密度增高

图 7-23

腓骨小头骨折（见图 7-24）

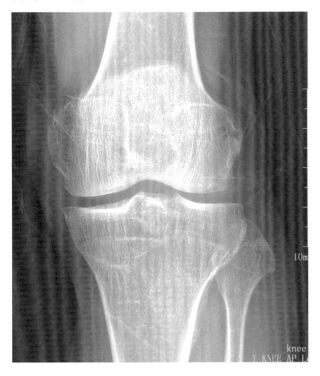

（a）
左膝关节正位示左膝关节未见明显骨折

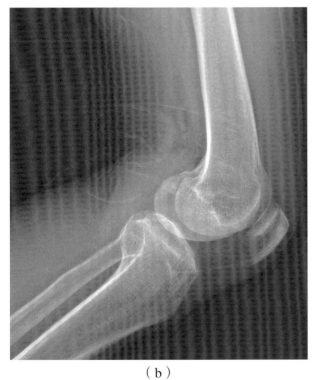

（b）
左膝关节侧位示左膝关节未见明显骨折

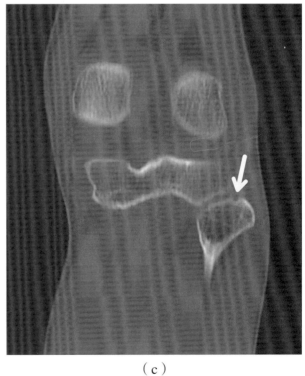

（c）
左膝关节CT冠状位重建示左腓骨小头上缘骨皮质断裂

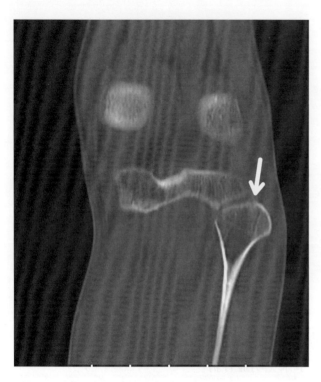

（d）

左膝关节CT冠状位重建示左腓骨小头上缘骨皮质断裂

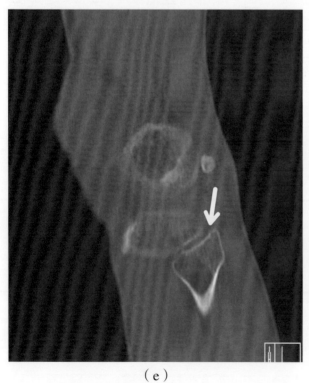

（e）

左膝关节CT矢状位重建示未见明显骨折

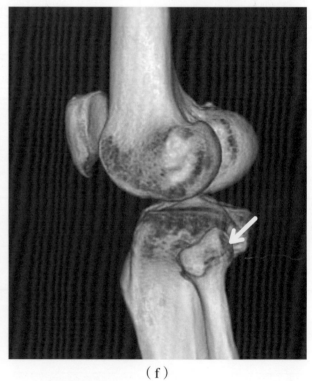

（f）

左膝关节CT三维重建示左腓骨小头骨皮质连续性欠佳

图 7-24

第三节　踝关节骨折与脱位

腓骨远端骨折（见图 7-25）

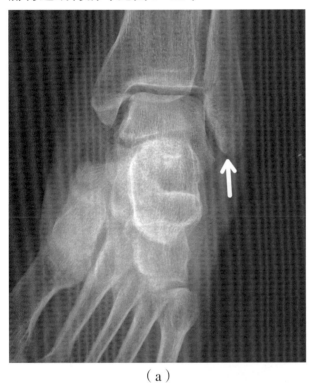 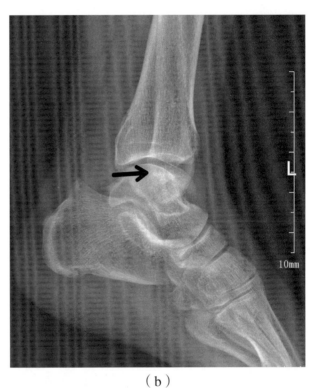

（a）	（b）

　　左踝关节正位示左腓骨远端骨皮质断裂，可见骨折线

　　左踝关节侧位示左腓骨远端似见透亮线影

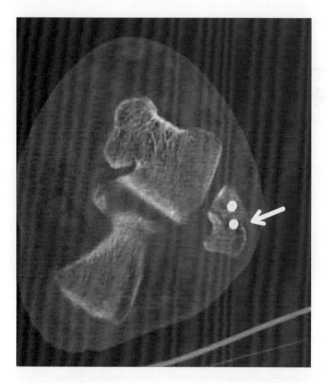

（c）

左踝关节CT扫描示左腓
骨远端骨折内固定术后，可
见金属内固定

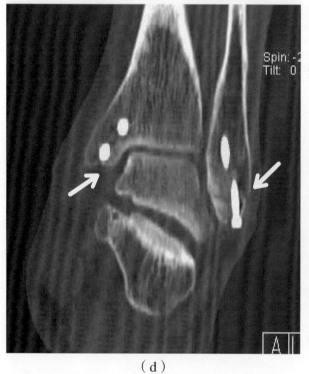

（d）

左踝关节CT冠状位重建示左腓骨远端骨
折内固定术后，可见金属内固定

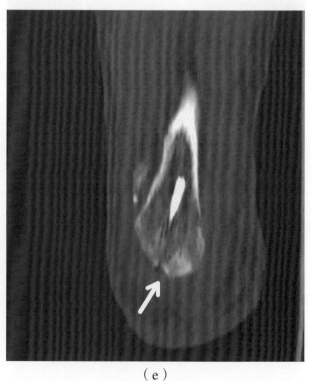

（e）

左踝关节CT矢状位重建示左腓骨远端骨
折内固定术后，可见金属内固定

图 7–25

男，49岁，腓骨远端骨折（见图7-26）

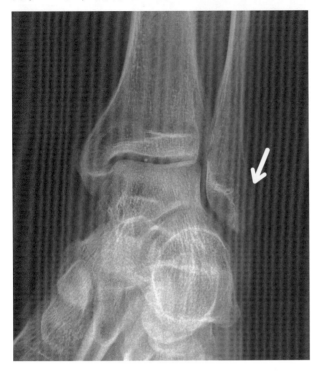

（a）
左踝关节正位示左腓骨
远端隐约可见透亮骨折线

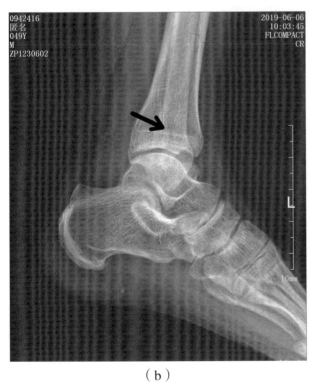

（b）
左踝关节侧位示左腓骨远端可见透亮骨折线

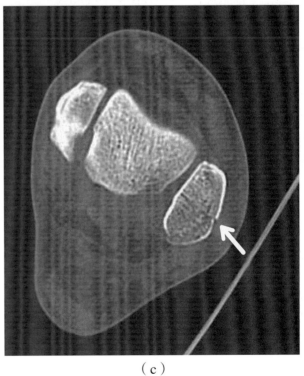

（c）
左踝关节CT平扫示左腓骨远端外侧缘骨皮质断裂，可见骨折线

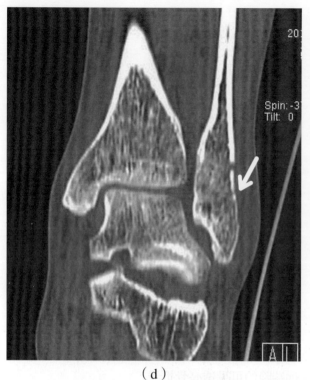

（d）

左踝关节CT冠状位重建示左腓骨远端外侧缘骨皮质断裂，可见骨折线

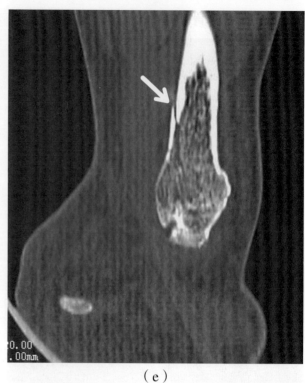

（e）

左踝关节CT冠状位重建示左腓骨远端后缘骨皮质断裂，可见骨折线

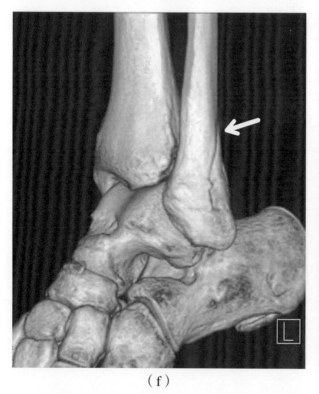

（f）

左踝关节CT三维重建示左腓骨远端后外缘骨皮质断裂，可见骨折线

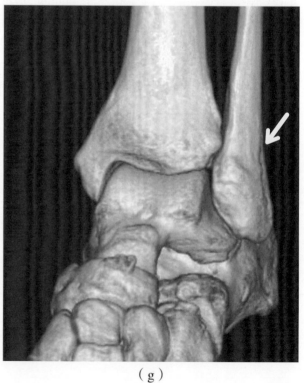

（g）

左踝关节CT三维重建示左腓骨远端后外缘骨皮质断裂，可见骨折线

图 7-26

男，23 岁，腓骨远端骨折（见图 7-27）

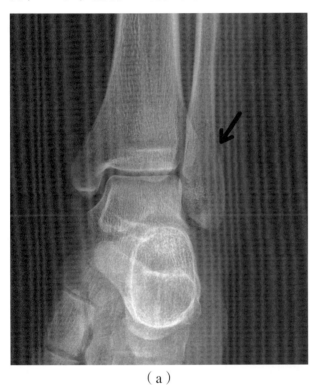

（a）

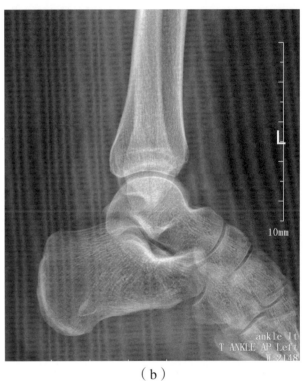

（b）

左侧踝关节正位示左腓骨远端骨皮质断裂，可见骨折线

左侧踝关节侧位示左踝关节未见明显骨折

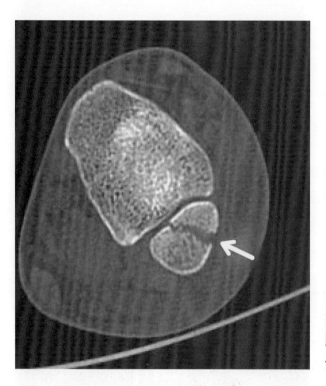

（c）
左侧踝关节CT平扫示左腓骨远端骨皮质断裂，可见骨折线

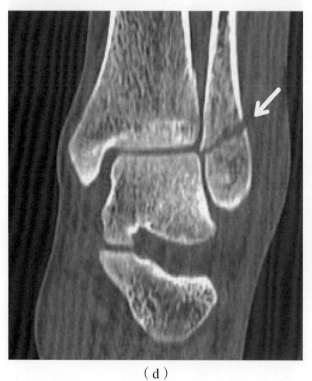

（d）
左侧踝关节CT冠状位重建示左腓骨远端骨皮质断裂，可见斜行骨折线

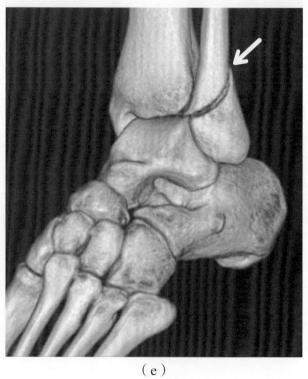

（e）
左侧踝关节CT三维重建示左腓骨远端可见斜行骨折线

图7-27

女，37岁，腓骨远端骨折（见图7-28）

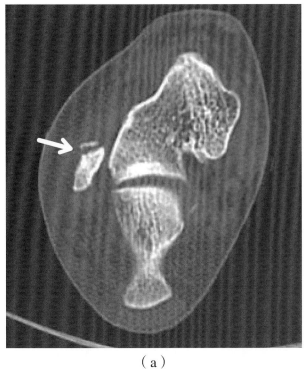

（a）

右踝关节CT平扫示右腓骨骨皮质断裂，可见小骨片分离

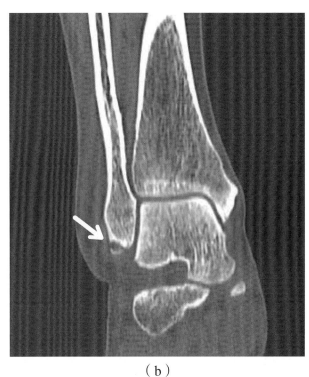

（b）

右踝关节CT冠状位重建示右腓骨骨皮质断裂，可见小骨片分离

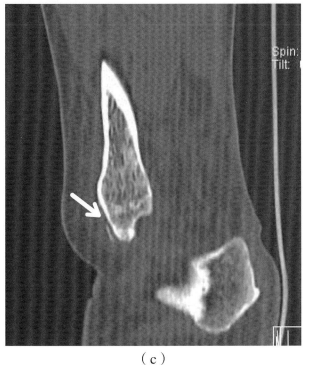

（c）

右踝关节CT矢状位重建示右腓骨骨皮质断裂，可见小骨片分离

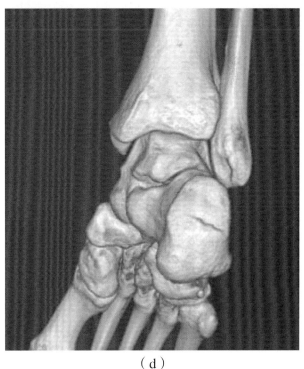

（d）

右踝关节CT三维重建示右腓骨骨皮质扭曲

图 7-28

女，61 岁，腓骨远端骨折（见图 7-29）

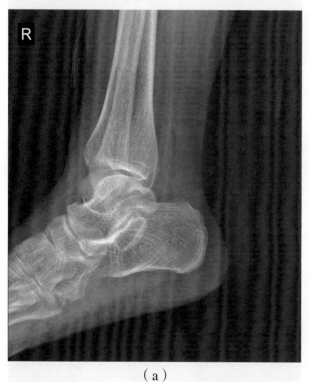

（a）

右踝关节侧位示右踝关节未见明显骨折

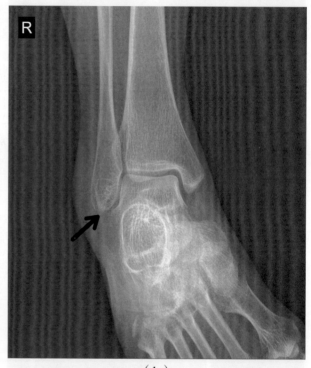

（b）

右踝关节正位示右腓骨远端局部骨皮质缺如

图 7-29

女，62 岁，腓骨远端骨折（见图 7-30）

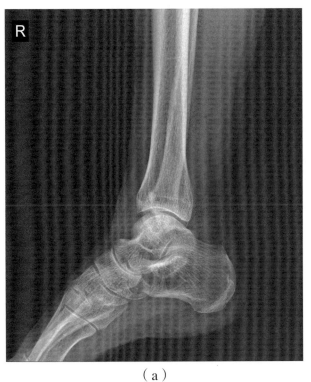

（a）

右踝关节侧位示右踝关节未见明显骨折

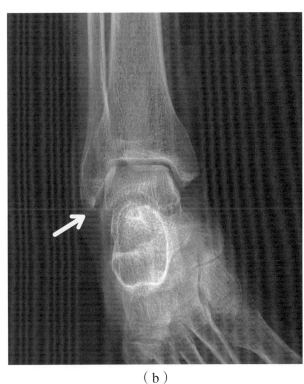

（b）

右踝关节正位示右腓骨远端骨皮质连续性欠佳

图 7-30

腓骨远端骨折（见图 7-31）

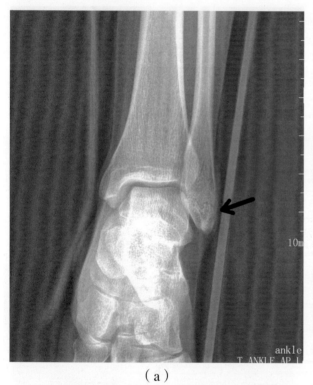

（a）

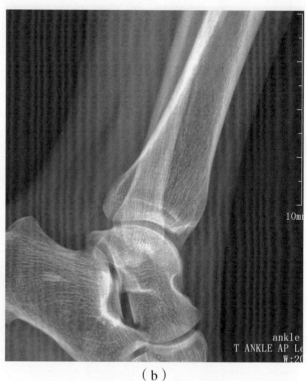

（b）

左踝关节正位示左腓骨远端骨皮质断裂，可见骨折线，外固定中

左踝关节侧位示左踝关节未见明显骨折

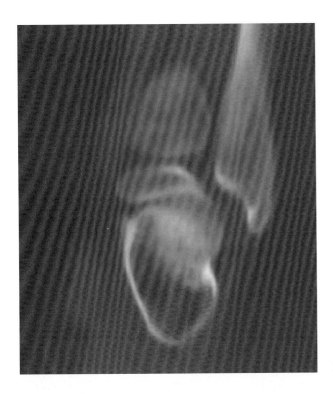

（c）

左踝关节CT冠状位重建
示左踝关节未见明显骨折

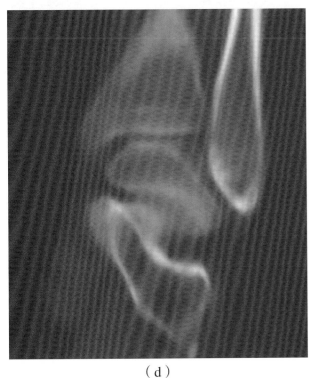

（d）

左踝关节CT冠状位重建示左踝关节未见
明显骨折

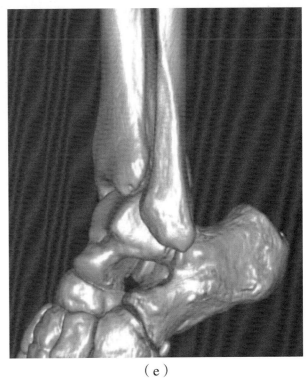

（e）

左踝关节CT三维重建示左踝关节未见明
显骨折

图 7-31

女，71岁，腓骨远端骨折（见图7-32）

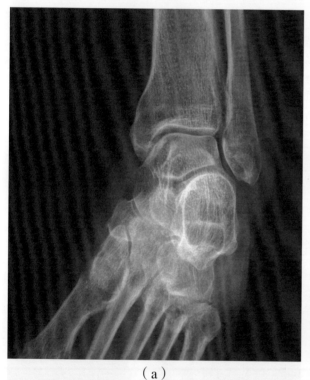

（a）
左踝关节正位示左踝关节未见明显骨折

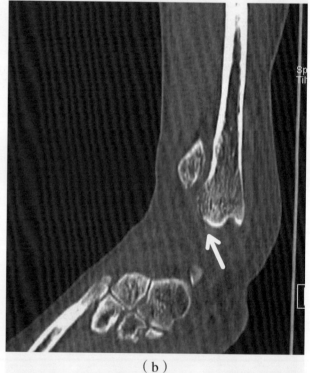

（b）
左踝关节矢状位重建示左腓骨远端可见小骨片撕脱

图7-32

男，16 岁，胫骨远端骨折（见图 7-33）

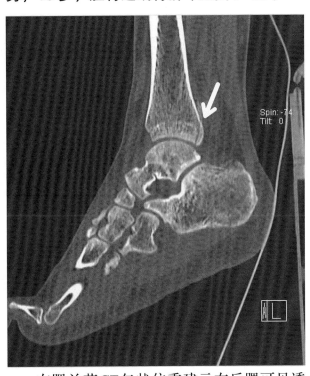

　　右踝关节CT矢状位重建示右后踝可见透亮骨折线

图 7-33

胫骨远端骨折（见图7-34）

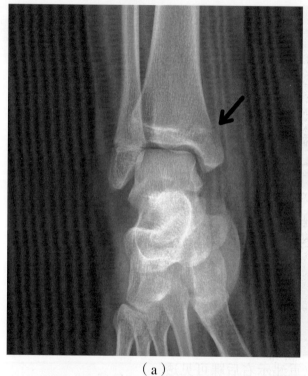

（a）
右踝关节正位示右内踝骨皮质连续性欠佳

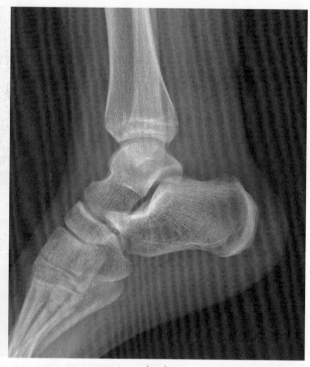

（b）
右踝关节侧位示右踝关节未见明显骨折

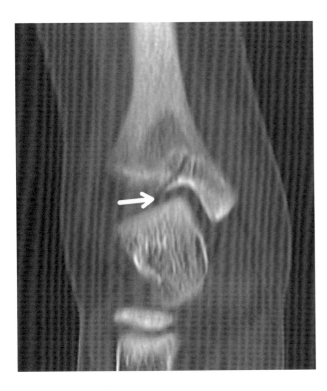

（c）
右踝关节冠状位重建示
右内踝骨皮质断裂，可见骨
折线

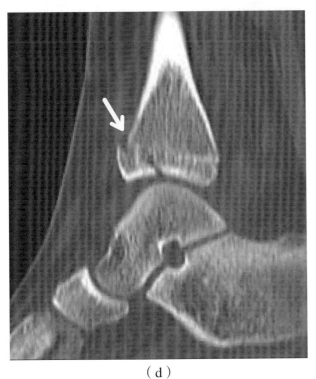

（d）
右踝关节矢状位重建示右内踝骨皮质断
裂，可见骨折线

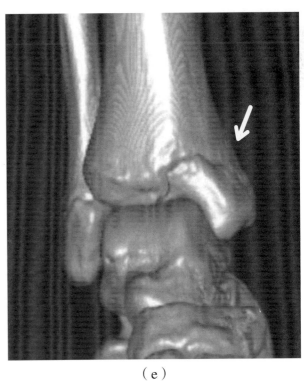

（e）
右踝关节三维重建示右内踝可见骨折线

图 7-34

胫骨远端骨折（见图 7-35）

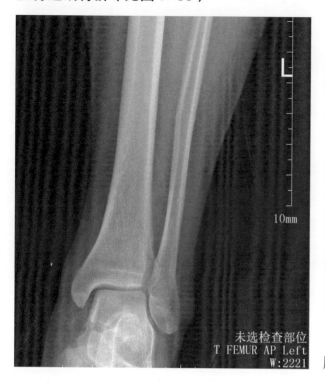

（a）
左胫腓骨正位示左
胫腓骨未见明显骨折

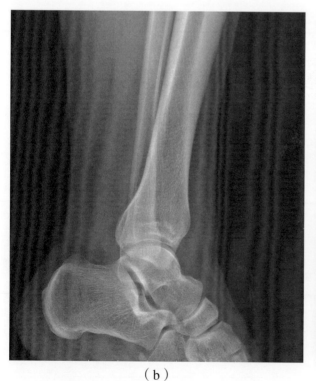

（b）
左胫腓骨侧位示左胫腓骨未见明显骨折

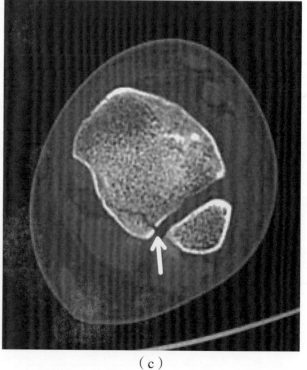

（c）
左踝关节CT平扫示左后踝骨皮质断裂，
可见骨折线

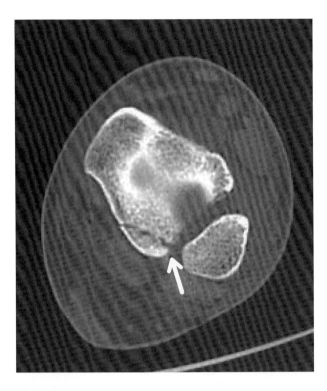

（d）

左踝关节CT平扫示左后
踝骨皮质断裂，可见骨折线

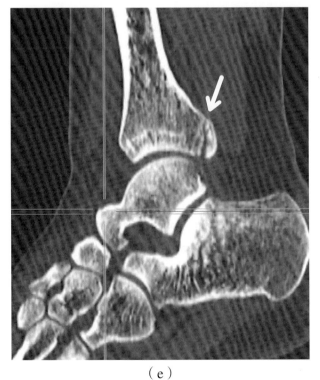

（e）

左踝关节CT冠状位重建示左后踝骨皮质
断裂，可见骨折线

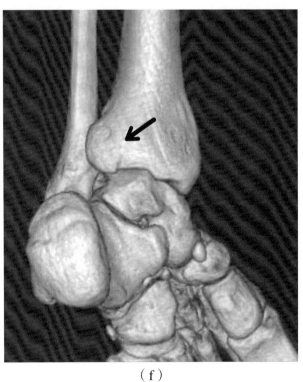

（f）

左踝关节CT三维重建示左后踝可见骨折线

图 7–35

第四节　足部骨折与脱位

女，72岁，跟骨骨折（见图7-36）

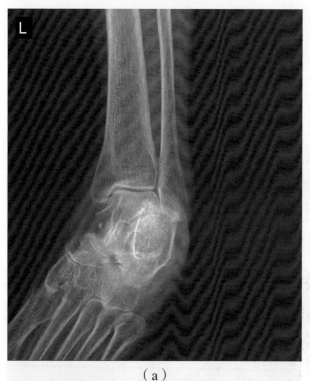

（a）

左踝关节正位示左踝关节未见明显骨折

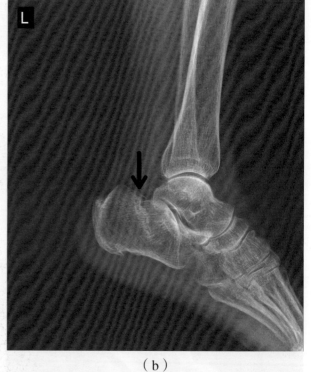

（b）

左踝关节侧位示左侧跟骨可见斜行骨折线，骨折线旁局部密度增高

图7-36

女，26 岁，跟骨骨折（见图 7-37）

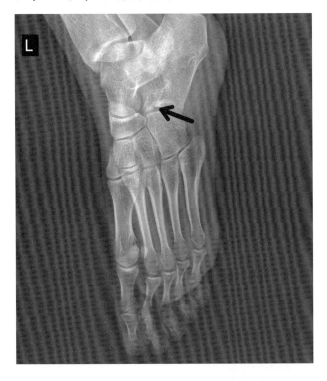

（a）
左足斜位示左跟骨前缘
骨皮质断裂，可见骨折线

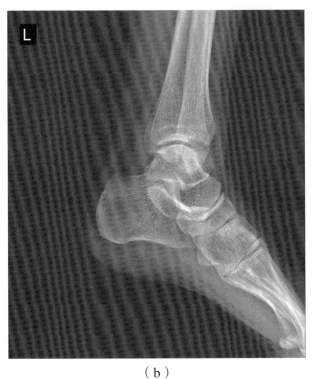

（b）
左踝关节侧位未见明显骨折

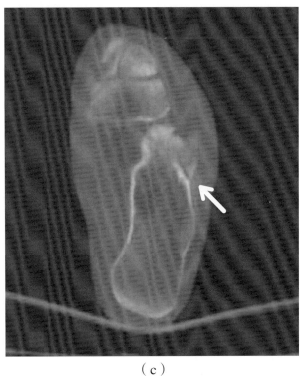

（c）
左踝关节CT平扫示左跟骨前缘骨皮质断
裂，可见骨折线

图 7-37

女，26岁，跟骨骨折（见图 7-38）

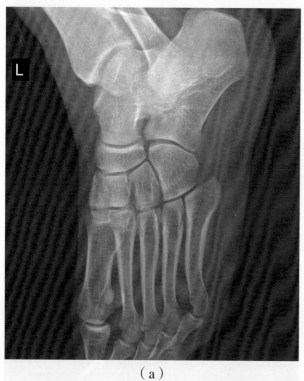

（a）

左足斜位示左跟骨前缘骨皮质断裂，可见骨折线

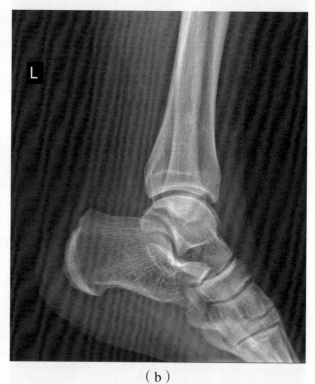

（b）

左踝关节侧位未见明显骨折

图 7-38

男，48 岁，跟骨骨折（见图 7-39）

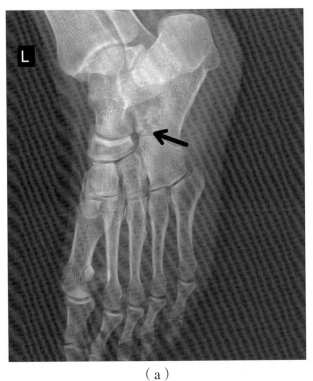

（a）

左足斜位示左跟骨前缘骨皮质断裂，可见骨折线

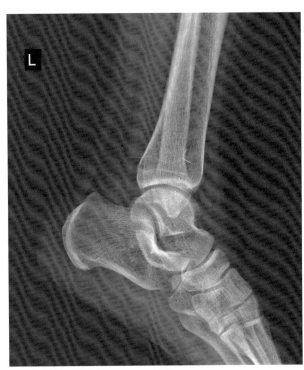

（b）

左踝关节侧位未见明显骨折

图 7-39

男，38 岁，跟骨骨折（见图 7-40）

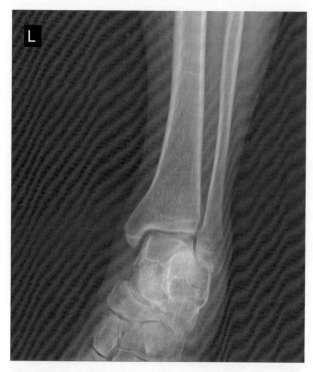

（a）
左胫腓骨正位，
未见明显骨折

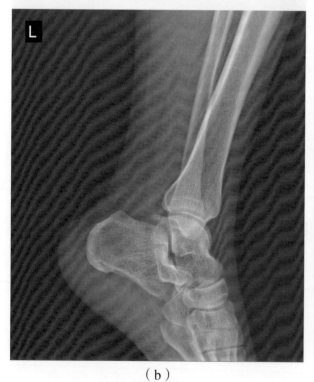

（b）
左胫腓骨侧位未见明显骨折

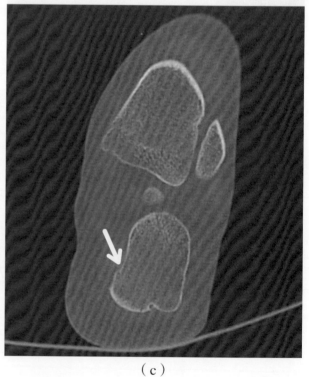

（c）
左踝关节CT平扫示左跟骨内侧缘骨皮质
扭曲

图 7-40

男，30岁，跟骨骨折（见图7-41）

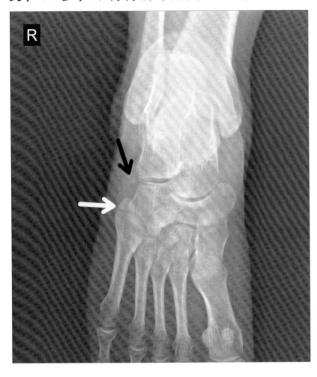

（a）

右足正位示右跟骨
外侧缘可见小骨片撕脱，
右足第5跖骨基底部骨折

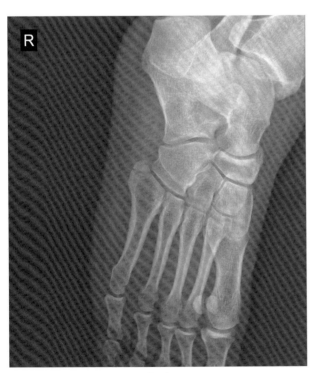

（b）

右足斜位示右足第5跖骨基底部骨折

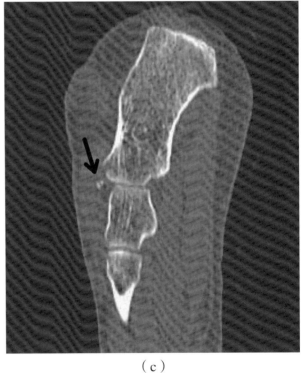

（c）

右足CT矢状位重建示右跟骨前缘可见小
骨片撕脱

图 7-41

男，45岁，跟骨骨折（见图7-42）

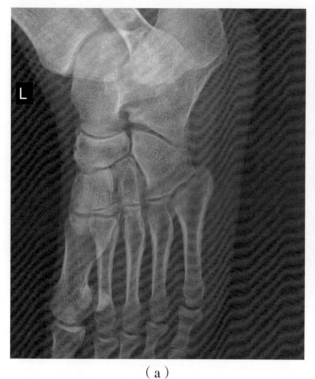

（a）

左足斜位示左足未见明显骨折

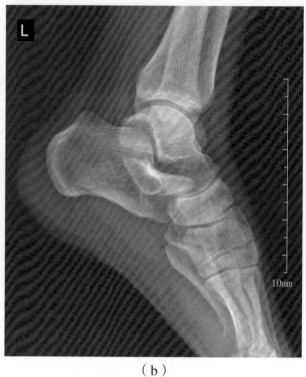

（b）

左足侧位示左足未见明显骨折

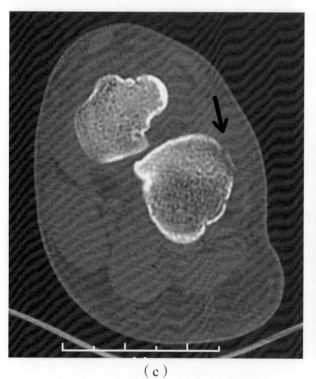

（c）

左足CT平扫示左跟骨可见骨皮质断裂

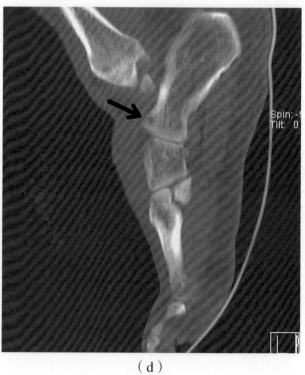

（d）

左足CT矢状位重建示左跟骨前缘可见骨皮质断裂

图 7-42

男，68岁，跟骨骨折（见图7-43）

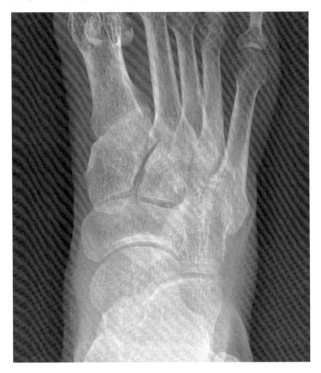

（a）
右足正位示未见明
显骨折

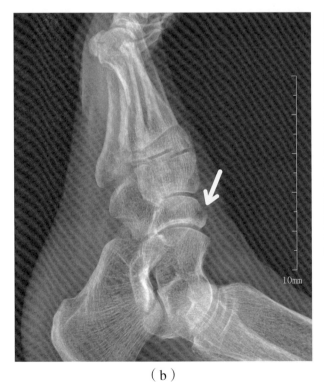

（b）
右足侧位示右足舟骨前缘骨皮质断端，可
见透亮线影

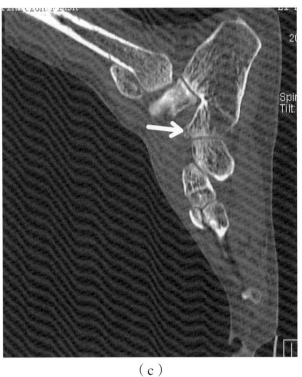

（c）
右足CT矢状位重建示右跟骨前缘骨皮质
断裂

图7-43

男，65 岁，跟骨骨折（见图 7-44）

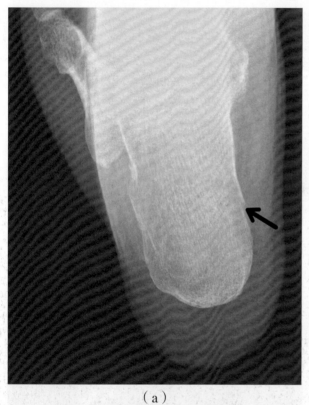

（a）
右跟骨轴位示右跟骨骨皮质断裂

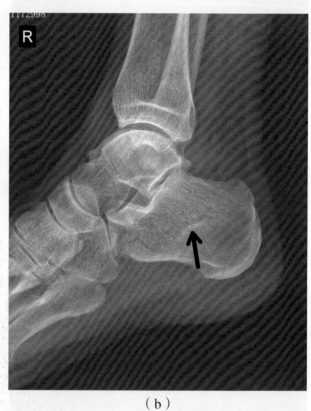

（b）
右跟骨侧位示右跟骨骨皮质断裂，可见骨折线

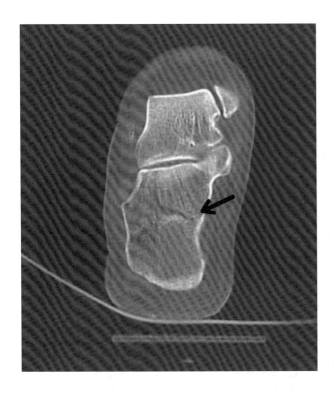

（c）

右跟骨CT平扫示右跟骨
内可见透亮骨折线

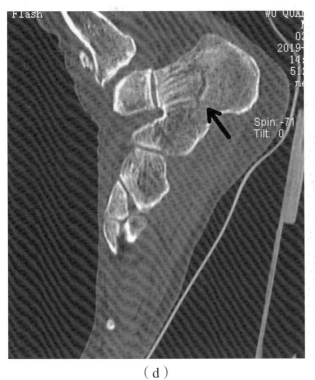

（d）

右跟骨CT矢状位重建示右跟骨骨皮质断
裂，跟骨内可见透亮骨折线

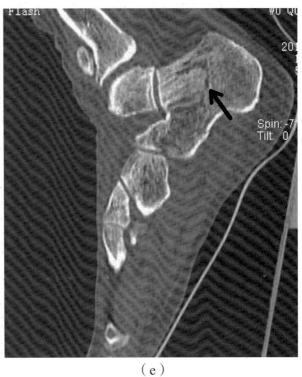

（e）

右跟骨CT矢状位重建示右跟骨骨皮质断
裂，跟骨内可见透亮骨折线

图7-44

男，61 岁，跟骨骨折（见图 7-45）

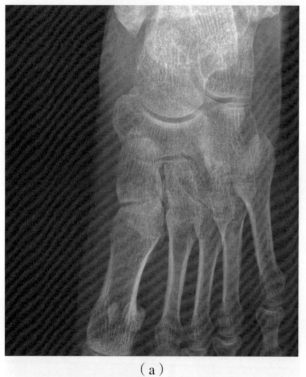

（a）

左足正位未见明显骨折

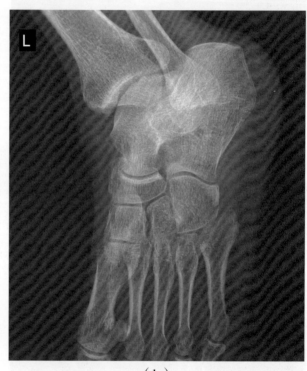

（b）

左足侧位未见明显骨折

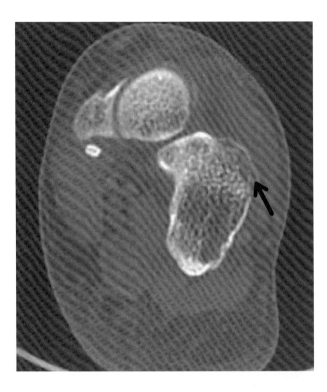

（c）
左足CT平扫示左跟
骨前缘骨皮质断裂

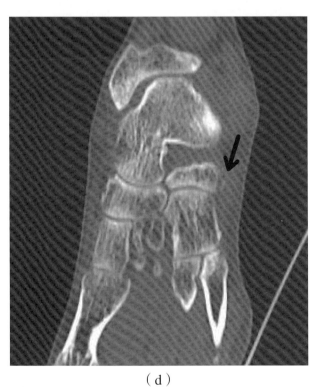

（d）
左足CT冠状位重建示左跟骨前缘骨皮质
断裂

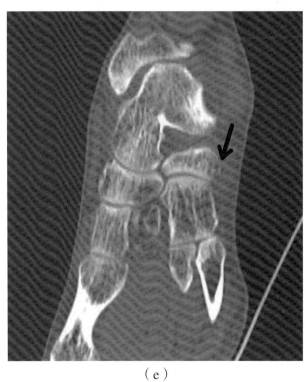

（e）
左足CT冠状位重建示左跟骨前缘骨皮质
断裂

图 7-45

男，38 岁，跟骨骨折（见图 7-46）

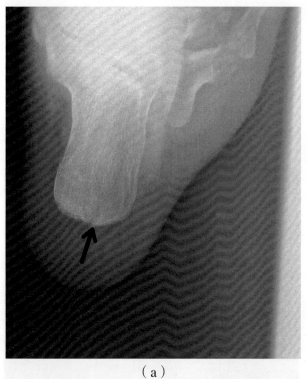

（a）
左跟骨轴位示左跟骨后缘可见透亮骨折线

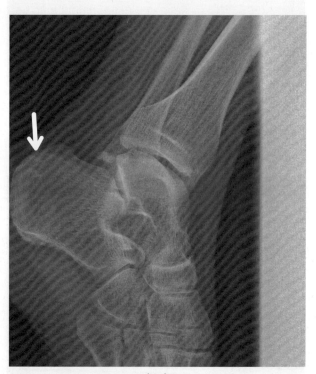

（b）
左跟骨侧位示左跟骨后缘见可疑骨折线

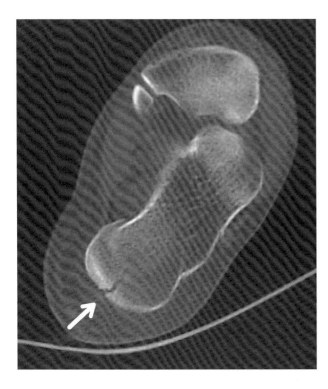

（c）

左跟骨CT平扫示左跟骨
后缘可见透亮骨折线

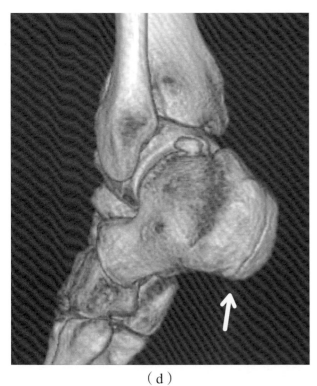

（d）

左跟骨CT三维重建示左跟骨后缘可见骨
折线

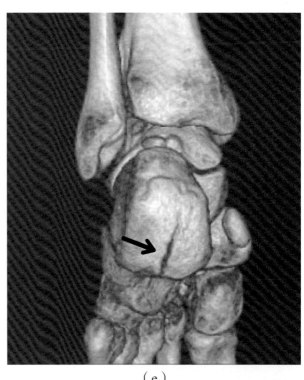

（e）

左跟骨CT三维重建示左跟骨后缘可见骨
折线

图 7-46

男，36 岁，距骨骨折（见图 7-47）

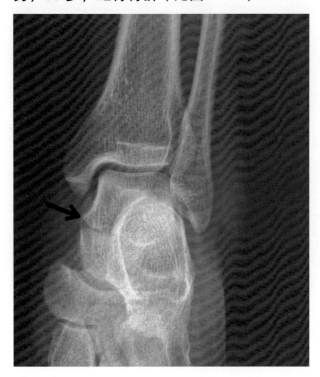

（a）
左踝关节正位示左距
骨可见线样透亮影

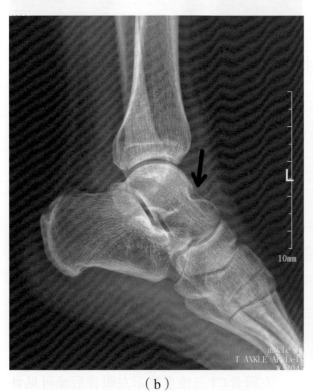

（b）

左踝关节侧位示左距骨可见线样透亮影

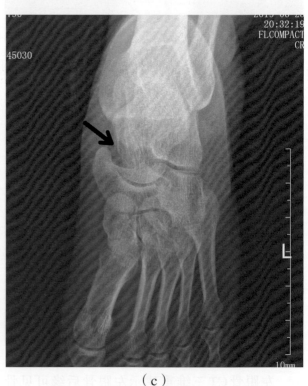

（c）

左足正位示左距骨内侧缘可见透亮影

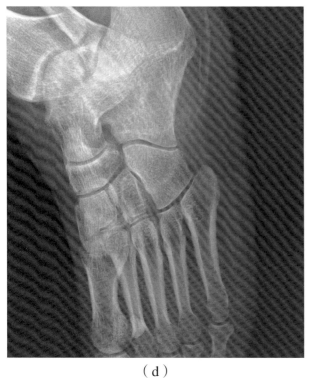

（d）

左足斜位示左足未见明显骨折

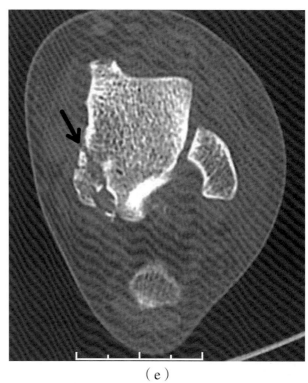

（e）

左足CT平扫示左距骨内侧缘骨皮质断裂，可见骨折线

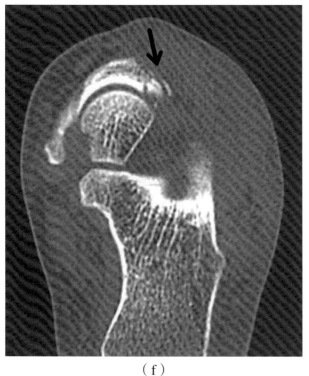

（f）

左足CT平扫示左足舟骨皮质断裂，可见骨折线

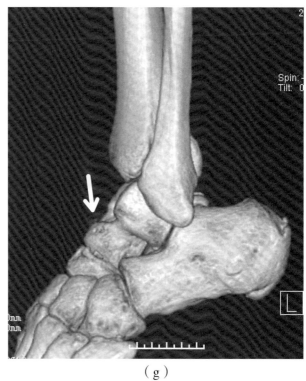

（g）

左足CT三维重建示左足舟骨及距骨皮质断裂

图 7-47

跟骨骨折（见图 7-48）

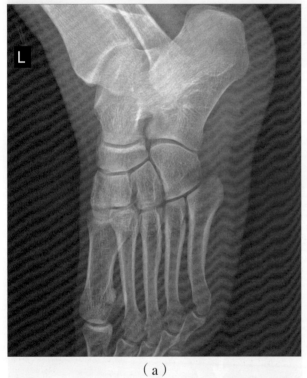

（a）

左足斜位未见明确骨折

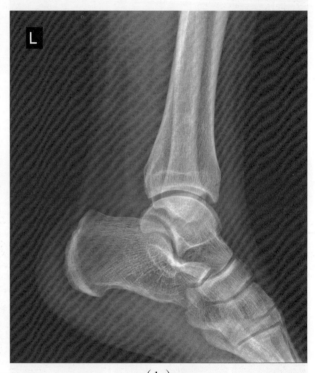

（b）

左踝侧位未见明确骨折

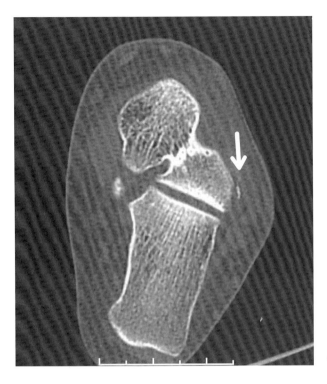

（c）

左踝CT平扫示左距骨外
侧缘可见小骨片撕脱

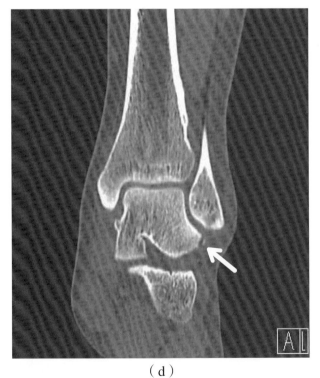

（d）

左踝CT冠状位重建示左距骨外侧缘可见
小骨片撕脱

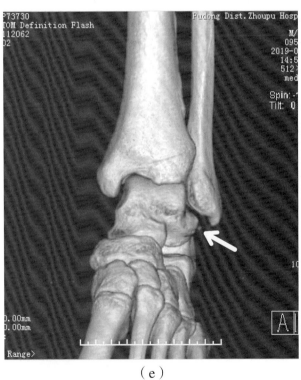

（e）

左踝CT三维重建示左距骨外侧缘可见小
骨片撕脱

图 7-48

女，67 岁，距骨骨折（见图 7-49）

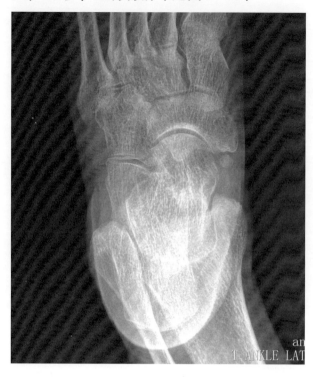

（a）
右足正位未见明显骨折

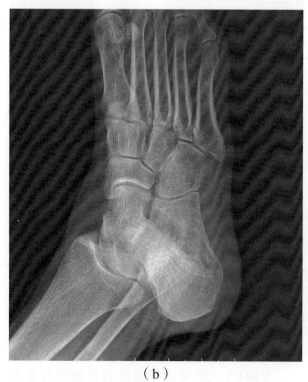

（b）
右足斜位未见明显骨折

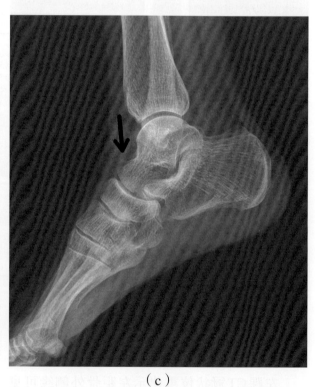

（c）
右踝侧位示右距骨前缘骨皮质连续性欠佳

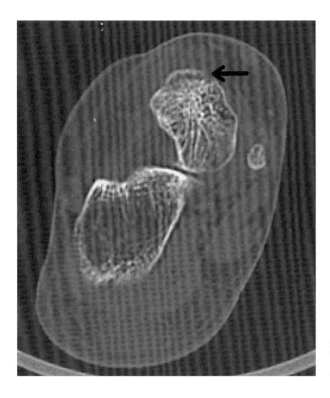

（d）
右踝关节CT平
扫示右距骨前缘骨皮
质断裂

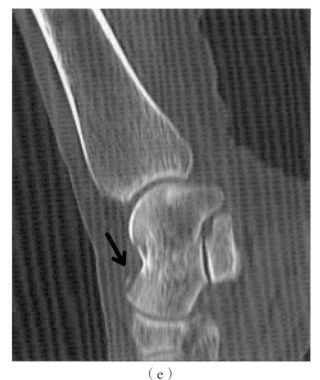

（e）
右踝关节CT矢状位重建示右距骨前缘骨
皮质断裂

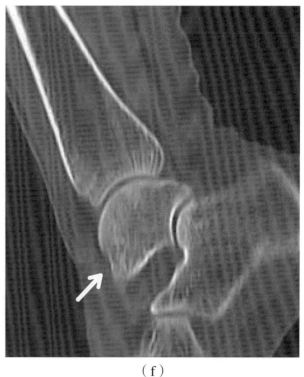

（f）
右踝关节CT矢状位重建示右距骨前缘骨
皮质断裂

图 7-49

男，47岁，距骨骨折（见图7-50）

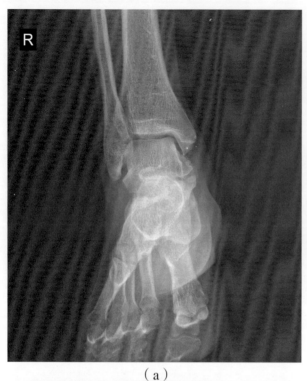

（a）

右踝关节正位未见明显骨折

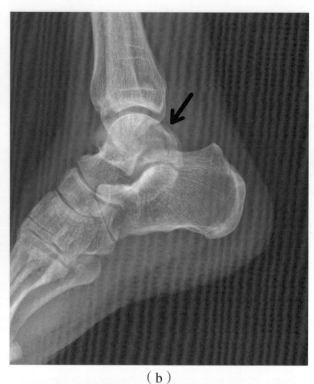

（b）

右踝关节侧位示右距骨后缘可见骨折线

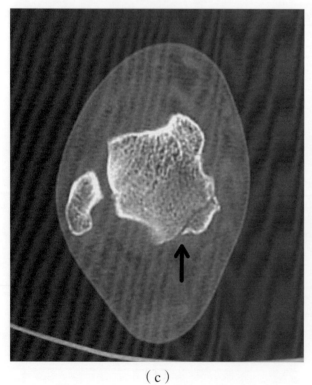

（c）

右踝关节CT平扫示右距骨后缘骨皮质断裂，可见骨折线

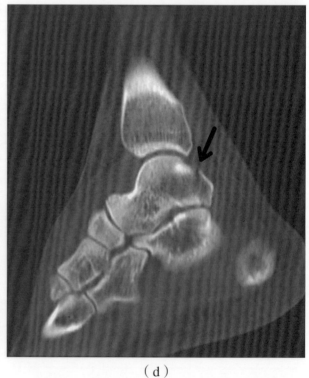

（d）

右踝关节CT矢状位重建示右距骨后缘骨皮质断裂，可见骨折线

图 7-50

男，31 岁，距骨骨折（见图 7-51）

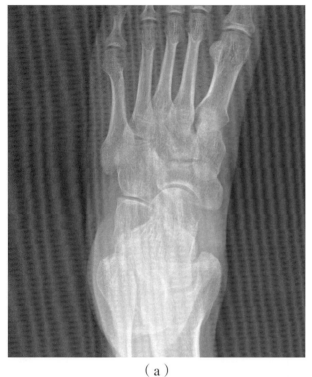

（a）

左足正位未见明显骨折

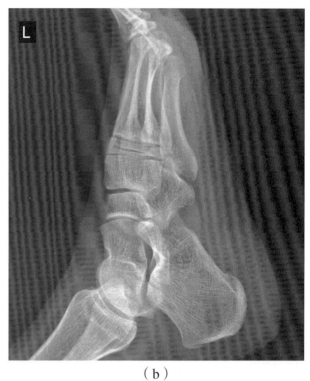

（b）

左足侧位未见明显骨折

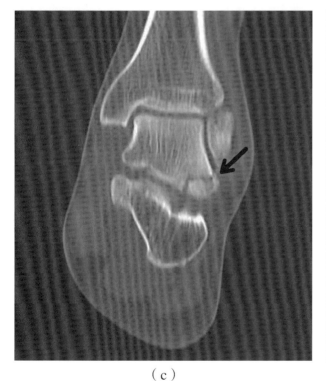

（c）

左踝关节CT冠状位重建示左距骨前外缘骨皮质断裂，可见小骨片分离

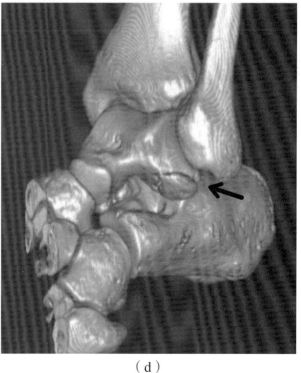

（d）

左踝关节CT三维重建示左距骨前外缘可见骨折线

图 7-51

男，17 岁，距骨骨折（见图 7-52）

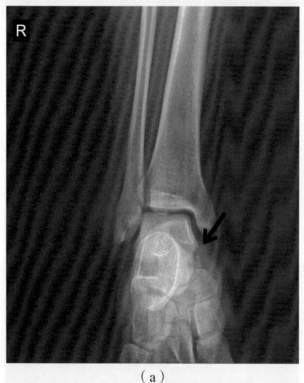

（a）

右踝关节正位示右距骨内侧缘可见小片骨性密度灶

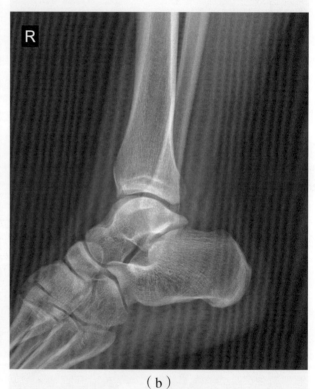

（b）

右踝关节侧位未见明显骨折

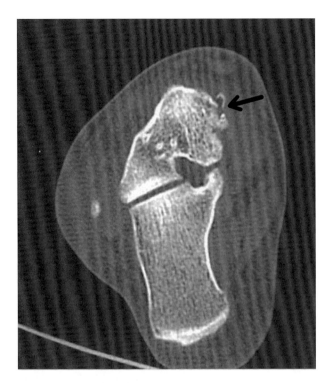

（c）
右踝关节CT平扫示右距
骨内侧缘可见小骨片撕脱

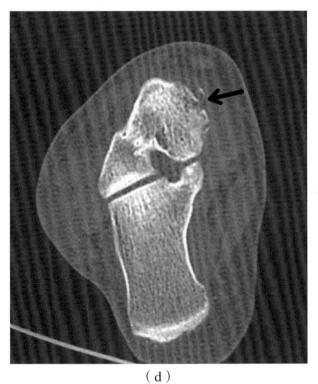

（d）
右踝关节CT平扫示右距骨内侧缘可见小
骨片撕脱

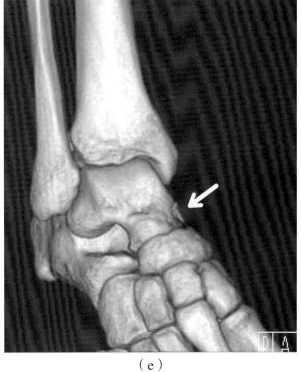

（e）
右踝关节CT三维重建示右距骨内侧缘可
见小骨片撕脱

图 7-52

距骨骨折（见图7-53）

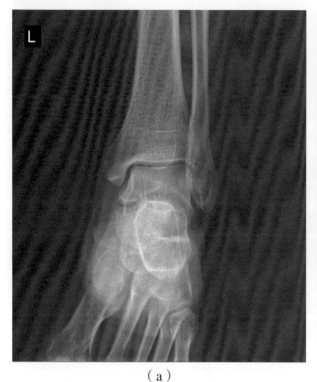

（a）

左踝关节正位见明显骨折

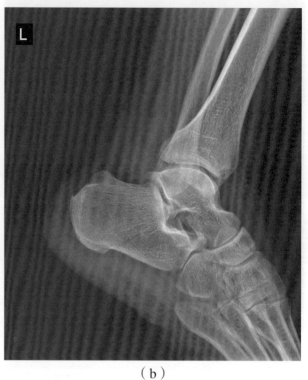

（b）

左踝关节侧位未见明显骨折

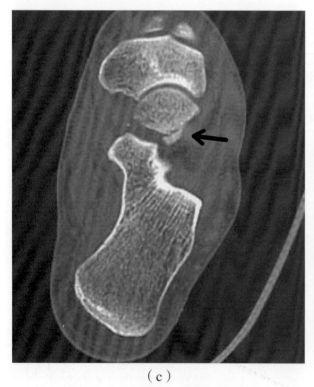

（c）

左踝关节CT平扫示左距骨后缘骨皮质断裂，可见骨折线

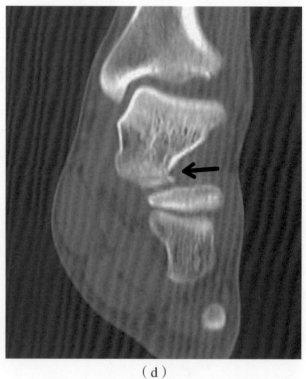

（d）

左踝关节CT冠状位重建示左距骨后缘骨皮质断裂，可见骨折线

图7-53

男，43 岁，骰骨骨折（见图 7-54）

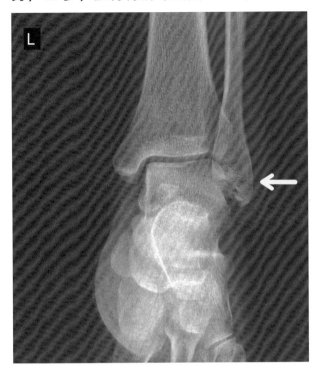

（a）
左踝关节正位示左外
踝可见骨折线

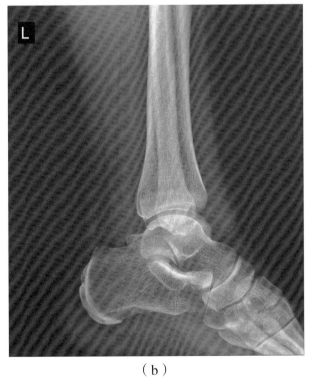

（b）
左踝关节侧位未见明显骨折线

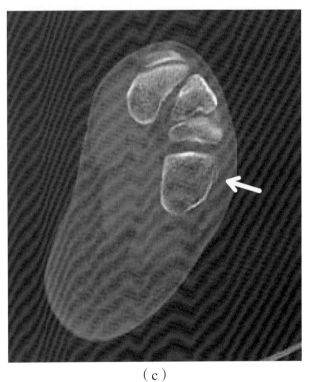

（c）
左踝关节CT平扫示左骰骨骨皮质断裂

图 7-54

女，43岁，骰骨骨折（见图7-55）

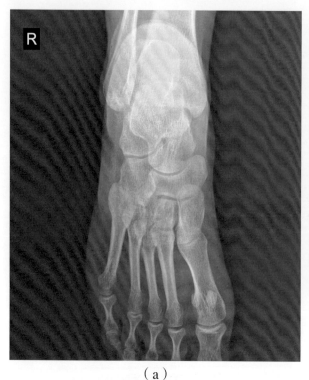

（a）

右足正位未见明显骨折

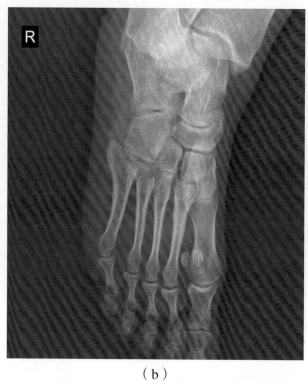

（b）

右足斜位未见明显骨折

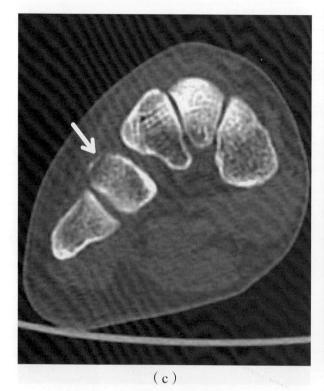

（c）

右足CT平扫示右足骰骨前缘骨皮质断裂

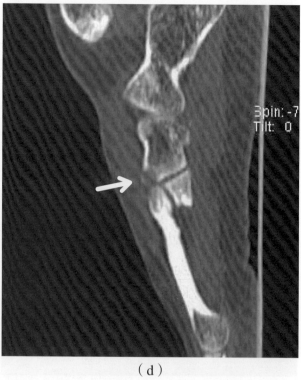

（d）

右足CT矢状位重建示右足骰骨前缘骨皮质断裂

图7-55

女，52 岁，骰骨骨折（见图 7-56）

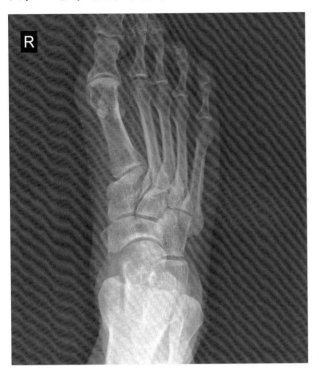

（a）

右足正位未见明显骨折

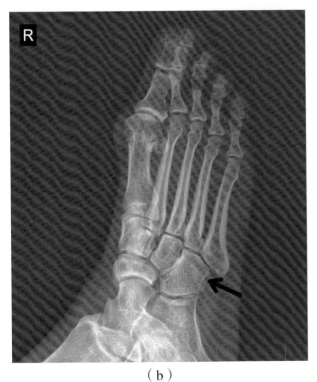

（b）

右足斜位示右足骰骨外侧缘骨皮质扭曲

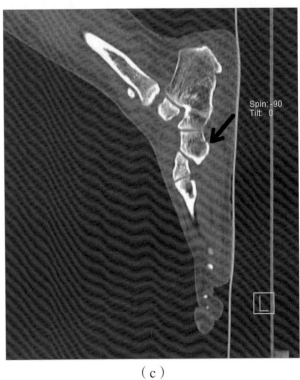

（c）

右足 CT 矢状位重建示右足骰骨骨皮质断裂

图 7-56

男，34 岁，骰骨骨折（见图 7-57）

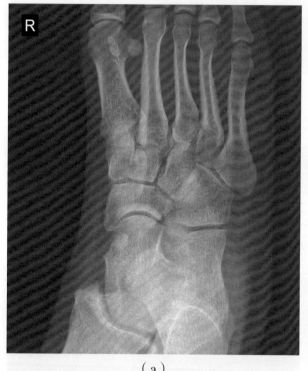

（a）

右足正位未见明显骨折

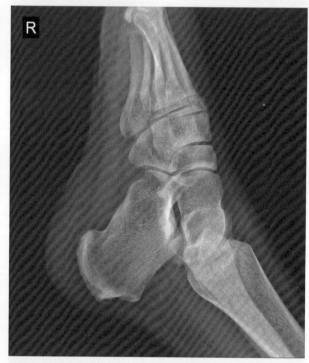

（b）

右足侧位未见明显骨折

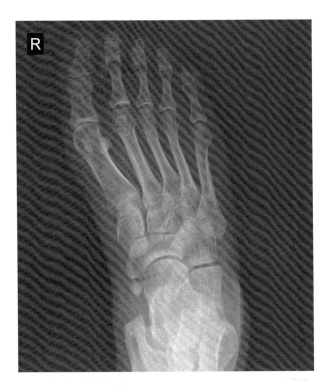

（c）

右足斜位未见明显骨折

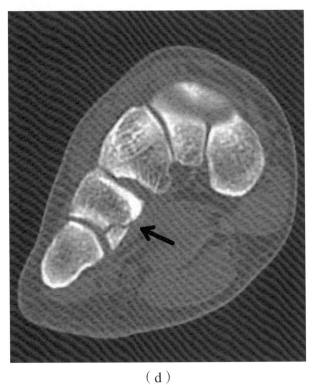

（d）

右足CT平扫示右足骰骨骨皮质断裂，可见骨折线

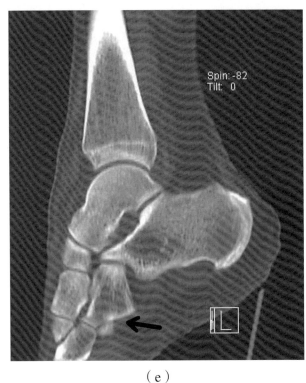

（e）

右足CT矢状位重建示右足骰骨骨皮质断裂，可见骨折线

图7-57

男，37岁，骰骨骨折（见图7-58）

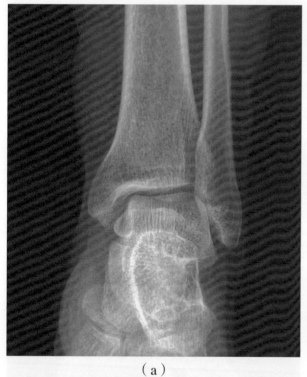 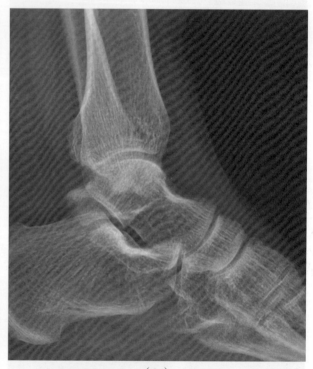

<table>
<tr><td>（a）</td><td>（b）</td></tr>
<tr><td>左踝正位未见明显骨折</td><td>左踝侧位未见明显骨折</td></tr>
</table>

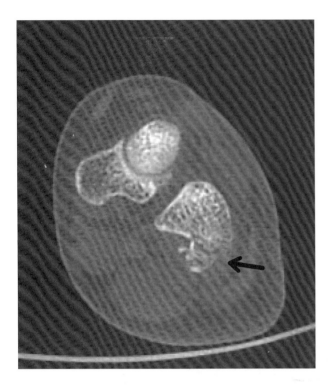

（c）
左足CT平扫示左足骰
骨骨皮质断裂

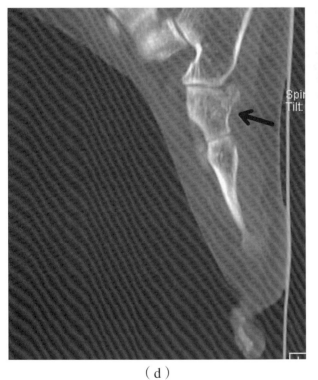

（d）
左足CT矢状位重建示左足骰骨骨皮质断裂

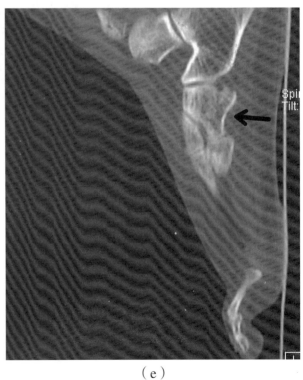

（e）
左足CT矢状位重建示左足骰骨骨皮质断裂

图 7-58

女，62 岁，骰骨骨折（见图 7-59）

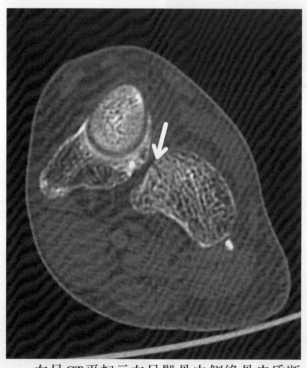

左足CT平扫示左足骰骨内侧缘骨皮质断裂，可见横形骨折线

图 7-59

男，40岁，楔骨骨折（见图7-60）

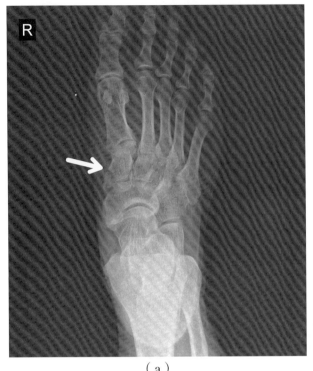

（a）

右足正位示内侧楔骨骨皮质断裂，可见骨折线

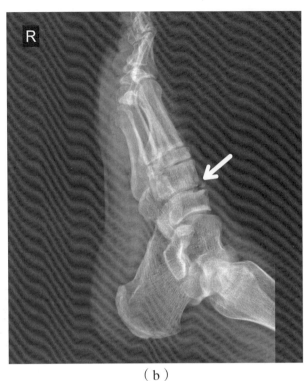

（b）

右足侧位示中间楔骨可见小骨片分离

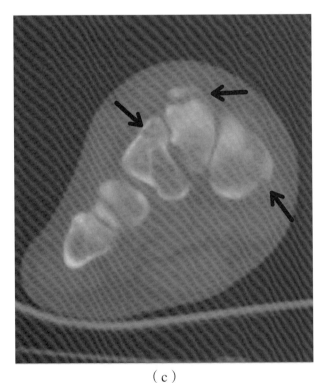

（c）

右足CT平扫示右足内、中、外侧楔骨骨皮质断裂，可见骨折线，中间楔骨可见小骨片分离

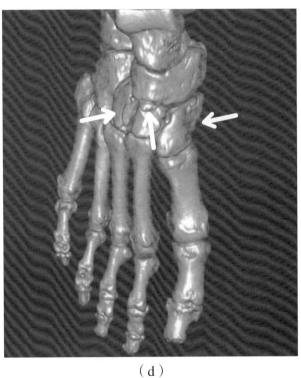

（d）

右足CT三维重建示右足内、中、外侧楔骨可见骨折线

图 7-60

男，27岁，楔骨骨折（见图7-61）

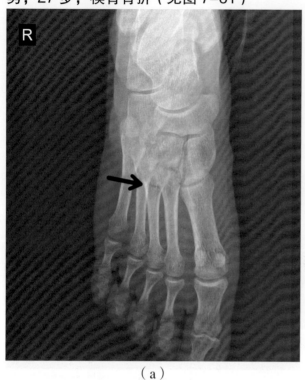

（a）

右足正位示右足第3跖骨基底部可见骨折线

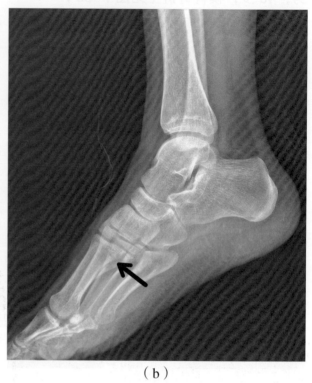

（b）

右足侧位示右足第3跖骨基底部可见骨折线

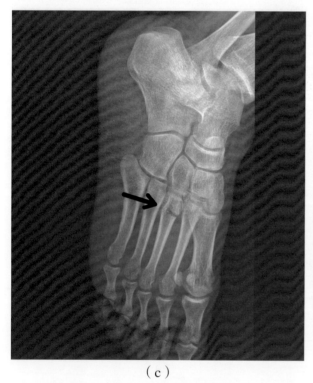

（c）

右足斜位示右足第3跖骨基底部可见骨折线

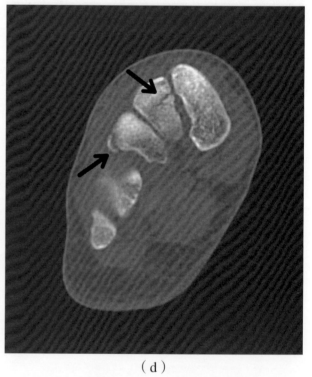

（d）

右足CT平扫示右足中间及外侧楔骨骨皮质断裂，可见骨折线

图 7-61

女，42 岁，楔骨骨折（见图 7-62）

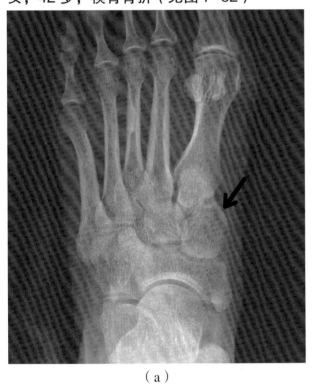

（a）
左足正位示左足内侧楔骨透亮骨折线

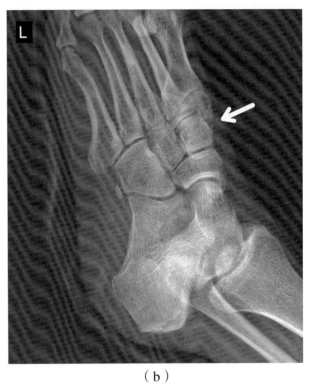

（b）
左足斜位示左足内侧楔骨透亮骨折线

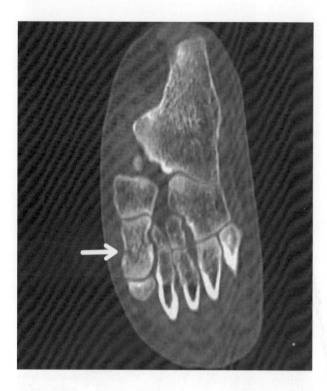

（c）

左足CT冠状位重建示左足内侧楔骨透亮骨折线

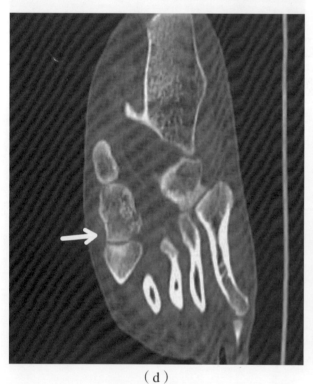

（d）

左足CT冠状位重建示左足内侧楔骨透亮骨折线

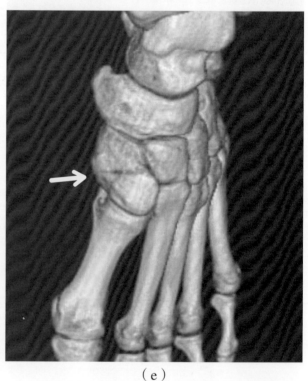

（e）

左足CT三维重建示左足内侧楔骨骨折线

图7-62

楔骨骨折（见图 7-63）

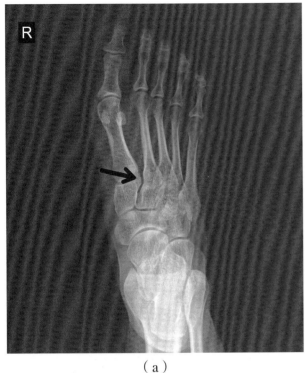

（a）

右足正位示右足内侧楔骨外侧可见小片骨性密度影

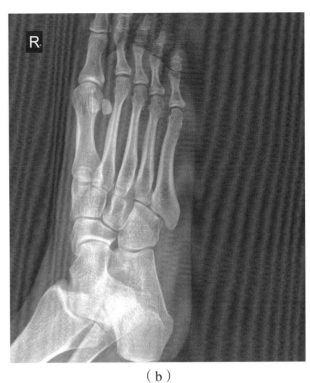

（b）

右足斜位未见明显骨折

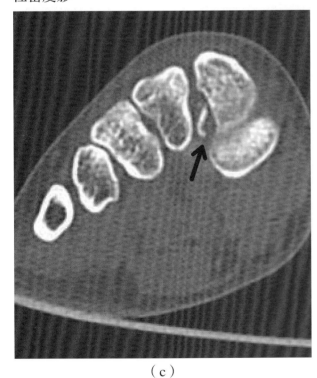

（c）

右足CT平扫示右足内侧楔骨内侧缘可见小骨片撕脱

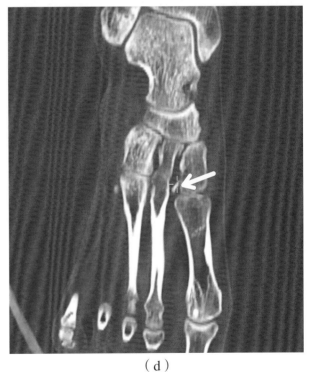

（d）

右足CT冠状位重建示右足内侧楔骨内侧缘可见小骨片撕脱

图 7-63

男，33 岁，楔骨骨折（见图 7-64）

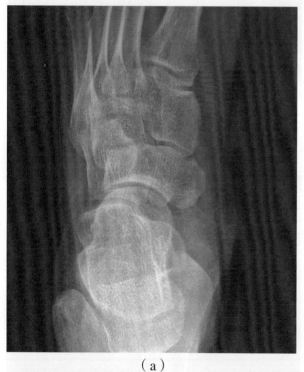

（a）

左足正位未见明显骨折

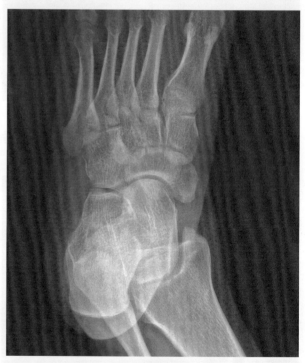

（b）

左足斜位未见明显骨折

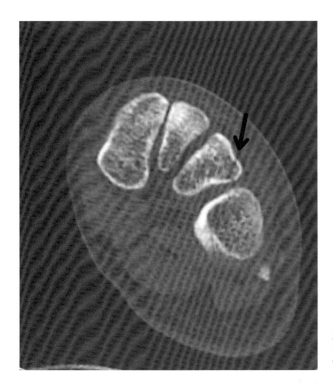

（c）

左足CT平扫示左足外
侧楔骨骨皮质断裂，可见
骨折线

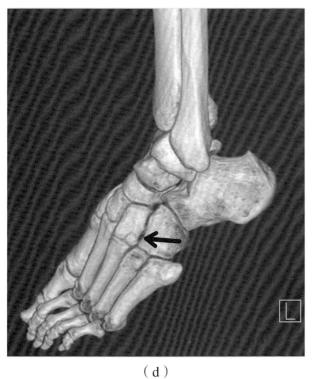

（d）

左足CT三维重建示左足外侧楔骨可见骨
折线

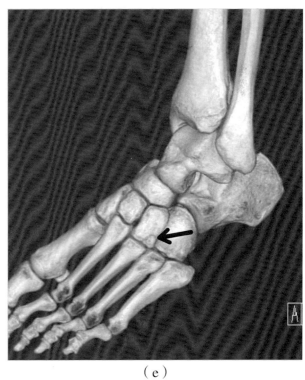

（e）

左足CT三维重建示左足外侧楔骨可见骨
折线

图7-64

男，47岁，跖骨骨折（见图7-65）

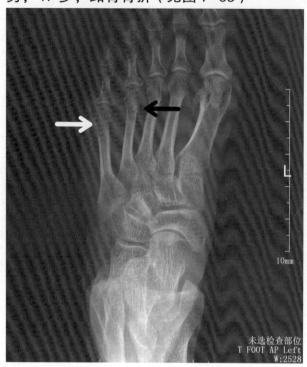

（a）

左足正位示左足第4、5跖骨远端骨皮质断裂，可见骨折线

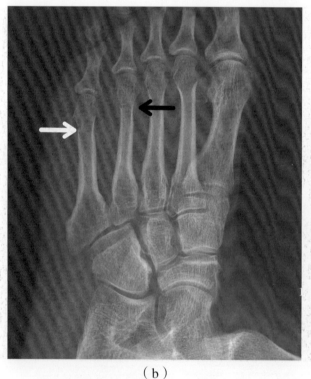

（b）

左足斜位示左足第4、5跖骨远端骨皮质断裂，可见骨折线

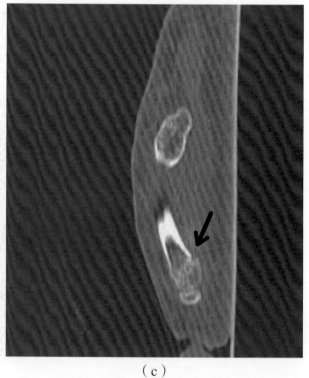

（c）

左足CT冠状位重建示左足第4跖骨远端骨皮质断裂，可见骨折线

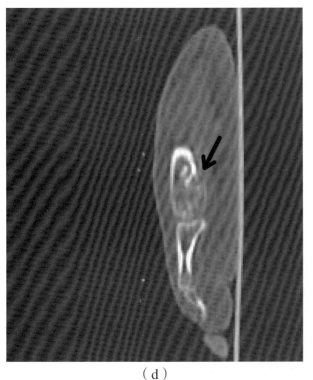

（d）

左足CT冠状位重建示左足第5跖骨远端骨皮质断裂，可见骨折线

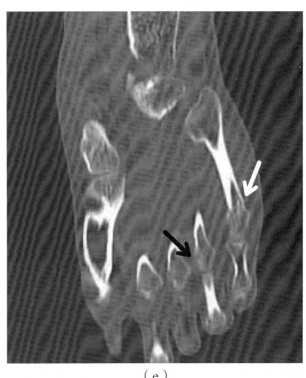

（e）

左足CT冠状位重建示左足第4、5跖骨远端骨皮质断裂，可见骨折线

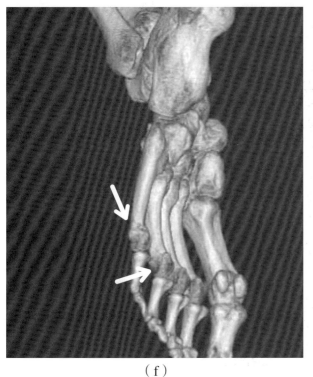

（f）

左足CT三维重建示左足第4、5跖骨远端骨皮质断裂

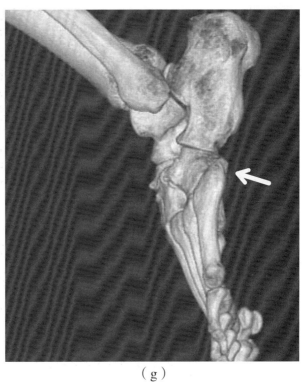

（g）

左足CT三维重建示左足第4、5跖骨远端骨皮质断裂

图 7-65

女，61 岁，跖骨骨折（见图 7-66）

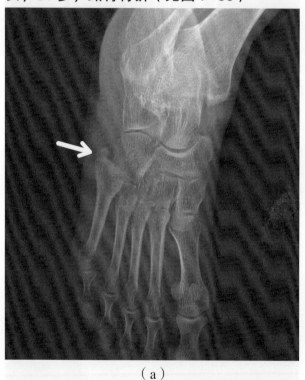

（a）

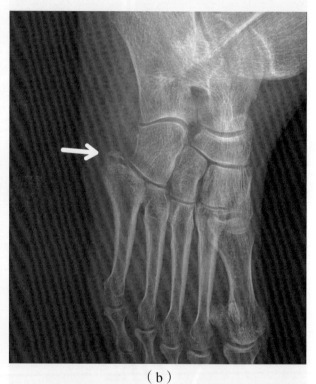

（b）

右足正位示右足第5跖骨基底部骨皮质断裂，可见透亮骨折线；右足内侧楔骨可见骨折线

右足斜位示右足第5跖骨基底部骨皮质断裂，可见透亮骨折线

图 7-66

男，54岁，跖骨骨折（见图7-67）

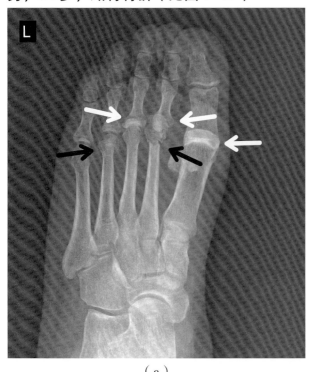

（a）

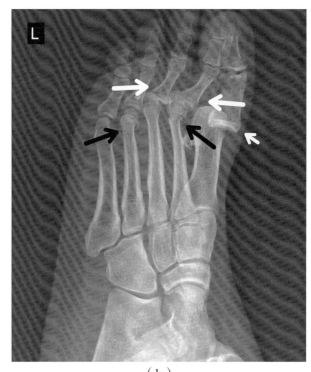

（b）

左足正位示左足第2、4跖骨远端骨皮质断裂，可见骨折线（黑箭头），左侧第1~3跖趾关节脱位（白箭头）

左足斜位示左足第2、4跖骨远端骨皮质断裂，可见骨折线（黑箭头），左侧第1~3跖趾关节脱位（白箭头）

图 7-67

男，67岁，跖骨骨折（见图7-68）

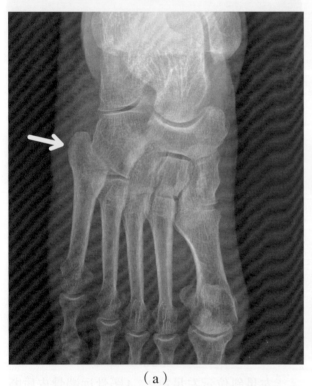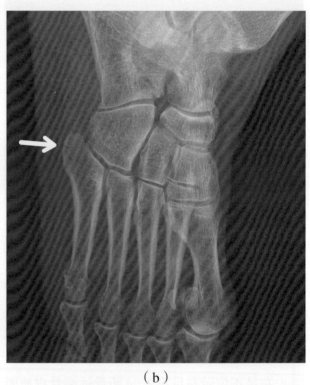

（a） （b）

右足正位示右足第5跖骨基底部隐约可见 右足斜位示右足第5跖骨基底部骨皮质断
线样透亮影 裂，可见骨折线

图 7-68

男，36 岁，跖骨骨折（见图 7-69）

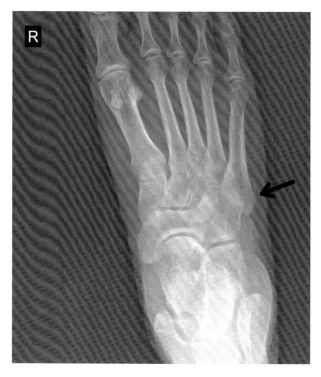

（a）
右足正位示右足第5跖骨基底部隐约可见骨折线

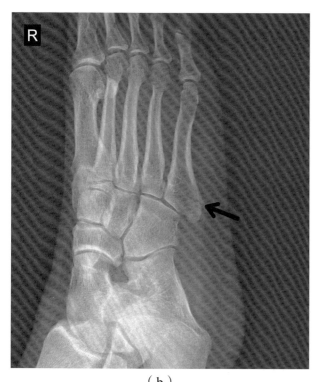

（b）
右足斜位示右足第5跖骨基底部骨皮质断裂，可见骨折线

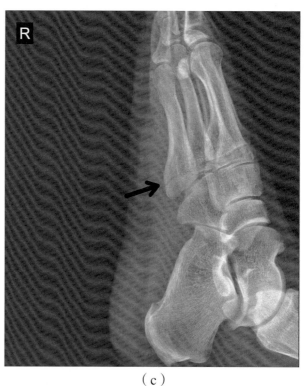

（c）
右足侧位示右足第5跖骨基底部骨皮质断裂，可见骨折线

图 7-69

女，24 岁，跖骨骨折（见图 7-70）

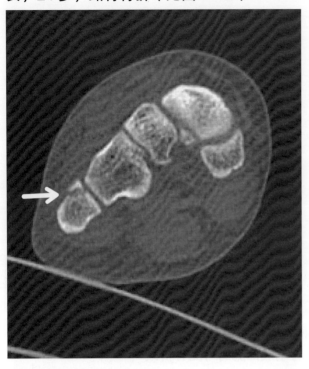

左足 CT 平扫示左足第
4 跖骨骨皮质断裂，可见
小骨片分离

图 7-70

指骨骨折（见图 7-71）

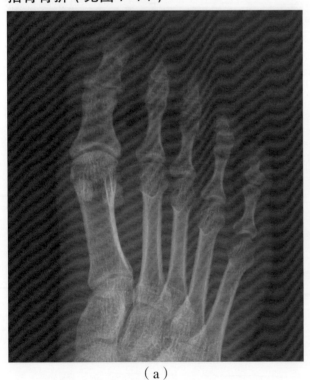

（a）

右足背正位片示踇趾未见明显骨质断裂

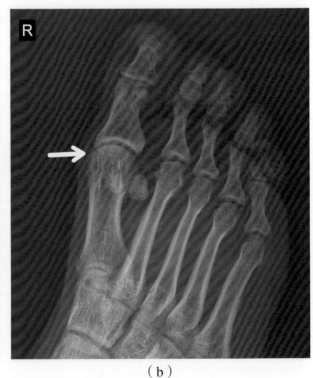

（b）

右足背斜位片示图踇趾近节远端骨质缺
损，邻近软组织见小骨片（白箭头）

图 7-71

女，56 岁，趾骨骨折（见图 7-72）

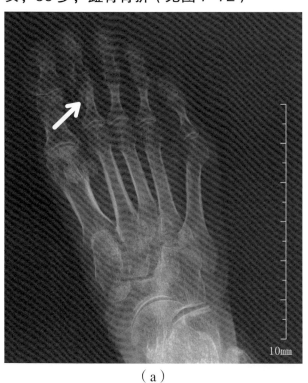

（a）

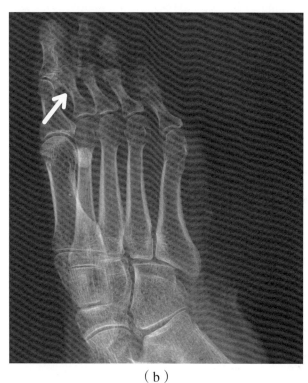

（b）

右足正位示右足第2趾骨近节骨皮质断裂，骨折线模糊不清

右足斜位示右足第2趾骨近节骨皮质断裂，骨折线模糊不清

图 7-72

男，32 岁，趾骨骨折（见图 7-73）

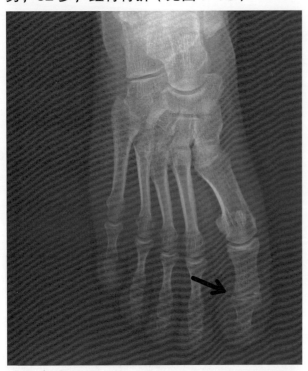

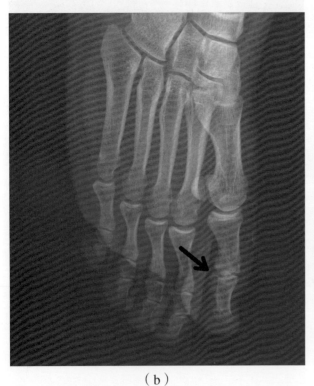

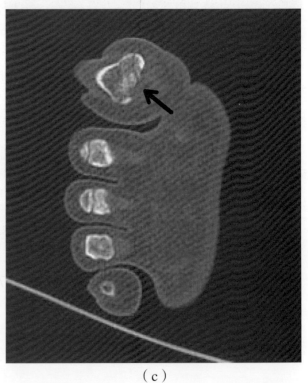

（a）
右足正位示右足第1趾骨远节骨皮质断裂，可见小骨片分离

（b）
右足斜位示右足第1趾骨远节骨皮质断裂，可见小骨片分离

（c）
右足CT平扫示右足第1趾骨远节骨皮质断裂，可见骨折线

图 7-73

男，58 岁，趾骨骨折（见图 7-74）

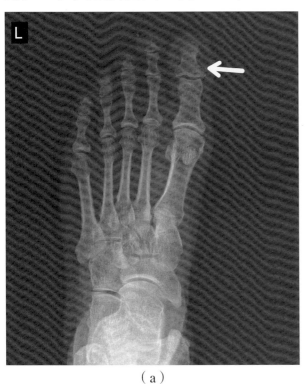

（a）

左足正位示左足第1趾骨远节基底部骨皮质断裂，可见骨折线

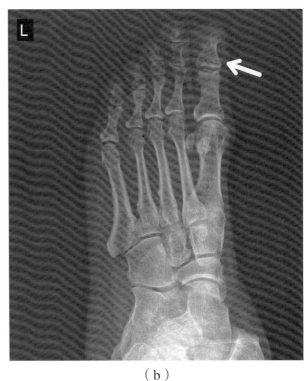

（b）

左足斜位示左足第1趾骨远节基底部骨皮质断裂，可见骨折线

图 7-74

女，22岁，趾骨骨折（见图7-75）

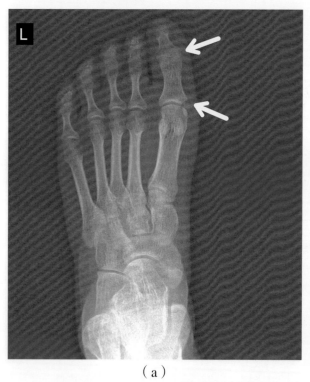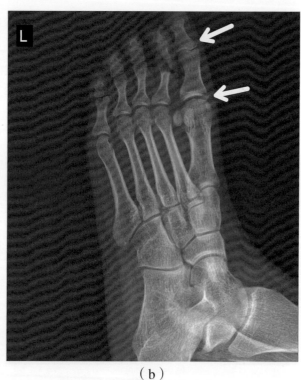

（a）

（b）

左足正位示左足第1趾骨近节、远节基底部骨皮质断裂，可见骨折线

左足斜位示左足第1趾骨近节、远节基底部骨皮质断裂，可见骨折线

图 7-75

男，69 岁，趾骨骨折（见图 7-76）

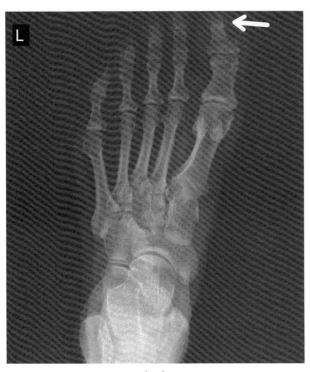

（a）

左足正位示左足第1趾骨远节骨皮质断裂，可见骨折线

（b）

左足斜位示左足第1趾骨远节骨皮质断裂，可见骨折线

图 7-76

女，37 岁，趾骨骨折（见图 7–77）

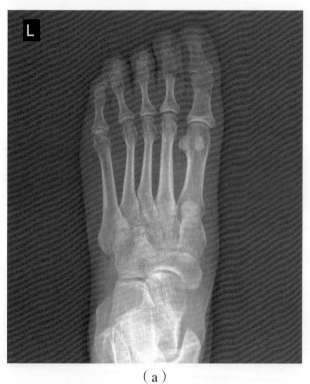

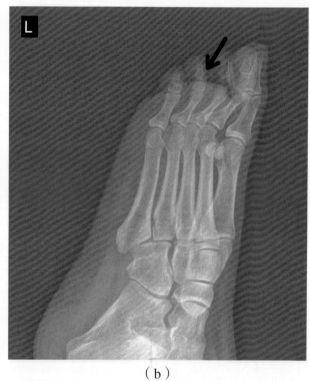

（a）

左足正位示左足未见明显骨折

（b）

左足斜位示左足第4趾骨远节可见小骨片
分离

图 7–77

男，27岁，足舟骨骨折（见图7-78）

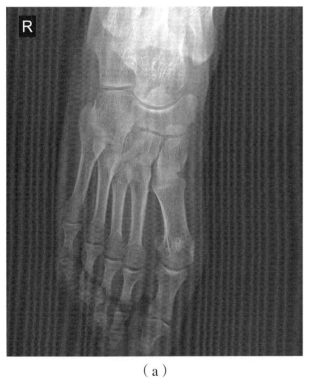

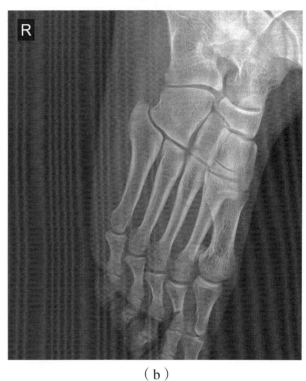

（a）
右足正位未见明显骨折

（b）
右足斜位未见明显骨折

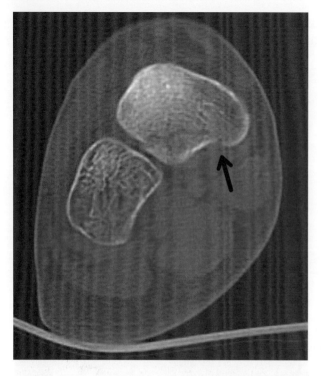

（c）

右足CT平扫示右足舟骨
骨皮质断裂，可见骨折线

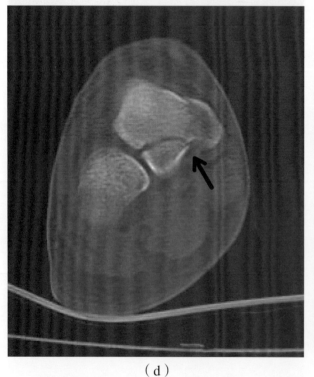

（d）

右足CT平扫示右足舟骨骨皮质断裂，可见
骨折线

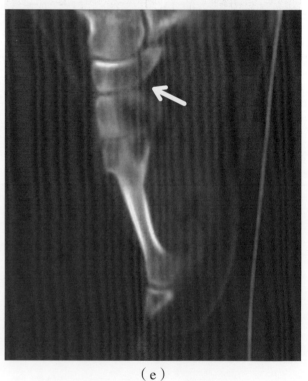

（e）

右足CT矢状位重建示右足舟骨骨皮质断
裂，可见骨折线

图 7-78

女，46 岁，足舟骨骨折（见图 7-79）

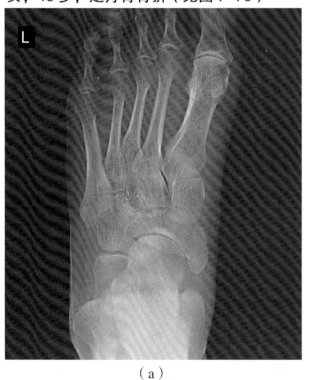

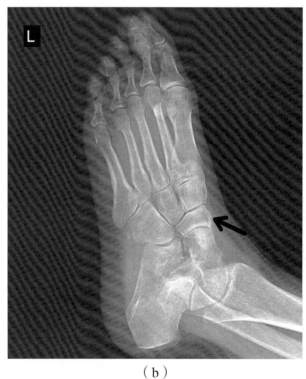

（a）

左足正位未见明显骨折

（b）

左足斜位示左跟骨前缘骨皮质断裂，左足舟骨前缘骨皮质连续性欠佳

图 7-79

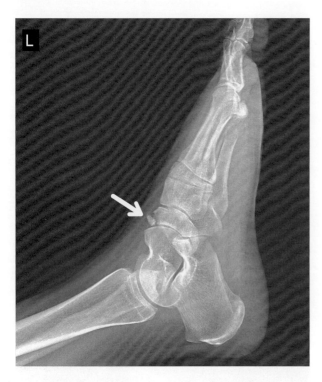

（c）
左足侧位示左足舟骨前缘骨皮质断裂，可见小骨片分离

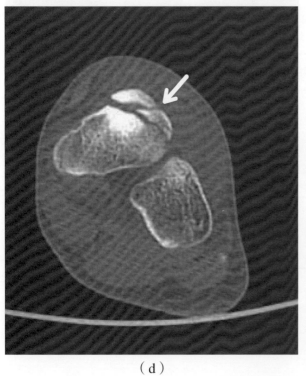

（d）
左足CT平扫示左足舟骨骨皮质断裂，可见骨折线

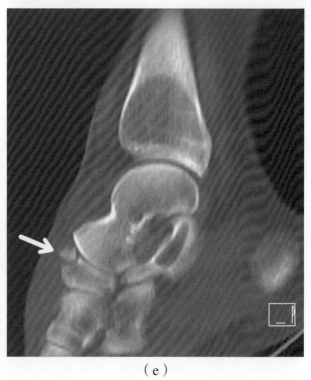

（e）
左足CT矢状位重建示左足舟骨骨皮质断裂，可见小骨片分离

图 7-79

男，29 岁，足舟骨骨折（见图 7-80）

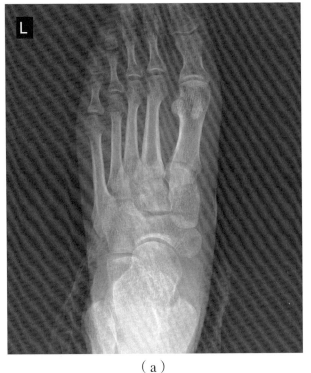

（a）

左足正位未见明显骨折

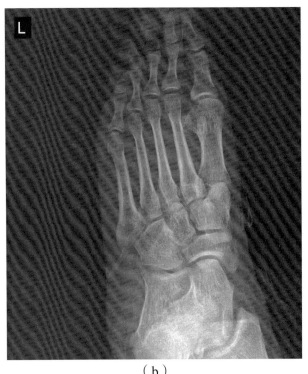

（b）

左足斜位未见明显骨折

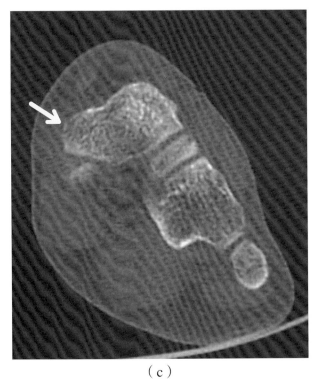

（c）

左足 CT 平扫示左足舟骨前内缘可见骨皮质断裂

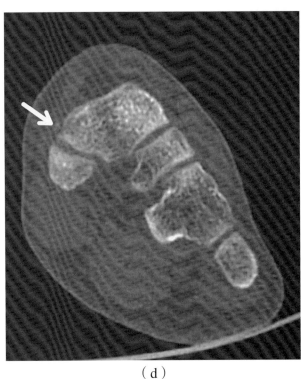

（d）

左足 CT 平扫示左足舟骨前内缘可见骨皮质断裂

图 7-80

女，31 岁，足舟骨骨折（见图 7-81）

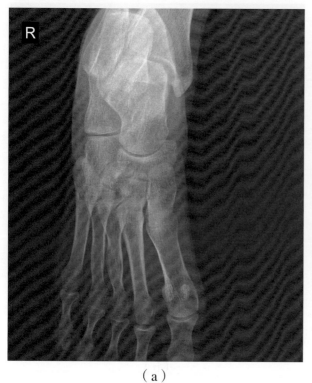

（a）

右足正位未见明显骨折

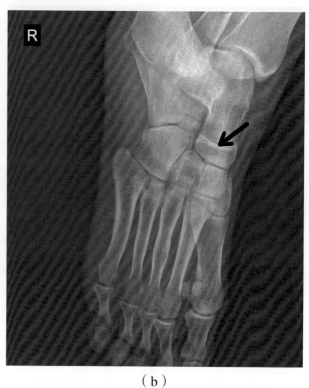

（b）

右足斜位示右足舟骨可见透亮骨折线

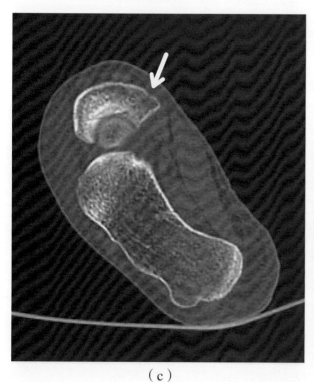

（c）

右足 CT 平扫示右足舟骨可见骨皮质断裂；

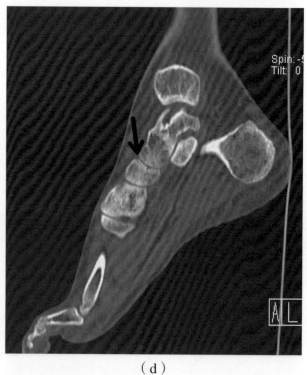

（d）

右足 CT 矢状位重建示右足舟骨可见骨皮质断裂，可见骨折线

图 7-81

男，35 岁，足舟骨骨折（见图 7-82）

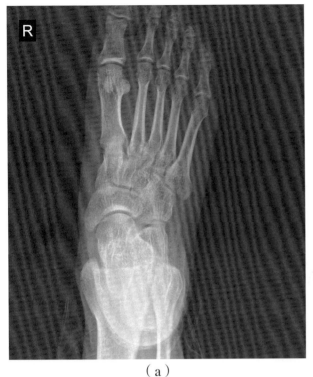

（a）

右足正位未见明显骨折

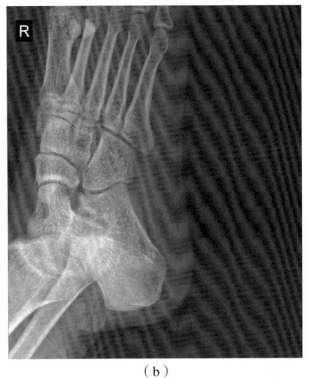

（b）

右足斜位未见明显骨折

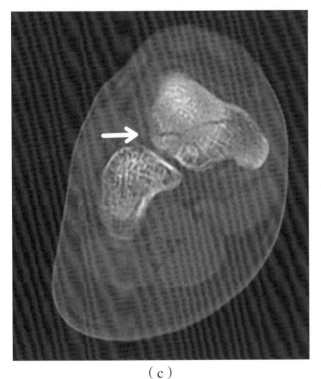

（c）

右足 CT 平扫示右足舟骨可见透亮骨折线

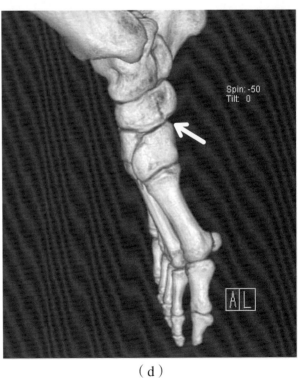

（d）

右足 CT 三维重建示右足舟骨可见骨折线

图 7-82

男，35 岁，足舟骨骨折（见图 7-83）

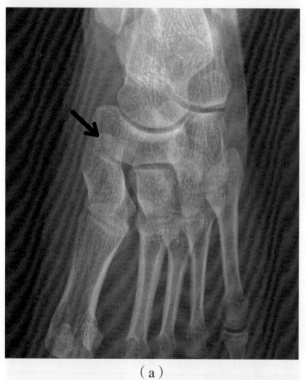

（a）

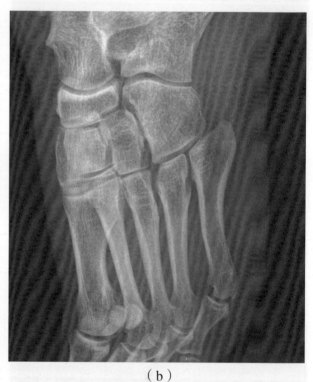

（b）

左足正位示左足舟骨内侧缘似可见线样低密度影

左足斜位未见明显骨折

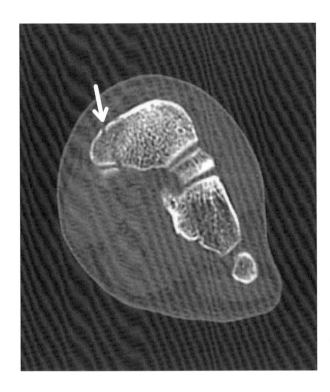

（c）

左足CT平扫示左足舟骨内侧缘骨皮质断裂，可见骨折线

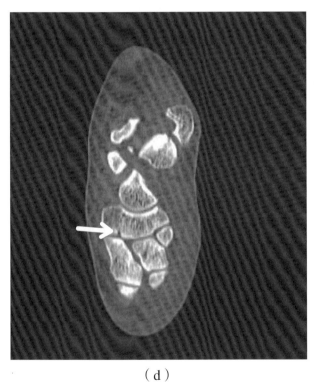

（d）

左足CT冠状位重建示左足舟骨内侧缘骨皮质断裂，可见骨折线

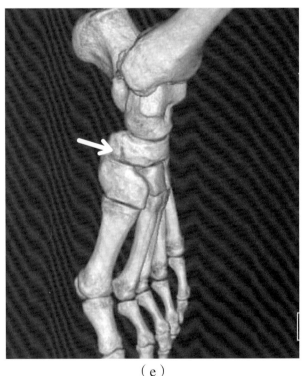

（e）

左足CT三维重建示左足舟骨内侧缘骨皮质断裂，可见骨折线

图 7–83

第五节 小 结

一、足 Lisfranc 关节隐匿轻微骨折

Lisfranc 关节是连接前足与中足的一组复杂性关节，由 5 块跖骨近端与中足跗骨参与构成，包括各个跖跗关节、近端跖骨间关节、远端跗骨间关节，对维持足部正常生理功能起到至关重要的作用。Lisfranc 关节损伤临床较为少见，发生率约为 0.02%。若该关节的损伤不能得到准确诊断及恰当处理，会造成跖跗关节的慢性疼痛及骨性关节病加速进展等一系列并发症。其首诊时，常规 X 线平片容易漏诊，需经多层螺旋 CT 补充检查和复查时给予确诊。CT、MRI 成像技术越来越广泛应用于骨关节检查中，隐匿骨折的概念被逐渐引用。隐匿骨折（或称隐形骨折）指常规 X 线平片不能发现却实际存在的微骨折，是一种假阴性现象，因骨折线细微、骨质形态保持完整，同时受骨结构的重叠掩盖，导致 X 线平片无法显示。Lisfranc 关节轻微骨折以单发为主，CT 表现为轻微裂纹骨折、微小撕脱骨折及少部分轻度凹陷骨折，最多见为轻微裂纹骨折，骨折发生最多的部位为中间柱。首诊时足部较重的外伤症状与常规 X 线平片的阴性表现不相符时，或者复诊出现不好理解、难以解释的中足部较重的伤情症状时，都要高度警惕存在 Lisfranc 关节隐匿轻微骨折损伤的可能性，要尽量详尽地向患者交代清楚有常规 X 线平片假阴性、存在 Lisfranc 关节隐匿骨折的可能性，争取其配合进一步行多层螺旋 CT 检查的机会，以便有效避免漏诊和纠纷的发生。

二、足舟状骨骨折及漏诊

根据舟骨骨折的不同机制，可将舟骨骨折分为以下几种：①舟骨背缘撕脱；②舟骨横形骨折；③舟骨结节骨折。副骨是舟骨的一种正常变异，但并不多见。舟骨的副骨常位于舟骨结节处，一般是双侧对称，也可能仅为单侧。舟骨结节有副舟骨，属正常变异，但极易误诊为骨折。诊断舟骨结节骨折时，应注意副舟骨或距舟骨与骨折碎片的鉴别。一般说来，鉴别变异副骨，可依据其边缘光滑锐利、邻近的骨质完整等表现，与骨折碎片相区分。足舟骨骨折骨折线可见，骨面多粗糙不平，断端多无移位，或移位轻微，而副舟骨骨面多圆而光滑，可游离，骨间缝隙可较宽，正常变异的副舟骨与舟骨母体的间隙匀称且可以看到完整的骨皮质包绕，这也是影像学诊断上最有鉴别意义的一点。副舟骨的影像学表现较为多样，足正位和外侧斜位可以清晰显示舟骨结节与副舟骨之间的解剖关系，是最佳投照体位，也是足舟骨骨折损伤的首选影像学检查方法。

三、容易漏、误诊的距骨骨折

在足踝关节创伤病例中，距骨发生骨折的比例占 3.4%，明显的距骨骨折 X 线平片检查容易诊断，细微裂缝骨折就容易发生漏诊。原因是由于距骨是不规则骨，X 线平片上前后左右骨质重叠较多，使影像科医生在辨别距骨局部细小裂缝骨折时有一定的困难。主观因素是对距骨不规则形态的解剖特点认识不清，只采取常规踝关节前后位、侧位摄影，未选取适合的特殊投照角度。平片检查仍是骨科急诊首选常用的检查方法，它相对于 CT 及 MRI 有着价廉、简单快速的特点，但平片检

查有一定的局限性。

四、隐匿性跟骨前结节骨折漏诊

跟骨骨折约占足跗骨骨折的 60%，单独的跟骨前结节骨折约占跟骨骨折的 15%。跟骨前结节骨折据报道约占成人足部骨折的 10%，在临床中发生率可能更高，因为这种类型骨折经常被误诊为踝关节扭伤，其发生也多与足跖屈时踝关节突然内翻有关。临床上容易与踝关节扭伤混淆，因此极容易漏、误诊。跟骨上面有 3 个面，分别与距骨下面组成前、中、后 3 个距下关节面，前中距下关节有各种解剖结构，使 2 个不连续的关节组成为一体。跟骨前结节是一马鞍形状，向前突出与骰骨形成跟骰关节，并位于前距下关节的上方。跟骨前结节是关节的一部分，并与骰骨远端和下方形成关节，有韧带起于跟骨前结节，向远端止于舟骨和骰骨，跟骨前结节也是趾短伸肌起点的一部分。跟骨前结节骨折根据骨折线和骨折块大小分为 3 型：I 型，无移位骨折；II 型，移位骨折不涉及关节面；III 型，大的移位骨折并涉及跟骰关节。跟骨前结节骨折以无移位隐匿性骨折多见。临床受伤机制多为足跖屈内翻位损伤，一般常规只会先行踝关节正侧位 X 线检查，而在踝关节正侧位 X 线片上骰骨、舟骨重叠阻挡；在侧位 X 线片上，与距骨头重叠，因此影像学上很难发现骨折线，极其容易漏诊。跟骨前结节骨折受伤机制、主诉、体征与扭伤类似，临床医生容易先入为主地诊断为踝关节扭伤。跟骨前结节骨折与踝关节扭伤的主诉均为踝关节肿痛、活动受限，体征主要为局部压痛、肿胀、瘀滞，活动度减小。受伤机制方面，跟骨前结节骨折最常见的受伤机制是足跖屈时内翻位受伤，引起分歧韧带附着的跟骨前结节撕脱骨折，骨折类型多为垂直行，骨折移位不大。跟骨前结节骨折的发病率低，导致临床医生对其认识不足，警觉性不够。单独的跟骨前结节骨折约占跟骨骨折的 15%，跟骨前结节骨折约占成人足部骨折的 10%。临床医生接触此类患者的机会远没有踝关节扭伤多，没有对此种疾病引起足够的警觉性，跟骨前结节骨折非常容易被误诊为踝关节扭伤，从而造成漏诊。对于怀疑跟骨前结节骨折的患者，除常规行踝关节正侧位或足正斜位片外，需加拍足斜位片（X 线射管向头倾斜 20°并向内倾斜 20°）。对于 X 线片检查怀疑有跟骨前结节骨折时建议行 CT 检查以明确诊断，存在足外踝周围慢性疼痛者建议行 MRI 检查，以评估隐匿性病变和是否涉及韧带损伤撕裂伤。隐匿性跟骨前结节骨折其 CT 特征为骨折线在水平面多为横行、矢状面多垂直行，在矢状面的骨折块小，而在水平面的骨折块则表现为大小不等。

五、踝关节骨折中隐匿后踝骨折的漏诊

踝关节骨折作为关节内骨折往往需要手术治疗，解剖复位和坚强的内固定是其避免退行性关节炎和迟发性踝关节不稳定的重要原则。当踝关节处于旋前位时遭受外旋暴力，会产生一系列踝关节损伤。首先内侧三角韧带撕裂或内踝骨折，骨折线位于踝关节水平（I 度）；之后若暴力继续延续，下胫腓前韧带撕裂（II 度）；腓骨因扭转暴力导致螺旋形或斜行骨折，骨折线往往位于下胫腓联合水平以上（III 度），最后若暴力仍持续，会作用于下胫腓后韧带，导致其撕裂或后踝骨折（IV 度）。对骨折损伤机制的充分认识有助于全面判定损伤情况，避免漏诊，仔细观察侧位片，后踝骨折线影可部分被腓骨骨折线混淆。漏诊可能原因如下：①旋前 - 外旋型踝关节骨折合并后踝的隐匿性骨折的致伤机制较为特殊，临床医生对其认识较少。因外伤的多样性可能同时存在外旋扭转暴力和垂直轴向暴力，因此后踝骨折可能为典型的撕脱骨折，也可能是垂直剪力造成后踝较大劈裂，前者因下

胫腓后韧带牵拉移位比较明显，而后者因周围附着软组织损伤较轻，后踝骨折多为隐匿性的裂纹骨折，往往更易漏诊。②医生阅片不仔细，满足于明显的内、外踝骨折的诊断，尤其是肿胀明显或开放性损伤需急诊手术者，医生往往忙于术前准备而忽略了移位不明显的后踝骨折。③患者因疼痛踝关节处于被动体位，抗拒搬动调整，这也在很大程度上限制了 X 线片的投照角度，且此类骨折往往合并外踝骨折，部分粉碎的骨折线在略斜位时即会与后踝重叠，影响判断。

六、髌骨纵形骨折

髌骨纵形骨折是临床较少见的关节内骨折，由于伤后症状较轻、体征少，常规摄片不易发现，医生往往对该类型骨折认识不足，很容易漏诊。因髌骨的生理解剖及生物力学特点，髌骨纵形骨折断端一般无明显移位和分离，伤后肿胀不明显，多数仍能行走，患者往往不重视，没有及时就诊或不愿意详细检查。由于骨性阴影的重叠，常规的膝关节正、侧位 X 线片多不能显示骨折线。摄髌骨轴位平片线片或 CT 检查可有效避免漏诊。

七、股骨干合并股骨颈骨折的漏诊

股骨干是人体最大的管状骨，周围有大量肌肉及筋膜包绕，只有在遭受强大暴力后方能引起骨折，造成其骨折的最常见原因是交通事故，其次是高处坠落等。股骨干骨折后症状、体征明显，常合并其他部位骨折，尤其是股骨颈骨折。股骨干骨折合并同侧股骨颈骨折发生率较低，占股骨干骨折的 2%~6%。因股骨干可缓冲大部分力量，股骨颈受冲击力较低，骨折错位多不明显，常为隐匿性骨折，这给诊断带来了很大困难，易漏诊。股骨颈骨折后极易损伤其主要血供系统，引起骨折不愈合及股骨头缺血坏死，导致灾难性后果。因此，股骨干骨折合并股骨颈骨折的早期、正确诊断至关重要。1953 年 Delaney 和 Styeet 首先描述了股骨干骨折合并股骨颈骨折这种联合性损伤，有文献报道此类患者有 1/4~1/3 在初诊时股骨颈骨折被漏诊。股骨干骨折合并股骨颈骨折多为高能量暴力导致损伤，临床上股骨干骨折的位置和粉碎程度有很大不同，但股骨颈骨折通常为垂直剪切型。典型的股骨颈骨折表现为骨折从下方股骨颈基底延伸到上方股骨颈头下部分。股骨干骨折合并股骨颈骨折因大部分能量分散到股骨干骨折处，股骨颈骨折移位很小且不粉碎，加之股骨干骨折后股骨近端处于外旋位，导致摄 X 线片时股骨颈骨折表现不明显，容易漏诊。股骨干骨折合并股骨颈骨折的损伤机制导致股骨颈骨折常为隐匿性骨折，多无错位，初次 X 线片检查常不能发现骨折，使诊断难度较大。现有 X 线检查不能囊括整个股骨全长，检查时常只拍摄部分股骨干未能包括股骨颈；患者因疼痛不能很好配合摆体位，X 线片不规范，未能拍摄到髋关节标准正侧位片，亦容易导致漏诊。股骨颈有标准的投照位置，不能利用骨盆正位平片代替股骨颈正侧位。

八、隐匿性股骨颈骨折

股骨颈骨折是骨科常见疾病，尤以老年人好发，因其骨质疏松、骨质量下降，老年人股骨颈骨折占全身骨折的 3.0%。若股骨颈骨折患者骨折断端无明显移位，且 Shenton's 线连续，颈干角未见增大及变小，双髋关节对比未见明显异常，即骨外伤后骨小梁微骨折，通常将该类骨折称为隐匿性股骨颈骨折。因该类骨折常对位良好，加之患者 X 线检查时由于体位原因导致多呈阴性发现，给临床诊断带来一定困难，常致漏、误诊。股骨颈骨折是指股骨头以下至股骨颈基底间的骨折，一般认为股骨颈骨折是由间接暴力所致，多见于 50 岁以上老人，约占下肢骨折的 3%，约占全身骨折的 3.58%。依据发病机制，隐匿性股骨颈骨折可分为疲劳骨折、衰竭骨折、隐性创伤骨折、隐性骨内骨折 4 种亚型。文献报道隐匿性股骨颈骨折漏诊率高达 30%，股骨颈骨折一旦漏诊，患者晚期会出现大粗隆上移、髋内翻等，治疗十分困难。隐匿性股骨颈骨折患者伤后 X 线检查不可见骨折线，2~3 周后因骨折处部分骨质被吸收，骨折线才得以清楚显示。临床 X 线检查必要时可加摄侧位片以及结合电透摄点片。CT 检查利用三维重建技术能准确显示骨折类型、位置及移位，判断骨折损伤程度和范围，还能够对复杂骨折进行有效分析和临床评估。MRI 检查的特点为软组织分辨率高、多平面成像及能够反映骨髓异常变化，故对隐匿性股骨颈骨折有很高的诊断价值。

隐匿性股骨颈骨折要考虑外伤应力和骨强度 2 个因素，外伤应力超过骨强度的阈值时即发生骨折。目前国际上并没有相关标准去量化检测骨强度，而受伤当时应力大小也无法测量。此类患者影像检查复查时机非常重要，最好不要晚于伤后 3 天，最迟在骨折移位前进行。伤后 3 天复查如果检查恰当，有希望发现所有隐匿性股骨颈骨折，并最大限度减少骨折移位。另外，在患者观察的这段时间内，要限制患肢活动，避免其负重，从而防止骨折移位。

参考文献

［1］刘素清，丰惠，张运福，等.骨化性肌炎误诊为撕脱骨折1例分析［J］.中国误诊学杂志，2009，9（8）：6926-6927.

［2］于汪淞，杨庆诚，谭庆远，等.骨肉瘤误诊为创伤性骨折1例［J］.临床骨科杂志，2017，20（6）：760.

［3］黄春福，尤瑞金，王清铿，等.肩袖钙化性肌腱炎误诊为肱骨大结节骨折二例并文献复习［J］.临床误诊误治，2019，32（9）：4-7.

［4］沈剑敏，袁明远.踝关节隐匿性骨折的MRI表现［J］.浙江医学，2003，17（9）：589-594.

［5］常恒，袁明远，肖湘生.踝关节疲劳骨折的MRI表现［J］.实用放射学杂志 2003，19（8）：375-379.

［6］张庆，袁明远.膝关节单纯软骨损伤的MRI表现［J］.临床放射学杂志，2003，21（8）：689-691.

［7］匡勇，袁明远.关节表面急性损伤的MRI诊断与分型［J］.中国医学影像学杂志，2006，8（3）：248-251.

［8］匡勇，袁明远.关节表面骨组织轻度损伤的MRI诊断［J］.中国骨与关节损伤杂志，2005，20（10）：1231-1234.

［9］Banks AS，Caldarella D. Fractures of the posteromedial process of the talus［J］. J Am Podiatr Med Assoc，1994，84（1）：66-70.

［10］Bibbo C，Lin SS，Abidi N，et al. Missed and associated injuries after subtalar dislocation：the role of CT［J］. Foot Ankle Int，2001，22（2）：324-328.

［11］Bohay DR，Manoli A. Occult fracture following subtalar joint injuries［J］. Foot Ankle Int，1996，17（1）：164-169.

［12］Cedell CA. Rupture of the posterior talotibial ligament with true avulsion of a bone fragment from the talus［J］. Acta Orthop Scand, 1974, 45（3）: 454-461.

［13］Cohen A, Conroy JL, Giannoudis PV, et al. Impingement fracture of the posteromedial process of the talus — a case report［J］. Acta Orthop Scand, 2000, 71（3）: 642-644.

［14］Dougall TW, Ashcroft GP. Flexor hallucis longus tendon inter- postiton in a fracture of the medial tubercle of the posterior process of the talus［J］. Injury, 1997, 28（4）: 551-552.

［15］Ebraheim NA, Padanilam TG, Wong FY. Posteromedial pro- cess fractures of the talus［J］. Foot Ankle Int, 1995, 16（4）: 734-739.

［16］Ebraheim NA, Skie MC, Podeszwa DA, et al. Evaluation of process fractures of the talus using computed tomography［J］. J Orthop Trauma, 1994, 8（4）: 332-337.

［17］Kanbe K, Kubota H, Hasegawa A, et al. Fracture of the posterior medial tubercle of the talus treated by internal fixation: a report of two cases［J］. Foot Ankle Int, 1995, 16（2）: 164-166.

［18］Kim DH, Hrutkay JM, Samson MS. Fracture of the medial tubercle of the posterior process of the talus: a case report and literature review［J］. Foot Ankle Int, 1996, 17（1）: 186-188.

［19］Naranja RJ, Monaghan BA, Okereke E, et al. Open medial subtalar dislocation associated with fracture of the posterior process of the talus［J］. J Orthop Trauma, 1996, 10（2）: 142-144.

［20］Stefko RM, Lauerman WC, Heckman JD. Tarsal tunnel syn- drome caused by an unrecognized fracture of the posterior process of the talus（Cedell fracture）A case report［J］. J Bone Joint Surg 1994, 76（1）: 116-118.

［21］Wolf RS, Heckman JD. Case report: fracture of the posterior medial tubercle of the talus secondary to direct trauma［J］. Foot Ankle Int, 1998, 19（3）: 255-258.

［22］Banks AS, Caldarella D. Fractures of the posteromedial process of the talus［J］. J Am Podiatr Med Assoc, 1994, 84（1）: 66-70.

［23］Higgins TF, Baumgaertner MR. Diagnosis and treat- ment of fractures of the talus: a comprehensive review of the literature［J］. Foot Ankle Int, 1999, 20（3）: 595-605.

［24］Keene JS, Lange RH. Diagnostic dilemmas in foot and ankle injuries［J］. JAMA, 1986, 256（2）: 247-251.

［25］Nash WC, Baker CL Jr. Transchondral talar dome fractures: not just a sprained ankle［J］. South Med J, 1984, 77（3）: 560-564.

［26］Canale ST, Belding RH. Osteochondral lesions of the talus［J］. J Bone Joint Surg［Am］, 1980, 62（1）: 97-102.

［27］Berndt AL, Harty M. Transchondral fractures（osteochondritis dissecans）of the talus［J］. J Bone Joint Surg［Am］, 1959, 41（5）: 988-1020.

［28］DeLee JC, Curtis R. Subtalar dislocation of the foot. J Bone Joint Surg Am, 1982, 64（3）: 433-437.

［29］Hawkins LG. Fracture of the lateral process of the talus［J］. J Bone Joint Surg, 1965, 47（6）: 1170-1175.

［30］Mukherjee SK, Pringle RM, Baxter AD. Fracture of the lateral process of the talus. A report of thirteen cases［J］. J Bone Joint Surg［Br］, 1974, 56（3）: 263-273.

［31］Schenck RC Jr, Heckman JD. Fractures and Dislocations of the Forefoot: Operative and Nonoperative Treatment. J Am Acad Orthop Surg. 1995; 3（2）: 70–78.

［32］Heckman JD, McLean MR. Fractures of the lateral process of the talus［J］. Clin Orthop, 1985, 199（2）: 108–113.

［33］Tucker DJ, Feder JM, Boylan JP. Fractures of the lateral process of the talus: two case reports and a comprehensive literature review［J］. Foot Ankle Int, 1988, 19（4）: 641–646.

［34］Kirkpatrick DP, Hunter RE, Janes PC, et al. The snowboarder' s foot and ankle［J］. Am J Sports Med , 1998, 26（3）: 271–277.

［35］Cimmino CV. Fracture of the lateral process of the talus［J］. Am J Roentgenol, 1963, 90（7）: 1277–1280.

［36］Nasser S, Manoli A 2d. Fracture of the entire posterior process of the talus: a case report［J］. Foot Ankle , 1990, 10（3）: 235–238.

［37］Paulos LE, Johnson CL, Noyes FR. Posterior com– partment fractures of the ankle. A commonly missed athletic injury［J］. Am J Sports Med , 1983, 11（3）: 439–443.

［38］Kim DH, Hrutkay JM, Samson MM. Fracture of the medial tubercle of the posterior process of the talus: a case report and literature review［J］. Foot Ankle Int , 1996, 17（1）: 186–188.

［39］Nadim Y, Tosic A, Ebraheim N. Open reduction and internal fixation of fracture of the posterior process of the talus: a case report and review of the literature［J］. Foot Ankle Int ,1999, 20（1）: 50–52.

［40］Cedell CA. Rupture of the posterior talotibial ligament with the avulsion of a bone fragment from the talus［J］. Acta Orthop Scand , 1974, 45（3）: 454–461.

［41］McDougall A. The os trigonum［J］. J Bone Joint Surg［Br］, 1955, 37（2）: 257–265.

［42］Stefko RM, Lauerman WC, Heckman JD. Tarsal tun– nel syndrome caused by an unrecognized fracture of the posterior process of the talus（Cedell frac– ture）. A case report［J］. J Bone Joint Surg［Am］, 1994, 76（1）: 116–118.

［43］Degan TJ, Morrey BF, Braun DP. Surgical excision for anterior–process fractures of the calcaneus［J］. J Bone Joint Surg［Am］1982, 64（4）: 519–524.

［44］Jahss MH, Kay BS. An anatomic study of the anterior superior process of the os calcis and its clinical application［J］. Foot Ankle, 1983, 3（2）: 268–281.

［45］Bradford CH, Larsen I. Sprain–fractures of the anterior lip of the os calcis［J］. N Engl J Med , 1951, 244（5）: 970–972.

［46］Hodge JC. Anterior process fracture or calcaneus secundarius: a case report［J］. J Emerg Med, 1999, 17（3）: 305–309.

［47］Rubin A, Sallis R. Evaluation and diagnosis of ankle injuries［J］. Am Fam Physician, 1996, 54（3）: 1609–1618.

［48］Stiell IG, Greenberg GH, McKnight RD, et al. Decision rules for the use of radiography in acute ankle injuries Refinement and prospective validation［J］. JAMA, 1993, 269（7）: 1127–1132.

［49］尹庆水，黄显华，杨进城，等.第3跖骨疲劳性骨折误诊为恶性肿瘤：一例病例报告并文献复习［J］.中国骨科临床与基础研究杂志，2015，7（2）: 114–117.

［50］高培刚，张晨阳，王国平.股骨下段疲劳性骨折漏诊一例［J］.临床误诊误治,2016,29（10）：68.

［51］李迎春，李乐才.胫骨疲劳骨折误诊一例［J］.影像诊断与介入放射学，2011, 20（2）：133.

［52］田丽贞，杜红卫.老年女性跖骨应力性骨折误诊为痛风3例分析［J］.浙江医学,2017,39（12）：1021–1022.

［53］崔运利，田冠玉，任德新，等.疲劳骨折伴软组织坏死误诊为尤文肉瘤1例［J］.解放军医学杂志，2015，40（10）：855–856.

［54］朱钰.浅谈将股骨远端疲劳骨折误诊为骨肉瘤的原因及防范对策［J］.当代医药论丛，2014，12（6）：249–250.

［55］雷舟杰，栾海，李振.易漏误诊耻骨下支应力性骨折2例［J］.影像研究与医学应用，2018，2（3）：115–116.

［56］苗卫强.CR距骨骨折漏诊原因分析［J］.重庆医学，2012，41（22）：2300–2301.

［57］林龙，袁翔，付德生.髌骨纵形骨折漏诊5例［J］.临床骨科杂志，2009，12（6）：629.

［58］宋立锋，徐雷，李占良，等.股骨干骨折合并股骨颈骨折三例漏诊报告［J］.临床误诊误治，2014，（8）：34–36.

［59］凌华贵，王令藩，金昌映.髋关节脱位骨折漏诊原因及创伤机制分析［J］.江西医药，2008，43（12）：1312–1313.

［60］付建，薛明玉，广锐，等.误诊为Volkmann骨折的后Pilon骨折1例［J］.中国实验诊断学，2018，22（1）：187–188.

［61］王嘉，章云童，张春才，等.旋前–外旋型踝关节骨折中隐匿后踝骨折的漏诊原因分析及治疗［J］.中国骨伤，2014，27（1）：71–73.

［62］蒋际钊，张梅刃，黄培楷，等.隐匿性跟骨前结节骨折CT特征并漏诊原因分析［J］.中国骨伤，2019，32（11）：1057–1062.

［63］靳胜利，白玉明.隐匿性股骨颈骨折12例误漏诊原因分析并文献复习［J］.临床误诊误治，2017，30（8）：28–30.

［64］杨德福.隐匿性股骨颈骨折误诊原因分析与防范措施［J］.临床误诊误治，2016，29（11）：33–37.

［65］刘正，赵有礼，于晓腾.足Lisfranc关节隐匿轻微骨折的CT诊断价值［J］.中国临床新医学，2014，7（2）：148–151.

［66］张龙君，叶锋，张建军，等.足跖跗骨骨折的漏诊分析［J］.中国骨伤，2008，21（9）：706–707.

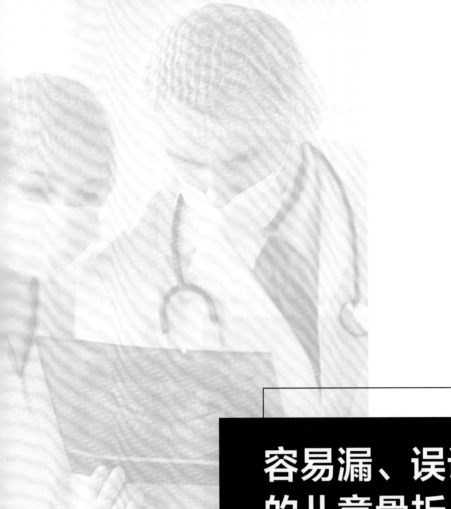

第八章

容易漏、误诊的儿童骨折

第一节　儿童及婴幼儿颅骨骨折

男，7岁，头部外伤，右侧鼻骨骨折（见图 8-1）

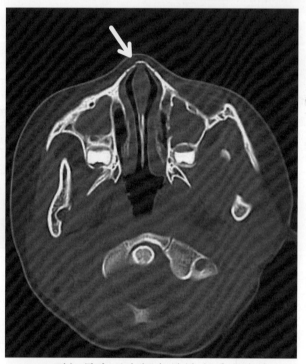

CT平扫骨窗示右侧鼻骨骨皮质不连续，对位、对线可

图 8-1

男，7岁，头部外伤，右侧顶骨骨折（见图8-2）

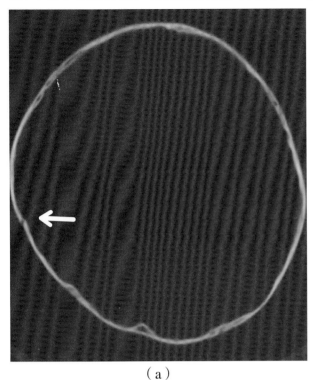 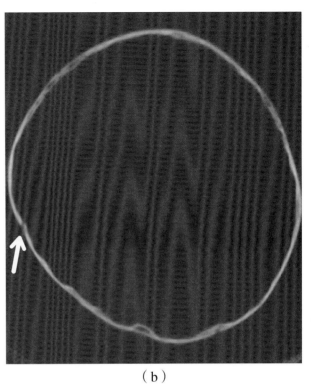

（a）
CT平扫骨窗示右侧顶骨骨皮质不连续，对位、对线可

（b）
CT平扫骨窗示右侧顶骨骨皮质不连续，对位、对线可

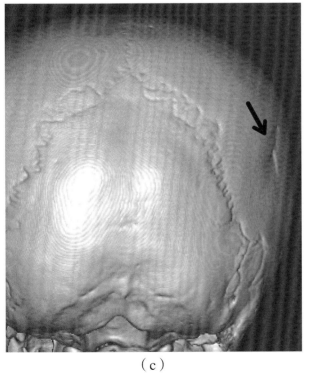

（c）

（d）

CT-VR三维重建示右侧顶骨局限性略凹陷

图8-2

男，4 岁，头部外伤，左侧额骨线性骨折（见图 8-3）

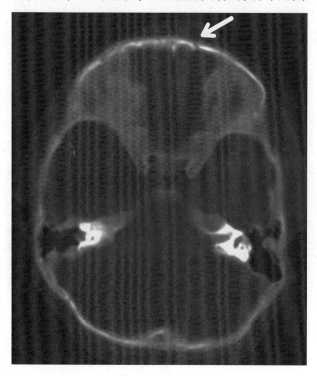

（a）
CT 平扫骨窗示左侧额骨骨
皮质不连续，对位、对线好

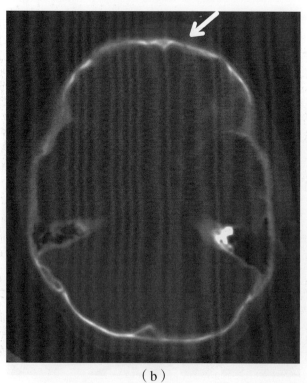

（b）
CT 平扫骨窗示左侧额骨骨皮质不连续，对
位、对线好

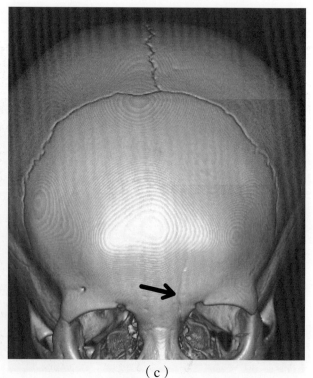

（c）
CT-VR 三维重建示左侧额骨线性骨折

图 8-3

男，13岁，头部外伤，右侧枕骨骨折（见图8-4）

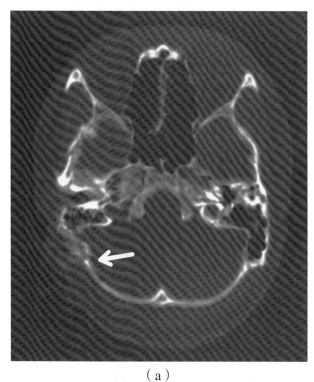

（a）
CT平扫骨窗示右侧枕骨骨折，断端移位，
颅内积气，周围软组织肿胀

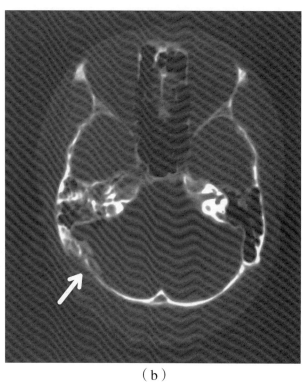

（b）
CT平扫骨窗示右侧枕骨骨折，断端移位，
颅内积气，周围软组织肿胀

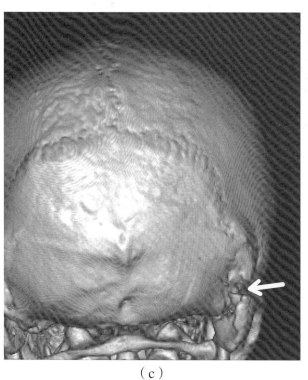

（c）

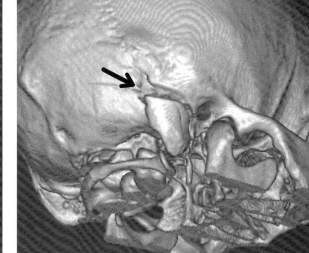

（d）

CT-VR三维重建示右侧枕骨骨折，断端移位

图8-4

男，1.5岁，头部外伤，左侧枕骨、额骨及顶骨骨折（见图8-5）

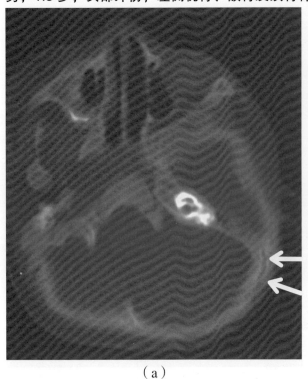

（a）

CT平扫骨窗示左侧枕骨骨折，断端对位、对线可

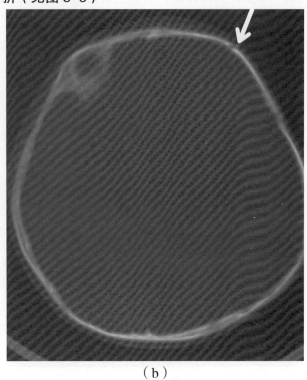

（b）

CT平扫骨窗示左侧额骨骨皮质不连续，断端对位、对线良好

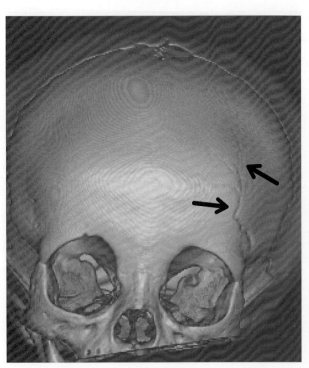

（c）

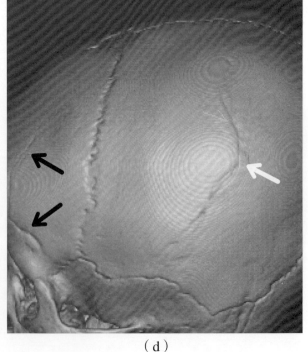

（d）

CT-VR三维重建示左侧额骨、顶骨及枕骨线性骨折，对位、对线良好

图 8-5

男，1.5岁，头部外伤，右侧枕骨骨折（见图8-6）

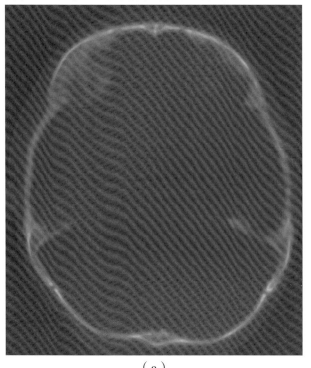

（a）

平扫骨窗示右枕骨骨折线与轴位平行，无法显示骨折线

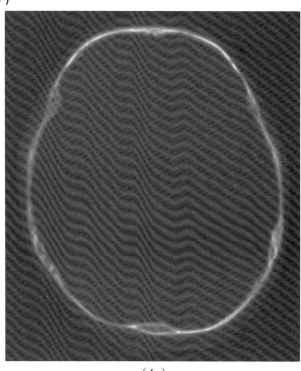

（b）

CT平扫骨窗示右枕骨骨折线与轴位平行，无法显示骨折线

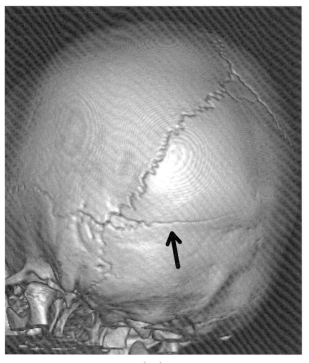

（c）

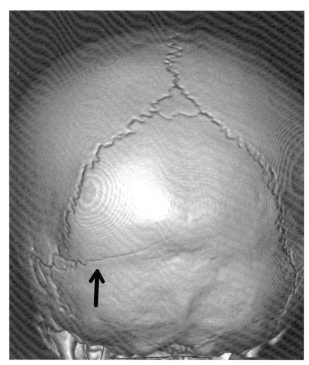

（d）

CT-VR三维重建示右侧枕骨线性骨折，断端对位、对线良好

图8-6

男，2岁，头部外伤，右侧顶骨线性骨折（见图8-7）

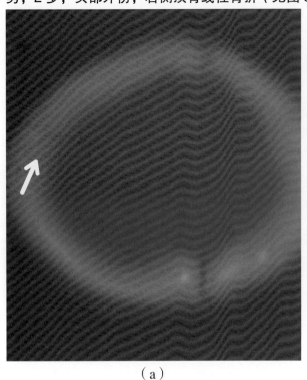

（a）

CT平扫骨窗示右侧顶骨骨皮质不连续，对位、对线良好

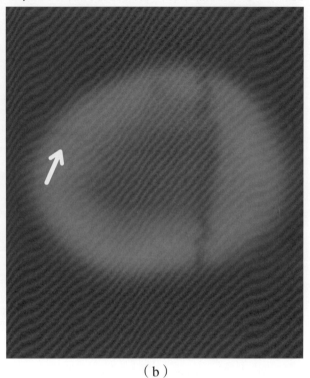

（b）

CT平扫骨窗示右侧顶骨骨皮质不连续，对位、对线良好

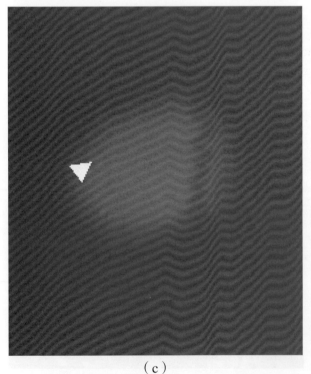

（c）

CT平扫骨窗示右侧顶骨骨皮质不连续，对位、对线良好

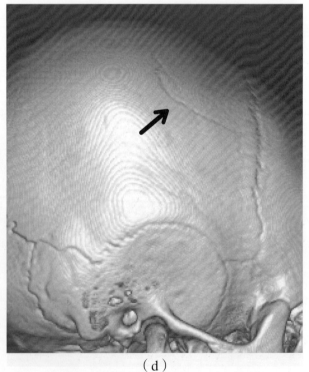

（d）

CT-VR三维重建示右侧顶骨线性骨折，断端对位、对线良好

图8-7

男，2岁，头部外伤，右侧顶骨骨折（见图8-8）

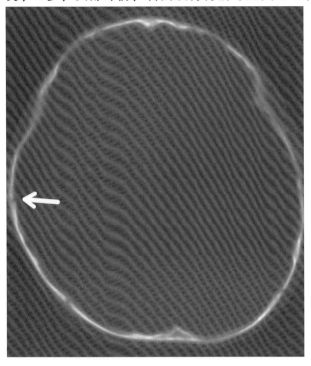

（a）
CT平扫骨窗示右侧
顶骨骨皮质不连续，对
位、对线可

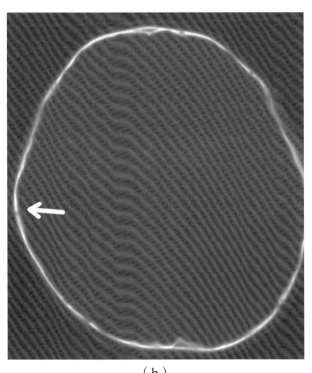

（b）
CT平扫骨窗示右侧顶骨骨皮质不连续，对
位、对线可

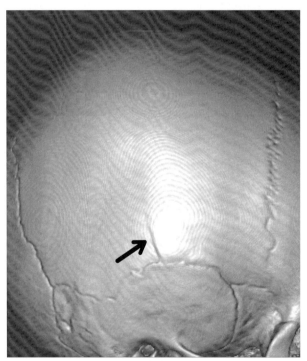

（c）
CT-VR三维重建示右侧顶骨线性骨折，对
位、对线可

图8-8

男，3岁，头部外伤，左侧枕骨骨折（见图 8-9）

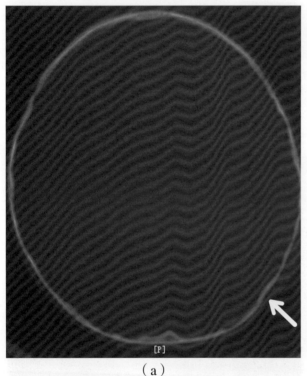

（a）

CT平扫骨窗示左侧枕骨局限性凹陷

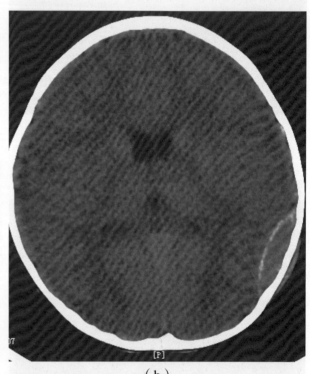

（b）

CT平扫脑窗示左侧枕颞部硬膜外血肿

图 8-9

男，3岁，头部外伤，右侧枕骨骨折（见图8-10）

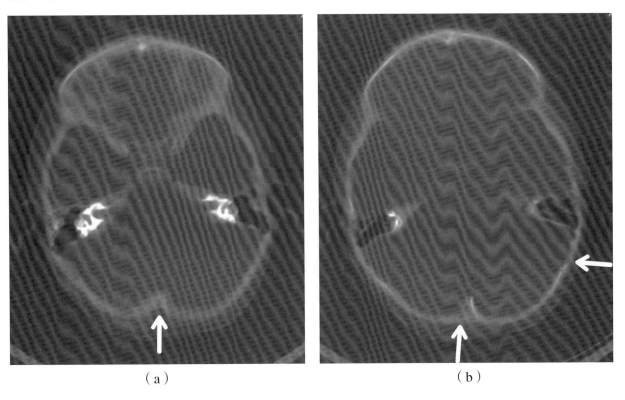

（a） （b）

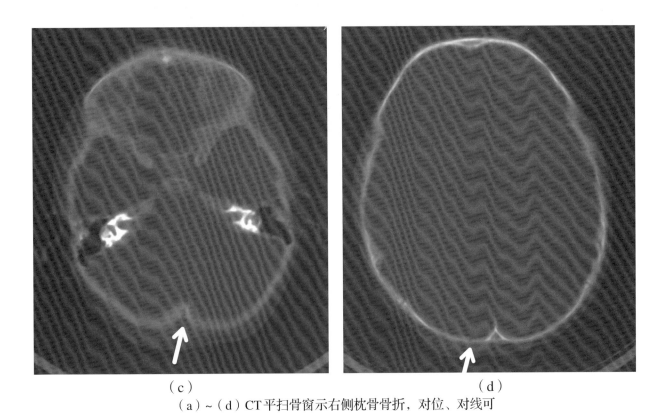

（c） （d）

（a）~（d）CT平扫骨窗示右侧枕骨骨折，对位、对线可

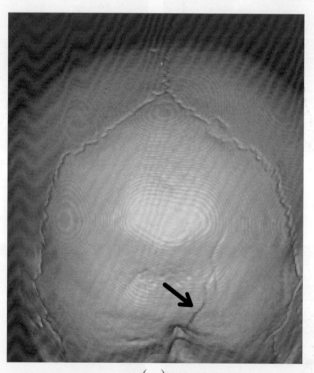

（e）

CT-VR重建示右侧枕骨线性骨折，对位、对线可

图 8-10

男，4岁，头部外伤，右侧枕骨线性骨折（见图8-11）

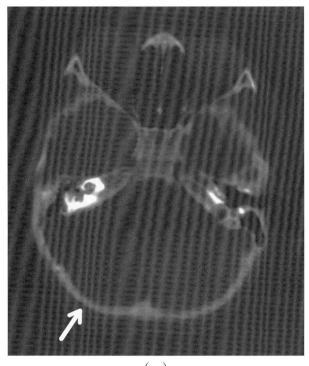

（a）
CT平扫骨窗示右侧枕骨骨皮质不连续，对位、对线良好

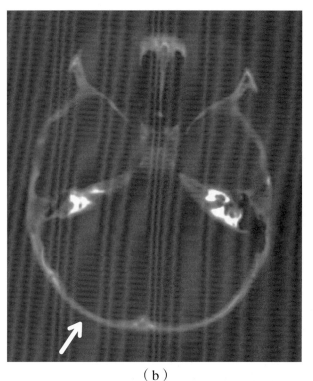

（b）
CT平扫骨窗示右右侧枕骨骨皮质不连续，对位、对线良好

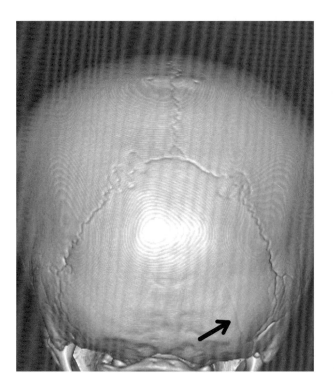

（c）
CT-VR三维重建
示右侧枕骨线性骨折，
对位、对线良好

图8-11

男，6岁，头部外伤，枕骨嵴骨折（见图8-12）

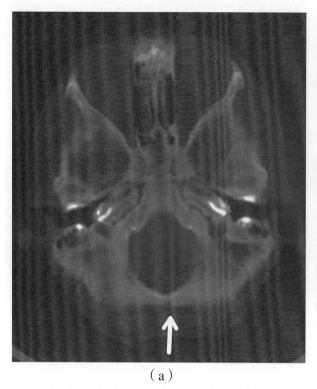

（a）

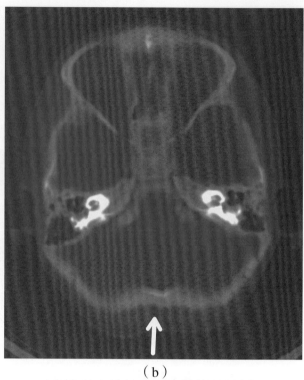

（b）

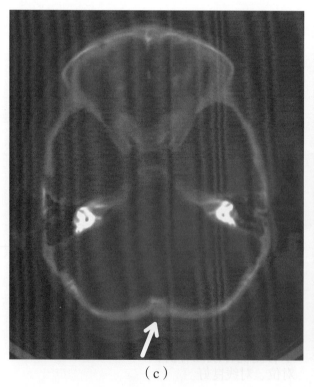

（c）

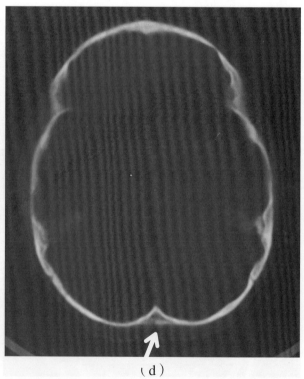

（d）

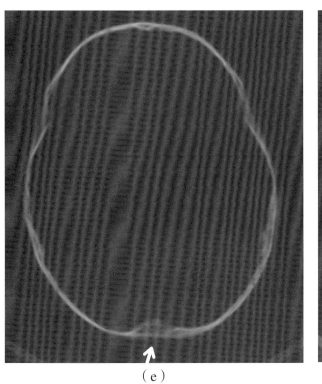
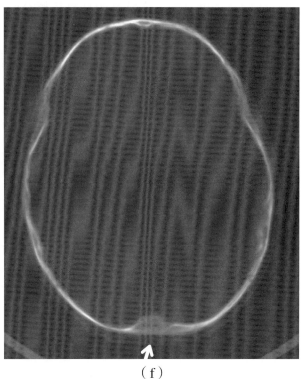

（e）　　　　　　　　　　　　　　　　　（f）

（a）~（f）CT平扫骨窗示枕骨嵴骨折，对位、对线良好

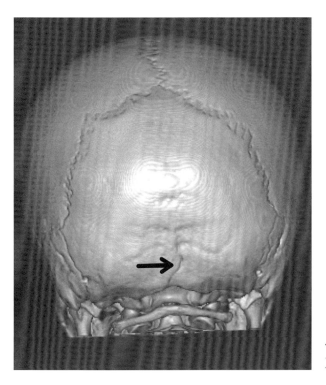

（g）
CT-VR重建示枕
骨嵴线性骨折，对位、
对线良好

图8-12

男，4岁，头部外伤，右侧眼眶外后壁、中颅窝底、双侧颞骨骨折，左侧人字缝分离，左枕叶脑挫裂伤破入脑室系统，左枕部硬膜下并硬膜外血肿（见图8-13）

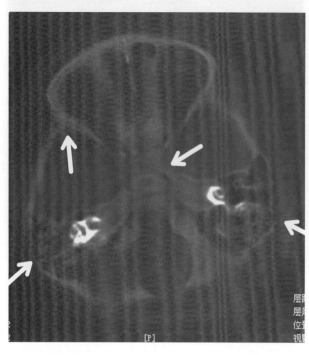

（a）
CT平扫骨窗示右侧眼眶外侧壁、中颅窝底、双侧颞骨骨折，双层乳突气房积液，右侧眶内积气

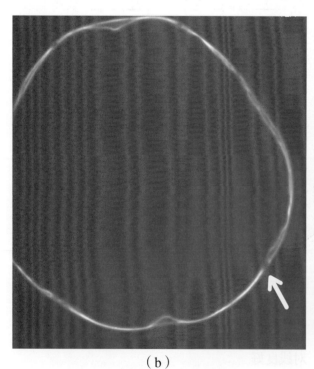

（b）
CT平扫骨窗示左侧人字缝分离

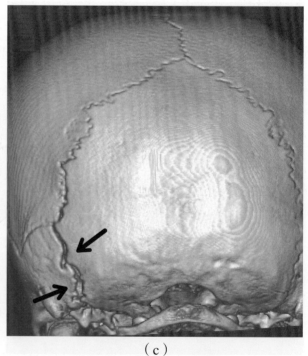

（c）
CT-VR重建示左侧人字缝分离

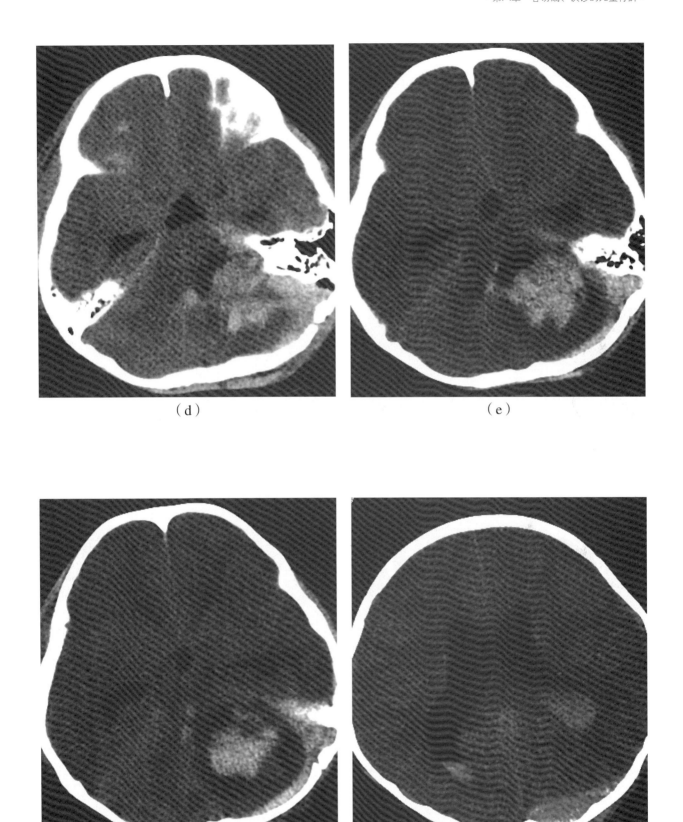

（d）　　　　　　　　　　　　　　（e）

（f）　　　　　　　　　　　　　　（g）

CT平扫脑窗示左枕叶脑挫裂伤破入脑室系统，左枕部硬膜下并硬膜外血肿

图 8-13

男，10岁，头部外伤，右侧上颌窦额突及鼻骨骨折（见图 8-14）

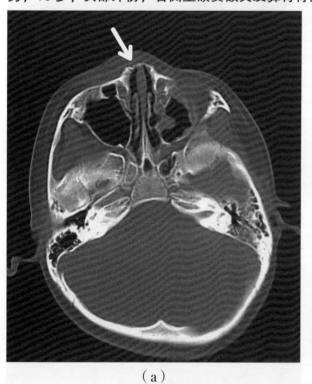

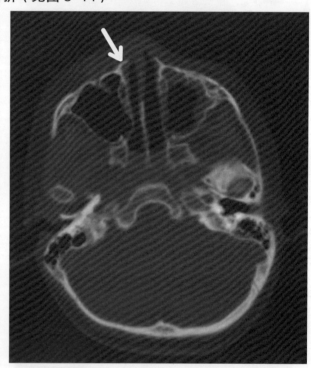

（a）　　　　　　　　　　　　　　（b）

CT平扫连续层面骨窗示右侧上颌窦额突及鼻骨骨皮质不连续，断端移位

图 8-14

第二节 儿童上肢及关节骨折

男，7岁，外伤，左侧尺骨上段及桡骨小头骨折（见图 8-15）

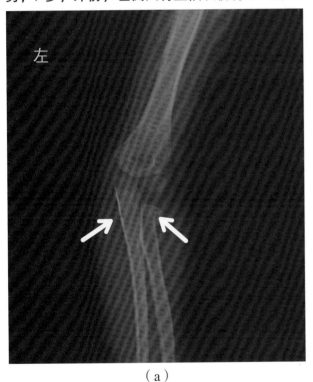

（a）
X线平片正位示左侧尺骨上段及桡骨小头骨皮质扭曲，断端对位、对线良好

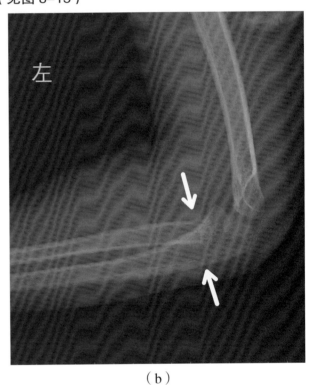

（b）
X线平片侧位示左侧尺骨上段及桡骨小头骨皮质扭曲，对位、对线良好

图 8-15

男，7岁，手外伤，左侧尺桡骨双骨折（见图8-16）

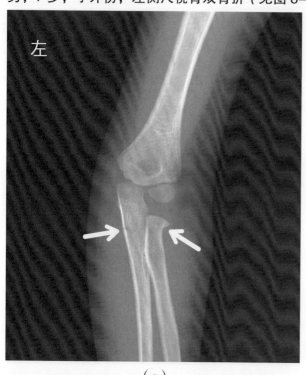

（a）

X线平片正位示左侧尺骨近段骨质断裂，对位、对线良好，桡骨小头骨皮质不连续，对位、对线良好

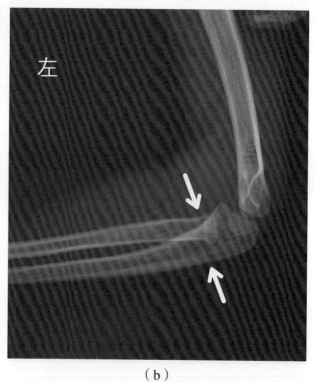

（b）

X线平片侧位示左侧尺骨近段骨皮质不连续，对位、对线良好，桡骨小头骨皮质扭曲，对位、对线良好

图8-16

男，11 岁，手外伤，左侧桡骨远段青枝骨折（见图 8-17）

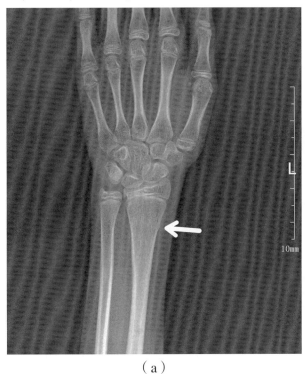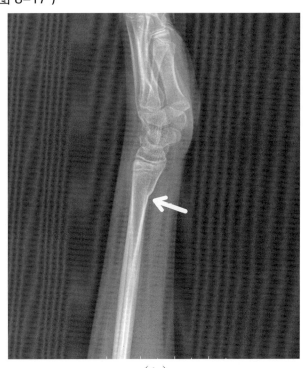

（a）
X 线平片正位示左侧桡骨远段骨皮质扭曲，断端对位、对线良好

（b）
X 线平片侧位示左侧桡骨远段骨皮质扭曲，断端对位、对线良好

图 8-17

男，9岁，手外伤，右侧尺桡骨双骨折（见图8-18）

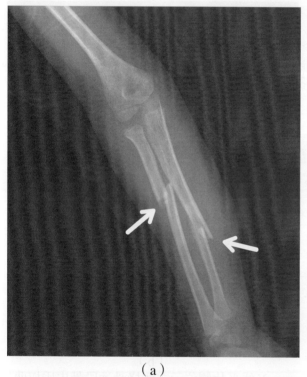

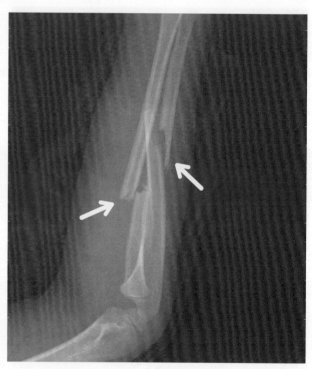

（a）
X线平片正位示右侧尺、桡骨中段骨质断裂，断端错位

（b）
X线平片侧位示右侧尺、桡骨中段骨质断裂，断端错位、成角

图8-18

女，2 岁，外伤，左侧尺骨骨折（见图 8-19）

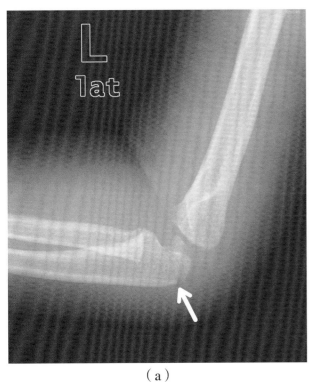

（a）
　　X线平片正位示左侧尺鹰嘴骨质断裂，断端对位、对线可

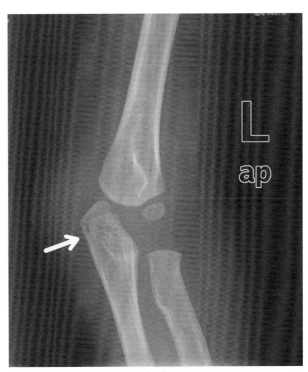

（b）
　　X线平片侧位示左侧尺鹰嘴骨质断裂，断端对位、对线可

图 8-19

女，8岁，外伤，左侧尺、桡骨远端青枝骨折（见图8-20）

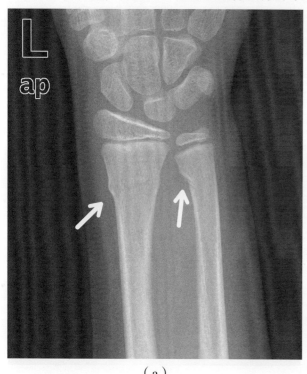 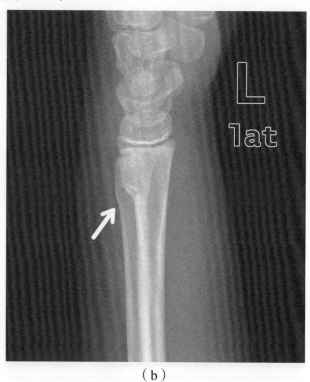

（a）

X线平片正位示左侧尺、桡骨远端骨皮质扭曲，对位、对线良好

（b）

X线平片侧位示左侧尺、桡骨远端骨皮质扭曲，对位、对线良好

图8-20

男，9 岁，外伤，左侧桡骨远端骨骺分离（见图 8-21）

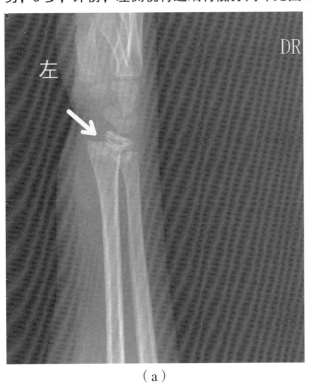

（a）

X 线平片正位示左侧桡骨远端骨骺分离，断端移位

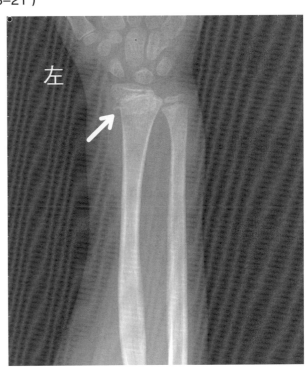

（b）

X 线平片侧位示左侧桡骨远端骨骺分离，断端移位

图 8-21

女，4岁，外伤，右桡骨小头塌陷及尺骨上段骨折（见图8-22）

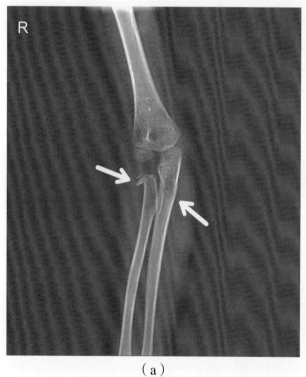

（a）

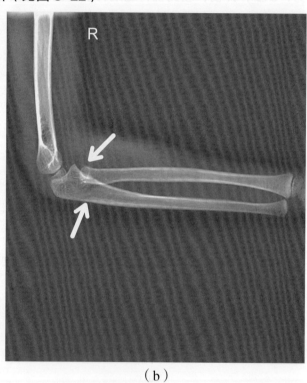

（b）

X线平片正位示右侧尺骨上段见骨皮质不连续，断端对位、对线良好，桡骨小头塌陷

X线平片侧位示右侧尺骨上段骨折线遮盖显示不清，桡骨小头塌陷

图 8-22

男，4 岁，外伤，右尺、桡骨远端青枝骨折（见图 8-23）

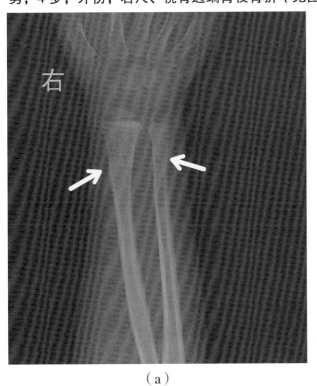

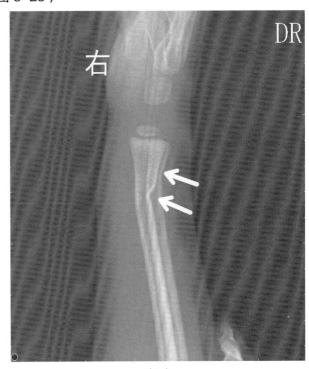

（a）
　X 线平片正位示右侧尺、桡骨远端骨皮质扭曲，骨皮质连续性尚可

（b）
　X 线平片侧位示右侧尺、桡骨远端骨皮质扭曲，骨皮质连续性尚可，断端稍呈角

图 8-23

男，14岁，外伤，左侧尺、桡骨远端骨折（见图 8-24）

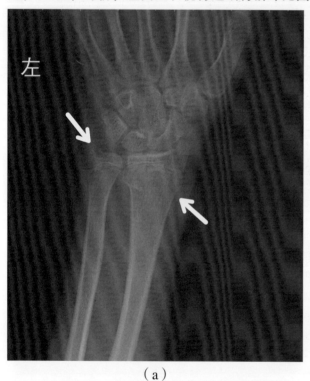

（a）
　　X线平片正位示左侧尺、桡骨远端骨皮质不连续，部分小骨片分离

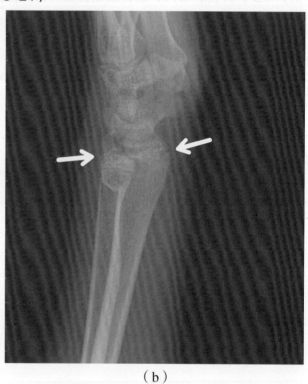

（b）
　　X线平片侧位示左侧尺、桡骨远端骨皮质不连续，见透明骨折线影

图 8-24

女，6岁，手外伤，左侧尺、桡骨远段青枝骨折（见图 8-25）

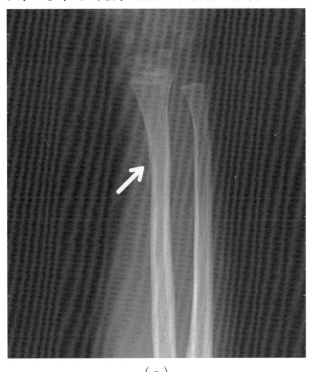

（a）

X线平片正位示左侧尺、桡骨远段骨皮质扭曲，断端对位、对线良好

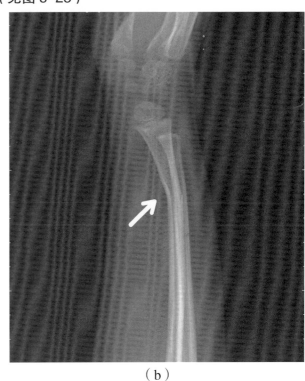

（b）

X线平片侧位示左侧桡骨远段骨皮质扭曲，断端对位良好，对线欠佳

图 8-25

女，10岁，外伤，左侧桡骨远端骨折（见图8-26）

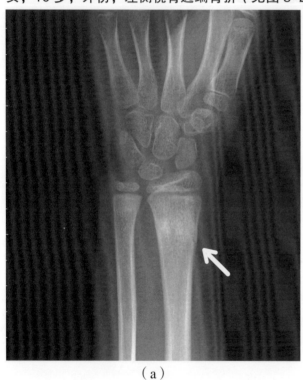

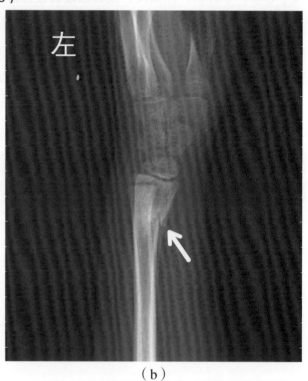

（a）

（b）

X线平片正位示左侧桡骨远端骨皮质不连续，对位、对线可

X线平片侧位示左侧桡骨远端骨皮质不连续，见透明骨折线影，对位、对线可

图8-26

男，13 岁，外伤，右侧尺、桡骨远端骨折（见图 8-27）

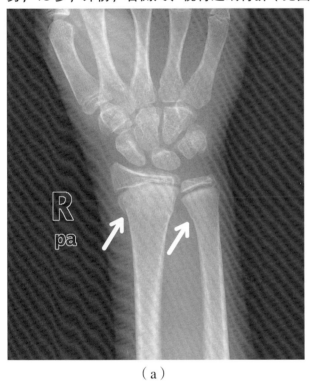 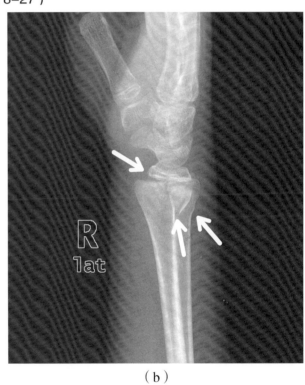

（a）
X 线平片正位示右侧尺、桡骨远端骨皮质不连续，对位、对线可

（b）
X 线平片侧位示右侧尺、桡骨远端骨皮质不连续，见透明骨折线影，断端稍移位

图 8-27

男，2岁，外伤，右手小指骨折（见图 8-28）

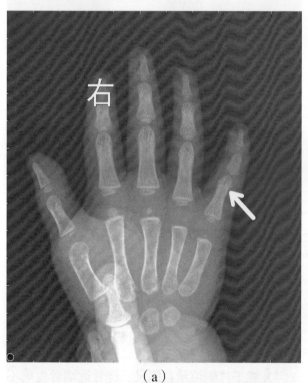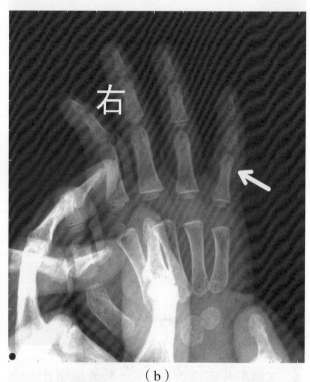

（a）　　　　　　　　　　　　　　　　　（b）

X线平片正位示右手小指近节指骨远端见骨皮质不连续，断端对位、对线可

X线平片斜位示右手小指近节指骨远端见骨皮质不连续，断端对位、对线可

图 8-28

男，4岁，外伤，右手多发指骨骨折（见图8-29）

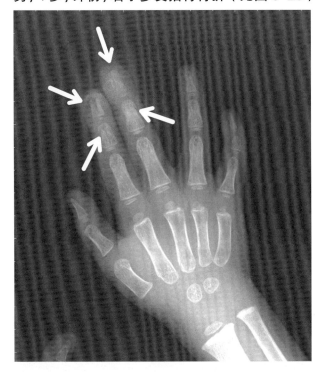

X线平片正位示右手食指及中指中、远指指骨见骨质断裂，见明显骨折透亮线影，断端对位、对线可

图8-29

男，4岁，外伤，右手环指骨折（见图8-30）

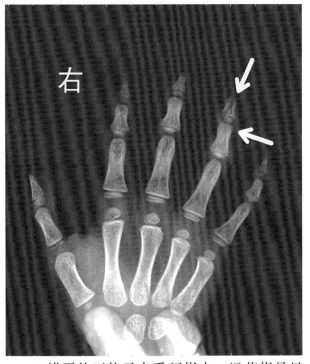

X线平片正位示右手环指中、远节指骨见骨质断裂，见骨折透亮线影，断端对位、对线尚可

图8-30

男，8岁，外伤，右手第1掌骨基底部骨折（见图8-31）

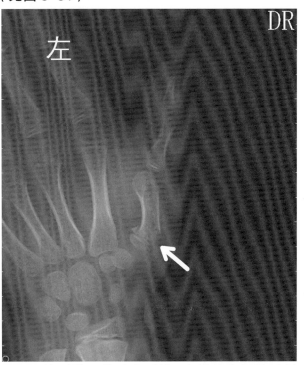

X线平片正位示右手第1掌骨基底部骨质断裂，小骨片稍分离

图8-31

男，8岁，外伤，左手第4、5掌骨基底部骨折（见图8-32）

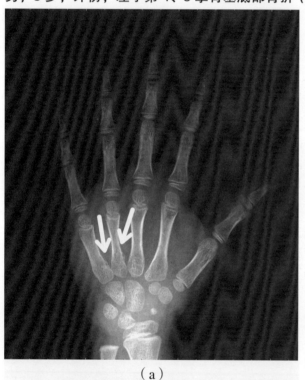

（a）

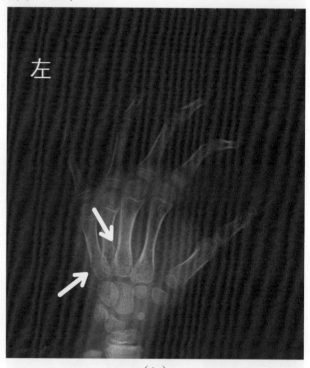

（b）

X线平片正位示左手第4、5掌骨基底部见骨皮质不连续，断端对位、对线可

X线平片斜位示左手第4、5掌骨基底部见骨皮质不连续，断端对位、对线可

图8-32

女，6岁，外伤，右侧第3、4掌骨基底部骨折（见图8-33）

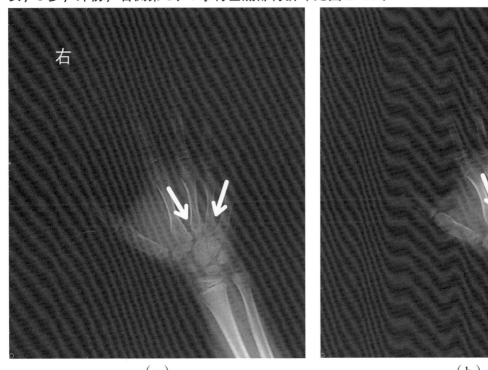

（a）
X线平片正位示右侧第3、4掌骨基底部骨皮质不连续，断端对位、对线可

（b）
X线平片斜位示右侧第3、4掌骨基底部骨皮质不连续，断端对位、对线可

图8-33

男，2岁，外伤，右手环指近节指骨远端撕脱性骨折（见图8-34）

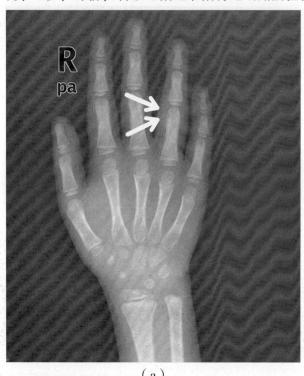

（a）

X线平片正位示右手环指近节指骨远端见小骨片撕脱性骨折

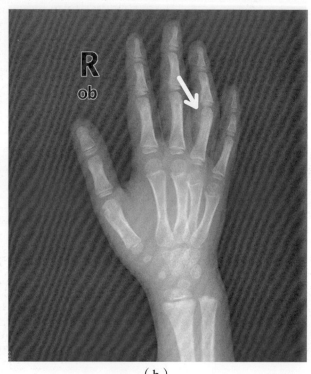

（b）

X线平片斜位示右手环指近节指骨远端见小骨片撕脱性骨折

图8-34

男，2岁，外伤，左手食指中节指骨近端骨骺骨折（见图8-35）

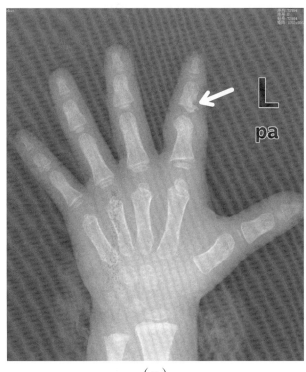

（a）

X线平片正位示左手示指中节指骨近端骨骺
见骨折，断端移位

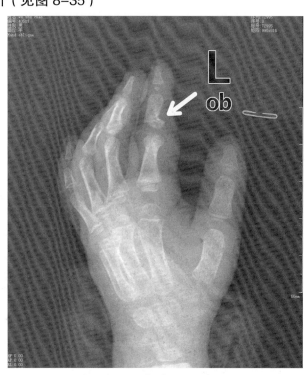

（b）

X线平片侧位示左手示指中节指骨近端骨骺
见骨折，断端移位

图 8-35

男，12岁，外伤，左手环指末节指骨近端骨骺分离（见图8-36）

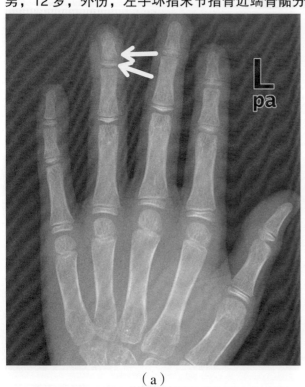

（a）

X线平片正位示左手环指末节指骨近端骨骺
分离

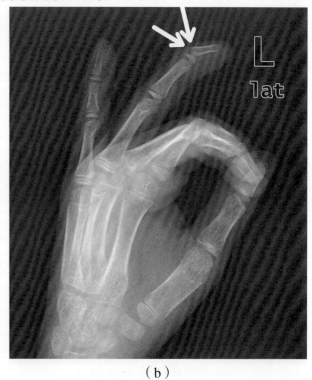

（b）

X线平片侧位示左手环指末节指骨近端骨
骺分离，断端移位成角

图 8-36

男，12岁，外伤，右手第5掌骨远段骨折（见图8-37）

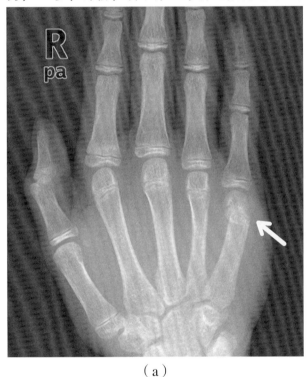

（a）
X线平片正位示右手第5掌骨远段见骨质断裂，断端对位、对线不佳

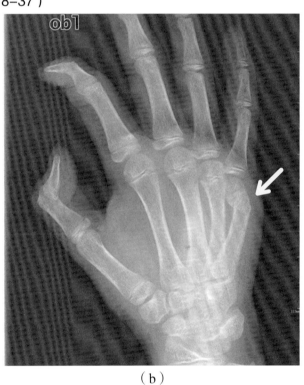

（b）
X线平片斜位示右手第5掌骨远段见骨质断裂，断端成角

图8-37

男，12岁，外伤，左手小指近节指骨基底部骨折（见图8-38）

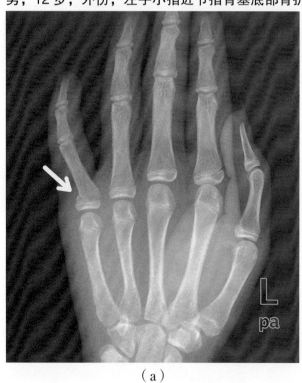

（a）

X线平片正位示左手小指近节指骨基底部骨折，断端移位

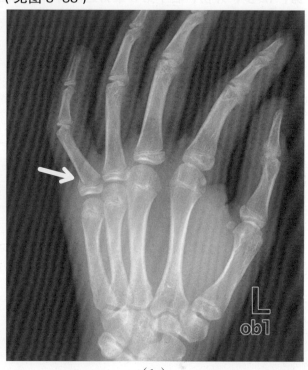

（b）

X线平片斜位示左手小指近节指骨基底部骨折，断端移位

图8-38

女，2岁，外伤，右手拇指末节指骨纵行骨折（见图8-39）

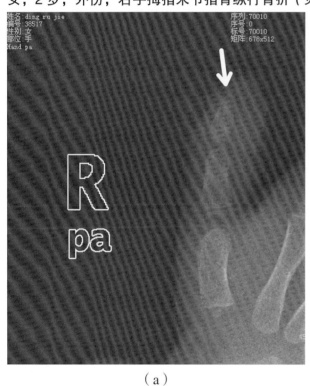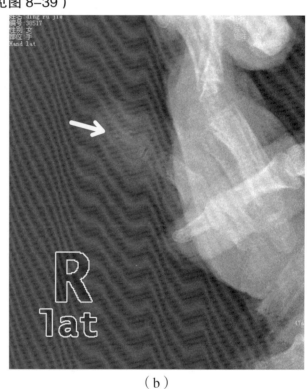

<table>
<tr><td>（a）
X线平片正位示右手拇指末节指骨见纵行骨
折线，断端对位、对线可</td><td>（b）
X线平片侧位示右手拇指末节指骨见纵行骨
折线，断端对位、对线可</td></tr>
</table>

图 8-39

女，2 岁，外伤，左手拇指末节指骨基底部骨骺分离（见图 8-40）

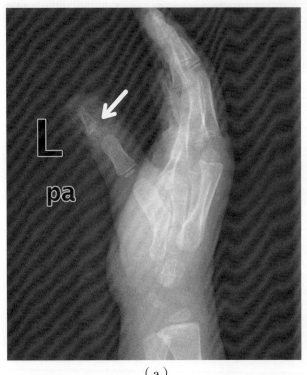

（a）
X 线平片正位示左手拇指末节指骨基底部骨骺分离，断端稍移位

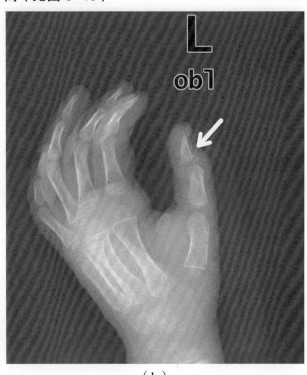

（b）
X 线平片侧位示左手拇指末节指骨基底部骨骺分离

图 8-40

女，7岁，外伤，右手第 1 掌骨基底部骨折（见图 8-41）

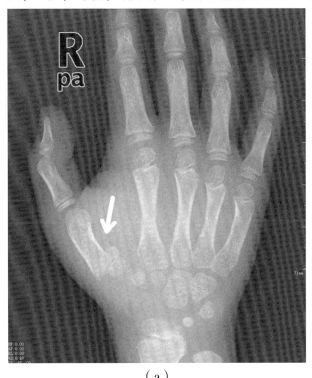 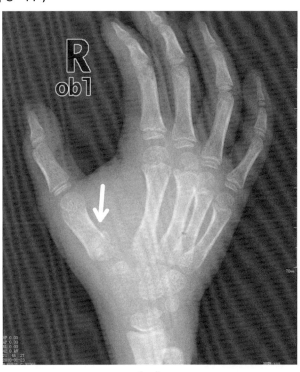

（a）　　　　　　　　　　　　　　　　　　（b）

X 线平片正位示右手第1掌骨基底部见骨质　　　X 线平片斜位示右手第1掌骨基底部见骨质
断裂，断端稍移位　　　　　　　　　　　　　断裂，断端稍移位

图 8-41

男，10 岁，手外伤，左侧肱骨髁上骨折（见图 8-42）

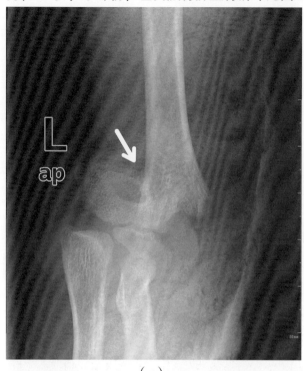

（a）

X 线平片正位示左侧肱骨髁上骨质断裂，断端移位，肘关节脱位

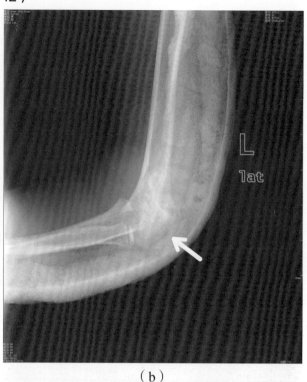

（b）

X 线平片侧位示左侧肱骨髁上骨质断裂，断端移位，肘关节脱位

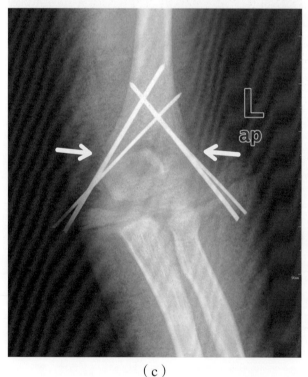

（c）

内固定术后，X 线平片正位示左侧肱骨下段见金属内固定，目前骨折线清晰，对位、对线良好，肘关节在位

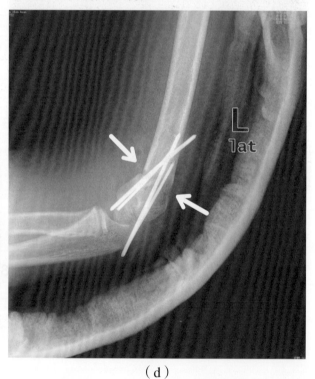

（d）

内固定术后，X 线平片侧位示左侧肱骨下段见金属内固定，目前骨折线清晰，对位、对线可，肘关节在位

图 8-42

男，2岁，外伤，左侧尺骨鹰嘴骨折（见图8-43）

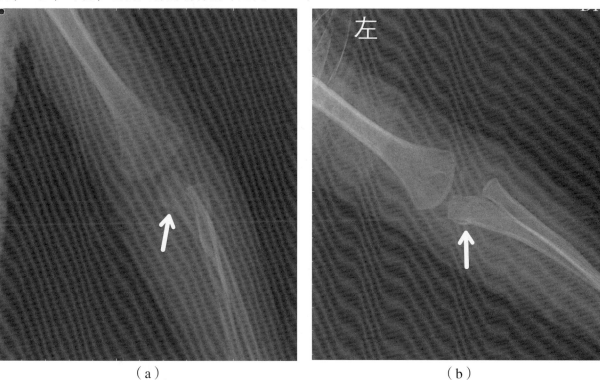

（a）
X线平片正位示左侧尺骨鹰嘴见骨皮质不连续，对位、对线可

（b）
X线平片侧位示左侧尺骨鹰嘴见骨皮质不连续，对位、对线可

图 8-43

男，2岁，外伤，右侧肱骨髁上骨折（见图8-44）

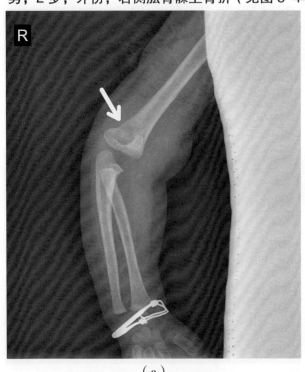

（a）
　　X线平片正位示右侧肱骨髁上骨质断裂，断端移位

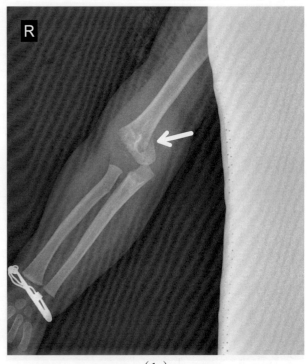

（b）
　　X线平片侧位示右侧肱骨髁上骨质断裂，断端移位

图 8-44

男，3岁，外伤，右侧肱骨髁上骨折（见图8-45）

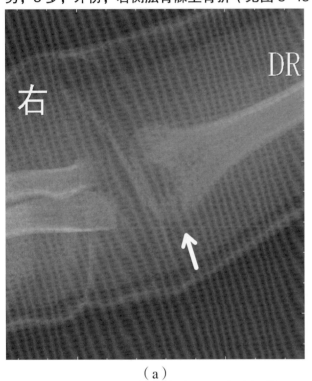

（a）
X线平片正位示右侧肱骨髁上骨质断裂，石膏外固定中，断端对位、对线可

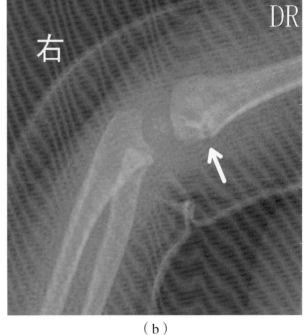

（b）
X线平片侧位示右侧肱骨髁上骨质断裂，石膏外固定中，断端对位、对线可

图8-45

男，3岁，外伤，右侧肱骨髁间骨折（见图8-46）

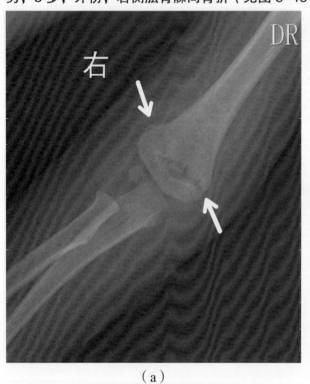

（a）

　　X线平片正位示右侧肱骨髁间骨质断裂，断端对位、对线可

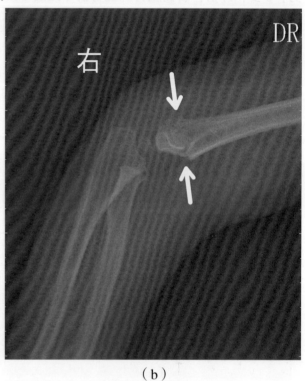

（b）

　　X线平片侧位示右侧肱骨髁间骨质断裂，断端对位、对线可

图8-46

男，6岁，外伤，右侧肱骨髁上骨折（见图 8-47）

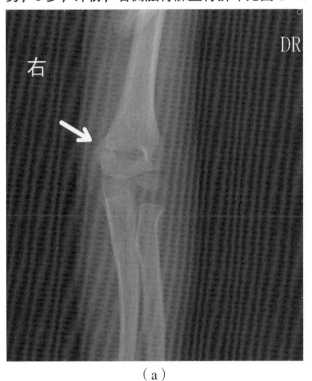

（a）

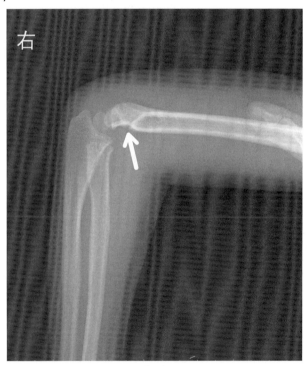

（b）

X线平片正位示右侧肱骨髁上骨质断裂，断端对位、对线可

X线平片侧位示右侧肱骨髁上骨质断裂，断端对位、对线可

图 8-47

男，12岁，外伤，左侧尺骨鹰嘴骨骺骨折（见图8-48）

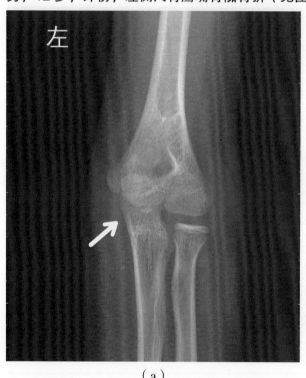

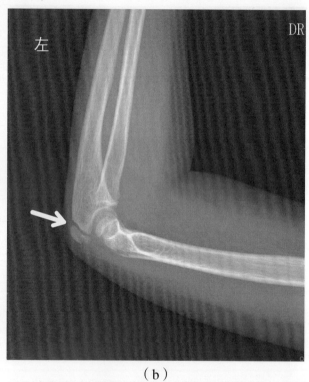

（a）

X线平片正位示左侧尺骨鹰嘴被遮盖，显示不清

（b）

X线平片侧位示左侧尺骨鹰嘴骨骺骨质断裂，断端稍移位

图8-48

男，3 岁，外伤，右侧肱骨外上髁骨折（见图 8-49）

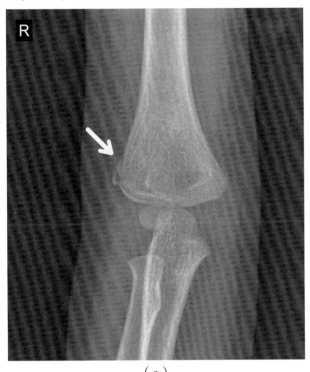

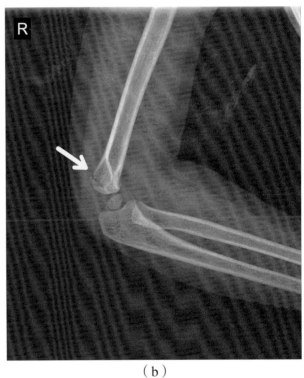

（a）
X线平片正位示右侧肱骨外上髁骨质断裂，小骨片稍分离

（b）
X线平片侧位示右侧肱骨外上髁骨质断裂，小骨片稍分离

图 8-49

女，3岁，外伤，左侧肱骨髁上骨折（见图 8-50）

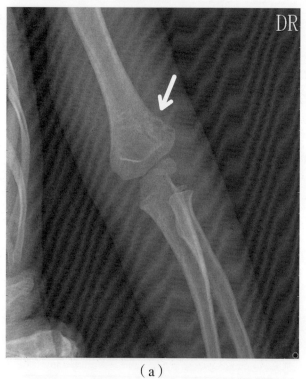

（a）

X线平片正位示左侧肱骨髁上骨质断裂，断端对位、对线可

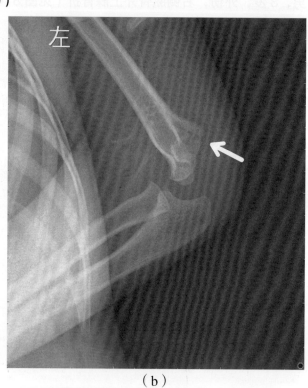

（b）

X线平片侧位示左侧肱骨髁上骨质断裂，断端对位、对线可

图 8-50

男，6岁，外伤，右侧肱骨髁上骨折（见图8-51）

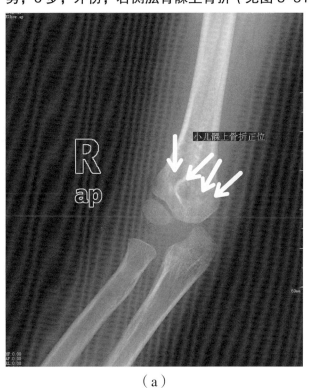

（a）

X线平片正位示右侧肱骨髁上骨皮质不连续，断端对位、对线可

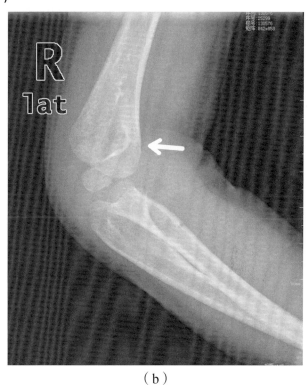

（b）

X线平片侧位示右侧肱骨髁上骨皮质不连续，断端对位、对线可

图8-51

男，5岁，外伤，右侧肱骨外上髁骨折（见图8-52）

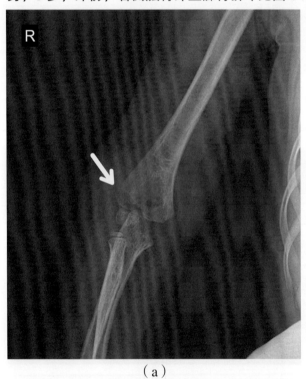

（a）

X线平片正位示右侧肱骨外上髁骨质断裂，小骨片分离

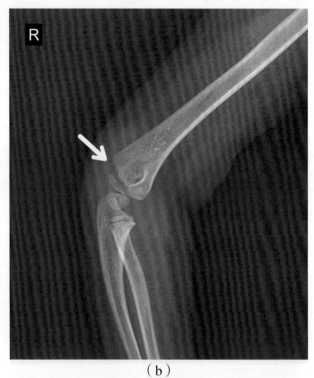

（b）

X线平片侧位示右侧肱骨外上髁骨质断裂，小骨片分离

图8-52

女，5岁，外伤，右侧桡骨小头骨折（见图 8-53）

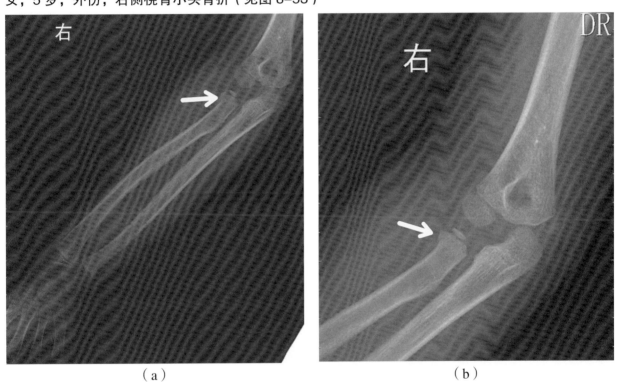

（a） （b）

X线平片示右侧桡骨小头见骨皮质不连续，对位、对线可

图 8-53

女，8岁，外伤，左侧肱骨内上髁骨折（见图8-54）

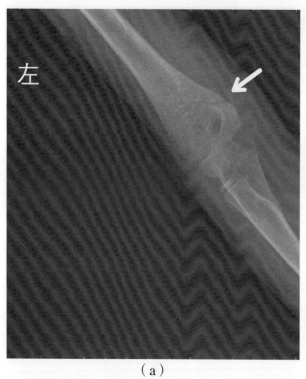

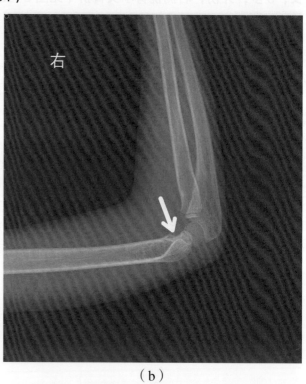

（a）

（b）

X线平片正位示左侧肱骨内上髁骨质断裂，断端对位、对线可

X线平片侧位示左侧肱骨外上髁被遮盖，显示不清

图 8-54

女，8岁，外伤，右侧肱骨外上髁撕脱骨折伴肱骨小头骨骺分离（见图 8-55）

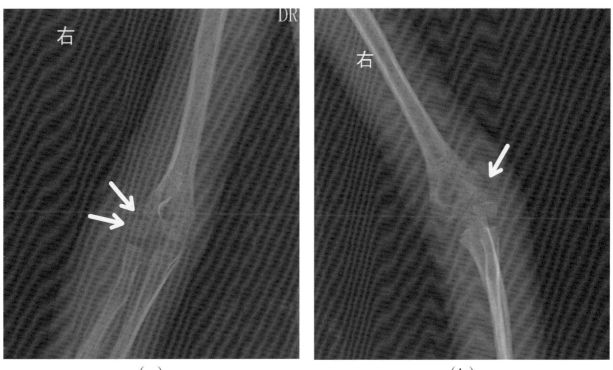

（a）　　　　　　　　　　　　　　　　（b）
X线平片正位示右侧肱骨外上髁撕脱骨折伴肱骨小头骨骺分离，部分小骨片游离

图 8-55

男，2岁，外伤，右侧肱骨髁间骨折（见图8-56）

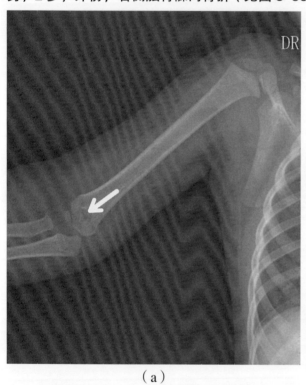

（a）

X线平片正位示右侧肱骨髁间骨质断裂，断端对位、对线可

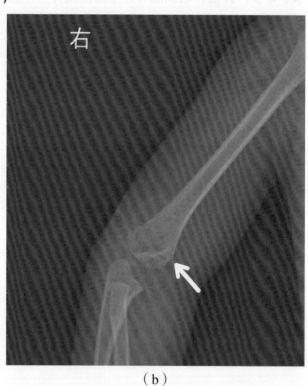

（b）

X线平片侧位示右侧肱骨髁间骨质断裂，断端对位、对线可

图8-56

女，4岁，外伤，右侧肱骨髁上骨折（见图 8-57）

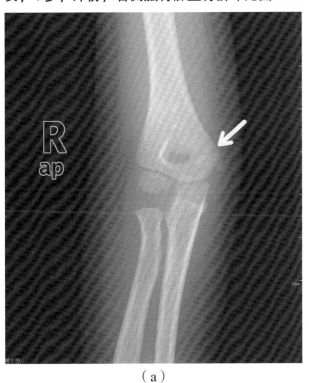

（a）

X线平片正位示右侧肱骨髁上骨皮质扭曲，断端对位、对线可

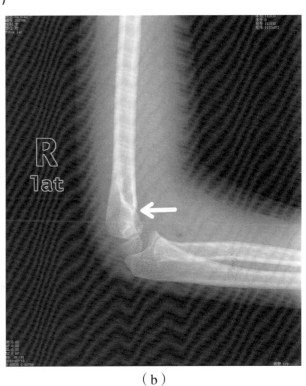

（b）

X线平片侧位示右侧肱骨髁上骨皮质不连续，断端对位、对线可

图 8-57

女4岁，外伤，左侧肱骨内上髁骨折（见图8-58）

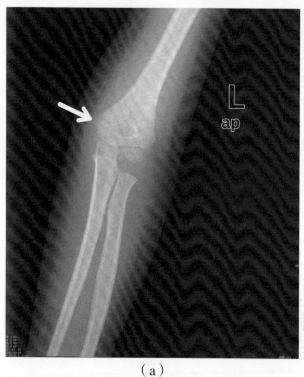

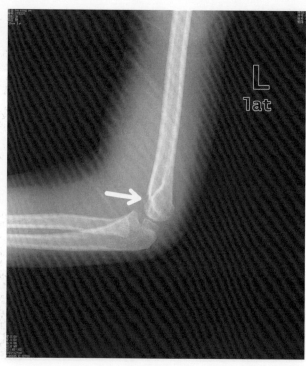

（a）

X线平片正位示左侧肱骨内上髁骨质断裂，断端对位、对线可

（b）

X线平片侧位示左侧肱骨内上髁骨质断裂，断端对位、对线可

图 8-58

男，12 岁，外伤，左肱骨头骨折伴肩关节脱位（见图 8-59）

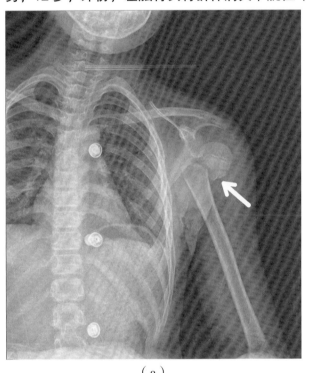

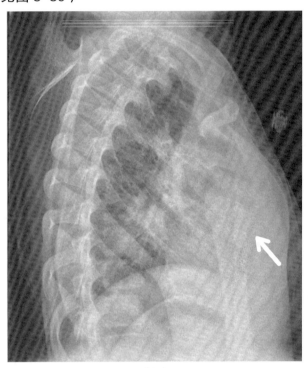

（a）
　X 线平片正位示左肱骨头骨质断裂，断端明显移位，肩关节脱位

（b）
　X 线平片穿胸位示左肱骨头骨质断裂，肩关节间隙增宽

图 8-59

第三节 儿童下肢及关节骨折

女，11 岁，外伤，左距骨撕脱骨折（见图 8-60）

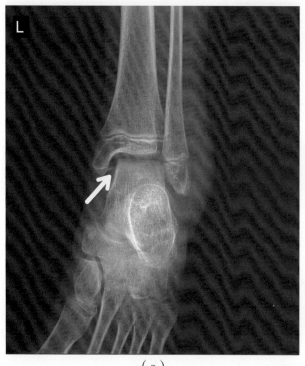

（a）

X线平片正位示左距骨内侧缘见小骨片撕脱，小骨片位于胫距内侧关节间隙内

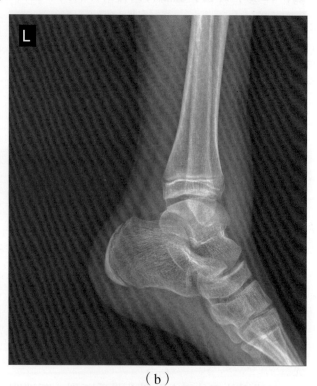

（b）

X线平片侧位示左距骨遮盖，显示不清

图 8-60

男，11 岁，外伤，右侧髌骨骨折（见图 8-61）

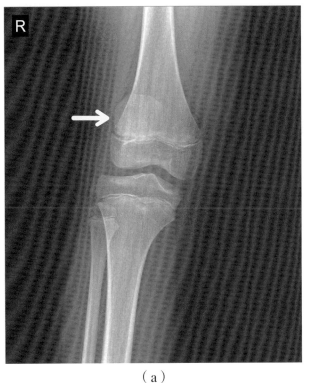

（a）
X 线平片正位示右侧髌骨遮盖，显示不清

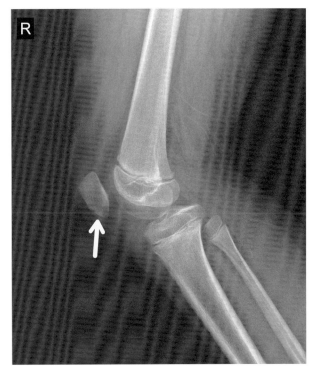

（b）
X 线平片侧位示右侧髌骨前下缘见小骨片撕脱

图 8-61

女, 10 岁, 外伤, 左足距骨外侧缘、第 5 跖骨基底部撕脱骨折（见图 8-62)

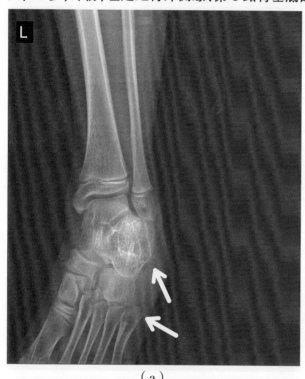

（a）
X 线平片正位示左足第5跖骨基底部及距骨外侧缘见小骨片撕脱

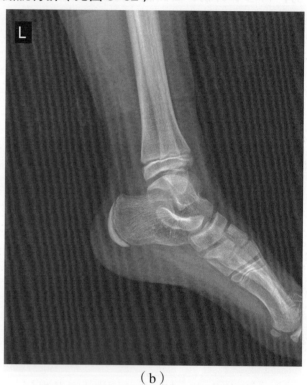

（b）
X 线平片侧位示左足距骨及第5跖骨遮盖, 显示不清

图 8-62

女，11 岁，外伤，右股骨外侧髁骨折（见图 8-63）

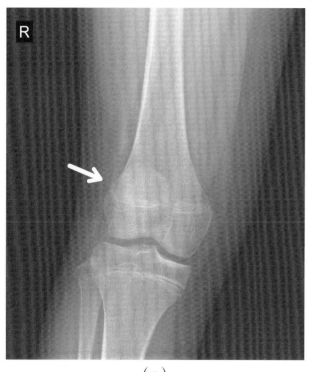

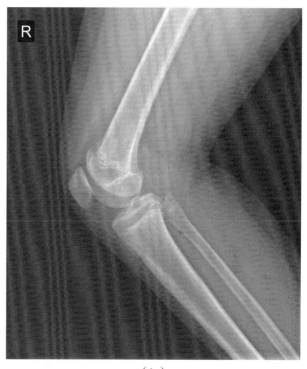

（a）
X线平片正位示右股骨外侧髁小骨片撕脱

（b）
X线平片侧位示右股骨外侧髁遮盖，显示不清

图 8-63

男，9岁，外伤，左侧距骨外侧缘撕脱性骨折（见图8-64）

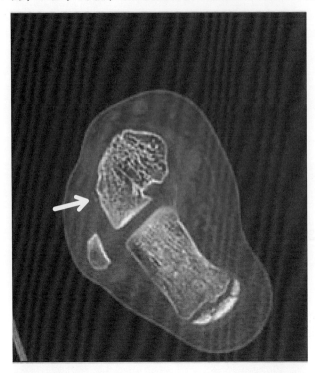

（a）
CT平扫轴位示左距骨外侧缘见小骨片撕脱，周围软组织肿胀

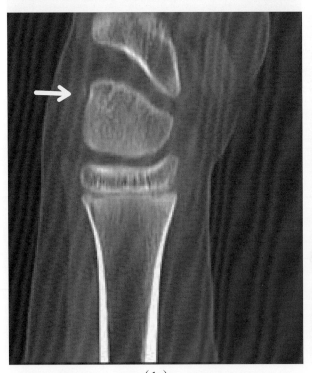

（b）
CT平扫冠状位重建示左距骨外侧缘见小骨片撕脱，小骨片分离

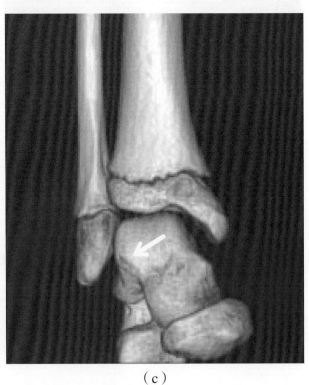

（c）
CT平扫三维重建示左距骨外侧缘撕脱性骨折

图8-64

男，12 岁，外伤，左足舟状骨内侧缘撕脱骨折（见图 8-65）

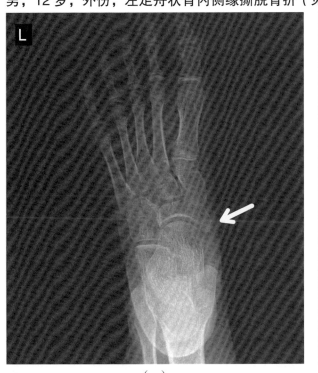
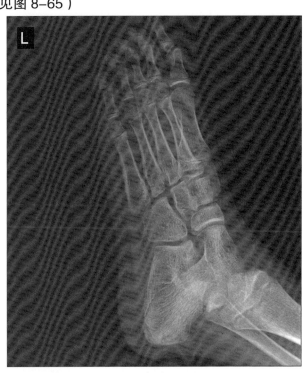

（a）

X 线平片正位示左足舟状骨内侧缘小骨片撕脱

（b）

X 线平片斜位示左足舟状骨遮盖，显示不清

图 8-65

男，9岁，外伤，左足骰骨、内侧楔骨骨折，左侧胫骨远端骨骺骨折（见图8-66）

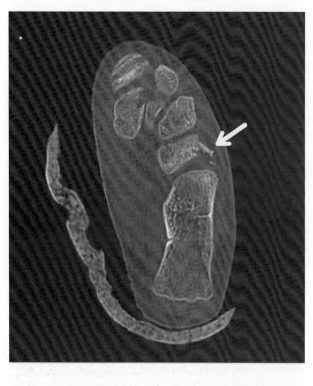

（a）

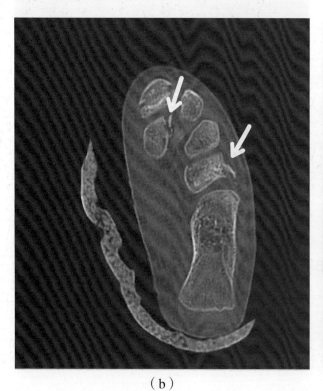

（b）

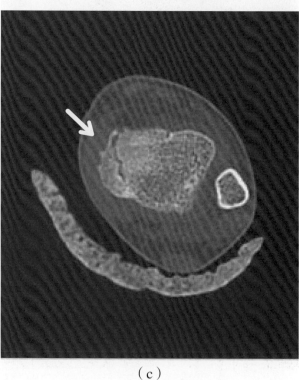

（c）

CT平扫轴位示左足骰骨、内侧楔骨见骨皮质不连续，部分小骨片游离，左侧胫骨远端骨骺见骨质断裂，对位对线可

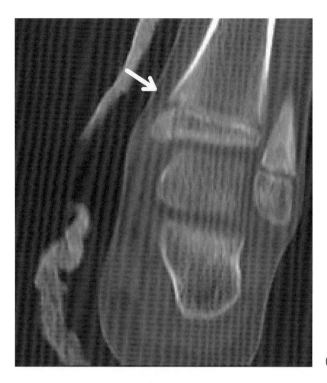

（d）

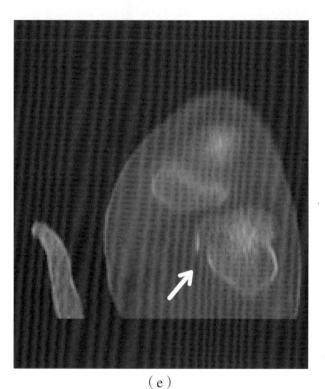

（e）

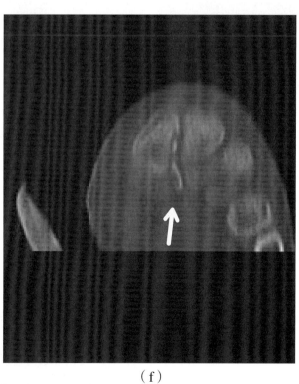

（f）

CT平扫冠状位重建示左足骰骨、内侧楔骨见骨皮质不连续，部分小骨片游离，左侧胫骨远端骨骺见骨质断裂，对位对线可

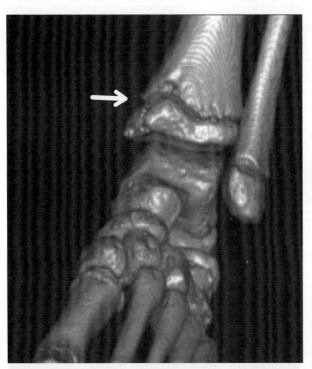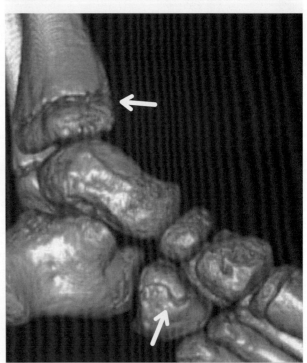

（g）　　　　　　　　　　　　　　　（h）
CT平扫三维重建示左足骰骨、内侧楔骨骨折，左侧胫骨远端骨骺骨折

图 8-66

女，15岁，外伤，左侧内踝及胫骨骨骺骨折（见图8-67）

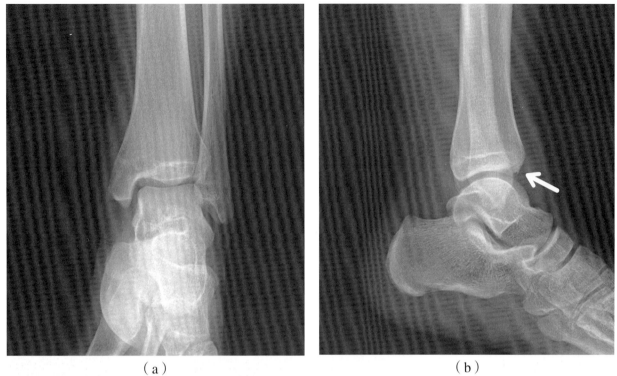

（a） （b）

X线平片正侧位示胫骨下端似见小骨片撕脱

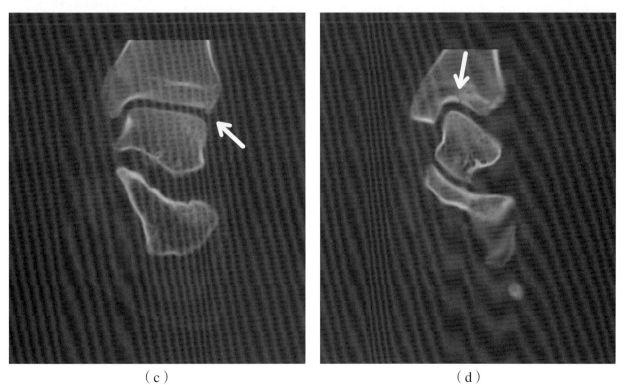

（c） （d）

CT平扫冠状位重建示左内踝见骨皮质不连续，对位、对线可

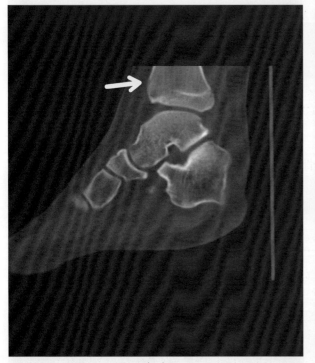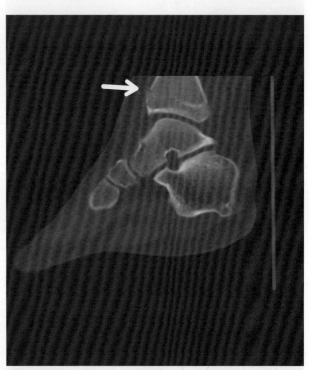

（e）　　　　　　　　　　　　　（f）

CT平扫矢状位重建示左胫骨下端骨骺骨质断裂，对位、对线可

图 8-67

女，3岁，外伤，左侧胫骨下段骨折（见图8-68）

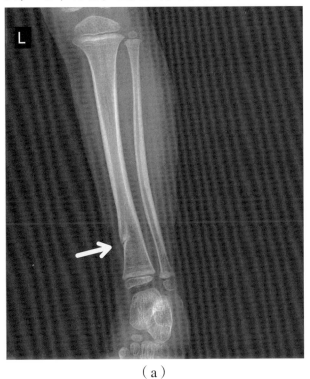

（a）

X线平片正位示左侧胫骨下段骨皮质扭曲伴局限性密度增高，对位、对线良好

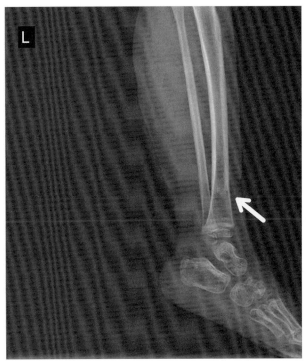

（b）

X线平片侧位示左侧胫骨下段见局限性骨折透亮线影，目前骨折边缘密度增高，对位、对线良好

图8-68

男,11 岁,外伤,左跟骨骨折,左足第 4 趾近节趾骨远端骨折(见图 8-69)

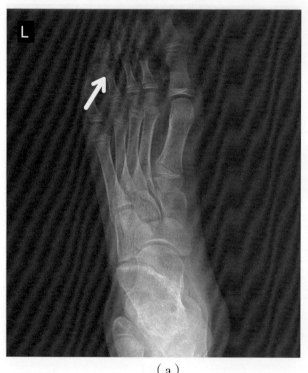 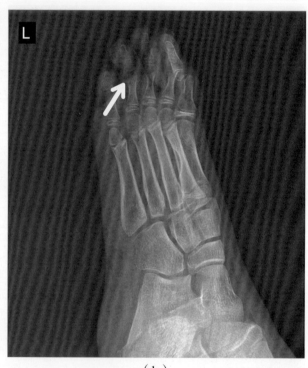

(a)

X线平片正位示左足第4趾近节趾骨远端骨皮质皱褶

(b)

X线平片斜位示左跟骨见骨皮质不连续,部分小骨片稍分离

图 8-69

男，10 岁，外伤，左足第 5 跖骨基底部骨折（见图 8-70）

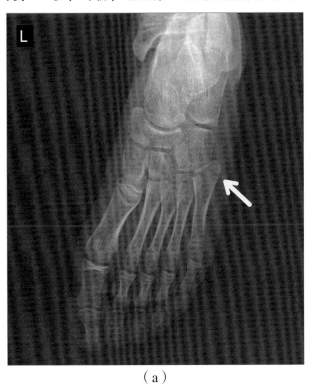
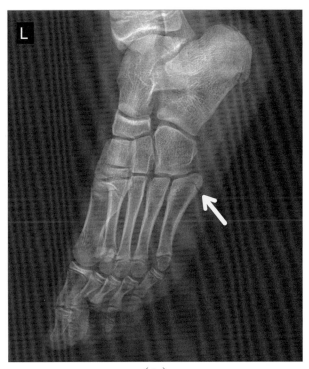

（a）
X 线平片正位示左足第 5 跖骨基底部骨质断裂，断端对位、对线良好

（b）
X 线平片斜位示左足第 5 跖骨基底部骨质断裂，断端对位、对线良好

图 8-70

女，11 岁，外伤，右胫骨干骺端骨折，延及骺线（见图 8-71）

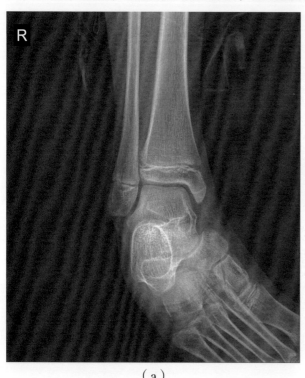

（a）

X线平片正位示右胫骨干骺端遮盖，显示不清

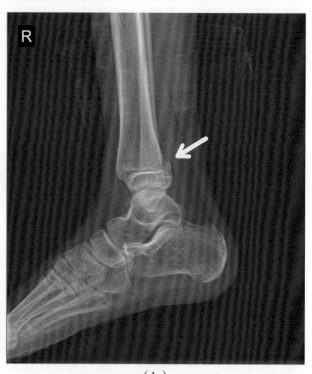

（b）

X线平片侧位示右胫骨干骺端骨质断裂，断端移位，骨折线累及骨骺线

图 8-71

女，10 岁，外伤，右足第 1 跖骨骨折（见图 8-72）

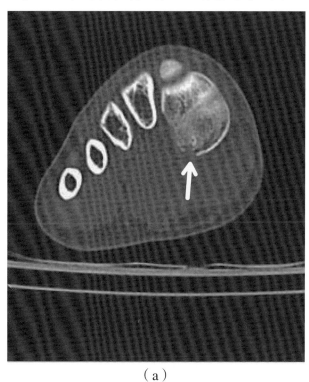

（a）

CT平扫轴位示右足第1跖骨基底部骨皮质不连续，断端对位、对线可

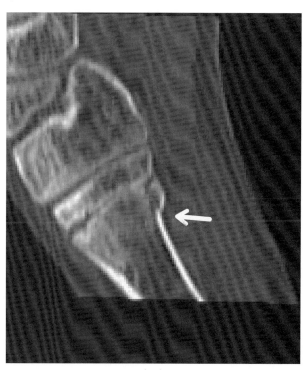

（b）

CT平扫矢状位重建示右足第1跖骨基底部骨皮质不连续，断端对位、对线可

图 8-72

男，9岁，外伤，左足第5趾近节趾骨骨折（见图8-73）

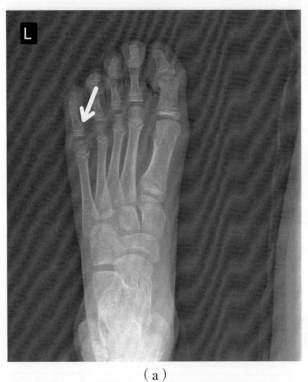

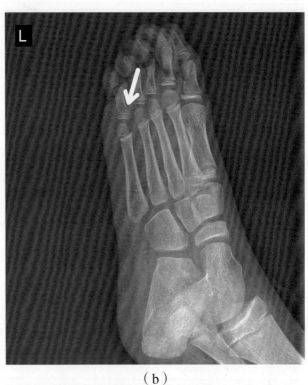

（a）
X线平片正位示左足第5趾近节趾骨基底部骨皮质不连续，断端对位、对线可

（b）
X线平片斜位示左足第5趾近节趾骨基底部骨皮质不连续，断端对位、对线可

图 8-73

女，11岁，外伤，左侧髌骨半脱位，左侧股骨下端骨折（见图8-74）

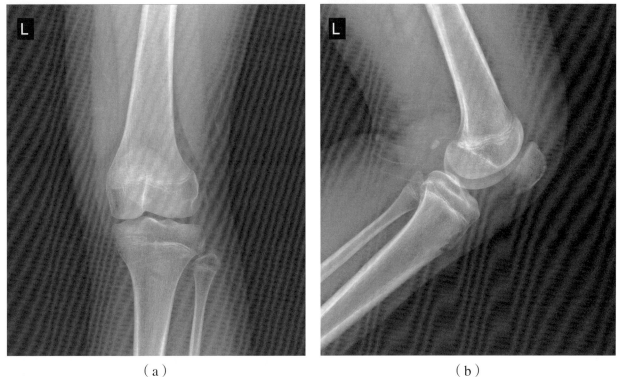

（a）　　　　　　　　　　　　　　　（b）

X线平片正侧位未见明显骨折线影

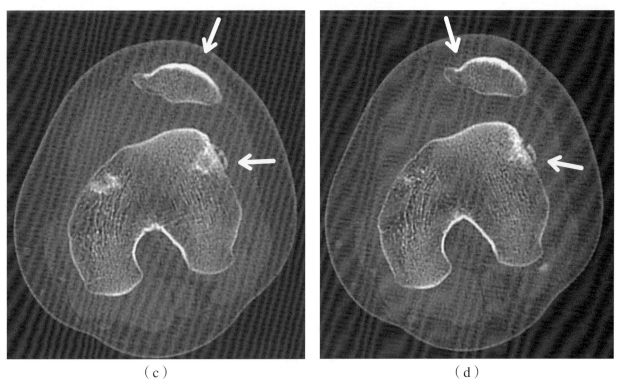

（c）　　　　　　　　　　　　　　　（d）

CT平扫轴位连续层面示左侧髌骨向外移位，股骨下端撕脱性骨折，膝关节积液

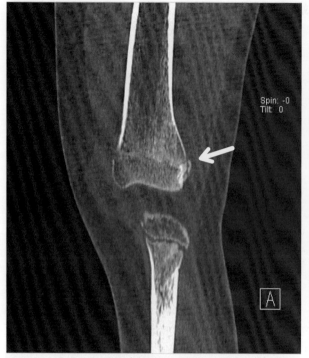

（e）

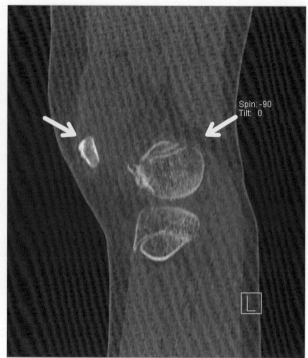

（f）

CT平扫矢状位及冠状位重建示左侧股骨下端撕脱性骨折

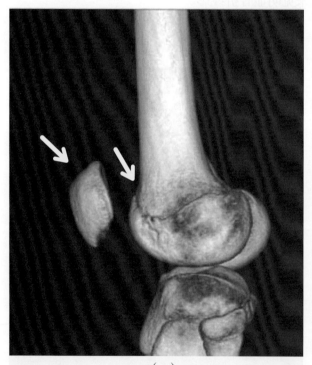

（g）

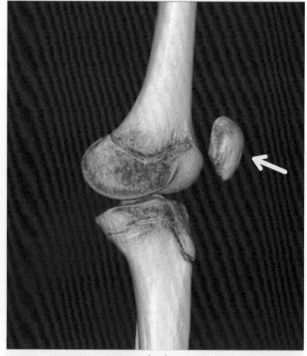

（h）

CT平扫三维重建示左侧髌骨半脱位，股骨下端撕脱性骨折

图 8-74

女，10 岁，外伤，左足 3 块楔骨骨折，第 5 跖骨骨折（见图 8-75）

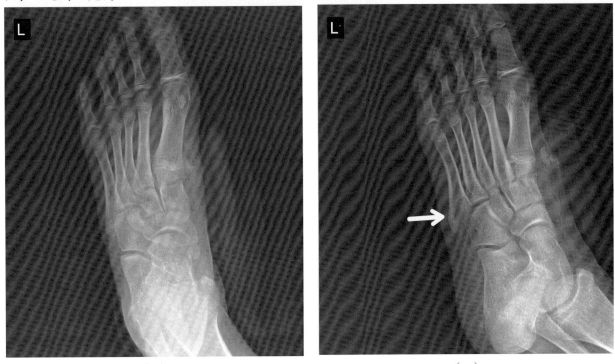

（a）　　　　　　　　　　　　　　　　（b）
X线平片正侧位示左足第5跖骨基底部骨皮质不连续，对位、对线可。
楔骨遮盖显示不清

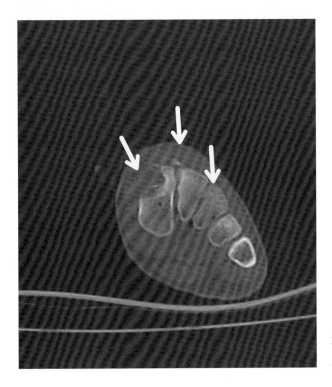

（c）
CT平扫轴位示左足内侧
楔骨骨质断裂，小骨片游离，
周围软组织肿胀

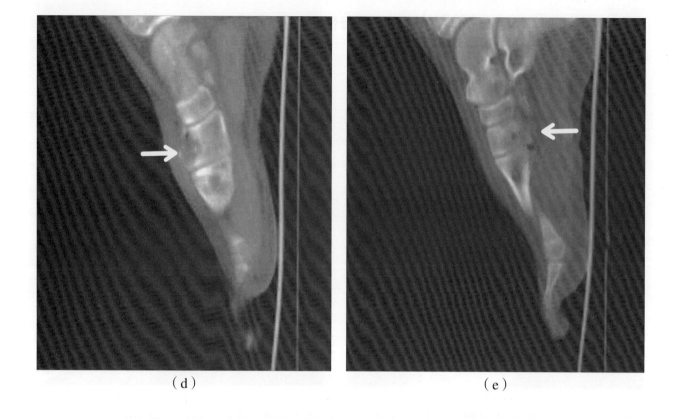

（d）

（e）

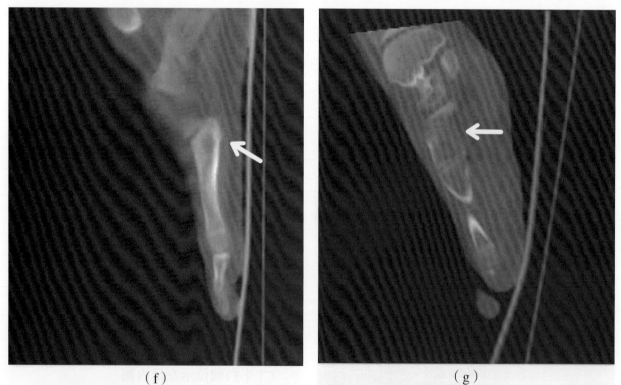

（f）

（g）

CT平扫矢状位重建示左足内、中、外3块楔骨均有骨质断裂，部分小骨片游离，第5跖骨基底部骨皮质不连续，断端对位、对线可

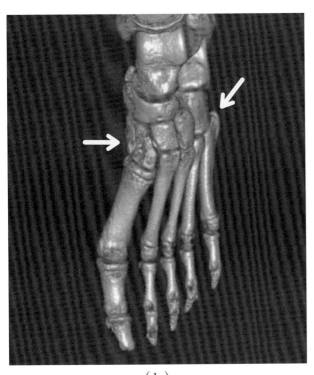
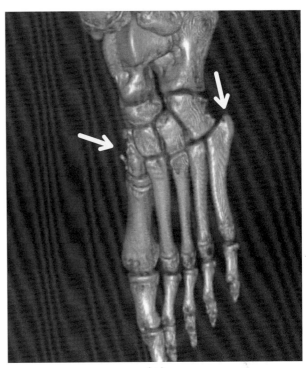

（h）　　　　　　　　　　　　　（i）

CT平扫三维重建示左足内、中、外3块楔骨骨折，第5跖骨基底部骨折

图 8-75

男，11 岁，外伤，右侧跟骨、距骨、舟状骨、骰骨、第 1~5 跖骨多发骨挫伤，
第 5 跖骨基底部骨折（图 8-76）

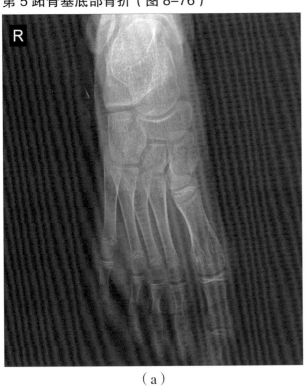
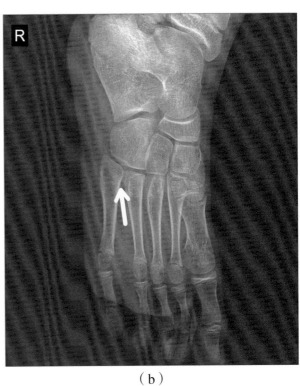

（a）　　　　　　　　　　　　　（b）

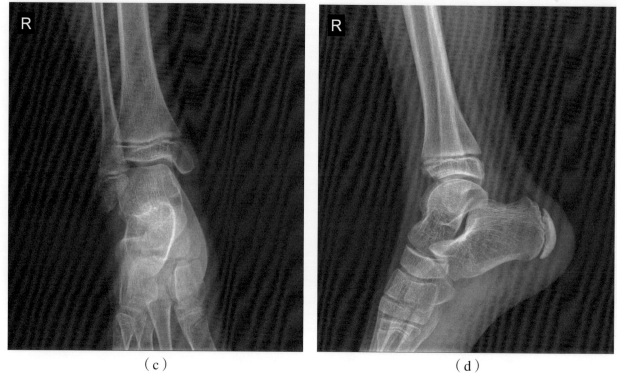

（c）　　　　　　　　　　　　（d）

X线平片正侧斜位示右足第5跖骨基底部见骨皮质不连续，对位、对线可

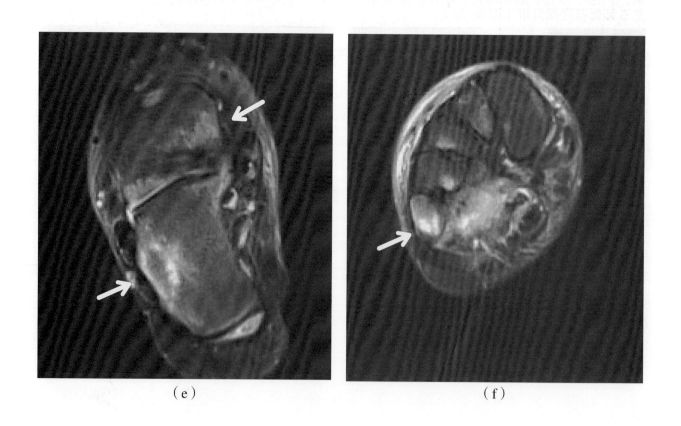

（e）　　　　　　　　　　　　（f）

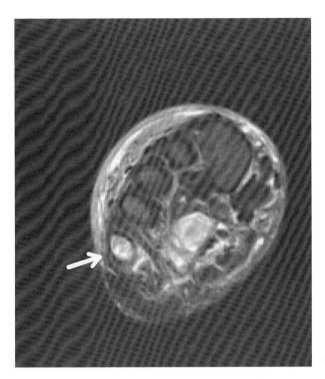

（g）

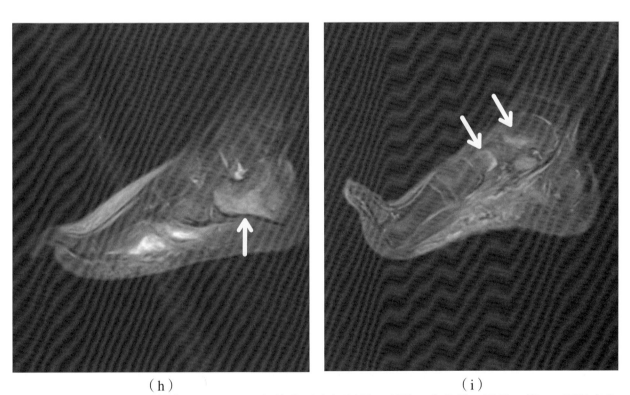

（h）　　　　　　　　　　　　　　（i）

MRI平扫T2WI-FS轴位及PDWI-FS矢状位示右侧跟骨、距骨、舟状骨、骰骨、第1~5跖骨多发骨挫伤，第5跖骨基底部骨折

图8-76

女，12 岁，外伤，左胫骨远端骨折（见图 8-77）

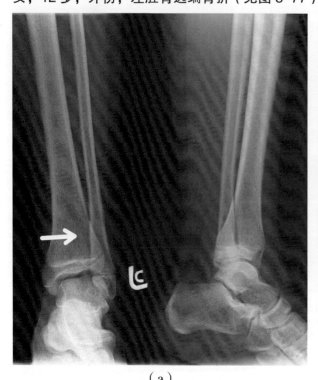

（a）

X 线平片正侧位示左胫骨远端骨折透亮线影，对位、对线良好

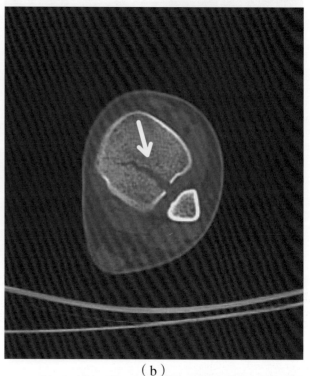

（b）

CT 平扫轴位示左胫骨远端见骨质断裂，断端稍分开

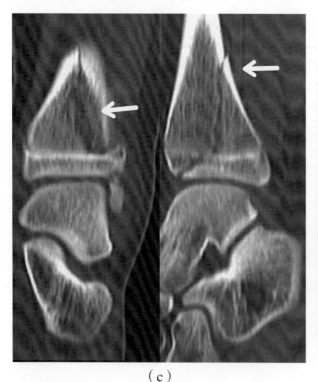

（c）

CT 平扫矢状位及冠状位重建示左侧胫骨远端骨质断裂，断端对位、对线可

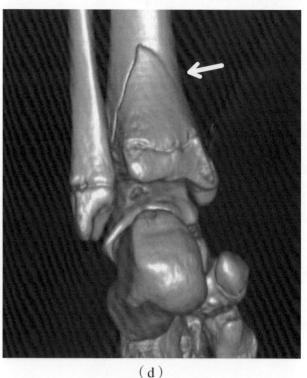

（d）

CT 平扫三维重建示左侧胫骨远端骨质断裂，断端对位、对线尚可

图 8-77

女，10岁，外伤，左腓骨外踝骨折（见图8-78）

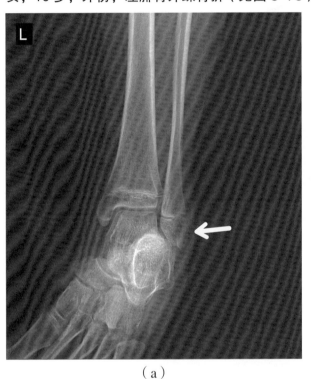

（a）

X线平片正位示左腓骨外踝见骨皮质不连续，断端对位、对线可

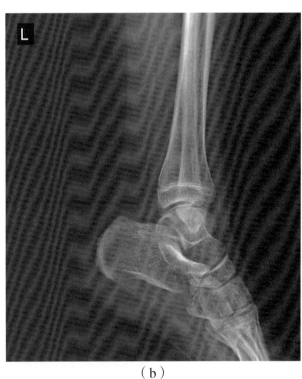

（b）

X线平片侧位示左侧腓骨遮盖，显示不清

图8-78

第四节　儿童脊柱及肋骨骨折

男，11 岁，外伤，右侧第 5 前肋骨折（见图 8-79）

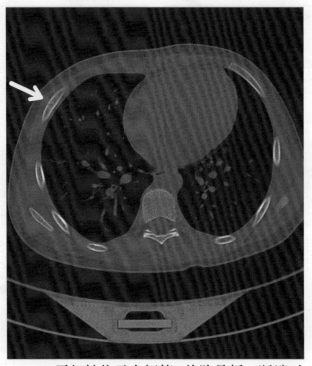

CT平扫轴位示右侧第5前肋骨折，断端对位、对线良好

图 8-79

女，12岁，外伤，T3、T4右侧横突骨折（见图8-80）

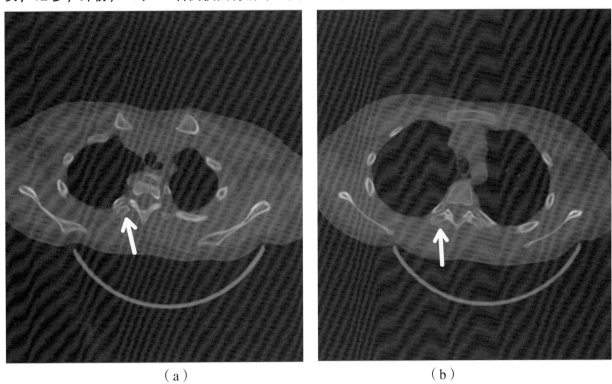

（a） （b）

CT平扫轴位示T3、4右侧横突骨皮质扭曲

图 8-80

男，12岁，外伤，右侧第5、6肋骨骨折（见图8-81）

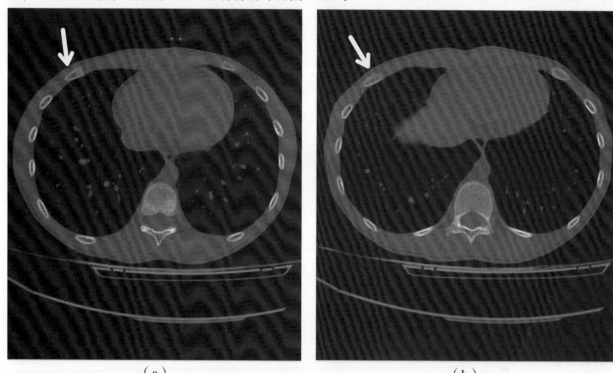

（a）   （b）

CT平扫轴位示右侧5、6第前肋骨皮质不连续，对位、对线良好

图 8-81

男，12岁，外伤，左侧第3、4肋骨骨折（见图8-82）

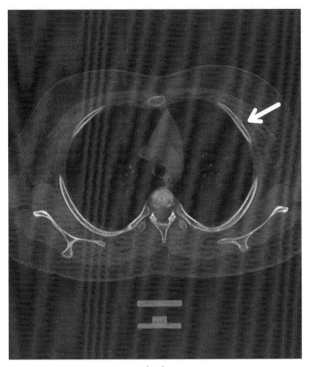
（a）

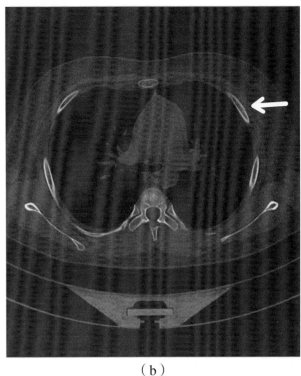
（b）

CT平扫轴位示左侧第3、4肋骨骨皮质不连续，对位、对线良好

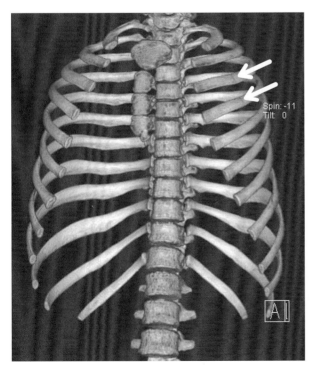
（c）
CT平扫三维重建示
左侧第3、4肋骨骨皮质
扭曲，对位、对线良好

图 8-82

第五节　小　结

一、颅骨生长性骨折

婴幼儿线样骨折伴其下硬脑膜破裂时，一旦骨折线之间嵌入周围组织，比如硬脑膜、蛛网膜、脑组织或其形成的复合性瘢痕，都将影响骨折的愈合；另外，随着脑脊液和脑组织的波动性冲击，使骨折线间隙呈进行性扩大，同时骨缘外翻，以致形成持久性骨缺损，此即称为颅骨生长性骨折，多见于婴幼儿头部外伤后，大多发生在 1 岁以内，90% 在 3 岁以内，亦可见于稍大的儿童。由于儿童时期脑组织生长发育非常迅速，颅骨和硬脑膜的缺损恰恰成为减压窗，故在脑生长发育的过程中，以及脑脊液和脑组织的波动性冲击，使颅骨骨折线呈进行性增宽。生长性骨折可误诊为头皮血肿，导致处理不当。放射科医生往往认识不到该病，易误诊。临床外科医生只注重病史及局部形态特征，而忽视了辅助检查。对于头部外伤后伴头皮肿胀并有波动感者，容易考虑为头皮血肿，仔细检查局部，在其周围可触及增宽的骨折线或骨缺损，再结合辅助检查，比如 X 线或头颅 CT 等检查，应不难确诊。颅骨生长性骨折的诊断要点是：①有明确的头部外伤史，伤后一段时间头部出现隆起的包块或可触及颅骨缺损。② X 线平片或 CT 检查可见增宽的骨折线或以骨折线为长轴的梭形颅骨缺损。③ CT、MRI 检查显示：膨出的肿物内为脑组织或脑脊液。CT 检查是颅脑损伤患者重要的诊断措施。

二、容易漏诊的儿童颅骨骨折

头颅外伤首选 CT 平扫，但 CT 扫描发现颅骨骨折的概率只有颅骨平片检查的 20%。一些骨折线较短，与扫描线平行的线性骨折容易遗漏，颅底骨折如不进行颅底薄层扫描、选用适当的窗宽，也容易漏诊，CT 检查常可发现一些骨折后的间接征象，如颅内积气征，可藉此断定骨折的存在。颅骨外板的线状骨折如无移位，很难在横断位 CT 上显示，三维颅骨重建可形象地显示颅骨骨折。

三、儿童前臂孟氏骨折

Bado Ⅲ 型儿童孟氏骨折容易漏诊，不及时治疗易发生严重并发症，Bado Ⅲ 型（亦称内收型）儿童骨折表现为桡骨小头向外或向前外侧脱位，合并尺骨干骺端骨折，约占孟氏骨折的 23%，仅次于Ⅰ型骨折。此类尺骨骨折在儿童多为青枝骨折，漏、误诊原因主要是对尺骨骨折形式认识不全面。对于弹性变形或弓形弯曲，因临床症状轻微，常忽略了 X 线摄片观察，对 6 岁以下的患儿桡骨头骺二次骨化中心出现前肱桡关系的判断有误，漏诊了桡骨小头的脱位或半脱位。尺骨向外侧成角畸形得不到矫正，桡骨小头脱位或残留半脱位，肱骨小头和桡骨小头达不到解剖对应关系，随着生长发育，肘关节逐渐出现明显畸形，错失了早期治疗机会。

四、儿童尺骨冠状突骨折

尺骨冠状突骨折较少见，常合并肘关节脱位、肘部骨折，早期易漏诊。尺骨冠状突不仅是肱尺关节的主要组成部分，同时也是肘关节内侧副韧带前束、前关节囊和肱肌的附着点，起着阻止肱二头肌、肱肌和肱三头肌牵拉尺骨向肘后移位的作用，是维持肘关节稳定的主要结构。儿童冠状突骨折又为关节内骨骺损伤，若诊治不当，可致屡发性肘关节脱位、肘关节不稳、功能受限甚至肘关节强直等严重并发症。儿童冠状突骨折的早期正确诊断尤为重要。侧位 X 线片是诊断。冠状突骨折的主要手段，但当冠状突骨折合并肘关节脱位、肘部骨折时，因伤后疼痛、活动受限、脱位等因素，有时很难拍摄出标准的侧位 X 线片。正位片由于冠状突与尺骨鹰嘴重叠，侧位片冠状突与桡骨小头重叠，故多不易显露骨折线，从而常致漏诊。冠状突是由其顶部的软骨不断骨化形成，多无二次骨化中心，由于其软骨成分于 X 线片上不显影，故其软骨部分骨折并不能通过 X 线检查诊断，尤其是 I 型骨折。因为 I 型骨折为冠状突顶部小的撕脱骨折，骨折块不超过冠状突高度的 10%；I 型冠状突骨折块平均高度应小于 1.8 mm，如此大小的骨折块，对儿童来说几乎完全为软骨成分，所以儿童 I 型冠状突骨折单纯通过 X 线检查诊断几乎是不可能的；对低年龄患儿，甚至是部分 II 型骨折的诊断也多存在困难。

五、儿童肱骨远端骨骺分离

儿童肱骨远端骨骺分离是发生在幼儿发育阶段的一种特殊类型髁上骨折，居儿童肱骨远端骨折类型的首位（67.71%），极易误诊为肱骨外髁骨折。初生婴儿的肱骨远端由软骨组成，随年龄的增长渐出现骨化中心，干骺端之间为骺软骨板，但结构较为薄弱，故幼儿时期轻度外伤即可引起骨骺分离。根据肱骨外髁的骨化程度（外髁骨骺在 1 岁左右开始骨化），可为 Salter-Harris I 型或 II 型损伤。临床特点与肱骨髁上骨折相似，是髁上骨折在幼儿发育阶段的一种特殊类型，典型表现为分离的肱骨远端连同尺、桡骨一并向后、内侧移位，而外髁骨骺与桡骨近端始终保持着良好的对位关系。幼儿肘部骨骺多未骨化，骨折线不能在 X 线片上直接显影，故误诊率极高。对于超过 1 周未就诊的儿童肱骨远端骨骺分离，除骨骺中心移位外，如干骺端尚带有小骨块，骨块位于外侧，极易误诊为肱骨外髁骨折，因为此时受伤时间长，压痛及肿胀已不明显，同时骨折愈合已达到纤维连接，活动度较小，异常活动不易查出，甚至部分低龄患儿或就诊时受伤已经超过 2 周的患儿，外侧骨折端已有骨痂生成，更似肱骨外髁骨折。

儿童肱骨远端骨骺分离和肱骨外髁骨折鉴别要点如下：①体征。肱骨外髁骨折时肿胀、压痛局限于肘关节外侧，有时可触到外髁异常活动。由于前臂伸肌总腱的牵拉，骨折块可有旋转和翻转移位，肱骨与桡骨关系可发生变化。肱骨干与尺桡骨对线关系正常而肱骨外髁向外侧移位。如果骨折即时就诊或者为典型的肱骨外髁骨折，依据以上特点诊断并不困难。儿童肱骨远端骨骺分离时肿胀、压痛不会局限于肘关节某一侧，一般是内外侧均肿胀，而且程度较重，压痛也是肘关节的内外侧均有，有时骨折严重的移位可见明显的肘部"靴形"畸形。②X 线特征。肱骨远端骨骺分离表现为肱桡关节正常，肘关节正位及侧位片均显示桡骨纵轴通过肱骨小头，尺桡关系不变（即上尺桡关系正常），肱骨与尺桡骨排列失常，往往是尺桡骨带一干骺端骨折片或肱骨外髁移向后上方。肱骨外髁骨折时肱骨干与尺桡骨对线关系正常而肱骨外髁向外侧移位。二者鉴别的重点是肱骨头与桡骨头的关系，如肱骨头与桡骨头关系对应不良，肘关节正位 X 线片肱骨外髁相对于桡骨头向外侧移位，即是肱骨外髁骨折；而肱骨头与桡骨头关节正常，肘关节正位 X 线片显示桡骨纵轴通过肱骨小头，即肱骨远端骨骺分离。对轻度移位或有诊断不确切者，应加摄肘关节斜位或健侧 X 线片进行对比。若仍鉴别不清，可行超声及 MRI 检查。

六、儿童肘部其他容易漏、误诊的骨折

髁上骨折是儿童中最常见的肘部骨折。在伸直手跌倒的过程中，过度伸展将尺骨鹰嘴移位到肱骨干骺端背侧，鹰嘴充当髁上骨折的支点。影像学上，骨折表现为横向的骨折线。骨折通常很细微，关节积液可能是唯一的影像学表现，在侧位 X 光片上检测到了肱骨前线和脂肪垫升高。

桡骨颈骨折被认为是小儿肘部第二常见的骨折。桡骨颈骨折最常见的屈曲损伤，其原因是在附加外翻力的作用下发生过度伸展。这些畸形通常很细微，可能需要比较对侧。此骨折与鹰嘴骨折有关，鹰嘴骨折是儿童中最常见的隐性肘关节骨折。

外侧髁骨折是儿童中第三常见的肘部骨折。这些骨折是由于肘部伸直时的内翻力造成的。这些骨折很容易遗漏，因为它们通常主要累及髁间区域或小头，沿后髁仅有一个细长的骨碎片。

内上髁撕脱被认为是第四常见的小儿肘关节骨折，并且通常发生在年龄较大的儿童中。损伤机制是伸直的手摔倒，结合了过度伸展和外翻应力。撕脱的程度从内上髁骨间的细微扩大到关节内移位不等，其中移位的内上髁类似滑车骨化中心，内侧髁的损伤可在没有关节积液的情况下发生。

七、四肢的塑性骨折和青枝骨折

塑性骨折和青枝骨折是发育中儿童骨骼的显著变化以及仅在儿童中发现的独特的、特定部位的骨折类型，在儿科患者中漏诊骨折很常见。与成年人的骨骼相比，儿童骨骼的特点是弹性和孔隙度增加，骨膜的相对强度以及骨骼的脆弱性增加。小儿骨骼的独特骨折类型包括塑性骨折和青枝骨折，这些小儿骨折很轻微，容易漏诊。

在成年人中，当力作用于成熟的骨骼上时，由于骨骼的韧性，力通过骨骼传播，直到骨折点为止，表现为皮质间断。儿童的软骨和胶原蛋白比例更高，因此骨骼的硬度较弱。

尽管骨折传播的可能性较小，但未成熟骨骼的弹性和孔隙率增加，导致骨折的可能性更高，儿童骨骼的外骨膜套比内部纤维皮质更坚硬。小儿骨折可能显示皮质畸形而非不连续。骺板给小儿骨骼增加了复杂性。骺板和生长板是长骨纵向和横向生长的部位，在放射学上表现为直的或波动的透光带。在组织学上由增生和肥大的软骨细胞组成，这些软骨细胞在被合并到骨化的干骺端时经历了短暂的钙化。骨骺的外周由 Lacroix 纤维环环绕。该纤维环连接骨骺和间被膜。由于干骺端骨膜较 Lacroix 纤维环和骨骺骨膜层弱，骺板骨折往往会随着干骺端而发生偏移（Salter-Harris Ⅱ型损伤）。小儿骨骼的独特骨折类型是塑性骨折和青枝骨折，具有皮质骨变形或受伤骨整体变形而骨组织不断裂的特点，但是过度的轴向载荷也会导致塑性或"弓形"断裂。在这些骨折中，未成熟的骨的弹性使整个轴的曲率增加，而没有皮质间断或偏移，这些骨折最常见于桡骨、尺骨和锁骨。

八、骺板骨折

Salter-Harris Ⅰ型和Ⅱ型损伤因其细微之处，是最常被忽视的骺板骨折。Salter-Harris Ⅰ型损伤是由于施加在骺板上的剪切力造成的，骨折面穿过骺板。虽然干骺端和骨骺的偏移很容易辨认，但在某些情况下，Salter-Harris Ⅰ型骨折的骨赘变宽可能是损伤的唯一标志。当骨帽变宽被怀疑时，可比较对侧再确定，因为骺板的闭合通常是对称的。相比之下，Salter-Harris Ⅱ型损伤是由剪切力和角向力造成，通过干骺端而偏离.干骺端部分可能很细微。在年龄较大的儿童中，其骨骺损伤经常被忽略。喙突骨折很少见，是直接冲击到喙突激发骨化中心而造成的损伤，在接触性运动中常见，骨折通常发生在喙突的基部，次生骨化中心因打击而从骺板上撕脱，影像学表现为喙突骺板的扩大。

九、儿童腕部损伤

舟状骨嵌顿性骨折是由于过度伸展时腕部的轴向负荷导致的屈曲性骨折。在儿童中，舟状骨骨折常常显示出舟状骨的缩短或轮廓变形，有时伴有薄而致密的骨小梁重叠。舟状骨脂肪垫的丢失是受伤的另一个细微迹象。考虑到舟状骨正常形态的巨大变化，比较观察对侧正常腕骨通常会有所帮助。

十、儿童骨盆及髋部骨折

股骨骨骺滑脱是青春期最常见的髋部异常。最常见的病因是在生长突增期间，发育中的股骨颈的重复性微创伤，其诱发因素包括甲状腺功能低下，垂体功能低下，甲状旁腺功能亢进，肥胖和肾性骨营养不良。股骨骨骺滑脱是股骨颈的 Salter-Harris Ⅰ型骨折。大转子下方的肌肉插入导致股骨干骺端向前方、侧面和上方迁移，从而引起"骨骺"滑脱。骨骺滑脱在干骺端明显偏移的情况下很少被遗漏。骨盆撕脱骨折是青少年和青壮年的常见损伤，反映了在强直性肌腱收缩情况下骨盆隆起的相对脆弱性。急性撕脱的碎片界限分明，沿着其肌腱单元的路径移位，并且随着时间的流逝变得更加僵硬和模糊。未移动的撕脱很容易被遗漏，任何骨盆隆起的不对称都应引起怀疑。亚急性或慢性撕脱伤可刺激骨膜剧烈的反应，类似于骨髓炎或骨科恶性肿瘤。

十一、儿童膝部骨折

胫骨结节撕脱性骨折继发于股四头肌的强力牵引，也继发于跳跃运动中。多见于十几岁的男孩，常伴有胫骨结节的牵引性骨软骨炎（Osgood-Schlatter）。影像学上，胫骨结节撕脱性骨折可显示结节尖端不连续、骨赘增宽或关节内骨折。与结节相邻的孤立矿化灶是常见的正常变异，通常不反映撕脱性骨折或牵引性骨软骨炎。

髌骨袖状骨折也源于股四头肌的挛缩，但主要发生在屈曲时。在该骨折中，完整的髌骨腱撕脱掌骨的软骨下极，可能带有小的骨碎片，也可能伴有髌骨积液和关节积液。由于髌骨袖状骨折的损害主要是软骨性的，因此平片X线摄影往往会低估受伤的程度。

胫骨骨折是由于前交叉韧带插入导致膝关节强行过度撕脱。由于骨折的重叠，这些骨折很难在正位平片上检测到，最好在侧位观察。在急性期，骨碎片的上边界清晰，在韧带附着处皮质良好，而下边界缺乏皮质。儿童胫骨干骺端常见的是螺旋形骨折，延伸到远端干骺端，是由于早期行走时的扭力引起的，通常表现为踝关节疼痛。细微的骨折线通常不会移位，难于在平片中发现。

参考文献

［1］Heinrich SD, Gallagher D, Harris M, et al. Undiag–nosed fractures in severely injury children and young adults［J］. J Bone Joint Surg Am, 1994, 76（3）: 561–572.

［2］Segal LS, Shrader MW. Missed fractures in paediat–ric trauma patients［J］. Acta Orthop Belg, 2013, 79（4）608–615.

［3］Berlin L. Malpractice and radiologists: an 11.5 year perspective［J］. AJR Am J Roentgenol, 1986, 147（10）:1291–1298.

［4］Little JT, Klionsky NB, Chaturvedi A, et al. Pediatric distal forearm and wrist injury: an imaging review. Radiographics, 2013, 34（2）:472–490.

［5］Frost HM, Schonau E. The "muscle–bone unit" in chil– dren and adolescents: a 2000 overview ［J］. J Pediatr Endocrinol Metab, 2000, 13（6）:571–590.

［6］Wattenbarger JM, Gruber HE, Phieffer LS. Physeal fractures: part I: histologic features of bone, carti–lage, and bar formation in a small animal model［J］. J Pediatr Orthop, 2002, 22（6）:703–709.

［7］Rathjen KE, Birch JG. Physeal injuries and growth disturbances. In: Beaty JH, Kasser JR, editors. Rockwood and Wilkins' fractures in children［J］. 7th edition. Philadelphia: Lippincott Williams & Wilkins, 2010, 32（2）:91–119.

［8］Dwek JR. The periosteum: what is it, where is it, and what mimics it in its absence?［J］.

Skeletal Radiol，2010，39（4）:319-323.

[9] Jaimes C, Jimenez M, Shabshin N, et al. Taking the stress out of evaluating stress injuries in children[J]. Radiographics，2012，32（4）:537-555.

[10] Soundappan SV, Holland AJ, Cass DT. Role of an extended tertiary survey in detecting missed injuries in children[J]. J Trauma，2004，57（2）:114-118.

[11] Brooks A, Holroyd B, Riley B. Missed injury in major trauma patients[J]. Injury, 2004，35（2）:407-410.

[12] Enderson BL, Reath DB, Meadors J, et al. The ter- tiary trauma survey: a prospective study of missed injury[J]. J Trauma，1990，30（5）:666-669.

[13] Sobus KM, Alexander MA, Harcke HT. Undetected musculoskeletal trauma in children with traumatic brain injury or spinal cord injury[J]. Arch Phys Med Rehabil,1993,74(5):902-904.

[14] Mounts J, Clingenpeel J, McGuire E, et al. Most frequently missed fractures in the emergency department[J]. Clin Pediatr（Phila），2011，50（3）:183-186.

[15] Group. Fracture and dislocation classification compendium for children: the AO pediatric comprehensive classification of long bone fractures（PCCF）[J]. J Orthop Trauma，2007，21（6）:135-160.

[16] Hernandez JA, Swischuk LE, Yngve DA, et al. The angled buckle fracture in pediatrics: a frequently missed fracture[J]. Emerg Radiol, 1996, 12（1）:71-72.

[17] Bae DS, Howard AW. Distal radius fractures: what is the evidence?[J]. J Pediatr Orthop，2012，32（2）: 128-130.

[18] Malik M, Demos TC, Lomansney LM, et al. Bowing fracture with literature review[J]. Orthopedics，2016，39（1）:204-208.

[19] Siwschuk LE. Emergency imaging of the acutely ill or injured child[M]. 4th ed. Lippincott Williams & Wilkings，1994.

[20] Swischuk LE, Hernandez JA. Frequently missed fractures in children（value of comparative views）. Emerg Radiol, 2004, 11（1）:22-28.

[21] Vorlat P, De Boeck H. Bowing fractures of the fore- arm in children: a long-term followup[J]. Clin Orthop Relat Res, 2003, 413（3）:233-237.

[22] Randsorg PH, Siversten EA. Classification of distal radius fractures in children: good inter- and intra- observer reliability, which improves with clinical experience[J]. BMC Musculoskelet Disord, 2012, 13（1）:6.

[23] Rogers LF, Poznanski AK. Imaging of epiphyseal in- juries[J]. Radiology，1994，191（2）:297-308.

[24] Cope R. Radiologic history exhibit[J]. Charles Thurstan Holland, 1863-1941. Radiographics，1995, 15（2）:481-488.

[25] Jadhav SP, Swischuk LE. Commonly missed subtle skeletal abnormalities in children: a pictorial review[J]. Emerg Radiol, 2008, 15（3）:291-298.

[26] May MM, Bishop JY. Shoulder injuries in young ath- letes[J]. Pediatr Radiol，2013，43（1）:135-140.

［27］DiPaola M，Marchetto P. Coracoid process fracture with acromioclavicular joint separation in an American football player：a case report and literature review［J］. Am J Orthop，2009，38（1）：37–39.

［28］Davis KW. Imaging pediatric sports injuries：upper extremity［J］. Radiol Clin North Am，2010，48（6）：1199–1211.

［29］Delgado J，Jaramillo D，Chauvin NA. Imaging of the injured pediatric athlete：upper extremity［J］. Radio– graphics，2016，26（7）：1672–1687.

［30］Carson WG Jr，Gasser SI. Little leaguer's shoulder：a report of 23 cases［J］. Am J Sports Med，1998，26（4）：575–580.

［31］McCulloch P，Henley BM，Linnau KF. Radiographic clues for high–energy trauma：three cases of sterno clavicular dislocation［J］. AJR Am J Roentgenol，2001，176（9）：1534.

［32］Dwek JR，Chung CB. A systematic method for eval–uation of pediatric sports injuries of the elbow［J］. Pediatr Radiol，2013，43（1）：120–128.

［33］Rogers LF，Mabave S Jr，White H，et al. Plastic bowing，torus，and greenstick supracondylar fractures of the humerus：radiographic clues to obscure fractures of the elbow in children［J］. Radiology，1978，128（2）：145–150.

［34］Greenspan A. Orthopedic imaging，a practical approach［M］. Lippincott Williams & Wilkins；2004，ISBN：0781750067.

［35］John SD，Wherry K，Swischuk LE，et al. Improving detection of pediatric elbow fractures by under– standing their mechanics［J］. Radiographics，1996，16（6）：1443–1460.

［36］Emery KH，Zingula SN，Anton CG，et al. Pediatric elbow fractures：a new angle on an old topic［J］. Pediatr Radiol，2016，46（1）：61–66.

［37］Crawford AH. Current concepts review：slipped cap– ital femoral epiphysis［J］. J Bone Joint Surg Am，1988，70（11）：1422–1427.

［38］Boles CA，El–khoury GY. Slipped capital femoral epiphysis［J］. Radiographics，1997，17（4）：809–823.

［39］Hesper T，Zilkens C，Bittersohl B，et al. Imaging mo– dalities in patients with slipped capital femoral epiphysis［J］. J Child Orthop，2017，11（2）：99–106.

［40］Green DW，Mogekwu N，Scher DM，et al. A modification of Klein's line to improve sensitivity of the anterior– posterior radiograph in slipped capital femoral epiphysis［J］. J Pediatr Orthop，2009，29（5）：449–453.

［41］Sanders TG，Zlatkin MB. Avulsion injuries of the pelvis［J］. Semin Musculoskelet Radiol，2008，12（1）：42–53.

［42］Stevens MA，El–Khoury GY，Kathol MH，et al. Imaging features of avulsion injuries［J］. Radiographics，1999，19（4）：655–672.

［43］Brandser EA，El–Koury GY，Kathol MH. Adolescent hamstring avulsions that simulate tumors［J］. Emerg Radiol，1995，2（3）：273–278.

［44］Ring D，Waters PM. Operative fixation of Monteggia fractures in children［J］. J Bone Joint Surg Br，1996，78（5）：734–739.

[45] Landin LA. Fracture patterns in children. Analysis of 8，682 fractures with special reference to incidence，etiology and secular changes in a Swedish urban population 1950–1979 [J]. Acta Orthop Scand Suppl, 1983，202（1）:1–109.

[46] Fowles JV，Sliman N，Kassab MT. The Monteggia lesion in children. Fracture of the ulna and dislocation of the radial head [J]. J Bone Joint Surg Am, 1983，65（8）:1276–1282.

[47] Bado JL. The Monteggia lesion [J]. Clin Orthop Relat Res, 1967，50（2）:71–86.

[48] Dormans JP, Rang M. The problem of Monteggia fracture–dislocations in children [J]. Orthop Clin North Am, 1990，21（2）:251–256.

[49] Gleeson AP，Beattie TF. Monteggia fracture– dislocation in children [J]. J Accid Emerg, 1994，11（3）:192–194.

[50] David–West KS，Wilson NIL，Sherlock DA，Bennet GC. Missed Monteggia injuries [J]. Injury, 2005，36（8）:1206–1209.

[51] Freedman L，Luk K，Leong JC. Radial head reduction after a missed Monteggia fracture: brief report [J]. J Bone Joint Surg Br, 1988，70（5）:846–847.

[52] Delpont M，Jouve JL，Sales de Gauzy J, et al. Proximal ulnar osteotomy in the treatment of neglected childhood Monteggia lesion [J]. Orthop Traumatol Surg Res,2014,100（6）:803–807.

[53] Holst–Nielsen F，Jensen V. Tardy posterior interosseous nerve palsy as a result of an unreduced radial head dislocation in Monteggia fractures: a report of two cases [J]. J Hand Surg Am, 1984，9（4）:572–575.

[54] Rodgers WB，Waters PM，Hall JE. Chronic Monteggia lesions in children. Complications and results of reconstruction [J]. J Bone Joint Surg Am, 1996，78（9）:1322–1329.

[55] Nakamura K，Hirachi K，Uchiyama S, et al. Long– term clinical and radiographic outcomes after open reduction for missed Monteggia fracture– dislocations in children [J]. J Bone Joint Surg Am, 2009，91（6）:1394–1404.

[56] Tubbs RS，O' Neil JT Jr，Key CD, et al. The oblique cord of the forearm in man [J]. Clin Anat, 2007，20（4）:411–415.

[57] Captier G，Canovas F，Mercier N, et al. Biometry of the radial head: biomechanical implications in pronation and supination [J]. Surg Radiol Anat, 2002，24（5）: 295–301.

[58] Shah AS，Waters PM. Monteggia fracture– dislocation in children. In: Flynn JM，Skaggs DL，Waters PM, editors. Rockwood and Wilkins' fractures in children. 8th ed. [M]. Philadelphia: Wolters Kluwer Health; 2014. p 527–563.

[59] La ¨ dermann A，Ceroni D，Lefe`vre Y, et al. Surgical treatment of missed Monteggia lesions in children [J]. J Child Orthop, 2007，1（4）:237–242.

[60] Stitgen A，McCarthy JJ，Nemeth BA, et al. Ulnar fracture with late radial head dislocation: delayed Monteggia fracture [J]. Orthopedics, 2012，35（3）:434–437.

[61] Koslowsky TC，Mader K，Wulke AP, et al. Operative treatment of chronic Monteggia lesion in younger children: a report of three cases [J]. J Shoulder Elbow Surg, 2006，15（1）:119–121.

[62] Bor N，Rubin G，Rozen N, et al. Chronic anterior Monteggia lesions in children: report of 4 cases treated with closed reduction by ulnar osteotomy and external fixation [J]. J Pediatr

Orthop, 2015, 35（1）:7–10.

［63］Tajima T, Yoshizu T. Treatment of long– standing dislocation of the radial head in neglected Monteggia fractures［J］. J Hand Surg Am, 1995, 20（2）:91–94.

［64］Stoll TM, Willis RB, Paterson DC. Treatment of the missed Monteggia fracture in the child［J］. J Bone Joint Surg Br, 1992, 74（3）:436–440.

［65］Exner GU. Missed chronic anterior Monteggia lesion. Closed reduction by gradual lengthening and angulation of the ulna［J］. J Bone Joint Surg Br, 2001, 83（4）:547–550.

［66］Rahbek O, Deutch SR, Kold S, et al. Long–term outcome after ulnar osteotomy for missed Monteggia fracture dislocation in children［J］. J Child Orthop, 2011, 5（6）:449–457.

［67］Hasler CC, Von Laer L, Hell AK. Open reduction, ulnar osteotomy and external fixation for chronic anterior dislocation of the head of the radius［J］. J Bone Joint Surg Br, 2005, 87（1）:88–94.

［68］Degreef I, De Smet L. Missed radial head dislocations in children associated with ulnar deformation：treatment by open reduction and ulnar osteotomy［J］. J Orthop Trauma, 2004, 18（6）:375–378.

［69］Wang MN, Chang WN. Chronic posttraumatic anterior dislocation of the radial head in children：thirteen cases treated by open reduction, ulnar osteotomy, and annular ligament reconstruction through a Boyd incision［J］. J Orthop Trauma, 2006, 20（1）:1–5.

［70］Song KS, Ramnani K, Bae KC, et al. Indirect reduction of the radial head in children with chronic Monteggia lesions［J］.J Orthop Trauma, 2012, 26（10）:597–601.

［71］Hui JHP, Sulaiman AR, Lee HC, et al. Open reduction and annular ligament reconstruction with fascia of the forearm in chronic Monteggia lesions in children［J］. J Pediatr Orthop, 2005, 25（4）:501–506.

［72］Hurst LC, Dubrow EN. Surgical treatment of symptomatic chronic radial head dislocation：a neglected Monteggia fracture［J］. J Pediatr Orthop, 1983, 3（2）:227–230.

［73］Best TN. Management of old unreduced Monteggia fracture dislocations of the elbow in children［J］. J Pediatr Orthop., 1994, 14（2）: 193–199.

［74］Lu X, Kun Wang Y, Zhang J, et al. Management of missed Monteggia fractures with ulnar osteotomy, open reduction, and dual–socket external fixation［J］. J Pediatr Orthop, 2013, 33（4）:398–402.

［75］Inoue G, Shionoya K. Corrective ulnar osteotomy for malunited anterior Monteggia lesions in children. 12 patients followed for 1–12 years［J］. Acta Orthop Scand,1998,69（1）:73–76.

［76］Seel MJ, Peterson HA. Management of chronic posttraumatic radial head dislocation in children［J］. J Pediatr Orthop, 1999, 19（3）:306–312.

［77］Cappellino A, Wolfe SW, Marsh JS. Use of a modified Bell Tawse procedure for chronicDupuis CS, Westra SJ, Makris J, et al. Injuries and conditions of the extensor mechanism of the pediatric knee［J］. Radiographics, 2009, 29（5）:877–886.

［78］Green NE, Swiontkowski MF, editors. Skeletal trauma in children. 3rd ed［M］. Philadelphia：Saunders, 2002.

［79］Gottsegen CJ, Eyer BA, White EA, et al. Avulsion fractures of the knee: imaging findings and clinical significance［J］. Radiographics, 2008, 28（6）:1755-1770.

［80］Naranja RJ, Gregg JR, Dormans JP, et al. Pediatric Fracture without radiographic abnormality ［J］. Clin Orthop Relat Res, 1997, 342（2）:141-146.

［81］Swischuk LE, John SD, Tschoepe EJ. Upper tibial hyperextension fractures in infants: another occult toddler's fracture［J］. Pediatr Radiol, 1999, 29（1）:6-9.

［82］Boyer RS, Jaffe RB, Nixon GW, et al. Trampoline fracture of the proximal tibia in children ［J］. AJR Am J Roentgenol, 1986, 146（1）:83-85.

［83］Hauth E, Jaeger H, Luckey P, et al. MR imaging for detecting trampoline fractures in children［J］. BMC Pediatr, 2017, 17（1）:27.

［84］Simonian PT, Vaheyj W, Rosenbaum DM, et al. Frac- ture of the cuboid in children: a source of leg symp- toms［J］. J Bone Joint Surg Am, 1995, 77（1）:104-106.

［85］Englaro EE, Gelfand MJ, Paltiel HJ. Bone scintig- raphy in preschool children with lower extremity pain of unknown origin［J］. J Nucl Med, 1992, 33（2）:351-354.

［86］John SD, Moorthy CS, Swischuk LE. Expanding the concept of the toddler's fracture［J］. Radiographics, 1997, 17（2）:367-376.

［87］Johnson GF. Pediatric Lisfranc injury: ''bunk-bed'' fracture［J］. AJR Am J Roentgenol, 1981, 137（6）:1041-1044.

［88］Cappellino A, Wolfe SW, Marsh JS. Use of a modified Bell Tawse procedure for chronic acquired dislocation of the radial head. J Pediatr Orthop, 1998, 18（3）:410-414.

［89］De Boeck H. Treatment of chronic isolated radial head dislocation in children［J］. Clin Orthop Relat Res, 2000, 380（3）:215-219.

［90］Tompkins DG. The anterior Monteggia fracture: observations on etiology and treatment［J］. J Bone Joint Surg Am, 1971, 53（6）:1109-1114.

［91］Letts M, Locht R, Wiens J. Monteggia fracture-dislocations in children［J］. J Bone Joint Surg Br, 1985, 67（5）:724-727.

［92］Lincoln TL, Mubarak SJ. "Isolated" traumatic radial-head dislocation［J］. J Pediatr Orthop, 1994, 14（4）:454-457.

［93］Kim HT, Conjares JNV, Suh JT, Yoo CI. Chronic radial head dislocation in children, part 1: pathologic changes preventing stable reduction and surgical correction［J］. J Pediatr Orthop, 2002, 22（5）:583-590.

［94］Lloyd-Roberts GC, Bucknill TM. Anterior dislocation of the radial head in children:aetiology, natural history and management［J］. J Bone Joint Surg Br, 1977, 59（4）:402-407.

［95］Garg R, Fung BKK, Chow SP, et al. Surgical management of radial head dislocation in quadriplegic cerebral palsy — a 5 year follow- up［J］. J Hand Surg Eur, 2007,32（6）:725-726.

［96］Morrey BF, An KN. Articular and ligamentous contributions to the stability of the elbow joint［J］. Am J Sports Med, 1983, 11（5）:315-319.

［97］Chen WS. Late neuropathy in chronic dislocation of the radial head. Report of two cases［J］. Acta Orthop Scand, 1992, 63（3）:343-344.

［98］Storen G. Traumatic dislocation of the radial head as an isolated lesion in children；report of one case with special regard to roentgen diagnosis［J］. Acta Chir Scand，1959，116（2）：144–147.

［99］Gyr BM，Stevens PM，Smith JT. Chronic Monteggia fractures in children：outcome after treatment with the Bell–Tawse procedure［J］. J Pediatr Orthop B，2004，13（6）:402–406.

［100］Devnani AS. Missed Monteggia fracture dislocation in children［J］. Injury，1997，28（2）：131–133.

［101］Blount WP. Fractures in children［M］. Baltimore：Williams & Wilkins；1954.

［102］Papandrea R，Waters PM. Posttraumatic reconstruction of the elbow in the pediatric patient［J］. Clin Orthop Relat Res，2000，370（2）：115–126.

［103］Oner FC，Diepstraten AF. Treatment of chronic post–traumatic dislocation of the radial head in children［J］. J Bone Joint Surg Br 1993，75（4）:577–81.

［104］Bhaskar A. Missed Monteggia fracture in children：is annular ligament reconstruction always required［J］? Indian J Orthop，2009，43（4）:389–395.

［105］Horii E，Nakamura R，Koh S，et al. Surgical treatment for chronic radial head dislocation［J］. J Bone Joint Surg Am，2002，84（7）:1183–1188.

后 记

　　本书编写从病例收集、文献检索、病例图片筛选、图片加工处理、图片标注、专业描述、图题/图说的确定、目录编排、专家审阅等诸多流程历时2年零3个月时间。上述每一过程都经历了编写人员的反复修改和辛勤工作。收集和整理轻微骨折，特别是有医疗纠纷的漏、误诊骨折，有大量细节的索源工作要做，在此感谢全体编委的辛苦努力。本书是数家单位的骨科、放射科医生们共同努力的结果，贾连顺教授在百忙中指导编写思路、指导病例筛选并作序，香港中文大学附属威尔斯王子医院放射科王毅翔教授、海军医科大学附属第二医院骨科医院脊柱外科陈雄生主任提供了意见和帮助。感谢每位作者所在单位各级领导的全力支持，方使本书顺利完成编写并出版。感谢我家人的大力支持。感谢出版社的各位编辑老师认真仔细的工作。本书的编著和出版得到了以下基金的资助。

　　（1）上海浦东新区放射科重要薄弱学科建设项目（PWZbr2017-11）。

　　（2）上海浦东新区骨科重点学科群建设项目（PWZxq2017-12）。